MÉMOIRES

DE

CHIRURGIE

1282. — ABBEVILLE. — TYP. ET STÉR. GUSTAVE RETAUX.

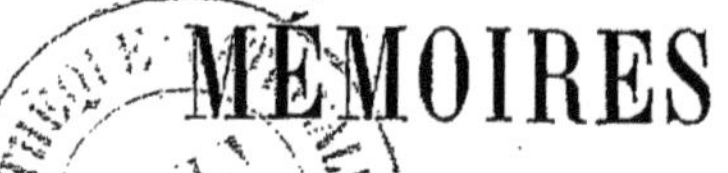

MÉMOIRES

DE

CHIRURGIE

PAR

LE DOCTEUR G. NEPVEU

ANCIEN INTERNE DES HOPITAUX DE PARIS,
CHEF DU LABORATOIRE DE LA CLINIQUE CHIRURGICALE DE LA PITIÉ
MEMBRE DE LA SOCIÉTÉ ANATOMIQUE, DE LA SOCIÉTÉ D'ANTHROPOLOGIE
ET DE LA SOCIÉTÉ DE BIOLOGIE

AVEC 2 PLANCHES

PARIS
V. A. DELAHAYE ET Cie LIBRAIRES-ÉDITEURS
PLACE DE L'ÉCOLE DE MÉDECINE

1880

A MONSIEUR LE PROFESSEUR VERNEUIL

Presque tous les matériaux que renferme ce volume ont été extraits de votre service; non content d'inviter vos élèves à y puiser largement, vous dirigez leur attention sur les points à mettre le plus en lumière, vous leur prodiguez avec vos bienveillants conseils les vues ingénieuses et les pensées nouvelles. Moi aussi je fus de ce nombre et j'eus quelque part à ces largesses scientifiques, laissez-m'en vous en témoigner ici ma profonde reconnaissance.

G. NEPVEU.

PRÉFACE.

Réunir en un volume des mémoires disséminés dans de nombreuses revues, peut paraître une tâche un peu ingrate.

Nul lien commun ne les assemble en apparence, surtout lorsqu'ils touchent, comme la plupart de ceux qui suivent, à des points très-divers de la pathologie chirurgicale.

Sans nous dissimuler ce défaut d'ensemble, nous prions le lecteur d'accueillir avec indulgence un recueil qui, malgré l'apparente diversité de sujets, n'en a pas moins une réelle unité de principe et de méthode.

Appliquer les utiles données de l'anatomie pathologique et de l'histologie à quelque problème clinique intéressant; récolter des observations rares et rechercher dans la littérature nationale et étrangère les faits analogues pour en essayer une esquisse plus générale, passer en revue sur certains points peu connus les récentes acquisitions de la science, au besoin même recourir à l'expérimentation pour éclairer un point obscur : tel est, en quelques mots, l'esprit de ce livre.

G. Nepveu.

15 janvier 1880.

MÉMOIRES DE CHIRURGIE

DES BACTÉRIES

DANS L'ÉRYSIPÈLE

Publié dans les **Comptes rendus et Mémoires de la Société de Biologie, t. XXII, p. 164, 1870.**

Cherchant un jour à constater le fait annoncé par M. Vulpian, la multiplication des globules blancs dans le sang pris sur une plaque d'érysipèle, je fus amené à y reconnaître aussi l'existence de bactéries.

Désirant faire quelques recherches sur ce sujet, voici les précautions que je crus devoir prendre par la suite. Il fallait opérer avec la plus grande rapidité possible pour éviter l'action prolongée de l'air sur le sang à examiner ; aussi installai-je mon microscope à côté même de mes malades. Il fallait en outre que les plaques de verre fussent parfaitement nettes; je les nettoyais dans de l'alcool, et je les faisais passer pendant quelques secondes dans la flamme d'une lampe à esprit-de-vin; puis, afin d'être bien sûr de n'introduire dans le sang à observer aucun élément étranger, je l'ai toujours examiné dans son propre sérum.

J'ai pu rassembler dix observations sur ce point: dans tous les cas, moins un, j'ai trouvé des bactéries dans le sang, et encore, dans ce dernier fait, l'érysipèle à son déclin disparaissait complètement le lendemain. De ces dix observations, je ne rapporterai que les quatre premières.

Obs. I. — Madame Camusard, cinquante-neuf ans, entre à Lariboisière, salle Sainte-Jeanne, pour une tumeur du sein. La tumeur est enlevée le 24 février 1868; c'était un sarcôme muqueux. Cette femme, excessivement nerveuse et très-affaiblie par de nombreuses privations, était persuadée que tout irait mal; elle est prise en effet d'érysipèle ambulant quelques jours après, et au bout d'une quinzaine de jours elle succombait avec une eschare au sacrum.

Au moment où le sang fut examiné, l'eschare ne s'était pas encore produite. Dans une piqûre faite à un doigt, je trouvai une ou deux bactéries dans le champ du microscope; c'était le *bacterium punctum* d'Ehrenberg.

Dans ce premier fait, la malade était tellement impressionnable, que je ne pus obtenir d'elle d'examiner le sang pris dans une plaque érysipélateuse par une piqûre d'épingle.

Obs. II. — Jacquemin (Apolline), cinquante deux ans, entre salle Sainte-Jeanne le 18 mai, pour un cancer du sein ; opérée le 24 mai, elle est atteinte de trois érysipèles successifs ; elle guérit.

Dans le sang pris sur une piqûre faite sur une plaque érysipélateuse, je trouve une multiplication assez notable des globules blancs; il y en avait 7-8 sur le champ du microscope, à un fort grossissement, le n° 9, immersion d'Hartnack. Les globules rouges sont accolés les uns aux autres en piles très-élégantes. Au bout de 4 à 5 minutes, il se produit sur tout le champ de la préparation une foule de fins cristaux en aiguilles d'une grande longueur. Enfin, à côté de granulations élémentaires immobibes à reflet jaunâtre, on aperçoit de petits corpuscules ovoïdes animés de mouvements assez vifs et très-variés, indépendants de toute espèce de courants et très-capricieux : ce sont des bactéries; ils vont et viennent à droite, à gauche, s'approchent un instant des globules rouges, puis disparaissent entre deux piles pour reparaître de nouveau; ils sont au nombre de trois, quatre, quelquefois cinq par champ de microscope. Ces corpuscules sont en tout semblables à ceux qu'Ehrenberg et Dujardin ont décrits sous le nom de *bacterium punctum*.

Le sang extrait d'une piqûre faite à un doigt présente les mêmes particularités : les bactéries y sont en moins grand nombre ; il faut même parcourir toute la gouttelette de sang avec le microscope pour en découvrir quelques-uns.

Obs. III. — Bertoud entre le 9 juillet pour une plaie de la région métacarpienne. On le traite par l'irrigation continue; il se produit néanmoins une plaque érysipélateuse deux jours après, qui s'étend sur tout l'avant-bras.

Des bactéries, mais en moins grand nombre que dans les faits précédents, existent dans le sang pris aux points malades.

Obs. IV. — Amédée Appert entre à Lariboisière le deuxième jour d'un érysipèle de la face. Au moment de l'examen, la fièvre a en partie disparu; l'érysipèle disparaît complétement le lendemain; c'est le quatrième érysipèle de la face en trois ans.

Le sang pris dans une piqûre faite à un doigt présente tout d'abord, avant que le microscope soit au point, une zone finement granuleuse connue depuis Feltz sous le nom de zone immobile, et que Lüders (1) regarde comme formée de vibrions immobiles « *ruhende Vibrionen* ». Une fois le microscope au point, on voit se mouvoir dans le sérum sanguin des corpuscules un peu plus gros que ceux qu'on observe dans la zone immobile, les uns lentement, d'autres avec une assez grande vivacité dans le liquide; ils s'unissent parfois deux à deux; leur mouvement ne consiste pas dans un mouvement d'oscillation, c'est un mouvement de translation bien net. A côté de ces corpuscules on distingue très-

(1) Luders, *Archives de Max. Schultze*, 1867, t. III, p. 318.

nettement des granulations immobiles et de longs cristaux très-fins, très-grêles et très-longs qui s'enchevêtrent dans le liquide et ressemblent à ceux que l'on trouve dans la septicémie et que Feltz a le premier signalés dans cette maladie.

De l'ensemble de ces observations et d'autres faits que nous avons examinés depuis, il me semble permis de tirer les conclusions suivantes :

1° Il existe des bactéries dans le sang extrait d'une piqûre faite sur une plaque d'érysipèle ; ces bactéries sont en assez grand nombre : trois, quatre, cinq, quelquefois six, sept dans le champ du microscope (immersion n° 9, d'Hartnack).

2° Les bactéries existent aussi dans le sang pris en tout autre point que sur la plaque d'érysipèle, au bout du doigt, par exemple, pour un érysipèle du tronc ; leur nombre est moins considérable : un, deux, trois, rarement davantage dans toute la gouttelette de sang qu'on examine.

3° Dans tous les cas observés, la variété de bactérie trouvée a toujours été le *bacterium punctum* d'Ehrenberg.

4° Si les bactéries existent dans l'*érysipèle traumatique*, comme le font voir quelques-uns des faits précédents, ils paraissent exister aussi dans les *érysipèles dits spontanés* (voy. plus haut l'obs. IV) ; il resterait à déterminer si le fait est constant.

La présence des bactéries dans le sang des érysipélateux n'a été *soupçonnée* jusqu'ici que par Volkmann. Dans l'article *Érysipèle* qu'il a écrit dans le *Traité de chirurgie générale et spéciale* de Pitha et Bilroth (1), il dit, page 158 : « *Peut-être* des microphytes jouent-ils dans la production de l'érysipèle un grand rôle comme ferment. » Plus loin encore il ajoute : « L'origine de la propagation sur place de l'érysipèle est peut-être dans les mouvements de cellules voyageuses (*wandernde Zellen*) ou de mycrophytes. » Pour lui donc l'existence de ces faits est encore problématique, c'est une pure hypothèse. Aussi se demande-t-il en terminant si, dans son principe, l'érysipèle est un poison ou un ferment, « *ist es ein Gift? ein Ferment?* »

Les hypothèses de Volkmann sur la propagation de l'érysipèle ne doivent pas, ce nous semble, rester dans l'ombre. Certainement, à côté du mouvement circulatoire, les mouvements amiboïdes des globules blancs d'une part, les mouvements des bactéries, d'autre part, doivent être des facteurs importants dans la propagation de l'érysipèle ; encore faut-il remarquer que la vivacité des mouvements des bactéries est bien autrement grande que celle des leucocytes.

Certains faits d'*inoculation* pourraient peut-être trouver quelque explication dans les données précédentes. Dœpp (de Saint-Pétersbourg) (2) rapporte le fait suivant : Un médecin vaccine neuf enfants avec du vaccin pris sur un enfant atteint d'érysipèle, et les neuf en-

---

(1) *Handbuch der allgemeinen und speciellen Chirurgie* (Bd I, II Theil, article *Érysipèle*, par VOLKMANN).

(2) *Schmidt's Jahrbucher*, Bd XXX, p. 184.

fants sont aussi pris d'érysipèle. — Un autre fait bien connu est encore celui de ce barbier anglais qui rase un érysipélateux ; le client qui vint après fut pris d'érysipèle de la face.

Comment, dans cet ordre d'idées, expliquer l'apparition des épidémies (1) dont fourmille l'histoire de cette affection? Sont-elles dues à une prolifération, sous certaines conditions encore indéterminées, de ces organismes inférieurs répandus dans l'atmosphère, de ces germes dont Pasteur a démontré l'existence qui parviendraient à entrer dans le sang à la faveur de solutions de continuité des téguments internes et externes, si minimes qu'elles fussent ? Sont-elles dues à des altérations primitives des liquides qui se trouvent à leur surface, altérations qui serviraient de milieu, de point de ralliement au développement ultérieur de ces organismes toujours présents dans les fluides ambiants ? Faut-il encore, comme Lüders (2) le suppose, admettre dans le sang à l'état normal des vibrions immobiles (*ruhende Vibrionen*) qui seraient prêts à prendre des développements ultérieurs, lorsque le milieu dans le-

---

(1) *Épidémies diverses : américaine*, rapportée par Hirsch ; — *italienne*, 1700, par Tozzi ; — *françaises*, par Darluc, 1750, par Fenestre, 1761, etc. ; *anglaises*, par Gibson et Mac-Dowel.

(2) Luders (voy. *Archives de Max*. Schultze, 1867, tome III, p. 318) ; sur le même point, consulter Bettelheim Carl (*Wiener Presse*, 1867) et Richardson (*American journal of medecine*, 1867).

quel ils se trouvent commence à s'altérer, en un mot des vibrions immobiles qui deviendraient mobiles lorsque le sang serait contaminé par une substance septique ?

Voilà des hypothèses qu'il est tout aussi difficile d'attaquer qu'il a été facile de les édifier. Pour le présent, contentons-nous de les mentionner et de faire pressentir le rôle que peut jouer dans l'explication de ces épidémies la présence des bactéries dans le sang.

Quoi qu'il en soit, *au point de vue anatomo-pathologique*, d'une part, l'existence des altérations viscérales dans l'érysipèle (tuméfaction trouble et dégénérescence granulo-graisseuse des principaux viscères) (1), d'autre part, l'existence de bactéridies dans le sang, rapprochent l'érysipèle du grand groupe des septicémies. A ce sujet, il n'est peut-être pas inutile de rappeler que Piorry, en 1843, désignait déjà dans son *Traité de médecine pratique* l'érysipèle sous le nom de septico-dermite.

C'est Hüter (2) qui le premier a brièvement signalé la

---

(1) Emil Ponfick. Dissertation inaugurale. Heidelberg. *Ueber die pathologisch anatomischen Veraenderungen der inneren organe bei toedlich verlaufenden Erysipelen.*

(2) Hueter, 1868. *Deutsche Zeitschrift f. Chir.*, t I, p. 1. — *Centralblatt f. med. Wissensch.*, n° 35, 1868.

présence des bactériens dans le sang des plaques d'érysipèle. J'ignorais l'existence de son travail lorsqu'en 1870 je publiai les précédentes recherches à la *Société de Biologie* et je ferai remarquer que non-seulement je signalais comme Hüter les bactériens dans le sang des plaques érysipélateuses, mais encore que j'établissais leur présence dans la circulation générale. Depuis cette époque quelques travaux importants ont paru sur cette question. Orth (1) d'abord en 1873, puis Lükomsky (2) en 1874 reconnaissent aussi la présence des bactériens dans les plaques d'érysipèle et font quelques essais d'inoculation sur les animaux.

Recklingshausen qui inspirait le travail de Lükomsky a confirmé tous ces résultats et non-seulement il a montré que dans l'érysipèle les bactériens passent dans la circulation générale, mais encore qu'ils s'amassent dans les capillaires viscéraux où ils peuvent former de véritables embolies (3). Plus récemment Bellien (4) conclut que l'érysipèle est au contraire une affection zymotique et non parasitaire et se range ainsi à l'opinion de Bilroth (5).

---

(1) ORTH. *Untersuchungen über Erysipel. — Arch. f. exp. Pathol. u. Pharmak.*, I, p. 81, 1873.

(2) LUKOMSKY, *Untersuchungen uber Erysipel. — Virchow's Arch.*, LX, p. 413, 1874.

(3) RECKLINGSHAUSEN. *Virchow's, Archiv.*, 1874. — *Voir le travail de Lükomsky son élève.*

(4) *Recherches expérimentales sur l'Érysipèle.*

(5) *Ueber Coccobacteria septica. Wien.*, 1875.

En somme si la question de la présence des bactériens dans les plaques érysipélateuses n'est plus douteuse, il reste à en apprécier le degré de fréquence, et l'importance pathogénique. (V. plus loin : *Rôle pathogénique des Bactériens.*)

INOCULATION

DE

MATIÈRES SEPTIQUES PAR DES POUSSIÈRES ORGANIQUES.

Publié dans les **Comptes rendus et Mémoires de la Société de Biologie, t. XXVI, p. 239, 1874.**

Les procédés d'inoculation des matières septiques sont extrêmement variables. Les piqûres anatomiques, l'auto-inoculation produite par les tentatives d'exploration d'une fistule, etc.,etc. : voilà des procédés d'infection bien connus des chirurgiens.

L'observation suivante nous offre un mode tout particulier d'infection, utile à connaître au point de vue de l'hygiène professionnelle :

Marie Belgy, vingt-neuf ans, chiffonnière, était occupée à décharger des ballots de chiffons d'un camion sur lequel elle était montée, lorsque, par un faux mouvement, elle tomba de cette hauteur sur le sol. Elle se fit à la tête une plaie contuse avec un lambeau considérable qui se rabattait sur l'oreille et s'étendait depuis la racine du nez, en suivant la ligne médiane du front, jusqu'à la partie postérieure de l'oreille gauche. Le crâne était à nu dans une grande partie de cette étendue.

Cet accident se produisit à six heures précises du matin, le samedi 23 mai. Elle fut transportée chez le pharmacien, qui se contenta de relever le lambeau avec quelques bandelettes de diachylon, et arriva à l'hôpital de la Pitié (service de M. Verneuil) à six heures et demie. L'interne de garde plaça deux points de suture et fit un pansement par occlusion avec des bandelettes de diachylon.

A neuf heures, j'examinai le liquide que je vis suinter de la plaie, j'y trouvai des micrococcos en grande abondance, quelques microbactéries, peu de leucocytes. C'était un liquide séreux qui renfermait un assez grand nombre de globules rouges. M. Verneuil applique immédiatement le pansement ouaté sur toute la tête.

Le lendemain dimanche, la blessée se plaignit de douleurs vives durant toute la journée et le lundi matin, après une fièvre vive, elle était prise d'érysipèle. Cet érysipèle, après s'être étendu sur toute la face, passe les jours suivants sur le cou, où il est maintenu par des applications collodionnées, puis le vendredi suivant tout disparaît. La plaie est maintenant en pleine voie de guérison.

Le milieu spécial dans lequel travaillait notre chiffonnière, la présence trois heures après dans la plaie d'un nombre considérable de micrococcos et de microbactéries, l'apparition si rapide de fièvre et de douleurs dès le lendemain, de l'érysipèle dès le surlendemain font bien voir que l'érysipèle ne s'est pas développé là sous l'influence du milieu nosocomial, que la cause et l'origine de ces accidents se trouvent dans les poussières organiques qui environnaient la chiffonnière au moment de l'accident.

L'*examen immédiat* des plaies, aussitôt l'entrée des blessés à l'hôpital, permettrait d'apprécier, comme dans ce fait, la part qui revient directement au milieu nosocomial et révèlerait certainement dans l'origine et la cause de certains traumatismes une source d'inoculation encore peu explorée.

De plus, ces faits viennent aider à trancher les discussions qui se sont élevées sur la présence ou l'absence des organismes inférieurs dans le pus du pansement ouaté. Il peut, en effet, y avoir sous le pansement ouaté des micrococcos et des bactéries, puisqu'au moment de l'entrée à l'hôpital, il y en avait déjà chez notre malade.

Au point de vue pronostique on ne sait pas encore quelle valeur exacte attribuer à leur présence sous l'appareil ouaté. Dans cette observation il y eut un érysipèle assez étendu. Dans le fait qui suit il n'y eut aucun accident.

Louis Desbugeais, cinquante-sept ans, charpentier, assez robuste, est atteint par une pièce de bois sur le petit orteil gauche, le 26 mai, à quatre heures. Le petit orteil est écrasé, une plaie contuse assez irrégulière s'étend presque jusqu'au milieu de l'espace intermétatarsien. Notre homme était pris de boisson à ce moment et ne peut donner d'autre détail que les suivants : il a trempé le pied pendant quelques instants dans de l'eau salée ; le médecin, arrivé à cinq heures et demie, ne lui a rien prescrit que de l'eau fraîche sur le pied. Il arrive à huit heures et demie à l'hôpital, le pied à nu dans son soulier. L'interne de garde fait un pansement ouaté, c'est-à-dire quatre heures et demie après l'accident.

Le lendemain matin, à neuf heures et demie, j'examine le liquide sortant de la plaie. Il contenait des leucocytes en grand nombre 20-30, des micrococcos et des bactéries, la température était alors de 30°,5. On refait le pansement ouaté. Le lendemain la température baisse et en ce moment notre homme est en pleine voie de guérison.

Où a-t-il pris ses micrococcos, est-ce dans l'eau salée où il a baigné ses pieds malpropres, est-ce dans sa chaussure, est-ce à l'hôpital dans ce court espace de temps qui séparait son pansement du moment où il est entré ?

Quoi qu'il en soit, la première observation nous montre que dans certaines professions l'inoculation est incontestable et immédiate, les germes ou spores, où on travaille, étant répandus dans l'air en quantité infiniment plus considérable qu'ailleurs. (Chiffonniers dans leurs magasins.)

BACTÉRIES

SUR

LES MURS DES SALLES D'HOPITAL.

Publié dans les **Comptes rendus et Mémoires de la Société de Biologie, t. XXVI, p. 241, 1874.**

Les magnifiques expériences de Pasteur ont montré que partout dans l'air étaient répandus « les germes » des organismes inférieurs. Il m'a semblé qu'il ne serait peut-être pas indifférent de savoir si ces organismes se trouvent dans un hôpital en plus grand nombre qu'ailleurs, si en un mot, une salle d'hôpital n'est pas par elle-même un véritable foyer d'infection.

M. Broca, vers 1865, faisait laver les murs d'une de ses salles à l'hôpital Saint-Antoine, et découvrait des globules de pus dans le liquide exprimé de l'éponge.

Un peu plus tard, un médecin allemand, dont le nom m'échappe, inquiété par une épidémie d'ophthalmie purulente, trouvait de la même manière, une certaine quantité de globules de pus sur les murs de ses salles.

Une des salles du service de M. Verneuil vient d'être évacuée, et j'ai procédé aux mêmes recherches de la façon suivante :

Je me suis servi d'une éponge neuve, parfaitement bien lavée, je l'ai lavée moi-même dans de l'eau distillée toute récente, et j'ai recherché dans le liquide la présence des micrococcos.

J'ai trouvé dans ce liquide, par champ de microscope n° 5, immersion de Nachet, un, deux ou trois micrococcos bien actifs, quelques débris de matières colorantes provenant de la substance même de l'éponge (matière colorante brune), quelques petites granulations calcaires.

J'ai fait laver un mètre carré de la salle par un infirmier dont les mains avaient été savonnées soigneusement.

Le liquide exprimé de l'éponge, environ 30 grammes, fut examiné immédiatement; il était noirâtre dans toute son étendue et renfermait des micrococcos en très-grande quantité, autant qu'on peut calculer, 40 à 60, par champ de microscope avec la même lentille.

Des micrococcus en grand nombre, quelques diplococcus, des micrococcos, quelques microbactéries et d'assez rares streptococcos : tels furent les divers organismes que j'y trouvai.

A côté des épithéliums en petit nombre, de la matière colorante du sang, de la matière colorante bleue, quelques globules de pus, quelques globules rouges.

En outre, on observait des masses noirâtres irrégulières, diverses lamelles cristallines, quelques corps ovoïdes en forme d'ovales assez volumineux et dont la nature m'est inconnue.

J'ai examiné aussi une goutte de ce liquide qui s'était évaporé sur une lame de verre, j'y ai trouvé quelques formes cristallines dont quelques-unes paraissent se rapporter au chlorure de sodium.

Il y aurait peut-être intérêt à faire au spectroscope l'analyse d'un semblable liquide.

En résumé, l'eau distillée qui a servi à laver une éponge neuve, renferme quelques micrococcos ; l'eau distillée qui a servi à laver avec cette même éponge les murs de la salle renferme une quantité considérable de ces organismes inférieurs.

La conclusion ressort d'elle-même ; les murs de la salle qui n'avaient pas été lavés depuis deux ans environ peuvent être une cause d'infection. Ajoutez à cela la literie, les rideaux, etc., et on aura une idée de l'importance du poison nosocomial. (*Voir précédente note sur inoculation des plaies par poussières organiques.*)

L'étude des germes atmosphériques a depuis longtemps préoccupé les hommes de science. Linné désignait à ce point de vue l'air sous le nom de « chaos ethereum » ; Chladni, Rees, Arago, Humboldt avaient agité la question. Ce sont surtout les recherches de Pouchet, de Pasteur qui l'ont fait avancer.

Au point de vue pathologique on doit signaler les études de : Fenger (1), médecin qui devint plus tard ministre des finances de Danemark; Deville (2), Eiselt (3), les belles recherches de Chalvet (4), les travaux de Tissandier, ceux de Lichtenstein (5). On peut encore consulter sur ce sujet la thèse de Richardin (6).

---

(1) Il émettait, il y a quarante ans environ, l'opinion que les miasmes nosocomiaux adhéraient en grande partie aux murs des vieux hôpitaux.

(2) DEVILLE. Th. inaug. Strasbourg, 1868. *Recherches sur les êtres organisés de l'air et leur influence miasmatique.*

(3) EISELT. *Prager Vierteljahrschr,* 1861. *Recherches sur l'air des salles de malades.*

(4) *Soc. de Biologie,* 1871-1873.

(5) LICHTENSTEIN. *Berlin. Klin. Wochenschrift,* 1874.

(6) RICHARDIN. *Considérations sur le milieu nosocomial.* Paris, 1875.

BACTÉRIES

DANS

LES COLLECTIONS SOUS-CUTANÉES

Publié dans les **Comptes rendus et Mémoires de la Société de Bicologie, t. XXVII, p. 88, 1875.**

Si on vient à examiner à de forts grossissements (lentilles à immersion) le liquide qu'on extrait de collections entièrement sous-cutanées, on y rencontre parfois en plus ou moins grand nombre de ces microphytes qu'on désigne sous le nom de micrococcos et de bactéries.

Ce fait est bien connu dans l'infection purulente pour les collections métastatiques profondes. P. Vogt l'a démontré à l'aide de ponctions capillaires faites sur le vivant. Cela n'a rien que de très-naturel, et il est logique de penser que ces organismes peuvent bien paraître dans les abcès métastatiques, puisqu'ils existent dans le sang des pyémiques, et, pour ma part, depuis 1867, je n'ai jamais examiné le sang d'un pyémique sans les y rencontrer. Les occasions ne m'ont malheureusement pas manqué, soit dans les hôpitaux, (1) soit au Val-de-Grâce, pendant le siège.

Je laisse ici de côté tous ces faits pour ne m'occuper que de quelques observations de collections sous-cutanées purulentes, hématiques ou autres, qui n'ont avec la pyémie aucun rapport. Et tout d'abord je dirai que j'ai pris, pour cet examen, toutes les précautions possibles, et que notamment j'ai fait passer chaque fois les trocarts capillaires qui servent aux ponctions sous-cutanées, pendant plusieurs minutes, dans la flamme d'une lampe à alcool. Du reste, dans tous ces faits, le contrôle est plus facile qu'on ne pense. Dans quelques cas, le nombre considérable de ces organismes, dans d'autres, leur absence complète, indiquent bien la sûreté des moyens que j'ai employés.

La présence de ces microphytes dans les collections sous-cutanées est loin d'être un fait constant : le contraire semblerait plutôt être la règle.

Dans le pus d'un abcès par congestion, qui avait pour origine une carie vertébrale, et qui n'avait point encore été ponctionné, je n'en ai point trouvé malgré l'emploi des plus forts grossissements et les plus minutieuses recherches.

Voici les divers faits où j'ai pu les observer :

---

(1) Depuis 4 ans il n'y a pas eu un seul cas de pyémie dans le service de M. Verneuil.

1° *Kyste du rein probable.* — Eudes, chauffeur, cinquante ans (service de M. Verneuil), présente un kyste du flanc gauche qui n'a jamais été ponctionné. Une ponction avec un trocart capillaire en retire un liquide fortement sanguinolent. A l'examen microscopique, on y trouve des globules rouges en grand nombre, des leucocytes et une grande quantité de micrococcos et de mésobactéries. M. Verneuil lui passe un tube en caoutchouc, muni de baudruche à son extrémité, qu'il laisse à demeure et ordonne des injections antiseptiques. Le malade va bien, mais le kyste se comble difficilement. D'où viennent dans ce fait les organismes inférieurs? Est-ce du sang? J'ai malheureusement oublié d'examiner le sang au moment de la ponction. Est-ce des voies urinaires, si le kyste est un kyste du rein?

2° *Pleurésie purulente.* — X*** a eu, il y a trois mois, une pleurésie à gauche. On lui a fait, jusqu'ici huit ponctions évacuatrices. Le pus n'a commencé à paraître qu'à la seconde ponction. L'oppression, la gêne de la circulation obligent M. Verneuil à lui en pratiquer une nouvelle. On trouve dans le pus des micrococcos en grand nombre. M. Verneuil est obligé de lui passer dans la poitrine un simple tube de caoutchouc muni de baudruche à son extrémité. Le malade meurt peu après d'épuisement. Dans ce fait, la présence de ces organismes s'explique parfaitement bien par huit ponctions successives, soit qu'elles aient amené directement l'air et ses germes dans le foyer, soit que les liquides injectés, eau phéniquée, etc., en aient contenu un certain nombre.

3° *Hématocèle kystique des bourses, devenue sarcomateuse.* — Cottereau reçut, il y a huit ans, un coup violent sur les bourses ; il en résulta une bosse sanguine (pas de plaie) qui, peu à peu, augmenta de volume. M. Verneuil l'extirpe, et est surpris de voir, en un des points de la paroi, un tissu néoplasique qui, au microscope, était du sarcome. Le liquide de la tumeur, le sang général (piqûre du doigt) renferment des micrococcos.

Cet homme est très-maigre, squelettique et, de plus, atteint d'une monomanie qu'il avoue avec peine et pour laquelle il recherche les secours de la médecine (impulsions irrésistibles pour les petites filles). Les organismes, dans cette observation, ont pu provenir du sang, à moins qu'au moment de l'accident il n'ait eu une légère excoriation des bourses, ce qu'il nie énergiquement, et, du reste, huit années se sont écoulées depuis lors, ou bien qu'il n'ait actuellement une lésion caséeuse pulmonaire, de nature ulcérative (1).

4° *Bubon suppuré.* — Étienne, vingt-cinq ans, a un bubon suppuré de l'aine droite. M. Verneuil incise ; à l'examen du pus, je trouve de nombreux micrococcos. Les lymphatiques ont vraisemblablement apporté les organismes dans le foyer en même temps que l'excitant phlogogène.

5° *Kyste suppuré du cordon.* — Un enfant de sept

(1) Actuellement (1879), il est en pleine généralisation.

mois se présente à M. Verneuil, pour une tumeur du cordon, accompagnée de symptômes bizarres qui avaient une certaine apparence d'étranglement herniaire.

La mère, négligente, ne le ramène que quinze jours après ; les phénomènes se représentaient avec une certaine vivacité ; il fallait intervenir.

On ponctionne d'abord la tumeur, il en sort un liquide sans odeur ; on y trouve un certain nombre de globules purulents, anciens, granuleux. M. Verneuil incise et tombe dans une cavité circonscrite, à parois épaissies : c'était un kyste épididymaire que coiffait une hernie. En effet, un coup de ciseau, pour débrider le kyste, ouvrit du même coup le sac herniaire, etc. L'enfant mourut huit jours après. Pas d'autopsie.

Le kyste n'était pas seulement rempli de pus, mais aussi de micrococcos, de mésococcos et de microbactéries. Dans le sang général, on ne les y trouvait qu'en petit nombre. Le voisinage de l'intestin pourrait permettre d'expliquer la pénétration de ces organismes dans le kyste du cordon. Maintes fois, dans le cas d'étranglement interne, je les ai observés dans le liquide tiré du sac par ponction capillaire. Peut-être dériveraient-ils du sang ?

6° *Anévrysme poplité* (voir *Gazette des hôpitaux*, page 907, 1874, l'observation détaillée). — X***, trente-deux ans, employé de commerce, entre à la Pitié le 11 mars 1874. En septembre 1873, il s'aperçoit, pour la première fois, d'une tumeur au creux du jarret. C'était un anévrysme. M. Verneuil, dans le service duquel il entre, lui fait appliquer une compression inguinale très-prolongée, puis, bientôt intermittente, à l'aide d'un sac de plomb de trois livres. Les vives souffrances qu'il éprouvait dans le sac anévrysmal forcèrent à lui pratiquer quelques injections sous-cutanées de morphine à la partie interne de la jambe. Bientôt, sous l'influence de la compression des veines par le sac, la jambe s'œdématia ; le genou fut pris d'hydarthrose ; alors on lui appliqua un vésicatoire volant à la partie antérieure de la jambe, à la suite duquel il eut une légère adénite du pli de l'aine. L'hydarthrose persista toujours, augmenta rapidement au bout de peu de temps. La tumeur anévrysmale menaçait de se rompre dans l'articulation, la fièvre monta jusqu'à 40,5 ; il fallut opérer.

M. Verneuil amputa le malade. J'examinai le sang immédiatement, il contenait des micrococcos ; le sang de la poche anévrysmale en contenait aussi et, de plus, une assez grande quantité de leucocytes ; quant à la sérosité sanguinolente de l'articulation, elle présentait des microbactéries, des micrococcos et un grand nombre de streptobactéries ou bactéries en chaînette (variété petite). L'opéré mourut au bout de trente-six heures. Pas d'autopsie.

D'où viennent les organismes dans cette observation ? Est-ce du sang ? C'est possible. Est-ce encore à la suite de l'application du vésicatoire, qui fut suivie d'une adénite passagère ? Et dans ce cas quel effet cette pénétration secondaire a-t-elle produit sur les caillots de l'anévrysme ?

Voilà quelques-uns des faits les plus intéressants

parmi les collections profondes que j'ai examinées. Le fait de la présence de microphytes dans ces conditions a déjà été signalé plusieurs fois.

Sans chercher ici à faire un historique complet de la question, disons cependant que Klebs semble être le premier qui ait signalé leur présence dans un abcès profond, sans relation primitive avec l'air. Dans un cas d'ostéomyélite spontanée, Klebs trouva le microsporon septicum (*Archiv. f. exp. Path. und. Pharm.*, 1873, I, p. 31), désigné maintenant sous le nom de micrococcos.

Ledegank (*Presse médicale belge*, 22 février 74) admet, dans un cas dont il communique l'histoire, la production d'une nécrose par des bactéries (espèce d'embolus bactérique).

Billroth, dans son livre *Untersuchungen ueber die Vegetations-formen von Coccobacteria septica*, Wien. 1874, page 85, signala aussi leur présence dans le pus d'une ostéomyélite spontanée du tibia.

En résumé, d'où viennent ces organismes dans le cas de collections purulentes ou kystiques profondes. Trois grandes théories se présentent à nous :

1° L'hypothèse de la génération spontanée;

2° Quelques auteurs admettent leur présence à l'état de germes dans le sang normal ; théorie très-différente de la génération spontanée, car dans ce cas on admet qu'ils viennent du dehors : Béchamp (1865), Lüders 1867), Hensen, Billroth. Il est facile de comprendre, que dans ces conditions, ils puissent paraître dans les collections profondes et s'y développer à l'aise. Bien mieux, on s'expliquerait difficilement leur absence; aussi Billroth est-il obligé de créer l'hypothèse du zymoïde phlogistique ou putride, milieu particulier qui favorise leur évolution. Là où ce zymoïde n'existe pas, ces germes ne se développeraient point. Dans le sang normal ces organismes complétement dévoloppés ne peuvent y vivre, à cause de l'absence de ce zymoïde, ils n'y seraient qu'à l'état de germes; ainsi s'expliquerait leur absence dans l'abcès par congestion dont nous parlions plus haut (1);

3° La pénétration accidentelle de ces microphytes dans le sang, les liquides nouveaux et pathologiques, selon le hasard des circonstances et par diverses voies (veines, lymphatiques, etc.).

Il nous est difficile de choisir entre ces deux dernières théories. Elles sont encore l'objet d'études persistantes dont les résultats probables ne peuvent encore être regardés comme nets et précis. Ce qu'il faut établir avant tout, c'est la présence normale ou accidentelle des petits organismes dans les liquides normaux de l'économie. C'est le point du débat le plus utile à fixer. En attendant, notons ici que dans les trois observations où nous avons examiné à la fois le foyer pathologique et le sang, nous avons trouvé des micrococcos dans l'un comme dans l'autre (V. obs. III, V, VI). L'examen du sang est des plus délicats, des plus minutieux, et quelquefois assez long.

---

(1) Voir NEPVEU, *Rôle des organismes inférieurs dans les lésions chirurgicales*, — *Gazette médicale*, 1874 et 1875.

BACTÉRIES DANS LES URINES

D'UN HOMME QUI N'A JAMAIS ÉTÉ SONDÉ

Publié dans les **Comptes rendus et Mémoires de la Société de Biologie, t. XXVII, p. 395, 1875.**

Dans l'urine acide, qui devient alcaline par fermentation ammoniacale, se développent des micrococcos, des streptococcos, des bactéries et des strepto-bactéries.

Ce phénomène s'accomplit journellement en dehors de la vessie. Mais se passe-t-il aussi dans la vessie ?

Traube le nie et prétend que ces organismes sont apportés dans la vessie par le cathéter. M. Pasteur aussi soutient énergiquement la même opinion.

Billroth croit qu'il n'y a aucun rapport entre la fermentation ammoniacale et les bactéries ; il a vu une urine acide rester acide pendant vingt-cinq jours, malgré la présence des bactéries.

Quoi qu'il en soit, ces organismes peuvent-ils se former dans la vessie en dehors de tout cathétérisme? Voici un fait qui en démontre la possibilité :

P... Pierre, vingt-sept ans, entre le 23 novembre 1875 à l'hôpital de la Pitié.

En montant en voiture, le 22 novembre, son pied glissa sur le marchepied, notre homme tomba sur le sol; sa voiture vide lui passa sur le dos.

En se relevant, il accusait une forte douleur dans la région rénale gauche et il existait une fracture de la clavicule droite.

Rentré chez lui, il urina un peu de sang presque pur.

Le vendredi suivant, les urines redevinrent ensanglantés, la fièvre le prit.

Le dimanche suivant, ses urines, examinées quatre à cinq heures après la miction, étaient très-ammoniacales. M. Longuet et moi-même nous y trouvâmes une grande quantité de bactéries visibles avec l'objectif 5 Nachet.

Le lendemain, lundi, je le fis uriner devant moi dans un vase parfaitement propre, et j'en examinai immédiatement une préparation minutieusement faite avec l'objectif 5 de Nachet, ainsi que le fait M. Pasteur. Je n'y pus rien découvrir, malgré les recherches les plus patientes. Je pris ensuite, selon mon habitude, l'objectif à immersion de Nachet (le plus faible) et immédiatement, dans la même préparation, j'aperçus un nombre considérable de micrococcos et de bactéries, soit isolés, soit réunis (diplobactérie).

Le lendemain, mardi, j'examinai à nouveau l'urine dans les mêmes conditions; même résultat. Ces organismes inférieurs, chaque fois, s'étaient montrés animés d'un mouvement indépendant très-notable.

L'objectif à immersion me paraît nécessaire pour une

pareille recherche dans ces liquides albumineux et pour ces variétés si petites, microbactéries et micrococcos.

Le sang a été examiné chaque fois et j'y trouvai chaque fois des corpuscules réunis en plaques qui m'ont semblé (fait encore douteux) être des hémococcos. A côté de ces masses, j'ai vu des diplococcos bien nets et bien évidents dans quelques points, mais rares. La coagulation prompte de la fibrine m'a empêché de poursuivre l'examen.

L'urine examinée à chaque examen était sans odeur ammoniacale et légèrement alcaline.

Il est très-vraisemblable que ces bactéries de l'urine proviennent du sang, soit qu'ils existent normalement à l'état de germes, soit que, par une cause quelconque, ils pénètrent dans le sang qui les verse au dehors par ses divers émonctoires, le rein entre autres.

PUSTULE MALIGNE (1)

Tous les ans à l'hôpital de la Pitié on voit environ quatre ou cinq cas de pustule maligne. Ils se présentent le plus souvent chez des ouvriers employés à la halle aux cuirs ; rarement ils proviennent du Jardin des Plantes, comme nous avons eu cependant l'occasion de l'observer.

Pendant mon internat à la Pitié chez M. Broca, ou encore dans le service de M. Verneuil depuis quatre ou cinq ans, huit ou dix cas environ me sont passés sous les yeux.

Les quelques faits suivants, les seuls dont j'ai pris l'observation, me semblent mériter quelque intérêt.

Obs. I. — Doudey, cinquante-quatre ans, gardien à la division des animaux féroces du Jardin des Plantes, était chargé de leur couper la viande. Jeudi, le 9 juillet

(1) Inédit.

1874, vers deux heures, en leur servant de la viande, il fut piqué à la tempe droite par une de ces mouches bleues qui volent généralement au-dessus des viandes plus ou moins corrompues. Ce détail est très-net et très-positif. Le lendemain matin la tempe était enflée. Le 11, je pus y constater des bactéries avant la cautérisation par le fer rouge. On y trouvait des mégabactéries isolées ou réunies en chaînettes et ces bactéries, qu'on trouve d'ordinaire dans la pustule maligne et qu'on pourrait désigner sous le nom de géante. Cette cautérisation énergique n'a pas arrêté la marche de la pustule et tout autour de l'eschare primitive on trouve le 13 au matin de petites vésicules disséminées qui arrivent jusque sur les paupières inférieure et supérieure du même côté, hors de la sphère d'action supposable du cautère actuel. Le liquide de ces vésicules est examiné de nouveau au microscope avec l'immersion n° 7 de Nachet, on n'y trouve plus que des mono et des diplobactéries, variétés grande et moyenne ; la plupart sont immobiles, quelques-unes mobiles. Pas de bactéries géantes.

Le sang de la circulation générale provenant d'une piqûre au doigt renferme des micrococcos en assez grand nombre, bien nettement caractérisés, et quelques microbactéries, très-rares.

M. Verneuil porte le cautère sur la surface des deux paupières et cautérise toute la partie œdèmateuse.

Le 14, le sang tiré du doigt se coagule rapidement, on y trouve toujours des micrococcos mais pas de microbactéries.

Le 15, il existe tout autour de la zone cautérisée vers le grand angle de l'œil, la base du nez et sur la joue quelques vésicules, mais l'examen microscopique n'y révèle plus que des micrococcos, pas une seule bactérie. Ces vésicules se flétrissent du reste rapidement, le mal est arrêté.

La température a suivi toutes les fluctuations de la pustule maligne.

Le	11	38°,4	38°,8	1re cautérisation
Le	12	38°,8	38°,4	
Le	13	38°,4	39°,4	2e cautérisation
Le	14	38°,6	39°,8	

Le 15 juillet, 37 et une fraction, et depuis lors la santé était bonne, l'eschare des paupières était tombée, elle était très-superficielle, et rien ne paraissait plus de cette horrible cautérisation.

Le 28 juillet, il se plaignit de douleurs dans le mollet qui lui seraient survenues pendant la nuit. Il est depuis longtemps variqueux.

Le 29, l'état général avait singulièrement baissé, la température avait augmenté dans des proportions étonnantes.

40°,3 40° 39°,8

Le 30, le thermomètre marquait.

39°,1 39°,5 39°,6.

A l'examen microscopique on trouvait des micrococcos

en grand nombre dans le sang. Les globules rouges étaient diffluents.

Le 31, les veines de la jambe étaient dilatées, la partie supérieure de la jambe était tuméfiée, le mollet était douloureux du haut en bas, il y avait de l'hydarthrose dans le genou.

Le 1er le malade mourut le matin avec tous les signes de l'infection purulente. Pas d'autopsie.

Ainsi notre homme est mort 22 jours après l'inoculation de la pustule maligne et 17 jours après l'extinction locale par cautérisation potentielle de la pustule maligne.

A quels accidents a-t-il succombé ?

L'action locale du virus a été nettement interrompue la cautérisation locale le démontre, de même que l'abaissement de la température qui de 39°,8 est revenue à son chiffre normal 37 et l'état excellent de la santé.

Il n'y a donc pas à songer ici à un charbon interne. Du reste l'examen du sang n'y a fait découvrir que des micrococcos et des microbactéries.

On ne peut interpréter l'ensemble de ces phénomènes que de la façon suivante : lorsqu'une lésion apyrétique et qui passerait inaperçue dans d'autres conditions préexiste sur un individu qui est pris de fièvre pour une raison quelconque. le poison pyrogène et phlogogène qui existe alors dans le sang, peut communiquer à la lésion préexistante une partie de ses propriétés délétères.

Ainsi, par exemple, on ampute un homme qui a un écrasement de la jambe et des contusions multiples sous-cutanées. Dans le cours de la fièvre traumatique, il n'est pas rare de voir ces foyers devenir purulents. Dans notre observation, nous rencontrons toutes ces conditions : membres variqueux avec phlébite déjà ancienne de quelques veines, fièvre, intoxication du sang, contamination et inflammation de ces foyers de phlébite par le sang malade, et mort par septico-embolie. Telle nous semble l'explication la plus probable de ce phénomène en apparence insolite.

Obs. II. Gruet Romain, cinquante-quatre ans, tanneur, remarque le dimanche quelque prurit sur la joue. Inquiet, il entre à l'hôpital le mercredi suivant, 17 juin. Il avait alors sur la joue un groupe irrégulier de vésicules de divers volume, semées sans régularité, très-confluentes; celles du centre étaient un peu troubles, celles de la périphérie très-transparentes. M. Verneuil enleva ces vésicules en frottant les téguments avec un linge; il n'y avait point d'eschare au-dessous d'elles. La joue était gonflée; le nez, les paupières, le cou étaient œdémateux. Au cou, on sentait deux ganglions engorgés. M. Verneuil, à sa clinique discuta minutieusement le diagnostic et ne reconnut pas dans cet ensemble la marche ordinaire de la pustule maligne. C'était pour lui une pustule de nature bénigne et voici sur quelles raisons il s'appuyait.

1° Le derme était vasculaire, intact et ne montrait pas une seule eschare ; 2° il n'y avait pas à ce moment de prurit ; 3° il n'y avait pas de fièvre; 4° je n'avais point trouvé dans la sérosité du liquide les bactéries charbonneuses si spéciales. Je n'avais pu y découvrir malgré le plus minutieux examen que des micrococcos.

En conséquence, M. Verneuil fit donc appliquer sur le tout des compresses d'eau phéniquée.

Le 19. L'œdème avait diminué, il n'y avait pas de fièvre.

Le 18. Dans les vésicules on ne trouve que des micrococcos.

Temp. 38°,7 — 39°,6.

Le 19. Quelques points d'eschares, mieux notable.

37° — 38°.

Microbactéries dans l'eschare.

Micrococcos dans les vésicules périphériques.

Le 20. 37° — 37°.

L'œdème a diminué, la fièvre disparaît.

Le 21. 37° — 39°,1.

Quelques vésicules se montrent encore.

L'état local est stationnaire.

Le 22. M. Verneuil se décide à faire une cautérisation à la pâte de Vienne. A partir de ce moment, le succès fut complet.

Cette pustule maligne diffère notablement de la pustule ordinaire, par les caractères cliniques que M. Verneuil indiquait à ses élèves et par l'absence des bactéries caractéristiques. Le voisinage de la halle aux cuirs et des grandes tanneries qui l'entourent, amène chaque année à la Pitié six à huit pustules malignes. J'ai pour ma part examiné au microscope douze à quinze pustules dans le service de M. Broca et celui de M. Verneuil, jamais je n'ai vu manquer les bactéridies charbonneuses de Davaine, peut-être le malade en se grattant a-t-il fait disparaître la pustule charbonneuse bactérifère, peut-être les applications phéniquées que lui a faites dès le 17 au matin le pharmacien, ont-elles réussi à entraver la marche du mal.

Quoi qu'il en soit, il n'en reste pas moins établi ce fait singulier d'une pustule s'escharifiant, progressant très-lentement, il est vrai, sans qu'elle renferme les bactéridies caractérisques.

Ajoutons que j'ai examiné des parcelles de l'eschare et que je n'ai pas davantage trouvé dans l'intérieur de bactéridies charbonneuses.

Rappelons ici qu'il faut distinguer deux choses dans la pustule maligne : 1° la pustule proprement dite ; 2° l'œdème, l'engorgement ganglionnaire, et la fièvre. Ces derniers accidents ne sont pas produits par le poison charbonneux même, ou par les bactéridies, mais par une sorte de septicémie secondaire qui prendrait naissance dans le foyer de la pustule. Telles sont, en résumé, les idées de M. le professeur Verneuil sur l'engorgement ganglionnaire et la fièvre secondaire. (Voir *Thèse* de Tardif. Paris, 1873.)

Obs. III. Lechardier, cinquante-cinq ans, égramine les peaux non préparées. Il entre à la Pitié le 17 décembre, avec une pustule maligne de la région sus-hyoïdienne, caractérisée par une eschare profonde entourée de vésicules. A l'examen microscopique, je trouvai des micrococcos dans les vésicules, l'eschare et dans le sang. On appliqua sur l'eschare et les vésicules un simple cataplasme de feuille de noyer. La guérison fut complète.

Est-ce que l'eau de noyer a une vertu spéciale sur le charbon, ou aurions-nous eu affaire à un charbon de variété bénigne. C'est l'interprétation la plus probable, d'autant plus que l'examen microscopique n'a pu montrer dans les vésicules la moindre bactéridie.

Il y aurait donc lieu de distinguer un charbon bénin et un charbon malin. La guérison spontanée du charbon n'est pas rare, du reste ; sur soixante-deux cas de pustule maligne, Koranyi de Pesth, en cite cinq de guérison spontanée.

De cet ensemble de faits, je tire un certain nombre de conclusions que mon excellent ami, le docteur Guillaud, a bien voulu reproduire dans sa thèse d'agrégation intitulée : *Les Ferments figurés*. 1876, Paris.

1° Les bactéries dans la pustule maligne sont de diverses espèces : micrococcos, micro-méso-méga bactéries et bactéries géantes.

2° Ces variétés peuvent coexister dans le liquide de la

même pustule ou dans l'eschare (obs. I) ; elles peuvent ne présenter que quelques-unes de leurs formes les plus inférieures (micrococcos, etc., obs. II et III).

3° Il semblerait que les pustules où se rencontrent toutes les variétés, depuis la bactérie géante jusqu'aux micrococcos et microbactéries, soient les plus malignes (obs. I). Les plus bénignes seraient celles où on ne rencontre que les variétés les plus inférieures; peut-être la présence de telle ou telle variété, serait-elle ainsi l'indice du degré de gravité de la pustule ?

4° L'examen du sang révèle dans les cas graves la présence des microbactéries ; dans les cas moins graves ou ne l'étant pas encore, l'examen du sang fait reconnaître les micrococcos.

DES BACTÉRIENS

ET DE

LEUR ROLE PATHOGÉNIQUE

REVUE GÉNÉRALE ET CRITIQUE

Publié dans la **Revue des Sciences médicale en France et à l'étranger dirigée par le docteur Hayem, t. XI, p. 326 et t. XII, p. 323, 1878.**

PREMIÈRE PARTIE

ANATOMIE, PHYSIOLOGIE

Hoffmann. Bot. Zeit. Avril et mai 1869. Traduit dans les *Annales des Sciences natur.*; XI, p. 5 à 71, 1869.

Davaine. Bactéries. Art. du *Dict. Encyclop. des sc. médic.*, 1869.

Pasteur. Nouvelle expérience pour démontrer que le germe de la levûre, qui fait le vin, provient de l'extérieur des grains de raisin. *Comptes rendus de l'Acad. des sc.*, 7 octobre 1872.

Frémy. Note sur la génération des ferments. *Comptes rendus*, p. 782.

Pasteur. Faits nouveaux pour servir à la connaissance de la théorie des fermentations proprement dites. (*Eod. loc.*, p. 784.)

Béchamp et **Estor.** Du rôle des microzymas pendant le développement embryonnaire. *Comptes rendus de l'Ac. des sciences*, 21 octobre 1872.

Rindfleisch. Untersuchungen über niedere Organismen. *Arch. f. pathol. Anat. und Phys.*, t. LIV, p. 108 et 396.

O. Grimm. Zur Naturgeschichte der Vibrionen. *Archiv. f. mikroskopische Anatomie*, t. VIII, 4e livraison, p. 514.

Cohn. *Beitræge zur Biologie der Bacillen. In Beitræge zur Biologie der Pflanzen*, t. II, p. 249. Breslau, 1872.

Verhalten der Bacterien zum Sauerstoff.

Grimm. Vibrioniens. *Arch. f. mik. Anat.*, 1872. Bd. IX, heft. I, 117, 121.

Guillaud. Ferments figurés. *Th. d'ag.*, 1872. Paris.

F. Cohn. Untersuchungen über Bacterien. *Beitrage zur Biologie der Pflanzen*, t. I, p. 127, 1872.

Schrœter. Ueber einige durch Bacterien gebildete Pigmenten. *Ibid.*, t. II, p. 109.

Bais. Altération spontanée des œufs. *Comptes rendus de l'Ac. des sciences*, février 1873.

Nedsvetzki. Zur Histologie des Menschen Blutes. Kleine sich nach allen Richtungen hin bewegende Körperchen als constante Bestandtheile des normalen Menschenblutes. *Centralbl.*, n° 10, p. 147, 1873.

E. Klebs. Beitræge zur Kenntniss der Micrococcen. *Arch. f. experiment. Pathol. und Pharmacol.*, t. I, p. 31, 1873.

Ponfick. Iahres-bericht über pflanzliche und thierische sarasiten. *Virchow's und Hirsch Iahres bericht*, 1873.

Klebs. Bactéries. *Archiv. f. experiment. Pathol. und. Pharmacol.*, 1873.

Duval. Mutabilité des germes microscopiques. *Journ. de l'Anat.*, IX, 1873.

Rostafinsky. Versuch eines Systems der Mycetozoën. *Inaug. dissert.* Berlin, 1873.

Eberth. Ueber Bacterien in Schweiss. *Centralblatt*, 3 mai 1873.

Béchamp. Mycrozymas du lait comme cause de la coagulation spontanée et de la fermentation alcoolique, acétique et lactique de ce liquide. *Comptes rendus de l'Acad. des sc.*, t. LXXVI, p. 654, 1873.

Place. Influence des températures élevées sur la vitalité des bactéries. *Maandblad voor Natuur wetens chappen*, 28 mai 1873.

Béchamp. Alcool et acide acétique normaux du lait comme produits de la fonction des microzymas. *Comptes rendus de l'Acad. des sciences*, t. LXXVI, p. 836, 1873.

— Transformation physiologique des bactéries en microzymas et des microzymas en bactéries dans le tube digestif du même animal. *Id.*, mai 1873.

Onimus. Note sur la septicémie. *Bull. Ac. de méd.*, 15 avril 1873.

— Contribution à l'étude de la septicémie. *Id.*, 9 septembre. — *Gaz. Hebdom. de méd. et de chir.*, p. 410, 1873.

Riess. Ueber sogenannte Micrococen. *Centralblatt*, p. 530, 1873.

Bochefontaine. Action du mélange réfrigérant de glace et de sel marin sur la vitalité des bactéries et des vibrions. *Bull. Acad. de méd.*, 6 mai 1873.

Chauveau. Étude expérimentale sur les phénomènes de mortification et de putréfaction qui se passent dans l'organisme animal vivant. *Comptes rendus de l'Acad. des Sciences*, avril 1873.

Baxter. The action of the cinchona alkaloïds and some of their congeners on bacteria and colourles blood corpuscules. *Practitioner*, novembre 1873.

Hollis. On the relations existing between the specific gravities of albuminous liquids and the development and growth of bacteria therein. *Brit. med. journ.*, 6 septembre 1873.

Osier et **Schœfer.** Ueber einige im Blute vorhandene bacterienbildende Massen. *Centralbl.* p. 577, 1873.

Colin. Nouvelles recherches sur l'action des matières

putrides et sur la septicémie. *Bull. Ac. de méd.*, p. 1175 et suiv., 8 octobre 1873.

Clementi. Experimentelle Untersuchungen über das Vorkommen von Bacterien in Kaninchenblute bei Septicämie. *Centralbl.*, n° 45, 1873.

Béchamp. Altération spontanée des œufs. *Comptes rendus de l'Académie des sciences*, 8 septembre 1873.

Davaine. Recherches relatives à l'action de la chaleur sur le virus charbonneux. *Id.*, 29 septembre 1873.

Paschutin. Einige Versuche über die buttesaure Gährung. *Arch. f. d. gesammte Physiologie*. t. VIII, p. 352, 1873.

Birch Hirschfeld. Die Bacterien. im Blut Pyämischer. *Centralbl.*, n° 39, p. 609, 1873.

Dolschenkow. Impfung faulender Substanzen auf Kaninchenhornhaut. *Centralbl.*, n°s 42 et 43, 1873.

Eberth. Wundmykose der Frösche und ihre Folgen. *Centralbl.*, n° 53, 1873.

Heiberg. Die puerperalen und pyämischen Processe, *Vogel*. Leipzig, 1873.

Naunyn. De la formation des corpuscules d'Obermeier dans le sang des malades atteints de fièvres à rechutes. *Soc. de ther. expér. de Kœnigsberg*, 12 mai 1873.

Béchamp. Microzymas de l'urine et cause de la fermentation ammoniacale pathologique de ce liquide. *Montpellier médical*, t. XXXII, p. 168, février 1874.

Wolf. Bactéries. *Archiv. f. path, Anat. u. Phys.*, t. LIX, 1re livr., 1874.

Zauder. Questions des Bactéries dans l'atrophie jaune du foie. *Id.*, t. LIX, 1re livr., 1874.

Burow. Acétate d'alumine et son action sur les bactéries et les vibrions. *Deutsche Zeits. f. Chirurgie*, t. IV, nos 2 et 3, 17 avril 1874.

Paschutin. Recherches sur la putréfaction et les organismes de la putréfaction. *Arch. f. pathol. und anat. Phys.*, t. LIX, 3e et 4e livr.

Bert. Putréfaction à l'abri de l'air. *Soc. de biol.*, 7 mars 1874.

Billroth. *Untersuchungen über die Vegetations-formen von Coccobacteria septica*, etc... Berlin, 1874.

Tiegel. Ueber Coccobacteria septica (Billroth) im gesunden Wirbelthierkorper. *Arch. f. path. Anat. und phys.*, t. LX, p. 453, 1874.

Panum. Das putride Gift, die Backterien, die putride Infection oder Intoxication and die Septicœmie. *Id.*., t. LX, p. 301, 1874.

Onimus. Expériences sur la génération de proto-organismes dans des milieux mis à l'abri des germes de l'air. *Comptes rendus de l'Acad. des sc.*, 20 juillet 1874.

Ogle. Maladie épidémique grave, de nature probablement typhoïde, ayant sévi sur des poissons dont le sang, pendant la vie, contenait des bactéries. *The Lancet*, p. 657, 1873.

Just. *Botanische Iahresbericht*, 1874.

Hœckel. Histoire de la création. Paris, 1874.

De Seynes. De quelques phénomènes de coloration chez les bactéries. *Congrès de Lille*, 1874.

Miesch et **Karsten.** Naissance d'organismes dans les cellules des plantes et des animaux à l'abri de l'air. *Pharm. — Centralbl.*, 1874.

Demarquay. Pansement des plaies avec l'acide phénique suivant le procédé de Lister et sur le développement des vibrioniens dans les plaies. *Comptes rendus de l'Ac. des sciences*, 10 août 1874.

Ranke. Die Bacterien-vegetation unter dem Lister 'schen Verbande. *Centralbl.*, n° 13, 1874.

Feltz. Septicémie expérimentale. *Comptes rendus de l'Académie des sciences*, 30 novembre 1874.

Servel. Sur la naissance et l'évolution des Bactéries dans les tissus organiques mis à l'abri du contact de l'air. *Idem.*

Hiller. Ueber diagnostische Mittel und Methoden zur Erkennung von Bacterien. *Archiv. f. path. anath. und phys.*, t. LXII, p. 361.

Landau. Zur Ætiologie der Wund-Krankheitein nebst Versuchen über die Beziehungen der Faülniss-Bacterien zu denselben. *Arch. f. klin Chirurgie*, t. XVII, 4e fasc., p. 527.

Zuelzer. Ueber putride Intoxication. *Berlin. klin. Wochenssch.*, n° 49, p. 623, 1874.

Henrot. *Théorie et traitement de certaines formes d'infection purulente et de septicémie.* Reims, E. Luton, 1874.

Traube et **Gschleidlen.** Ueber Faülniss und den Widerstand der lebenden Organismen gegen dieselbe. *Berlin. klin. Wochenschrift*, n° 37, 14 septembre 1874.

Hiller. Der Antheil des Bacterien am Faülniss-processe ins besondere der Harnfaülniss. *Centralbl.* n°s 53 et 54, 1874.

De Ranse. De l'action des antiseptiques sur les organismes inférieurs. *Gaz. méd.*, p. 25, 1875.

Demarquay. Recherches expérimentales sur l'influence de certaines substances sur le développement des vibrions. *Union méd.*, p. 137, 1875.

Béchamp. Microzymas et bactéries. *Montpellier médical*, p. 334, avril 1875.

Burdon, Sanderson. Lectures on the occurence of organic forms in connection with contagions and infective diseases. *Britisch medic. journ.*, mars-avril 1875.

Charlton, Bastian. The germ. theory of disease *British. med. journ.*, p. 469, 1875.

Richardson. Some new researches on the cause and origine of fever from the action of the septicous poisons. *Idem*, p. 412.

Menzel. Putréfaction produite par les bactéries en présence des nitrates alcalins. *Comptes rendus de l'Acad. des sciences*, 27 septembre 1875.

Beale. La vie et les actions vitales dans l'état de santé et de maladie. *Med. Times and Gazette*, avril–mai 1875.

Dahler. Sur la cause chimique de la transformation d'amidon en sucre, du sucre en alcool, de l'alcool en acide acétique et carbonique, sous l'influence des organismes inférieurs. *Archiv. f. Anat. und Phys., de Pflüger*, p. 744, 1875.

Siedamgrotzky. Des bactéries du sang de rate. *Deutsche Zeitsch. f. Thiermed. u. vergleich. Pathol.*, t. I, n° 4, 1875.

Frisch. *Études expérimentales* sur la propagation des organismes de la putréfaction dans les tissus et sur les phénomènes inflammatoires provoqués par l'inoculation de liquide contenant des ferments. Erlangen, 1874.

Salterthwaite. Nature de la bactérie et de ses rapports avec la maladie. *New-York, med. Record*, 18 et 25 décembre 1875.

Fischer. Organismes inférieurs développés sous le pansement de Lister. *Deutsche Zeitsch. f. Chirurg.*, t. VI, n°s 4 et 5, 1876.

Hollis. What is a bacterium? *The Lancet*, p. 724, 21 novembre 1874.

Riemschneider. Ueber den Einfluss der putriden Intoxication auf den Blutdruck. *Centralbl.*, n° 39, 1874.

Feltz. Recherches expérimentales sur le principe

toxique du sang putréfié. *Comptes rendus de l'Acad. des Sciences*, 1er mars 1875.

Cavafy. On the effect produced on the capillary circulation by the injection of putrid fluids into the lymphatics of the amphibia. London, J. and A. Churchill, 1875.

Robin. Sur la putréfaction. *Journ. de l'Anat.*, 1875.

Kolackzek. Bactéries. *Centralbl.*, 1875.

Muntz. Distinction des ferments chimiques et phys. *Compt. rend. Acad. des Sc.*, 1875.

Magnus. Copulation der ruhenden Schwarmsporen. *Naturforscher*, p. 73, 1875.

Kolackzek. Bacterien in normalen Blute. *Centralblatt*, p. 197, 1875.

Nuesch. *Die Necrobiose in morphologischen Beziehung betrachtet*. Schaffhausen, 1875.

Martin. Recherches sur la structure et le développement des bactériens. *Comptes rendus de la Soc. de biol. — Gaz. méd.*, 15 avril 1875.

De Fromentel. *Études sur les microzoaires ou infusoires proprement dits*. Paris, 1875.

Hüfner. Ueber eine neue einfache Versuchforme zur Entscheidung der Frage ob sich niedere Organismen bei Abwesenheit von gas-formigen Sauerstoffe entwickeln können. *Journal für praktische Chemie*, Bd. XII, p. 475, 1876.

Heidenreich. Uber die Schrauben-bacterie des Rückfallstyphus. *Petersb. med. Wochenschr.*, 1876.

Klebs. Contribution à l'étude des schistomycètes pathogéniques. *Arch. f. experim. Path.* und Pharmak., t. II, p. 409, et t. V, p. 350, 1876.

Engelmann. Du développement et de la multiplication des infusoires. *Morpholog. Jahrb.*, t. I, n° 4, p. 573, 1876.

Gabriel. Études sur la morphologie, la genèse et le développement des protozoaires. *Id.*, p. 535.

Gerber et **Birch-Hirschfeld.** Ueber einen Fall von Endocarditis ulcerosa und das Vorkommen von Bakterien in dieser Krankheit. *Arch. des Heilk.*, t. XVII, p. 208, 1876.

Tyndall. Putréfaction et contagion dans leurs rapports avec l'état optique de l'atmosphère. *Revue scient.*, 10 juin 1876.

Haussmann. Bactéries observées dans un œuf humain clos. *Arch. f. path. Anat. und Phys.*, t. LXVII, p. 11, 1877.

Jeffrey Bell. An account of the recent researches into the history of the bacteria made by and under the direction of. Prof. Cohn. *Quarterly. Journ. of microscopical science*, p. 259, 1876.

Zürn. *Pflanzliche-Parasiten.* (II theile.)

Lankester. Note on bacterium rubescens. *Quarterly Journ. of microsc. sc.*, p. 27 et 278, 1876.

Klebs. Beitrage zur Kentniss der pathogenen Schisto mykosen. *Arch. f. experimentelle Pathol.*, t. I, p. 31, 443 ; t. III, p. 305.

Koch. Entwickelungs-geschichte des Bacillus Anthracis. *Cohn's Beitraege zur Biologie der Pflanzen*, t. II, p. 3.

Lebert. Art. *Parasitisme* dans *Ziemssen's Pathol.*

Hensen. *Arch. f. mikr. Anat.*, t. III.

Griessmayer. Sur la réduction des nitrates par les bactéries. *Berichte der deutschen chemischen Gesellschaft zu Berlin.* Band IX, p. 855. 1876.

Pasteur. Bactérie charbonneuse et bactérie septique. *Comptes-rendus de l'Acad. des Sc.*, t. LXXXIV, p. 900; t. LXXXV, p. 102.

Paschutin. Zur Naturgeschichte der Vibrionen. *Arch. f. mikr. anat.*, t. III.

Waldeyer. Sur le phénomène de développement des organismes animaux. *Berlin. klin. Wochenschr.*, n° 50, p. 727, 1876.

Fichter. Des champignons envisagés comme causes de maladies infectieuses. *Soc. méd. de Bâle*, 5 octobre 1876. — *Corr. Blatt. f. schweiz. Aerzte*, n° 21, p. 646, 1876.

Voss. Experimenter med. milzbrangift. *Norsk magaz. for Lägerid.* R. Bd. VI, Forh. S. 105.

Creighon. Note on certain unusual coagulation appearances found in mucus. *Procedings of the Royal society*, t. XXV, p. 140.

Robin. *Traité du microscope.* 2e édit., p. 926-952, 1877.

Bert. Bactéries. *Comptes-rendus*, t. LXXX, p. 1579. *Soc. de biol.*, séance du 23 juin 1877.

Buchholtz. Ein Beitrag zur Kenntniss der Ernährungs-verhältnisse von Backterien. *Arch. f. exper. Path. und Pharm.*, 22 mars 1877.

Hiller. Les propriétés phlogogènes et pyrétogénétiques des bactéries. *Berlin. klin. Wochenschr.* n° 2, p. 21 ; n° 3, p. 34 ; n° 6, p. 73.

Weigert. Sur la question des bactéries (réponse aux critiques de Hiller). *Idem,* n° 18, p. 241 ; n° 19, p. 261.

Hiller. Sur la question des bactéries (réplique à Weigert). *Idem,* n° 27, p. 396.

Borel. Quelques mots sur la nature et la valeur des parasites microscopiques. *Corr. Bl. f. Schweiz. Aerzte,* n° 12, p. 341 ; n° 13, p. 390, 1877.

Sanderson. Nouvelle expérience sur l'efficacité que possède la filtration des cylindres d'argile pour anéantir le virus des liquides putrides. *Wiener medicinische Jahrbücher. Heft.,* t. III, p. 396, 1877.

Livon. Injection de bactéridies dans le sang sans aucun phénomène d'intoxication. *Soc. de biol.,* 28 juillet 1877.

Naegeli. Les champignons inférieurs et les décompositions qu'ils déterminent. *Revues internationales des Sciences,* n° 1, p. 10 ; n° 4, p. 104 ; n° 6, p. 176, 1878.

Quelques-unes des plus graves questions de la médecine et de la chirurgie se heurtent au grand problème du rôle des organismes inférieurs dans la pathologie humaine. Depuis que son importance a été si brillamment mise au jour par les travaux de Pasteur, d'innombrables recherches se sont succédé sur l'anatomie, la physiologie et le rôle pathogénique de ces organismes. Nous passerons en revue les plus importantes de celles qui ont paru dans ces dernières années.

Leur *histoire anatomique* présente un immense intérêt, elle a passé par des vicissitudes bien diverses et, il faut l'avouer, c'est de nos opticiens qu'elle dépend presque entièrement. Il faudrait des grossissements considérables pour en pénétrer l'organisation intime; la plupart d'entre eux se trouvent maintenant encore avec nos plus puissants microscopes à la limite extrême des objets visibles, aussi comprend-on facilement que leur *place dans l'échelle des êtres* ait été longtemps indéterminée.

Parmi ceux qui nous occuperont le plus, les bactériens découverts en 1678 par Lowenhœck, ont été placés par Spallanzani au dernier degré de l'échelle animale. Cette théorie a longtemps dominé dans la science. Les travaux de F. Müller, de Bory de Saint-Vincent, d'Ehrenberg, de Dujardin sont venus lui prêter appui. Ils prenaient alors rang dans la classification parmi les infusoires, théorie défendue encore maintenant par de Fromentel (1875).

Lorsque les recherches de Cagnard-Latour, de Schwann, d'Helmholtz, de Panum ont soulevé la question de leur rôle intime dans la fermentation, l'attention des naturalistes a été de nouveau portée sur ce point. Cohn (1853), Davaine (1859) ont les premiers avancé que les bactériens sont des végétaux microscopiques très-voisins des conferves filamenteuses, des oscillariées en particulier. Rabenhorst (1865) a adopté cette opinion dans sa *Flora Europœa* Algarum, et dès lors a prévalu la théorie inverse que tous ces infiniment petits appartiennent au règne végétal.

Une troisième opinion a été soutenue par Hœckel (1874) : elle est basée sur cette idée déjà vieille que les deux règnes végétal et animal se confondent dans leurs représentants inférieurs, comme se réunissent les deux branches d'un V. Les bactériens comme une série d'autres infiniment petits formeraient, d'après ce naturaliste, un règne intermédiaire entre les deux autres, ce serait le règne des Protistes.

Actuellement l'opinion scientifique dominante est plus tranchée : *les bactériens appartiennent au règne végétal.*

Différents caractères d'ordre chimique, physique, anatomique servent à établir la proposition.

Au point de vue chimique, de Blainville avait indiqué (1822) la prédominance, dans les végétaux inférieurs, des principes ternaires, cellulosiques, sur les principes azotés. D'après Robin, toutes les variétés de cellulose résisteraient à l'ammoniaque et les bactériens conserveraient aussi, en présence de ce réactif, leurs caractères et leur forme, tandis qu'au contraire les parties molles des infusoires seraient complétement dissoutes. L'acide acétique concentré fait pâlir tous les tissus animaux, les bactéries lui résistent. L'hématoxyline colore vivement les bactéries.

Les caractères anatomiques à leur tour établissent nettement la place des bactériens proprement dits. Nulle part dans le règne animal on ne trouve de ces bâtonnets rigides, allongés. Quant à leurs mouvements qu'on retrouve chez beaucoup de confervées « diatomées, oscillariées, » ce n'est pas une véritable faculté de locomotion. Leur déplacement a lieu indifféremment par l'une ou l'autre extrémité.

Tels sont les caractères qui militent en faveur de la *nature végétale* des bactériens, et font considérer cette doctrine comme définitivement acquise à la science.

Il est plus difficile de donner quelque argument du même genre pour les espèces sphériques, pour les *coccos*. Leur forme régulière, la réfringence considérable de leur protoplasma, une certaine mobilité qui se manifeste surtout, d'après Tiegel, lorsqu'on vient à chauffer la plaque de verre sur laquelle on les examine, tels seraient les caractères qui tranchent le plus avec la forme irrégulière, la coloration variable, le peu de mobilité de certaines granulations élémentaires. Ajoutons enfin que lorsqu'on les voit en petites masses reliées par du mucus, *zooglœa*, ou bien disposées en chaînette, le doute n'est plus possible.

Gayon réfute une fois, de plus s'il en était besoin, la

théorie de Béchamp qui unifie sous le titre de microzymas les micrococcos et les granulations organiques.

On doit donc désormais rejeter du langage les expressions d'animalcules, de microzoaires, d'infusoires. En un mot, les bactériens sont des microphytes.

Dans quelle classe faut-il les ranger? Faut-il comme Davaine, Cohn dans sa première édition et Rabenhorst, les envisager comme des algues ? C'est l'opinion généralement admise. Cohn cependant fait ressortir la ressemblance des bactériens avec les leptothrix, si voisins des champignons et les corps reproducteurs appelés chez les champignons, conidies et spermaties. Pour lui ces microphytes seraient des végétaux intermédiaires aux champignons et aux algues.

Naegeli les range parmi les *Schyzomycètes*, nom qui donne une idée assez juste de leur végétation par articles séparés. Dans le tome II des *Beitrægez. Biologie der Pflanzen* (p.249), Cohn prétend qu'il y a une étroite parenté entre les schizomycètes et les algues vertes (phycochromacées) et les schizosporées.

La *classification anatomique* de ces mycrophytes eux-mêmes a présenté, indépendamment des idées générales qu'on se faisait de leur nature, des variations assez nombreuses.

D'après Davaine ils se divisent en quatre genres : bactérie, vibrions, bactéridie, spirille ; cet auteur indique les caractères de vingt-neuf espèces.

Dans cette classification, les formes globuleuses qu'on a désignées depuis sous le nom de micrococcus, microsporon, microsphæra (Hallier, Klebs, Cohn) sont en partie décrites dans le groupe bactérien, sous le nom de bacterium termo, punctum putredinis, etc.

Billroth divise ces divers genres en trois groupes : coccos, bactéries, coccobactéries : chacun de ces groupes présente des espèces variables qu'il désigne sous le nom de micro, meso, méga, strepto, petalo, glia *coccos* ou *bactéries*, selon les variétés de volume ou d'association.

D'après Klebs, les schizomycètes n'ont aucun rapport génétique avec les hyphomycètes ; il le démontre par la culture, pendant des années, du microsporon septicum dans des chambres de verre fermées à la lampe, et à moitié remplies d'air et de gélatines.

Il divise les schizomycètes en deux groupes : les microsporines et les monadines.

Les microsporines sont de très-petits micrococcos ou microspores ; ils forment à l'état de repos des masses sphériques à contour très-net ; leurs éléments peuvent être rangés en série, et entourés de glia ou d'une masse gélatineuse. Quelques-uns de ceux qui sont placés à la périphérie peuvent passer à l'état de bactéries. Le degré le plus élevé de ces formes consiste dans la formation d'un gazon de fils parallèles et perpendiculairement placés sur leur base commune, etc.

Le miscrosporon septicum, diphtheriticum, celui de la carie dentaire, désigné par Klebs sous le nom de microsporon oris : telles sont les plus importantes espèces de ce groupe.

Les monadines naissent de masses nettement limitées de micrococcos sous formes de monades et de vibrions, les monades sont plus volumineuses que les microspores, leurs mouvements sont très-vifs, ils se transforment aussi en bactéries, leurs espèces sont très-nombreuses, très-importantes au point de vue pathogénique. C'est dans ce groupe que se trouvent les monadines de l'érysipèle, de la scarlatine, de la rougeole, etc. ; elles mènent beaucoup moins que les microsporines à la suppuration.

Le botaniste Cohn admet six genres :

1° Le micrococcus, qui renferme toutes les formes globuleuses et comprend trois groupes : 1° *les espèces pigmentaires*, etc.; 2° les espèces fermentrices ou zymogènes, etc. ; 3° les espèces contagieuses ;

2° Le genre Bacterium ;

3° Le genre Bacillus ;

4° Le genre Vibrio ;

5° Le genre Spirillum ;

6° Le genre Spirochæte, etc.

La plupart de ces classifications, à part celle de Klebs, reposent en somme sur les mêmes bases, et ne présentent, pour les genres fondamentaux, que des différences très-légères. Le genre micrococcus ou plutôt coccus (micro, meso, mega) a été relevé, et le genre spirillum a été scindé en spirillum proprement dit et en spirochæte, qu'Ehrenberg désignait du nom de spirillum undula. Le bacillus n'est autre chose que la bactéridie de Davaine.

Nous croyons utile de donner la classification adoptée par les différents auteurs avec la synonymie et un tableau général de diverses espèces.

I. Coccos. — Synonymie : Coccus, sphærobactérie,

monade, microsporon, Kugelbacterien, micrococcus.

a) Coccos pigmentaires. Ex. : C. luteus, cyanus, chlorinus, aurantiacus.

b) Coccos zymogènes. C. ureæ.

c) Coccos pathogènes. C. septicus, vaccinæ bombycis, diphtericus. Suivant leur volume ou leur association on les désigne sous le nom de micro, meso, mega, strepto, petalo, gliacoccos.

II. Bactérie. — Synonymie : Bacterium, Stæbchenbacterien. — Bacterium — termo — lineola — lactique. Suivant leur volume ou leur mode d'association on les désigne sous le nom de micro, meso, mega, strepto, petalo, gliabactérie.

III. Bactéridie (Davaine). — Synonymie. Bacillus (Cohn). — Bacterium subtilis — ulna — anthracis.

IV. Vibrion. — Synonymie : Vibrio. — Vibrio, rugula serpens.

V. Spirochæte. — Synonymie : plicatilis — Obermeieri.

VI. Spirillum. — Synonymie : spirille, sp. tenue, plicatile, volutans, undula, rufum.

Nous ferons remarquer qu'une tentative de classification est encore prématurée ; le groupe coccos, coccus par exemple est constitué par des corpuscules arrondis ou sphéroïdes qui ont une ressemblance complète avec les spores des autres bactériens. Sans nier que les micrococcos existent, par eux-mêmes, en groupes indépendants, on peut cependant affirmer que coccos et spores sont à présent identiques de forme et d'aspect ; c'est du reste par une culture très-soignée, par les procédés de Pasteur, par exemple, qu'on pourra démontrer les évolutions successives de ces diverses variétés ; ces études-là sont à peine ébauchées.

Le nombre des espèces est bien plus variable ; on se heurte en effet ici à des difficultés énormes. Leur *coloration* différente est-elle une raison pour créer comme Schrœter, élève de Cohn, des variétés pigmentaires? — De Seynes envisage ces colorations diverses comme un effet d'imbibition pur et simple. Leur *volume*, très-difficile à établir, peut-il davantage servir de caractère distinctif? D'après Dujardin, le bacterium termo aurait $0^{mm},0017$ à $0^{mm},006$, d'épaisseur, tandis que le punctum aurait $0^{mm},0017$; leur longueur ne diffère que d'un ou 2 millièmes de millimètre. Que dire de la *forme?* Le bacterium termo est un corps cylindrique renflé au milieu, dit Dujardin, le bacterium punctum est un corps ovoïde allongé, d'après le même auteur.

Le *mouvement* ne peut servir davantage; il suffit d'un milieu plus ou moins fluide pour que ces mouvements augmentent ou disparaissent. En regardant même toutes ces considérations comme plus ou moins fondées, comment différencier le micrococcus de la putréfaction, par exemple, d'avec le micrococcus ureæ, etc., etc. ? La plupart des auteurs, admettant ici comme démontré *le rôle douteux de ces microphytes*, les désignent d'aprés le milieu où ils se trouvent et le rôle qu'ils leur attribuent. Devons-nous admettre par suite d'une diversité fonctionnelle possible, mais non encore définitivement établie, une diversité organique quelconque? Nous nous heurtons toujours à ce grand obstacle, l'insuffisance des plus forts grossissements de nos microscopes. En tenant compte de ces réflexions pouvons-nous accepter ces variétés si nombreuses, pour la désignation desquelles une diversité fonctionnelle encore problématique, et qui serait pour nous le seul moyen d'analyse organique, a été l'unique raison d'être ?

Billroth, considérant l'ubiquité de quelques-unes d'entre elles dans les grands milieux, air, eau et milieux animaux et végétaux, s'en tient seulement à l'apparence anatomique. Il admet une parenté étroite entre les coccos et les bactéries et ceci nous amène à une question des plus importantes : le *mode de reproduction* de tous ces microphytes.

La reproduction par spores est vaguement admise depuis longtemps. On connaît les belles recherches de Pasteur sur ce point (1865) ; les travaux de Cohn (1871), de Billroth (1874) ont complété ces données. Jusqu'à eux on n'admettait que la *scissiparité*, la *segmentation.*

Pasteur dans une réponse aux travaux de Leplat et Jaillard (1865, *Comptes rendus de l'Académie des sciences*, p. 527) dit que «les vibrions de la putréfaction et de la fermentation butyrique présentent une sorte d'ovule ou de corpuscule ovoïde réfractant fortement la lumière et qui se montre soit à l'extrémité soit dans le corps des articles ». Dans une note (même page) il ajoute : « J'aurais quelque motif de croire que le ferment vibrionien ne se reproduit pas constamment et indéfiniment par scissiparité, mais bien dans certains cas par une sorte d'oviparité. » Dans son traité : *Études sur la maladie des vers à soie,* t. I, p. 228, 1870, se trouvent figurés sur la planche annexée les spores du bacterium bombycis (*voir* les explications de la planche; lettres *g, h, m*). A la page 168 du même ouvrage, il dit nettement que ces organismes ont deux modes de reproduction : par scission et par noyaux intérieurs. Cohn et Koch ont étendu ces données aux bactéridies charbonneuses, Billroth à ce qu'il désigne sous le nom de coccobactérie septique.

Les spores sont en très-grand nombre, répandus dans tous les milieux où existent les microphytes. Ils forment de petits corpuscules absolument semblables aux micrococcos dont nous avons parlé tout à l'heure; dont le volume, l'éclat varient suivant l'espèce à laquelle ils appartiennent; aussi l'impossibilité de reconnaître d'après l'examen direct l'espèce à laquelle appartient tel ou tel spore, a-t-elle fait naître l'idée de leur culture. Cette idée féconde lancée dans la science par Pasteur, puis par Hallier, a été aussi l'objet de recherches intéressantes de Klebs, de Cohn, Koch, pour ne citer que les noms les plus marquants.

Ces procédés de culture, tous extrêmement délicats, ne semblent pas avoir encore donné de résultats positifs. On comprend les difficultés de ce genre de recherches. Comment isoler une espèce particulière et la cultiver à l'abri des germes ou des spores des milieux ambiants. Les nombreux artifices en usage : chambre de verre complétement close, chambres à rainures, etc., la culture dans des liquides favorables placés dans des chambres où l'air n'arrive que filtré sur du coton (procédé de Pasteur) ont pu permettre de varier ces recherches.

Le principal résultat obtenu, c'est le fait d'observation bien constaté que ces spores peuvent se transformer en bactéries, bactéridies, vibrions, etc. Pasteur (1865), Hallier, Klebs, ont cherché à établir la réalité de transformations ultérieures plus ou moins étendues, mais malheureusement cette question commence à peine à être l'objet d'études suivies.

De ces questions se rapproche le problème de *l'origine de ces microphytes:* les théories de l'hétérogénie (Pouchet, Onimus, William Jenner, Bastian, Murchison), de la génération directe aux dépens des matières albuminoïdes (Frémy), de la génération aux dépens des granulations du sang (Béchamp, Estor, théorie du microzyma) reparaissent de temps en temps dans la science. Onimus prétend que les proto-organismes peuvent naître dans des milieux protégés contre l'air, mais qui contiennent des substances albuminoïdes. Martin défend la même idée, en soutenant que les bactériens dérivent des granulations protéiques qui flottent dans les liquides en putréfaction. D'après Nuesch, les bactéries prennent leur origine à l'intérieur des cellules animales ou végétales sans lésion aucune et sans provenir de l'air. Pour le démontrer, il plonge des fruits divers sous l'eau dans des liquides salins ou acides (phosphate, sulfate, carbonate de potasse, etc.) et il y trouve des organismes : les bactériens ne sont pour lui ni des champignons spéciaux, ni des animalcules, ni des corpuscules nés par génération équivoque. Ce sont des végétations cellulaires anormales qui disparaissent après une plus ou moins courte existence. Hartig avait déjà émis l'idée que les bactéries provenaient de la destruction de la paroi des fibres du bois.

Leur origine, conclurons-nous avec Pasteur, doit être cherchée dans la dissémination de leurs germes, dans les grands milieux extérieurs ou organiques et dans un polymorphisme normal (Pasteur, Lüders, Hallier, Billroth, etc.).

A cette question « l'origine des bactériens » se lie étroitement celle de leur *dissémination dans les grands milieux* (atmosphère, eau et milieux organiques). L'ubiquité de ces microphytes est un fait qui domine leur histoire et qui est éminemment propre à expliquer quelques-unes des théories précédentes. Depuis les célèbres expériences de Pasteur qui, par la filtration de l'*air* sur de l'ouate, a démontré leur existence dans l'air, il n'a pas été fait sur ce point de plus brillantes recherches que celles de Tyndall. Dans le vide absolu, un rayon lumineux est invisible; il en est de même lorsque la lumière traverse un gaz pur; les poussières organiques et inorganiques répandues dans l'atmosphère rendent visible le rayon lumineux qui la traverse. Trois jours de repos suffisent pour que les molécules flottantes de l'air se déposent sur les parois et le fond d'une caisse complétement close et dont les parois sont enduites de glycérine; le rayon lumineux qui y était d'abord visible devient ensuite invisible. Tissandier prétend qu'un mètre cube d'air peut renfermer 6 milligrammes de particules solides, dont 66 à 75 p. 0/0 sont inorganiques et seulement 25 à 34 p. 0/0 sont d'origine organique. Tyndall a démontré que la poussière de l'air est presque entièrement combustible. Lichtenstein, à un grossissement de 340, a trouvé dans l'air :

1° Les *polygastriques* suivants :

1° Eunotia amphioxys; 2° Synedia ulna; 3° Colpoda cucullus; 4° Euglena sanguinea; 5° Trachelius tricophorus; 6° Bursaria arborum; 7° Glaucoma scintillani; 8° Arcella vulgaris, a. constricta; 9° Enchelys pupa; 10° Leucophrys patula; 11° Amœba diffluens.

2° Les *rotateurs* suivants :

Rotifer vulgaris, philodina erythrophtalma.

3° Auguillula fluviatilis (nématoïde); jamais l'auteur n'y trouva de spores de champignons, de mycelium, etc.

La vapeur d'eau tient en suspension des micrococcos et des bactéries. Lemaire (1863) l'avait déjà démontré en recueillant de la vapeur d'eau de condensation sur les parois d'un verre contenant un liquide septique. Cohn et Billroth sont arrivés au même résultat. Rindfleisch prétend au contraire que la vapeur d'eau ne renferme ni spores ni bactéries. D'après lui, on n'en trouverait pas dans les eaux atmosphériques, mais au contraire dans les eaux telluriques. Burdon Sanderson croit que les bactéries n'existent pas toujours dans l'air, mais presque toujours dans l'eau et même dans l'eau distillée.

Les végétaux, les animaux recueilleraient sur leur surface ces corpuscules flottant dans l'atmosphère. Certains appareils organiques peuvent être considérés comme devéritables collecteurs : les poils, les cheveux (Eberth), ou des filtres puissants, le poumon et le tube digestif. Existent-ils à l'état normal dans le sang? Hensen, Tiegel, Ravitsch, Billroth, Nedvedski, Kolackzek ont fait d'importantes recherches sur ce point. Voici comment ils opéraient; tantôt ils gardaient à l'abri du contact de l'air du sang pris directement dans le cœur d'un animal, tantôt ils plongeaient un muscle dans de la paraffine bouillante, immédiatement après son extraction sur l'animal vivant. L'examen quelques jours après leur révélait l'existence de ce que Nedvedski désigne sous le nom d'hémococcos. Klebs qui a répété ces expériences est le seul qui n'ait rien trouvé dans du sang normal. Lüders avait depuis longtemps prétendu que le sang renfermait à l'état physiologique des germes, des spores qu'il désignait sous le nom de « ruhende vibrionien ».

Dans la théorie opposée, toutes ces expériences seraient fautives et les cas où l'on rencontre des spores dans le sang normal seraient dus à des effractions imperceptibles de notre vernis épithélial intérieur ou extérieur.

Voici l'expérience importante faite par M. Pasteur :

Il prend un tube de verre terminé par une pointe très-effilée et complétement obturée à cette extrémité; dans l'autre extrémité il place un tampon très-serré de coton. Il expose ensuite ce tube ainsi préparé dans une étuve à gaz à une température de 200° pendant quelques heures. Alors il introduit la pointe effilée du tube de verre dans l'artère carotide ou la veine jugulaire d'un chien bien portant, avec toutes les précautions imaginables, puis il brise avec une pince à travers les parois de l'artère la pointe du tube de verre; le sang monte et lorsqu'il remplit à peu près la moitié du tube, il retire la pointe du tube en soufflant sur l'autre extrémité, à travers le coton, pour déterminer un courant en sens inverse; il porte ensuite la pointe effilée sur une lampe à alcool; le sang dans cette pointe se dessèche; puis le verre fond, et l'extrémité effilée est définitivement obturée. Le sang qui se trouve dans le tube est donc exposé à l'air filtré complétement pur; il ne se putréfie jamais. On peut répéter la même expérience pour l'urine d'un animal sain.

Le sang d'un animal bien portant mis en contact avec de l'air absolument filtré sur du coton ne se putréfie donc pas et il ne se putréfie pas parce qu'il n'a ni bactériens ni spores de bactériens. Tel est le résultat obtenu par Pasteur et la conclusion qu'il en tire. Klebs en 1873 a fait une expérience à peu près semblable et est arrivé au même résultat, jamais il n'a observé le moindre organisme dans le sang. Si les microphytes existaient réellement à l'état de germes dans le sang, on s'expliquerait facilement leur apparition dans certains états pathologiques, dans certaines sécrétions. Quelques auteurs, Billroth entre autres, les ont vus dans l'urine de malades qui n'avaient jamais été sondés. On comprendrait sans effort aussi leur présence dans certains abcès profonds. Cependant une étude attentive pourrait faire reconnaître dans la plupart des cas leur origine extérieure.

Gayon explique l'apparition de bactéries dans les œufs d'oiseaux par leur présence à l'état normal dans les oviductes. Hiller n'aurait jamais trouvé de micrococcos dans les décompositions spontanées des œufs. Haussmann a vu sur un œuf humain de quatre mois parfaitement clos des bactéries en grand nombre. Pour lui ces bactéries ne viendraient pas de la circulation ni de l'air extérieur, mais très-probablement du vagin.

Nous venons d'examiner la place dans l'organisation végétale des bactériens, leur classification et leur mode de diffusion dans les principaux milieux.

Passons en revue quelques-unes des principales données anatomiques acquises sur quelques-unes des plus importantes espèces, les *bactéridiès charbonneuses*

Tous les microphytes se reconnaissent à leurs formes caractéristiques, bâtonnets, fils de leptothrix ou corpuscules sphériques, à leurs mouvements, à leur mode d'accroissement et de multiplication ; ils se colorent en brun par l'iode, en rouge par l'hématoxyline. Ils sont tués dans l'oxygène, à une haute pression (P. Bert).

Parmi eux, ceux qui ont été le plus étudiés dans ces deux dernières années sont les bacilles du charbon ou la bactéridie charbonneuse de Davaine. Prises d'abord pour des cristaux par Brauell, elles ont été signalées par Pollender, Leisering, Franz, Müller, Anacker et très-bien étudiées par Delafond et Davaine (1850). Cohn et Koch y ont ajouté quelques points de vue intéressants. Des bacilles absolument analogues à celles du charbon se produisent dans des infusions de foin cuit (Cohn).

On voit dans de pareilles infusions successivement des fils semblables à ceux des leptothrix, des spores rondes, puis les fils disparaissent et les spores des bactéridies sont mises en liberté. Ces spores offrent une grande résistance à la chaleur, la dessiccation, etc., tandis que les bacilles en ont très-peu. Ce fait est d'une haute importance et explique parfaitement (Koch) les différences d'action des bactéridies et des spores dans certaines circonstances données.

Les spores des bacilles sont des corpuscules oblongs ou à double contour, très-réfringents; dans les bacilles on les trouve rangées en séries simples. On ne découvre pas d'autres organismes que ces bacilles et leurs spores dans les infusions de foin cuit.

Le degré de résistance des bactéridies et de leurs spores est bien différent. A 47 ou 50° les bacilles se multiplient rapidement; entre 50 et 55° la multiplication et le développement des bacilles cessent. Les infusions de foin après une température de 24 heures à 60° et au-dessus sont stérilisées; quelques spores cependant résistent à une température de 70° à 80° pendant trois à quatre jours, de 100° pendant quelques heures.

Le développement des bacilles dans le sang de rate est le même que celui des bacilles des infusions de foin. Dans le sang et les humeurs, les bactéridies ou bacilles charbonneuses se développent rapidement par allongement et division. Une température appropriée et l'accès de l'air favorisent leur développement: elles apparaissent alors sous forme de fils simples sans divisions ou branches. On peut facilement suivre leur développement dans l'humeur aqueuse de l'œil. D'après Pasteur, les spores des bactéridies charbonneuses résistent à 'oxgyène à haute pression et à l'alcool absolu. D'après cet auteur, ces résultats s'appliquent également aux corpuscules germes du vibrion qui détermine la septicémie (*Comptes rendus de l'Académie des sciences*, 9 juillet 1877).

— *La physiologie* de ces microphytes est encore bien indécise. D'après Pasteur, ces organismes se divisent en deux ordres, suivant qu'ils absorbent ou non de l'oxgyène: les *aérobiens* et les *anaérobiens*. Grimm et Paschutin, à l'encontre de cette théorie, ont constaté que l'air atmosphérique en petite ou grande quantité est nécessaire à l'existence de tous les bactériens en général. Hüfner est arrivé à un résultat opposé dans l'expérience suivante : par l'ébullition d'eau simple, il chasse l'air d'un ballon dont le tube est recourbé à angle droit; la viande qui s'y trouve se pourrit sans oxygène: la fermentation putride peut donc avoir lieu en l'absence d'oxygène.

Les recherches de Pasteur (1858) sur la nutrition des ferments de la bière avaient fait voir que les microphytes se nourrissent comme tous les êtres inférieurs. Depuis, Cohn et Bucholtz ont appliqué ces recherches aux bactériens. Ces deux auteurs s'accordent à dire que les bactéries n'ont pas besoin de matières albuminoïdes pour élément de nutrition. Il suffit, pour qu'elles prolifèrent, qu'on leur fournisse de l'azote sous la forme d'un sel ammoniacal, du carbone sous la forme de sucre, d'acide tartrique ou citrique, etc. A part l'assimilation de l'acide carbonique, elles ne différeraient pas des autres végétaux. Tous ces microphytes se nourrissent par voie endosmotique, témoin leur coloration verte lorsqu'ils absorbent la chlorophylle.

Le chloroforme, d'après Muntz, peut permettre de distinguer les ferments chimiques d'avec les ferments organisés : il empêche la fermentation de ces derniers et reste sans effet sur les premiers. P. Bert avait établi comme loi générale que les bactériens ne résistent pas à l'oxygène comprimé à 10 ou 12 atmosphères ; les dernières recherches de Pasteur montrent que les spores des bactéridies charbonneuses et de la bactérie de la septicémie résistent parfaitement à ces hautes pressions. Le même auteur a fait voir que ces spores résistaient à des températures très-élevées que ne pouvaient supporter ni la bactéridie charbonneuse, ni la bactérie septique. Schwann avait signalé la résistance des bactériens à la température d'ébullition ; Pasteur avait trouvé qu'il fallait atteindre 110° pour les détruire entièrement; Schroeder allait jusqu'à 130°; Gscheidlen, Huizinga, avaient obtenu des résultats variés. S'adressant à l'industrie, Cohn a appris du Dr Bremer qu'une température de 100° suffisait souvent pour la cuisson et la bonne conservation des légumes renfermés dans des boîtes d'étain, seulement il a remarqué que dans les années chaudes il perdait par ce procédé à peu près un tiers de ses conserves. Depuis lors, il pousse la température jusqu'à 108° et y ajoute une dose de 28 p. 0/0 de sel de cuisine et ne perd plus rien.

Les bactériens peuvent supporter, comme Horvath l'a démontré, une très-basse température, même lorsqu'ils y sont exposés pendant plusieurs heures, mais à 0° et même à quelques degrés au-dessus, leurs mouvements, leur multiplication et leur action sont paralysés.

Ces infiniment petits ont un poids qui, dans l'air en repos, les fait tomber sur les parois d'une caisse enduite de glycérine (Tyndall).

Pasteur laisse dans un repos absolu et à l'abri de l'air un vase dans lequel il a ensemencé des bactéries ; quelques jours après il examine les diverses couches du liquide et ne trouve de microphytes que dans le fond du vase.

D'intéressantes recherches ont été faites sur les principaux liquides antiseptiques, ceux qu'on considérait comme de véritables *bactéricides*. Hemmer, Binz, Bochefontaine étaient arrivés sur ce point à des résultats un peu contradictoires. J'avais moi-même fait sur ce sujet (1871) quelques recherches demeurées inédites ; leur résultat général était qu'aucun des principaux antiseptiques connus, exposé à l'air libre dans un laboratoire d'anatomie pathologique (acide phénique, alcool, sulfate de quinine, eucalyptus, etc.) à des doses très-élevées, quintuples de celles qu'on emploie dans les pansements, ne résistait à l'invasion des bactériens ; au bout de 2, 3, 4, 5, 6 jours, de 3 à 4 jours en moyenne, on pouvait s'assurer que tous ces liquides étaient plus ou moins envahis par les bactéries. Demarquay a présenté, en 1872, à l'Académie des sciences, des résultats complétement confirmatifs.

— En terminant cette courte revue biologique, nous avons encore à signaler le rôle de ces organismes dans les grands phénomènes de la *putréfaction*. D'après Pasteur, ils seraient les agents des transformations principales des corps putrescibles. Dans une première période, les aérobiens s'emparent de l'oxygène libre, puis meurent lorsque l'oxygène est absorbé; dans une seconde période, les anaérobiens s'emparent à leur tour de l'oxygène combiné. Cette théorie a été vivement contestée. D'après quelques auteurs, l'importance des bactériens dans la putréfaction a été exagérée, elle pourrait même avoir lieu sans eux: Rindfleisch, par exemple, prétend qu'on ne trouve pas de bactéries dans la putréfaction inodore des enfants morts-nés; les expériences de Chauveau sembleraient appuyer cette manière de voir; Helmholtz, dès 1843, puis Kühne, Hoppe-Seyler, Trécul, Mathieu et Urbain, Charlton Bastian, Poggiale, Bouillaud, Collin, Robin, Frémy, Billroth, Exner, P. Bert, Landau ont soutenu cette idée que la putréfaction des corps albumineux peut avoir lieu sans ces organismes.

Les nouvelles recherches que nous allons citer ne sont pas favorables à cette manière de voir. Pasteur plaçait dans une étuve à gaz portée à 160 ou même à 200 degrés un tube de verre terminé d'un côté par une pointe effilée et fermée à la lampe; l'autre extrémité n'est fermée que par un tampon très-épais de coton. Avec un tube ainsi préparé, il ponctionne un vaisseau sanguin et en brise dans le vaisseau même la pointe effilée; le sang monte dans le tube et y reste en contact avec l'air extérieur préalablement filtré sur le coton. Pasteur ferme alors immédiatement à la lampe cette même pointe effilée. Jamais le sang dans ces conditions ne s'est putréfié. Tyndall constate que dans une caisse où les poussières flottantes de l'air se sont déposées au bout de 3 jours sur les parois, les phénomènes de putréfaction ne se produisent pas. Cohn remarque qu'un petit cube d'albumine extrait du blanc d'un œuf parfaitement frais et cuit dur, puis placé dans de l'eau pure, ne se putrifie qu'au bout d'un certain temps. Il pense donc que les bactériens développés dans l'eau pure sécrètent une substance qui est capable d'attaquer l'albumine solide. Son action fermentiscible serait analogue à celle de la pepsine.

Quoi qu'il en soit, de ces faits contradictoires, quelques auteurs en sont conclu qu'il y a deux espèces de putréfaction.

L'une pourrait se faire sans la présence des bactériens ; dans l'autre, les microphytes peuvent jouer un certain rôle dans la production ou tout au moins dans l'évolution des phénomènes de la putréfaction. En sont-ils les acteurs principaux (Pasteur) ou de simples comparses, ou même de simples témoins ? Il n'est pas encore possible de définir le rôle qu'ils jouent à cet égard.

Ce même problème, nous allons le retrouver dans ce coin de la pathologie que quelques auteurs ont désigné sous les noms divers de pathologie animée, parasitaire ou zymotique.

DEUXIÈME PARTIE

ROLE PATHOGÉNIQUE.

Beale. On life and vital actions in health and disease. *Med. Times and Gaz.*, avril-mai 1875.

Maclagan. *The germ theory of disease*, 1875.

Kaposi. Rôle des organismes dans les maladies, *Vierteljahr. f. Dermat.*, p. 55, 1874.

Charlton Bastian. On a new attempt to establish the truth of the germ theory. *The Lancet*, 1876.

Satterthwaite. Des bactéries, de leur nature et de leur rôle dans les maladies. *Medic. Record of New-York*, décembre 1875.

Schüller. Experimentelle Beiträge zur Studium der septischen Infection. *Th. de Leipzig*, 1875.

Brünner. *Les maladies infectieuses au point de vue de leur étiologie et de leur prophylaxie.* Stuttgart, 1876.

Von Puky. Recherches sur l'infection septique et parasitaire. *Arch. f. path. Anat. und Physiol.*, t. LXIX, p. 329.

Bucholtz. Antiseptica and Bacterien. *Arch. f. exper. Path.*, t. IV, p. 1.

Puel. *De l'action de l'air sur les plaies au point de vue historique et doctrinal.* Mémoire couronné par la Société de chirurgie de Paris. Prix Gerdy, 1875, Masson, 1876.

Jaccoud. *Traité de pathologie interne.* Affections zymotiques en général et variole. T. II.

Birch-Hirschfeld. Schyzomycètes. *Lehrbuch der pathol. Anat.*, p. 225, 1876.
Die niederen Pilze in ihren Beziehungen zu den Infections Krankheiten und der Gesundheitspflege. München, 1877.

SEPTICÉMIE, PYÉMIE, ACCIDENTS DES PLAIES.

Davaine. Recherches sur quelques questions relatives à la septicémie. *Bull. Ac. de méd.*, septembre-octobre 1872.

Vogt. Nachweis von Monaden im metastatischen Eiterheerd am Lebenden. *Centralbl.*, p. 690, octobre 1872.

Greveler et **Hueter.** Ueber die allgemeinen Kreislauf-Störungen nach Infection des Frosches durch monadenhaltige Flüssigkeiten. *Idem*, n° 49, nov. 1872.

Chauffard. *Fièvre traumatique et infection purulente.* Paris, 1872.

Vulpian. Sur la septicémie. *Soc. de biol.*, 14 décembre 1872. — *Gaz. méd.*, n° 3, 1873.

Davaine. Nouvelle communication sur la septicémie. *Bull. Acad. de méd.*, 24 décembre 1872 et 28 janvier 1873.

Lancereaux. Sur un cas de gangrène pulmonaire suivie de mort par septicémie. *Arch. gén. de méd.*, mars 1873.

Bouley. Communication sur la septicémie. *Bull. Acad. de méd.*, 21 janvier.

Béhier et **Liouville.** Expériences sur la septicémie. *Bull. Acad. de méd.*, 4 février. — *Soc. de biol.*, décembre 1872, mars 1873. — *Gaz. méd.*, 1873.

Popoff. Untersuchungen über die Wirkungen der Bierhefe und der in der Pasteur 'schen Flüssigkeit enthaltenen Organismen auf den thierischen Körper. *Berliner med. Wochenschr.*, n° 43, 1873.

Wolf. Ueber Pilz injectionen. *Centralbl.*, n° 8, p. 114, 1873.

Onimus. *Infection putride.* Note man. à l'Ac. de méd., 11 mars.

Vulpian, Davaine, Pasteur. Discussion sur la septicémie. *Bull. de l'Acad. de méd.*, avril-mai 1872.

Onimus. Nouvelle note sur la septicémie. *Bull. Acad. de méd.*, 15 avril.

Bochefontaine. Action du mélange réfrigérant de glace et de sel marin sur la vitalité des bactéries et des vibrions. *Bull. Ac. de méd.*, 6 mai.

Chauveau. Nécrobiose et gangrène. Étude expérimentale sur les phénomènes de mortification et de putréfaction qui se passent dans l'organisme animal vivant. *Comptes rendus de l'Ac. des sciences,* avril 1873.

Clementi. Experimentelle Untersuchungen über das Vorkommen von Backterien im Kaninchenblute bei Septicämie. *Centralbl.*, n° 45, 1873.

Birch-Hirschfeld. Die Bacterien im Blut Pyämischer. *Idem*, n° 39, p. 609.

Eberth. Wundmykose der Frosche und ihre Folgen. *Idem*, n° 53.

Davaine. Action des substances antiseptiques sur le virus de la septicémie. *Soc. de biol.,* 10 janvier 1874.

Orth. Untersuchungen über Puerperalfieber. *Arch. f. pathol. Anat. und Phys.*, t. LVIII, liv. 3 et 4.

Heiberg. Die puerperalen und pyämische Processe. *Vogel.* Leipzig, 1873.

Billroth. Untersuchungen uber die Vegetations formen von Coccobacteria septica, etc. *Berlin.*

Tiegel. Ueber Coccobacteria septica im gesunden Wirbelthierkorper. *Arch. f. path. Anat. und Phys.*, t. LX, p. 453.

Panum. Das putride Gift, die putride Infection oder Intoxication und die Septicämie. *Idem*, p. 301.

Hiller. Ueber die Veränderungen der rother Blutkörperchen durch Sepsis und septische Infection; nebst Bemerkungen über Microcyten. *Centralbl.*, 1874, n° 21 à 24.

Ranke. Die Bactérien-vegetation unterdem Lister'schen Verbande. *Idem*, n° 13.

Zuelzer. Uber putride Intoxication. *Berlin. Klin. Wochenschr.* 1874, n° 49, p. 623.

Moxon et **Goodhart.** Observations on the presence of bacteria in the blood and inflammatory products of septic fever and on " cultivation „ of septicemia. *Guy's hospital Reports.* 1875. 3e série, vol. XX, p. 229.

Hohenhausen. Ein experimenteller Beitrag zur Ætiologie des septischen Pneumonie. *Deutsche Zeitschr. f. Chirurg.* V, n° 6, 1875.

Hiller. Ein experimenteller Beitrag zur Lehre von der organisirten Natur der Contagien und von der Faülniss. *Arch. f. klin. Chirurgie,* XVIIIe vol., 4e fasc., p. 669, 1875.

Burdon, Sanderson. Lectures on the occurence of organic forms in connection with contagions and infective diseases. *Brit. med. Journ.* mars-avril 1875.

Charlton Bastian. Germ theory of disease. *Id.* p. 469.

Richardson. Some new researches on the causes and origine of fever from the action of the septicous poisons. *Id.*, p. 412.

Chauveau. De l'agent pyohémique. *Revue scient.* n° 11, 11 septembre 1875.

Billroth et **Ehrlich.** Untersuchungen über Coccobacteria septica. *Langenbeck's archiv.*, t. XX, p. 403.

Waldeyer. Discours. in *Schlesische Gesellschaft für Vaterland Cultur.* 4 août 1871.

Messenger Bradley. A clinical lecture on septicämia. *Lancet*, 27 mai 1876, t. I, p. 768.

Lacassagne. Putridité morbide et septicémie. Paris, 1872.

Dreyer. Uber die zunehmende Virulenz des septikœmischen Blutes befortgesetzter Uebertragung. *Arch. f. exper. Path. und Pharmak*, p. 149, 1874.

De Ranse. Rôle des microzoaires dans les maladies. *Gaz. méd.*, 1869.

De Brehm. Mykose septique. Diss. inaug. *Dorpat* 1872.

X Organes végétaux producteurs de maladie. *Volkmann's Sammlung klin. Vortr.* 1872.

ÉRYSIPÈLE

Lukomsky. Recherches sur l'érysipèle. *Archiv. f. path. Anat. und Phys.*, t. LX, p. 418.

Hueter. Présence de monades dans les plaques érysipélateuses. *Deutsche Zeits. f. Chir.* I, p. 1, et *Centralbl. f. med. Wissensch.* n° 35, 1868.

Wilde. Zur Therapie des Wunderysipels. *All. med. cent. Zeitung.* 1872.

Pitoy. Pathogénie et nature de l'érysipèle. *Thèse de Paris*, 1873.

Salisbury. Vegetations found in the blood of patients suffering with erysipelas. *Zeitschr. f. Parasitenkunde*, 1873.

FIÈVRE RECURRENTE

Obermeier. Vorkommen feinster, eine Eigen-bewegung *zeigender Fäden* im Blute von Recurrenskranken. *Centralbl.*, n° 10, 1873.

Engel. Ueber die Obermeier'schen Recurrens spirillen. *Berlin. klin. Wochens*, 1873, n° 35. 1 septembre.

Weissenberg. Die Febris recurrens bei Kindern. Jahrb. für Kinderheilk. VII Jahrg. 1 Heft. 15 décembre 1873.

Heidenreich. Ueber die Schraubenbacterie des Rückfallstyphus. *Petersb. med. Wochens* 1876.

Unterberger. Febris recurrens im Kindesalter. *Iahrb. f. Kinderheilk.* X *Band.* H. V, p. 184-206. 15 août 1876.

CHOLÉRA

Cunningham. Microscopical and physiological researches into the nature of the agent or agents producing choléra. *The Lancet*, 1er février 1873.

Kyber. Mikroskopische und kritische Studien über die niederen pflanzlichen Organismen aus dem Choleradarme nebst einzelmen Experimenten und Bemerkungen in Bezug auf die diesen Organismen überhaupt zugeschriebe nen Veränderungen. *Dorpater med. Zeitschrift.*, t. III, 1872.

Wahl. Recherches diverses sur les organismes dans le sang et les déjections cholériques. *Virchow's Arch.*, 1861.

Martin. Entstehungs und Verbreitungsweise der Cholera. *Wien. med. Woch.*, 1873.

Nedsvetzki. *Zur Micrographie der Cholera.* Dorpat, 1874.

VARIOLE ET VACCINE

Klebs et **Luginbühl.** Der micrococcus der Variola. *Verhandlungen der physical. Medicin. Gesells. in Wurzburg*, t. IV, p. 99, 1873.

Verstrœten. Sang des malades atteints de variole. *Bull. de l'Acad. roy. de méd. de Belgique*, t. XVII, n° 8, 1875.

Weigert. Anatomische Beiträge zur Lehre von den Pocken. *Die Pocken efflorescenz. der aüsseren Haut.* Breslau, 1874.

Ueber poken ähnliche Gebilde in parenchymatösen Organen. Breslau, 1875.

Coze et **Feltz.** *Bactéries dans le sang de la variole*, 1865.

Mansfelde. Uber variola, deren zoophytischen Ursprung und deren Behandlung. *Philad. med.*

surg. Rep., t. XXII, II, p. 203, février 1875.

Schenk. Ueber Vaccine lymphe, deren Organismen und conservirung. *Viertelj f. Gesundspfl*, 1874.

Jacobs. Granulations de la vaccine. *Presse médic.*, t. XXVII, 1875.

M. Raynaud. Sur la lymphe comme agent de propagation de l'infection vaccinale. *Acad. des sc.*, 1877.

Cohn. Organismen in der Pockenlymphe. *Virchow's arch.*, 1872.

Petry. Éléments normaux et anormaux de la lymphe vaccinale. *Allg. Wien. med. Zeit.*

Stropp. *Vaccination et micrococcus.* Berlin, 1874.

Pissin. *Histologie de la vaccine. Berlin. klin. Wochens.*, 1874.

DIPHTHÉRIE

Senator. De la diphthérie. *Arch. f. pathol. Anat. und phys.*, t. LVI, nº 12, p. 56 - 82, 1er novembre 1872.

Eberth. Zur Kenntniss der Wunddiphthérie *Centralbl.*, nº 19, p. 291, 1873.

Letzerich. Mikrochemische Reactionen des Diphtheriepilzes. *Berlin. klin. Wochens.*, nº 6, 1874.

Maier. Ein Fall von primitiv Endocarditis diphtéritica. *Arch. f. pathol. Anat. und Phys.*, t. LXII, p. 131.

Eberth. Uber diphtheritische Endocarditis. *Idem*, t. LVII, p. 228.

A. Hiller. Kritische Bemerkungen uber die Schizo mycose des Digestion's Apparates sowie über Endocardites bacteritica. *Idem*, t. LXII, p. 337.

Homolle. Diphthérie. *Revue des sc. méd.*, t. VIII, p. 377.

Oertel. Studien uber Diphtheritis. *Deutsches. Arch. f. kl. Méd.*, t. VIII.

Dolschenkow. Inoculation de substances putrides sur la cornée des lapins. *Centralbl.*, 1873.

Greenfield. Histologie de la diphthérie. *Brit. med. Journ.*, 1874.

COQUELUCHE

Henke. Ueber mikroskopische Organismen in den Sputis Keuchhusten kranken. Kinder und über die Wirkung der chinin-in-halation in dieses Krankheit *Deutsches. Arch. f. klin. Med.* t. XII.

Letzerich. Uber die Lungenmykose beim Keuchhusten nebst Angabe einer Method zur Heilung der letzeren. *Virchow. Arch.*, t. LVII, 1873. — Neue Untersuchungen ueber den Keuchhusten und die Entstehung des Keuchusten pilzes. *Arch. f. path. Anat. und. Phys.*, t. LX, p. 409.

Tschamer. Pathogenese des Keuchhusten. *Jahr. f. Kinderheilk.* Bd. X, H. IV, p. 174, 183, 1874.

Gerber et **Birch-Hirschfeld.** Ueberïnen Fall von endo carditis ulcerosa und das Vorkommen von Bakterien in dieser krankheit. *Arch. der Heilk.*, t. XVII, p. 208.

CHARBON

Wagner. Die Intestinalmykose und ihre Beziehung zum Milzbrand. *Arch. der Heilk.*, p. 1.

Frœnkel et **Orth.** Zwei Fälle von Milzbrand beim Menschen. *Berlin klin Wochens*, n°s 22 et 23, 1 et 8 juin 1874.

Gerald. Yeo. Mykose intestinale. *Dublin Journal of medical science*, p. 256, septembre 1875.

Leube et **Müller.** Drei Fälle von Mykosis intestinalis und deren Zuzammenhang mit Milzbrand. *Arch. f. klin. Med.*, 1874.

Davaine. Action de la chaleur sur le virus charbonneux. *Comptes rendus*, septembre 1873.

Id. Action des substances antiseptiques sur le virus charbonneux. *Idem*, 6 octobre 1873.

Meyburg. Du sang de rate. *Diss. inaug.* Bonn, 1875.

Stile. Report of metr. Board of health of New-York. *British and for. med.chir. review*, avril 1871.

Pasteur. Sur la bactérie charbonneuse et la bactérie septique. *Comptes rendus de l'Acad. des sciences*, p. 100 et 102, 1877.

Billings et **Curtis.** Diseases of cattle in the United states. *American journal of med. sciences.*

Koch. Beitrage zur Etiologie der Bacillen. Cohn 's Biologie zur Pflanzenlehre, 1876.

Bollinger. *Ueber die Bedeutung der Milzbrand bacterien.* Munich, 1872. Genèse des maladies charbonneuses. *Archives vétérinaires d'Alfort,* p. 11, 1877.

Bouet. Usage de la viande provenant d'animaux atteints de maladies charbonneuses. *Idem,* p. 42, 1876.

Joffroy. Deux cas de pustule maligne. *Gaz. méd.* p. 38, 1873.

Manassein. Zur Lehre von der Spiro-chœte Obermeieri. *Petersburger, med. Woch.,* 1875.

FIÈVRE TYPHOIDE

Vanklyn. Germs of typhoïd fever. *Med. Times,* p. 49, 1876.

Pettenkofer. Die Grundwassersschwankungen und ihre Beziehungen zur Ileotyphus. *Zeitschrift f. biologie,* t. I, p. 331.

Hallier. Der pflanz liche Organismus in Darm und in Blute bei Ileotyphus. *Virchow's Archiv.,* t. XLIII, p. , 1868.

Klein. Zur Kenntniss der feineren Pathologie des Abdominal typhus. *Centralbl. f. d. med. Wissensch.,* 1874.

FIÈVRE DE FOIN

Blackley. Infusorial Catharrh and Asthma. Discovery of the cause of one form of hay fever, asthmatos ciliaris. *Zeitschrift f. Parasitenkunde*, t. I, p. 6.

SCARLATINE ET ROUGEOLE

Hallier. Der pflanzliche Organismen im Blute der Scharlachkranken. *Jahrb. f. Kinderheilk*, 1869.

Pochmann. Die Ursachen und die Entstehung der Blattern. *Epidemie sowie ihre Verbreitung. Prag. Viertelj*, p. 35, 1875.

SYPHILIS

Salisbury. Two new algoïd vegetations, one of which appears to be the specific cause of syphylis und the other of gonorrhea. *Parasitenkunde*, 1873.

Lostorfer. Uber specifisch Unterscheidbarkeit des syphilitischer Blutes. *Arch. f.Dermat.*, 1872.

RHUMATISME

Fleischhauer. Akuter Gelenkrheumatismus. *Virchow's Archiv.*, t. LXII, p. 386-401, 1875.

MALADIES DES YEUX

Eberth. Die Keratitis nach Trigeminusdurschneidung. *Centralblatt f. med. Wissensch.*, t. XI, p. 32, 1873.

Dolschenkow. Impfung faulender Substanzen auf die Kaninchen — Hornhaut. *Idem*, t. XI, p. 42-43, 1872.

Frisch Anton. *Impfung der Cornea mit Pilzhaltigen Flüssigkeiten.* Erlangen, 1874.

DIVERS

Popoff. Zur Frage über Pneumomykosis. *Wien. med. Jahrb.*, 1872.

Furbringer. Beobachtungen über Lungenmycose. beim Menschen. *Virchow's Archiv.*, t. LXVI, p. 330, 1876.

Schüle. Zur mykosis des Gehirns. *Arch. f. path. Anat. und Phys.*, t. LXVII, p. 219.

Weisflog. *Beiträge zur Kenntniss der Pilzeinwanderung auf die menschliche Haut.*

Du Cazal. Cystite chronique compliquée de la présence d'organismes inférieurs dans la vessie. *Gaz. hebd. de méd., et de chir.* n° 47, p. 740, 1876.

Pasteur et **Joubert.** Fermentation de l'urine. *Acad. des sc.*, p. 5, 1876.

Eberth. Présence des bactéries dans la périostite maligne. *Virchow's Arch.*, t. LXV, p. 352.

Legedank. Signification des organismes dans la nécrose. *Presse médicale belge*, t. XXVI, p. 12, 1874.

Klebs. Ueber akute gelbe Leberatrophie. *Aerz. Corr. B. für Böhmen*, t. I, p. 9, 1873.

— Zur Bacterien-frage bei akuter gelber Leber atrophie. *Virchow's Archiv.*, t. X, p. 41.

Heiberg. Ein Fall von Endorcaditis ulcerosa puerperalis. *Idem*, t. LVI, p. 407, 1872.

Burkart. Fall von Pilz embolie. *Berlin Klin Woch.*, t. XI, p. 13, 1874.

La question du rôle pathogénique des bactériens est le but essentiel de cette étude. Voilà près de vingt-cinq ans qu'elle est soulevée, et malgré de grands efforts, malgré les travaux les plus ingénieux et les plus brillantes recherches, on est loin encore d'avoir en main tous les éléments nécessaires pour résoudre cet important problème.

Nous allons essayer d'esquisser ici brièvement ce que les études récentes nous ont fait connaître de nouveau sur ce sujet.

Nous passerons tout d'abord en revue les diverses lésions ou maladies dans lesquelles on a signalé la présence des bactériens ; nous essaierons ensuite de déterminer le rôle pathogénique de ces organismes.

I. *Lésions ou maladies dans lesquelles on a observé les bactériens.* — Les micrococcos et les bactéries ne paraissent pas dans les *plaies* de moyenne étendue immédiatement après le traumatisme. On ne les signale guère que dans les huit à quinze premières heures après l'accident, c'est-à-dire au début même de la suppuration. Les plaies anfractueuses en fourmillent. Certaines plaies cependant sont contaminées d'emblée par des substances putrides bactérifères ou par un air chargé de particules flottantes. J'ai eu l'occasion d'examiner immédiatement au moment de son entrée à l'hôpital une chiffonnière qui, en déchargeant une voiture de chiffons, tomba sur le sol et se fit une plaie de tête peu étendue. La sérosité sanguinolente de la plaie sur laquelle on n'avait rien mis était remplie de micrococcos et de bactéries. Le soir même cette femme était prise de fièvre et d'érysipèle. (Voy. *Soc. de biologie,* 1874.)

Les divers modes de *pansements* employés jusqu'ici n'arrêtent pas tous le développement des bactériens. La glycérine, l'alcool, l'acide phénique, etc. ne les empêchent pas de vivre dans les plaies. Le pus des plaies traitées par le pansement ouaté de M. Guérin est rempli de micrococcos et de bactéries qui apparaissent au bout de quelques jours lorsque l'appareil n'est pas rigoureusement mis. Quand il est, au contraire, parfaitement posé il doit s'opposer au développement des organismes inférieurs (A. Guérin). Le pansement de Lister, strictement appliqué, les laisse se développer lorsque la plaie en traitement a été déjà en contact avec un foyer morbide contaminé. Mais, fait très-important, on peut ne pas trouver, comme j'ai eu l'occasion de le vérifier sur plusieurs amputés, pendant plusieurs jours, le moindre micrococcos, la moindre bactérie, comme aussi très-peu ou même point de globules de pus, sur la plaie récente d'un individu blessé saisi par le traumatisme en pleine santé. Le Spray aurait, d'après Billroth, cet important avantage d'entraîner tous les corpuscules flottants dans l'atmosphère et de créer autour de la plaie comme une zone d'atmosphère entièrement saine.

Les *abcès chauds sous-cutanés*, dont le contenu a été en contact avec l'air extérieur à une époque donnée renferment le plus souvent des bactéries. Billroth affirme que ce n'est pas toujours la règle ; il n'en aurait pas trouvé chez un médecin qui à la suite d'une piqûre anatomique aurait eu une lymphangite et un abcès du bras. Manassein a vu un abcès fistuleux de l'antre d'Highmore renfermer (fait unique jusqu'ici) le spirochœte d'Obermeier alors qu'il n'en pouvait trouver ni dans la cavité buccale ni dans le sang. J'ai vu dernièrement dans le service de M. Verneuil un homme qui, en 1870, avait reçu une balle dans le dos. La plaie s'était fermée un mois après la blessure, et l'on croyait que tous les corps étrangers en étaient sortis. Il se forma en 1877 un abcès que M. Verneuil ouvrit; un morceau de balle fut extrait. Le pus était très-fétide, il était rempli de coccos et de bactéries. Jamais depuis sa blessure cet homme n'avait été malade. Ces microphytes provenaient-ils de ceux qui en 1870 s'étaient introduits dans la plaie? Ou bien avaient-ils pénétré dans le sang sous l'influence d'un léger état maladif demeuré inaperçu, et s'étaient-ils de préférence développés dans ce point favorable?

Les *abcès chauds primitivement sous-cutanés* ne renferment jamais d'organismes à moins qu'il n'existe une altération du sang. Certains abcès sous-cutanés dans la fièvre typhoïde, les abcès métastatiques dans la pyémie, certaines suppurations métastatiques dans la septicémie, rentrent dans ce cas.

Les *abcès froids* offrent rarement des microphytes.

Billroth croit que le pus des abcès comme celui des plaies ne devient favorable au développement des algues microscopiques que dans certains modes et certaines formes d'inflammation.

L'érysipèle, certains phlegmons sont en effet des terrains excellents pour leur développement, tandis que certaines inflammations pourraient, d'après lui, arriver à la gangrène sans décomposition du pus et sans micrococcos. Ces considérations ont conduit Billroth à la théorie du zymoïde phlogistique :

Le zymoïde phlogistique, très-analogue au zymoïde

de la putréfaction, serait produit par l'inflammation et la produirait à son tour. Il formerait un milieu nutritif très–favorable au développement des bactériens.

Le pus des *phlegmons* et des *lymphangites* d'origine septique en offre toujours en abondance.

Hueter, le premier, a découvert dans les plaques d'*érysipèle* les micrococcos (1869) ; je les ai signalés (*Soc. de Biologie*, 1870) dans les plaques d'érysipèle, dans le sang de la circulation générale, dans le sang tiré du doigt, par exemple, dans un cas d'érysipèle de la face. Plus tard, Eberth (1872), Wilde (1872), Nassiloff, Salisbury (1873), Thoresen, Lukomsky et von Recklingshausen (1874), ont confirmé ces recherches. Ces derniers ont essayé de prouver qu'ils existent en nombre considérable dans les réseaux lympathiques de la peau ; ils pénètrent dans les globules blancs, s'arrêtent dans les plus fins capillaires sanguins et forment comme des colonies dans le foie, la rate, les reins. Schüler les aurait vus dans les vaisseaux de l'encéphale à la suite d'une encéphalite consécutive à un érysipèle. Hayem a eu l'occasion de faire une observation analogue.

Certaines plaies, certains abcès, certains phlegmons, certains érésipèles sont de véritables foyers de bactériens. Il est juste de penser que si les accidents traumatiques vont jusqu'à la *septicémie*, la *pyémie*, on rencontrera aussi les bactériens dans le sang des septicémiques, des pyémiques. C'est ce qu'ont observé Birch-Hirschfeld, Klebs, de Brehm ; pour mon propre compte je n'ai jamais examiné le sang d'un pyémique ou d'un septicémique bien caractérisé (guerre 1870 ou dans les hôpitaux depuis 1868) sans y trouver des micrococcos, mais d'après quelques auteurs ce ne serait pas une règle absolue (Billroth, etc.). Paul Vogt, faisant une ponction sur le vivant, a trouvé des monades dans un abcès métastatique. La fièvre dite puerpérale est une affection de même ordre que la septicémie. Dans l'un et l'autre cas des colonies de micrococcos se forment dans le foie, la rate, les reins, etc. D'après von Recklinghausen, ils seraient l'origine d'abcès miliaires, périglomérulaires, hépatiques, spléniques. Ils s'opposeraient par leur masse propre à la marche du sang, traverseraient avec les globules blancs les parois vasculaires (Martini, Greveler, Hueter). P. Vogt, disions-nous plus haut, les a observés dans des abcès métastatiques sur le vivant.

Voici donc un groupe de lésions étroitement unies entre elles à un point de vue général (lésions locales et maladies générales), dans lesquelles les micrococcos et les microbactéries s'observent le plus ordinairement, si l'on en croit la grande majorité des observateurs.

A côté d'elles il faudrait placer, d'après quelques auteurs, ces *inflammations spéciales dites diphthéritiques* dans lesquelles on retrouve les microphytes sous quatre formes principales ; 1° les masses de microspores ; 2° les sphères plasmatiques 3° les micrococcos ; 4° les formes du microphyte de la gangrène. Suivant que le terrain est plus ou moins approprié, leur multiplication devient considérable.

Hueter et Tommasi, Œrtel, Eberth, Letzerich ont trouvé des micrococcos dans les membranes diphthéritiques, dans l'épaisseur de la muqueuse, au voisinage des vaisseaux sanguins, dans le sang même. Eberth a même inoculé sur la cornée d'un animal les *produits* qui se trouvent sur les membranes diphthéritiques. Au bout de vingt-quatre heures la cornée présentait une coloration gris-sale et un trouble résultant du développement considérable de micrococcos qui du point d'inoculation, rayonnaient en forme de figures étoilées tout autour de la piqûre. De là ces microphytes se propagent dans le sang et s'établissent dans la plupart des viscères. Les animaux inoculés ont succombé au bout de trois jours avec des phénomènes généraux graves.

Il est inutile de remarquer que ces expériences sont très-complexes et que les produits chimiques qui se trouvent à la surface des membranes diphthéritiques ont été inoculés en même temps que les micrococcos. Comme les affections septiques, les affections diphthériques s'accompagnent de dégénérescence graisseuse du cœur, de néphrite avec dépôt de micrococcos dans les canalicules du rein, etc. Heiberg Hjalmar et Eberth ont même décrit une endocardite bactéritique.

Nous réunissons dans un deuxième groupe certaines fièvres dont le poison générateur n'est pas connu : *fièvre typhoïde, typhus abdominal* des Allemands. Les microphytes ont été signalés dans le sang des typhiques par Hallier, Tigri, Eichhorst, Klein, Gietl. J'ai examiné aussi tout dernièrement une dizaine de typhiques dans les services de MM. Lasègue, Dumontpallier, Desnos. Dans deux ou trois cas je n'ai rien trouvé malgré de minutieuses recherches. Je dois faire remarquer qu'il s'agissait de faits très-légers et arrivés à la période de convalescence. Dans tous les autres, mes observations ont été concluantes; ces microphytes sont de divers ordres, tantôt des micrococcos, tantôt des microbactéries. Toutes ces variétés se trouvent en général en même temps sur le même sujet. Dans un seul cas j'ai observé des spirilles qui se mouvaient avec rapidité au milieu des globules sanguins (spirillum tenue).

Klein a découvert dans l'épaisseur de la muqueuse intestinale, notamment au voisinage des plaques de Peyer, des amas considérables de micrococcos ; il a retrouvé ces éléments dans les glandes de Lieberkühn.

Le sang, dans le *typhus exanthématique*, présente tous les caractères du sang dissous (V. Jaccoud, *Traité de pathologie interne*, 5e édition, II, p. 870) ; mais Rosenstein et Mosler y ont vainement cherché des micrococcos et des bactéries.

La *fièvre récurrente* qui ne paraît pas exister en France, et dont le foyer le plus important est sans contredit l'Allemagne du Nord-Est, a un bactérien caractéristique. Obermeier, 1873, s'est illustré en découvrant dans le sang le spirochœte qui, depuis, porte son nom. Engel, Heidenreich, Weissenberg, Weigert, Ponfick, Bliesener, Birch-Hirschfeld, Laptchinsky, Litten, etc., ont confirmé ces observations. Rappelons, incidemment ici, que le spirochœte Obermeier a été vu par Manassein, dans le pus d'un abcès fistuleux du sinus maxillaire, sans qu'on ait pu en signaler la présence dans le sang ou même la salive buccale. Le spirochœte, dans la fièvre récurrente, ne se montre que dans le sang ; il existe toujours dans les paroxysmes, et n'apparaît, quelquefois, que vingt-quatre à quarante-huit heures après l'élévation de température ; on ne le retrouve plus à la période de convalescence. Weissenberg l'a signalé dans la fièvre récurrente des enfants.

Bien que le virus de la *fièvre jaune* paraisse nettement ectogène, les micrographes qui ont étudié les lésions du sang n'ont pas encore, jusqu'ici, signalé la présence d'aucun bactérien.

Cette série d'affections polymorphes que l'on peut désigner d'un seul mot, la *malaria*, a été l'occasion d'un assez grand nombre de recherches à ce point de vue. Mitchell de Philadelphie, 1849, attribuait la fièvre intermittente à des organismes particuliers. Salisbury, 1866, crut reconnaître que ces organismes appartenaient à la famille des palmellées. Bartlett qui observait à Jowa, sur les bords du Mississipi, avait trouvé des palmellées dans la vapeur d'eau condensée artificiellement. Il avait, de plus, signalé les palmellées dans toute cette grande région. Lemaire avait déjà fait des recherches analogues. Dans la vapeur recueillie au-dessus des marais de la Sologne, il avait observé des spores sphériques, ovoïdes, fusiformes et un grand nombre de petits corps sphériques, ovoïdaux, cylindriques. Les palmellées existent-elles réellement dans le sang ? J'ai eu l'occasion d'examiner, récemment, dans le service de M. Dumontpallier, un malade atteint d'une fièvre intermittente typique avec engorgement de la rate, etc. Cet homme a été pris de fièvre tierce, dans son pays natal, dans les Landes. Cette fièvre a duré très-longtemps, trois ans environ. Dernièrement, dans un voyage, dans l'Eure-et-Loir, contrée assez marécageuse, il a été repris d'accidents intermittents. C'est alors que je l'examinai : je n'ai vu dans le sang rien autre que des micro et mesococcos, et des microbactéries; les premiers étaient assez nombreux.

Le *choléra* a été l'objet de recherches analogues. Hallier, Thomé, Klob, ont signalé l'existence de micrococcos dans les déjections des cholériques. Hallier est le seul jusqu'ici qui prétende que, par la culture, le micrococcos du choléra se change en penicillium, mucor et tilletia. On sait de quelle manière défectueuse il opérait ses cultures. Les recherches de Nedvestzki paraissent plus sérieuses. Cet auteur a démontré que les déjections et les vomissements des cholériques renferment aussi, en grande abondance, des bactéries. Nedvetzki aurait constaté, non-seulement la présence des bactéries, mais encore de ce qu'il appelle les bactéridies du choléra, dans l'urine, dans l'air expiré et même dans le sang. Cet auteur regarde les bactéridies comme les parasites vraiment spécifiques du choléra. Ces bactéridies montreraient une grande résistance à la quinine, au camphre, au goudron, à l'acide phénique et au calomel; mais l'opium, la noix vomique, le tannin, l'eau chlorée, le chloroforme, les acides chlorhydrique, nitrique, sulfurique, le sulfate de fer les détruiraient rapidement. Martin et Schweninger, dans les autopsies pratiquées à l'Institut pathologique de Munich, ont constaté que les canalicules urinaires sont complétement obstrués par les bactéries. Schveninger admet même que ces éléments éliminés par l'urèthre et par l'anus, en grande quantité, pénètrent par le vagin jusque dans la cavité utérine. Comme le fait remarquer le professeur Jaccoud (II, 631), la présence de ces microphytes, en si grande abondance, dans le tube intestinal, leur pénétration dans le sang et leur généralisation viscérale donnerait un puissant appui à la théorie de l'infection parasitaire. En regard de ces travaux, il est intéressant de citer ceux de Kyber. Kyber (1872) regarde les organismes décrits par Hallier et Klob comme des micrococcos et des bactéries ; encore sont-ils en petit nombre, car il y a aussi d'énormes quantités de débris cellulaires, de granulations simples. On retrouverait ces mêmes microphytes dans les selles diarrhéiques des malades atteints d'ostéomyélite, de cancer de l'estomac, de maladie de Bright, de phthisie. Le micrococcos serait ici comme dans le choléra « *ein secundärer Ansiedler auf dem necrotischen Gewebe* ».

La question de l'origine parasitaire des *fièvres exanthématiques* est une des plus importantes.

La *variole* a été surtout l'objet de recherches de ce genre. Lüginbühl a trouvé des micrococcos dans les espaces plasmatiques, placés entre le derme et l'épiderme ; dans les couches épidermiques les plus profondes, il a observé des cellules géantes remplies de micrococcos, et dans le réseau de Malpighi des cellules tuméfiées remplies de micrococcos. C'est dans ces points divers que naissent les pustules. Pour lui, le contagium parasitaire qui se trouve à la surface de la peau y pénétrerait par ses pores, et y causerait les altérations que nous venons de signaler. Sülzer signale les micrococcos dans la lumière des artérioles cutanées. Il s'agissait d'un cas de variole hémorrhagique, et il pense que les hémorrhagies seraient dues à l'obturation des petites artères et à l'altération concomitante de leurs parois. D'après Weigert, les canaux lymphatiques de la peau seraient aussi remplis de bactéries. Weigert ne trouve les bactéries que dans la peau des individus morts dans les premiers stades de la maladie, même dans les formes non hémorrhagiques. On voit alors, dans le derme, rarement dans les couches les plus profondes de l'épiderme, des amas de bactéries. Le même auteur en décrit aussi dans les foyers varioliformes des viscères, dans la rate, le foie, les reins et les ganglions lymphatiques.

Nous n'avons pas à analyser ici les magnifiques recherches de Chauveau, sur le virus vaccin, Pissin (1874) attribue le rôle capital, dans la vaccine, à des micrococcos. Le vaccin animal, dit-il, se coagule plus vite que le vaccin humain ; le coagulum retient dans ses mailles la partie active : les micrococcos ; c'est ainsi que le vaccin devient inactif. Schenk, Jacobs, comme Pissin et F. Cohn en ont fait une description microscopique intéressante. Cohn s'appuyant sur les recherches de Chauveau, qui établissent que le virus vaccin n'est pas dialysable, et est dû, par conséquent, à des particules solides ; s'appuyant aussi sur ses propres recherches, déclare que les bactériens sont les porteurs du virus vaccin.

Ce qui a été écrit par Hallier sur les microphytes de la *rougeole* et de la *scarlatine* est tout à fait fantaisiste, tout autant que les recherches d'O. Hoffmann qui, traitant un grand nombre de malades atteints de scarlatine à l'aide d'enveloppements froids, est étonné de trouver, dans les linges humides, un grand nombre de micrococcos.

Le *charbon* a été surtout, dans ces derniers temps, l'objet des études les plus suivies. Davaine (1850), Brauell de Dorpat, Bollinger et depuis eux une foule d'auteurs ont signalé, dans la sérosité de la pustule maligne, des corps particuliers que Davaine a désignés sous le nom de bactéridie. Grimm, Semmer, Gregor Münch, Waldeyer, Wagner, Nicolaï Tiegel, Nath, Alcock, Heiberg, Eberth, Cohn et Koch, Noord, Bouley, etc., ont porté principalement leur attention sur l'existence, dans la pustule maligne, de ces microphytes spéciaux.

Brauell arriva à la conclusion, que les éléments qu'il désignait sous le nom de cristaux (bactéridies de Davaine) n'étaient pas la partie active; car, disait-il, le sang, qui n'en renferme pas, produit le charbon. Bollinger, Bouley, Brauell prétendaient qu'on pouvait inoculer le charbon avec du sang sans bactéridies. Bollinger explique ce résultat par la présence, dans le sang, de spores bactéridiens (1872). D'après Renault, les carnivores, les omnivores et les oiseaux, peuvent manger, sans danger, de la viande d'animaux charbonneux. Boutet, lui, convient que ces viandes légèrement rôties, saignantes, peuvent donner le charbon et que, par conséquent, l'emploi alimentaire des viandes charbonneuses doit être proscrit. Bollinger décrit un cas de sang de rate intermittent chez le bœuf: l'animal périt en trente-six heures; il eut trois attaques parfaitement caractérisées avec frisson et stade de chaleur. L'animal paraissait en bonne santé dans leur intervalle. Cet observateur croit, comme Waldeyer, que la mycose intestinale est une maladie charbonneuse. Il écarte des affections de ce genre les érysipèles malins des porcs, et ne se prononce pas sur le typhus du cheval. Il croit que l'effet le plus nuisible des bactéridies est dans l'absorption de quantités colossales d'oxygène, et compare leurs effets à l'empoisonnement par l'acide prussique. La couleur sombre du sang serait causée par l'action de l'acide carbonique; les hémorrhagies seraient dues à des effets, en partie mécaniques, en partie chimiques, des bactéridies. Virchow fait remarquer que l'hypothèse de l'action mécanique des bactéridies doit être abandonnée, car en inoculant une goutte de lymphe charbonneuse à un lapin, on voit cet animal périr en vingt-quatre heures; le sang présentant à peine quelques bactéridies. Burkart, à l'encontre de Bollinger, ne croit pas devoir ranger la mycose intestinale parmi les affections charbonneuses.

Trousseau, en 1847, avait déjà montré que la mycose intestinale est une maladie charbonneuse. Neyding et Wagner appuient aussi cette manière de voir.

D'après les belles recherches de MM. Pasteur et Joubert sur lesquelles nous aurons à nous étendre, la bactéridie serait l'agent actif des maladies charbonneuses.

La *syphilis* ne pouvait échapper aux parasitologues à outrance. Hallier, Salisbury, Klotzsch, Brühlkens, la comptent parmi les affections parasitaires.

Lostorfer (*Ueber die specifische Unterscheidsbarkeit des syphilistischer Blutes. Arch. f. Dermat.*, 1872) étudie le sang obtenu à l'aide de piqûres faites à la peau dans une chambre humide avec l'objet à immersion, nº 10 de Hartnack. Au bout de quelques jours le sang ne renfermait rien de spécial, si ce n'est des vibrions et des bactéries ; mais du troisième au cinquième jour, l'auteur a vu apparaître de petits corpuscules brillants, arrondis, munis quelquefois d'un petit prolongement ; deux jours plus tard, ces corpuscules augmentaient de volume, et au dixième jour à leur centre apparaissait une vacuole très-considérable. Ce seraient là les corpuscules de la syphilis.

Ces observations sont niées par Weld, Vaïda, Biesiadecki, Stopczanski. Les corpuscules prétendus de la syphilis n'auraient aucune relation avec des parasites végétaux, et seraient formés par une substance albuminoïde.

Hallier et Salisbury prétendent avoir trouvé des micrococcos dans le *pus blennorrhagique* ; suivant Hallier, ces éléments se retrouveraient également dans le sang des malades atteints de *rhumatisme blennorrhagique*. Fleischhauer fait des observations analogues sur un malade atteint de rhumatisme articulaire aigu. L'autopsie démontre l'existence de nombreux abcès miliaires et d'embolies : dans les poumons, les reins, le cœur, les muscles, les articulations, la parotide. Dans tous ces foyers l'examen microscopique prouva l'existence de nombreux amas de micrococcos (*Voir* plus loin l'endocardite bactéritique).

Le *poumon*, qui sert de filtre pour les particules flottantes de l'atmosphère, semblerait devoir être le siège fréquent de dépôts bactéritiques. Il n'en est rien.

Nous avons parlé plus haut de la diphthérie. Rappelons ici contre les parasitologues l'idée de Blackley que le catarrhe estival ou fièvre de foin est dû à des granulations polliniques.

Dans les crachats de la *coqueluche*, Letzerich aurait trouvé des micrococcos et des bactéries. Bühl dans son livre dit quelques mots du rôle infectieux des bactériens dans les foyers ramollis de la caséification pulmonaire. Eberth, Popoff, Paul Fürbringer, Virchow, ont attiré l'attention sur un chapitre important, la pneumomycose qui n'a rien à faire avec le sujet qui nous occupe. Il s'agit, en effet, du développement dans les voies pulmonaires du leptothrix, de l'oïdium albicans et de l'aspergillus.

Le rôle mécanique de tous ces corps étrangers n'a pas besoin d'être développé.

Dans l'*appareil vasculaire*, les bactériens ont été signalés depuis longtemps ; nous avons énuméré précédemment les nombreuses affections dans lesquelles on les a observés. Peuvent-ils être dans les plus fins capillaires le point de départ de coagulations, de suppurations même ? C'est un fait difficile à observer, bien que quelques auteurs en aient signalé la présence au milieu d'abcès métastatiques sur le vivant ou dans de petits abcès miliaires. (P. Vogt.) Dans la pyémie ils voyagent dans le sang avec ces caillots putrides qui, arrêtés dans certains points de l'économie, deviennent le point de départ d'abcès métastatiques. Ces faits si intéressants ne doivent pas être confondus avec les observations suivantes.

On ampute un homme de la jambe droite. La fièvre traumatique, au lieu de suivre son cours normal, se prolonge et alors le malade accuse de violentes douleurs en un point du membre gauche où l'on n'avait trouvé qu'une petite bosse sanguine sans importance. D'où cela vient-il ? Cette bosse sanguine, ce lieu de moindre résistance, contaminé par le poison septique qui circulait dans le sang, s'est rapidement abcédé. J'ai eu l'occasion d'observer un fait analogue de la plus haute importance : un homme atteint de pustule maligne au niveau de la tempe est cautérisé par le fer rouge à trois reprises différentes, il guérit ; douze à quinze jours après la dernière cautérisation il fut pris d'un léger mouvement fébrile, j'examinai le sang et j'y trouvai des bactéries ; le malade, deux ou trois jours après, est pris d'une fièvre extrêmement vive et de douleurs intenses dans le mollet gauche. Il portait depuis longtemps des varices qui s'enflammaient parfois ; depuis quelque temps elles le laissaient tranquille. C'est dans une de ces veines remplies de caillots qu'il survint un abcès assez étendu. Le malade succomba après avoir présenté tous les signes de l'infection purulente. L'autopsie n'en put être faite.

J'ai observé une série d'autres faits du même genre. On applique un vésicatoire sur le genou d'un homme qui portait un anévrysme poplité. La plaie du vésicatoire s'enflamme légèrement, un ganglion inguinal s'engorge, cependant les petites douleurs qu'il ressentait dans le genou disparaissent, puis reviennent plus vives, l'anévrysme est sur le point de se rompre, l'articulation devient très-douloureuse et se remplit de liquide. M. Verneuil pratique l'amputation du membre. Je trouvai le liquide articulaire rempli de bactéries, la tumeur anévrysmale en contenait moins, le sang pris au doigt moins encore. Les bactériens avaient par l'entremise du vésicatoire pénétré dans le sang, et de là avaient porté les principes septiques dans cette masse de caillots et dans l'articulation même.

De ces faits on peut, je crois, déduire la loi suivante : Les liquides septiques et les bactériens peuvent porter dans les points faibles de l'économie leur action spéciale et y faire naître de graves désordres. Cette action peut s'exercer sur des caillots intravasculaires, sur du sang épanché, coagulé ou non (abcès sanguins de la fièvre typhoïde, survenant à la suite de rupture du muscle droit) sur un abcès froid, etc.

Les bactériens en circulant dans le sang pourraient être aussi le point de départ de lésions diffuses, d'inflammations viscérales diffuses : Heyberg Hjalmar a cité un cas d'endocardite bactérienne d'origine puerpérale, Eberth, un fait d'endocardite diphthéritique qu'il croit produite par des bactériens.

Notons enfin que Burkart et Meyer les ont signalés dans deux cas d'endocardite primitive. Quelques auteurs ont décrit des méningites bactériennes, comme des néphrites bactériennes (Recklinghausen), des endocardites bactériennes.

En pénétrant dans le sang par les lymphatiques et les veines, ils s'amassent dans les globules blancs, dans les plus fins capillaires, et de là passent dans certaines sécrétions, urine, lait, etc., les épithéliums de certaines glandes s'en trouvent remplis, ceux du rein par exemple (néphrites bactériennes), de plus, certains canalicules du rein très-étroits seraient au dire de quelques auteurs, de même que certains capillaires sanguins ou lymphatiques remplis, bondés pour ainsi dire de bactériens. Quelle est l'influence exacte de leur présence sur les fonctions, c'est très-difficile à pénétrer ; en tous cas, il faut retenir ce fait extrêmement important, c'est que l'examen direct du sang (gouttelette de sang tiré du doigt par piqûre) peut ne montrer à peine que quelques bactériens, lorsque les principaux viscères s'en trouvent presque remplis ils s'y amassent pour ainsi dire et s'y arrêtent. On comprend ainsi qu'à moins d'un examen très-attentif on ne puisse exactement diagnostiquer leur présence, et qu'il faut un certain effort d'esprit pour présumer leur importance.

L'*appareil urinaire* a été l'objet de plusieurs recherches analogues ; on se rappelle encore les travaux de Pasteur sur la fermentation de l'urine, les faits curieux de cystite bactérienne, de néphrites miliaires bactériennes, signalés par Martini, Recklinghausen, Eberth, Klebs. — Il faut se rappeler ici que les bactériens peuvent pénétrer par deux voies dans l'urine ; par le sang (septicémiques), par l'urèthre.

L'*appareil génital* chez la femme est un lieu de formation favori pour ainsi dire, comme les premières voies du tube digestif. On conçoit l'importance d'une telle remarque pour l'origine de ces bactériens dans la fièvre puerpérale, et dans certaines complications importantes des opérations faites sur cet appareil. Ainsi s'expliquent les soins si minutieux que certains chirurgiens apportent à la toilette vaginale avant toute opération et dans les pansements de la région (M. Verneuil, etc.). Haussmann donne une description de quelques espèces qu'il aurait observées dans la glande mammaire.

Schüle, avons-nous dit plus haut, a démontré l'existence de bactériens dans les artères cérébrales, à la suite d'un érysipèle grave. De là, à conclure qu'il y avait une *encéphalite bactérienne*, il n'y avait naturellement qu'un pas.

Ledegank leur attribue un rôle dans la production de certaines *nécroses;* comme Eberth, dans celle de la périostite maligne.

Enfin, Klebs et quelques auteurs les ont observés dans l'*atrophie jaune* aiguë du foie.

Un chapitre intéressant de cette étude serait sans contredit leur rôle éventuel dans les *affections oculaires* et notamment dans celles de la cornée. Eberth, Leber, Frisch, Anton, et une foule d'autres ont fait des inoculations à la cornée d'animaux divers, et ont vu se développer une série d'accidents qui, depuis l'inflammation simple, pouvait aller selon la nature du liquide, jusqu'à déterminer la mort. Eberth prétend que les accidents qui suivent la section du trijumeau sont dus à l'action des bactériens. Quelques faits incomplets encore m'autorisent à croire qu'il existe chez l'homme une kératite bactérienne.

II. — *Rôle pathogénique.* — Les bactériens n'ont-ils d'autre rôle que celui de simples parasites dont la prolifération indéfinie serait le seul danger (*théorie parasitaire*) ? On a comparé, en effet, la série si variée des affections dans lesquelles ils paraissent à la maladie de la pomme de terre, par exemple. Les parasites se nourriraient des sucs restés sains de l'organisme, et la mort ne surviendrait que par leur énorme multiplication.

Les bactériens sont-ils par eux-mêmes les agents premiers et exclusifs de la production des divers principes infectieux (*théorie zymotique* rôle des ferments), ou bien n'en sont-ils que d'innocents véhicules (*théorie chimique*, rôle de simples spectateurs, et au besoin de propagateurs du poison chimique) ?

Au premier abord, il paraît impossible d'aborder de semblables problèmes. Cependant il le faut, médecins et chirurgiens nous y poussent à l'envi. Laissons de côté pour le moment la théorie du parasitisme pur proprement dit, et occupons-nous des deux dernières. Tous ces infiniment petits du monde végétal diffèrent à peine les uns des autres, leur classification est incomplète. Comment veut-on qu'il y ait un nombre considérable d'espèces spécifiques, lorsque leur aspect extérieur, leurs caractères morphologiques étudiés avec les plus forts grossissements connus, ne peuvent les différencier les uns des autres? Cet argument anatomique n'a qu'une valeur tout à fait relative. Certainement nos moyens d'exploration sont extrêmement limités, on ne peut actuellement savoir si des bactériens d'aspect extérieur uniforme n'ont pas quelque organisation différente, et partant quelque action spéciale. Il y a plus; des physiciens autorisés affirment qu'il y a une limite à nos moyens d'exploration, que nous sommes à peu près arrivés aux plus forts grossissements connus. En admettant la réalité de ces hypothèses fondées sur les longueurs d'ondes des divers rayons du spectre, faudrait-il renoncer pour toujours à pénétrer dans le mystérieux problème de leur action intime? Ce serait une conclusion très-peu logique, complétement irrationnelle. On s'est en effet demandé si l'expérimentation physiologique ne pouvait aller plus loin. En isolant les bactériens des liquides dans lesquels ils vivent, peut-être arriverait-on à déterminer la part de responsabilité qui revient aux uns et aux autres dans quelques-unes des maladies les plus terribles de l'espèce humaine.

A. — Divers procédés ont été employés pour isoler les bactériens des liquides où ils se trouvent.

La *filtration* avec le simple papier à filtre en deux ou quatre doubles, en faisant le vide au-dessous (Panum) est un procédé élémentaire. Bergmann y a renoncé: il se servait de charbon ou de cylindre d'argile, craignant avec raison que le papier à filtrer ne laissât passer quelques micrococcos ou spores. Panum, Bergmann et Küssner admettent que les liquides filtrés produisent les mêmes effets que les liquides non filtrés. Wolf et Klebs croient au contraire que les liquides filtrés seraient moins actifs ; d'après la majorité des auteurs, ces procédés de filtration étaient incomplets et laissaient passer des spores. Du reste, ces procédés fussent-ils parfaits, en y réfléchissant bien, on verra qu'on ne peut employer les liquides les mieux filtrés dans l'expérimentation physiologique : en effet, la question du rapport des bactéries avec la génération des principes toxiques eux-mêmes reste toujours sans solution. Ces principes toxiques proviennent-ils des bactériens, sont-ils sécrétés par eux, ou bien, au contraire, sont-ils le produit d'une évolution chimique inconnue dans son essence et sa marche ? Le problème reste encore à résoudre avec ses redoutables inconnues. Il faut en demander la solution aux bactériens eux-mêmes, mais les bactériens restés sur le filtre sont empreints de principes infectieux, de là la nécessité d'une série de manœuvres complémentaires, de lavages très-soignés, ou plutôt comme MM. Pasteur et Joubert le proposent, de cultures extrêmement multipliées. Ils filtrent les liquides sur une épaisse couche de plâtre, en faisant le vide au-dessous, et font alors la *culture* des bactériens dans des liquides appropriés, dans l'urine neutre ou alcaline par exemple et à l'abri des poussières de l'air ambiant. Les bactériens ainsi semés successivement un grand nombre de fois dans des liquides neutres pullulent à foison. On peut alors injecter à des animaux une portion de ce liquide ; si l'on a cultivé la bactéridie charbonneuse, l'animal à qui l'on inocule le liquide où elle se trouve en culture meurt de charbon ; de même pour la bactérie septique.

Bert avait démontré que les bactéridies ne résistent pas à l'oxygène à haute pression (dix à douze atmosphères), et en avait conclu que, puisque les liquides examinés étaient toujours actifs, il fallait bien que le poison ne fût pas dans ces bactéridies elles-mêmes. La loi de Bert était incomplète. Pasteur et Joubert (1877) ont démontré qu'il y a une inégalité de résistance considérable entre les bactériens et leurs spores. Les bactériens ne résistent pas à l'oxygène comprimé, mais leurs spores résistent à dix atmosphères. L'oxygène comprimé ne peut donc rendre inactif le liquide dans lequel se trouvent des bactéridies charbonneuses.

Dans un autre procédé, on cherche à détruire les bactériens par les *hautes températures*, mais là encore on retrouve entre les bactériens et leurs spores les mêmes différences que pour l'oxygène comprimé. La bactéridie charbonneuse et la bactérie septique résistent peu à une température élevée, 60° environ. Leurs spores au contraire ne sont détruits qu'à une température de 100, 120, 130°, maintenue pendant plusieurs heures; pour détruire rapidement et sûrement les spores dans des liquides ou à la surface des vases en expérience, il faut pousser la température jusqu'à 200°.

L'*alcool* présente la même inégalité d'action que l'oxygène comprimé en face des bactéridies charbonneuses, des vibrions septiques et de leurs spores.

Klebs, Tiegel, Eberth, ont essayé d'un autre procédé : les *inoculations de bactéries sur la cornée* de lapins par exemple. Les bactériens ainsi inoculés ont rempli facilement les espaces lymphatiques de la cornée. Les places inoculées apparaissent à un faible grossissement sous l'aspect de figures étoilées. Elles sont remplies de microbactéries qui dilatent les canaux cornéens. Plus tard, il se produit de la suppuration, et alors les bactéries sont plus difficiles à trouver. Les micrococcos de la cavité buccale, ceux de l'urine, du sang et de la viande putrides s'inoculent parfaitement à la cornée, mais avec moins de constance que les microphytes de la diphthérie. Leber a vu se produire avec le leptothrix buccal une très-grave kératite avec hypopion ; Dolschenkow est arrivé à des résultats analogues. En résumé, effets locaux plus ou moins sérieux, mais rien de plus. Remarquons que ces expériences ne seraient exactes à notre point de vue que si dans chacune d'elles on avait procédé à de minutieuses filtrations et à des lavages ou plutôt des cultures extrêmement multipliées.

Les expériences avec le *dialyseur* doivent être renouvelées. Il serait très-possible qu'on pût trouver dans les liquides dialysés des spores dont la présence pourrait expliquer les résultats obtenus par Onimus, Bergmann, Schmitz et Clementi. Cependant on connaît les remarquables résultats obtenus par Chauveau, avec les liquides vaccinifères dialysés ; ce qui semblerait autoriser à donner à ce procédé un certain degré de confiance.

Davaine, dans de brillantes expériences avec des *dilutions* au 10,000,000^e^ d'un liquide septique, a trouvé qu'une goutte d'un tel liquide était très-active ; bien mieux, il a observé une augmentation de virulence des liquides septiques lorsqu'ils passaient dans l'économie d'un animal vivant.

Ces expériences sont solidement établies et leurs résultats ont été confirmés par tous les auteurs qui les ont répétées. Dans cette goutte que l'on inocule, y a-t-il oui ou non des bactériens? La question n'est pas indifférente et peut-être ne serait-elle pas absolument impossible à résoudre. Beaucoup d'auteurs envisagent ces expériences comme confirmatives de la théorie chimique simple, se refusant à admettre qu'un ou deux bactériens au plus puissent produire de tels effets ; Pasteur y voit un effet de sélection, une culture de bactériens nettement isolés de diverses circonstances défavorables et appelés à se développer dans un terrain encore vierge sur des animaux bien portants.

Comme procédé d'isolement des bactériens et des liquides virulents, les dilutions au 10,000,000e ne valent rien : Davaine ne les avait pas employées dans ce but. Ce procédé lui a servi à démontrer la *loi de virulence* qui croît avec le nombre des inoculations.

Un autre procédé consiste à *expérimenter sur des animaux avec des corps produits par les laboratoires de chimie*, corps que le chimiste croit devoir exister seuls ou associés à d'autres dans les divers liquides virulents.

Les magnifiques travaux de Gaspard de Saint-Etienne (1822), qui ont jeté les expérimentateurs dans la voie si féconde où la chirurgie antiseptique a trouvé ses meilleures assises, ont inauguré une série de recherches d'ordre purement chimique. L'hydrogène sulfuré, l'hydrogène carboné, le sulfhydrate d'ammoniaque et nombre d'autres corps, produits divers de la putréfaction, ont été essayés isolément. Les résultats obtenus par Gaspard, Magendie, Sédillot, Weber, Billroth, ont été très-remarqués.

Mais de cette manière, a-t-on reproduit le poison septique? certainement non.

L'*analyse chimique appliquée au poison putride* par Bergmann, Zülzer, etc..., a démontré que le poison septique était formé par la réunion de divers corps: 1° l'un soluble dans l'eau (Panum), 2° l'autre dans l'alcool et qui est narcotique; 3° un autre, la sepsine dont l'existence a été démontrée par Bergmann, Schmidt, Petersen (1869); 4° enfin un alcaloïde trouvé par Zülzer et Sonnenschein.

Il faut dans la putréfaction distinguer deux séries de corps: ceux du début et ceux de la fin, jusqu'ici on n'a guère expérimenté qu'avec ceux de la fin. Panum, Billroth, par exemple, ont fait des expériences avec la leucine, Müller avec des principes tirés des cendres. Le poison putride est formé d'un ensemble de corps dont la composition et l'efficacité varient avec la substance qui se putréfie et avec le stade de la putréfaction. Pour les chimistes purs, les injections de liquides filtrés suffisent à établir la réalité des expériences de Panum, Bergmann, Weidenbaum, Wolff, Küssner, Raison, etc..., les expériences de diffusion avec des liquides putrides faites par Onimus, Bergmann, Schmitz, Clementi, Thin, etc., démontreraient que le dialyseur laisse passer le poison septique.

Le poison putride serait donc, pour les partisans de la théorie chimique, filtrable, dialysable, séparable d'avec les bactériens. Il n'est pas détruit par une cuisson de 130°; il ne serait produit par les microphytes, ni par fermentation, ni par sécrétion.

B. — Nous venons de passer en revue les divers procédés qui ont pour but de séparer les bactériens d'avec les liquides virulents.

Étudions maintenant ce que des recherches, nombreuses il est vrai, mais malheureusement encore incomplètes, ont pu nous apprendre sur leur rôle proprement dit. Les travaux des deux écoles opposées, les partisans de la fermentation bactérienne, les partisans de la fermentation chimique pure, nous fourniront tour à tour quelques matériaux.

1° *Les bactériens ont-ils un rapport direct avec la fièvre : sont-ils pyrogènes ?*

Broussais a combattu avec succès la théorie de la fièvre essentielle, mais sans trancher la question. Qu'est-ce que la fièvre inflammatoire ? Sans aborder ce problème, demandons-nous à quoi est due la fièvre dans les septicémies. Est-elle produite comme le veulent John Simon, Billroth, Weber, etc., par une adultération du sang, adultération par le sérum putride, le pus, le pus desséché, le sang lui-même tiré de personnes atteintes d'inflammation (O. Weber), par divers corps chimiques (ammoniaque, leucine, tyrosine, hydrogène sulfuré, sepsine) ?

La fièvre dans tous ces cas divers est-elle due à des

principes chimiques purs ou est-elle due à des corps moléculaires, des bactéries par exemple ? L'étiologie des fièvres infectieuses semblerait assez favorable à cette dernière idée : mais un simple refroidissement, un simple cathétérisme, une injection, de sang frais et pur, sur un animal de même espèce et bien portant, une injection d'eau pure, etc., peuvent donner la fièvre.

La question en définitive est posée et voilà tout.

2° *Ont-ils un rôle dans l'inflammation ou la suppuration ? Sont-ils phlogogènes ?*

Ce rôle est admis sans conteste par Lister. Les abcès froids cependant n'offrent des bactériens que très-rarement et seulement dans certaines circonstances ; leur pus est dit louable par les vieux chirurgiens et n'a pas dans les expériences sur les animaux l'action énergique du pus de certains abcès putrides, du pus bactérifère. La suppuration peut donc s'établir sans eux ; mais il faut reconnaître que leur présence est dans les collections purulentes l'indice de la présence de principes éminemment toxiques. C'est ainsi que dans tous les abcès fétides péricavitaires (buccaux, rectaux, etc.) éminemment septiques, j'ai toujours rencontré des bactériens. Billroth prétend que sous l'influence de l'inflammation naîtrait un zymoïde phlogistique très-analogue au zymoïde de la putréfaction ; ce zymoïde produit par l'inflammation la ferait naître à son tour. C'est grâce à ce zymoïde que les bactériens vivraient facilement dans les produits inflammatoires : le zymoïde putride et le zymoïde phlogistique seraient d'après le chirurgien viennois très-analogues sinon identiques ; l'action phlogogène et pyogène des matières putrides qui est indéniable ne dépendrait pas pour lui des bactériens, mais des principes toxiques que ces matières renferment. Pour le chirurgien viennois, la formation de l'un et de l'autre zymoïde est indépendante des bactériens ; la production des phénomènes inflammatoires, comme celle des phénomènes septiques, serait aussi complétement en dehors de leur action directe.

La présence des bactériens dans les plaies est l'indice de la marche des liquides de cette plaie vers la putréfaction ; plongés ainsi dans un liquide éminemment phlogistique et putride, ils s'en imbibent, c'est le moindre rôle qu'on puisse leur attribuer sans conteste, et contribuent par leurs mouvements propres et leur pénétration dans les vaisseaux qui absorbent aussi en nature les liquides putrides, à répandre partout le germe de désordres redoutables. Pour établir si les bactériens sont réellement phlogogènes, il faudrait pouvoir isoler les bactériens à l'état de pureté absolue, et éprouver ainsi leurs propriétés :

3° *Quel rôle jouent-ils dans les affections septiques* (septicémie, pyémie) ? *Sont-ils septogènes ?*

Pasteur et Joubert ont appliqué au vibrion septique les procédés avec lesquels ils ont étudié la bactéridie charbonneuse. Le vibrion septique serait pour eux l'agent virulent de la septicémie ; ses spores offrent la même résistance que ceux de la bactéridie à l'oxygène comprimé et à de hautes températures. Il semblerait d'après leurs recherches que la bactéridie disparaisse devant le vibrion septique ; en tout cas, ce dernier n'absorberait pas comme la bactéridie l'oxygène libre.

Bien mieux, il suffit de le mettre au contact de l'air quelques instants dans une préparation microscopique en levant la lamelle de verre qui le recouvre pour le voir bientôt perdre ses mouvements qui ne renaissent que quelque temps après lorsqu'on le recouvre à nouveau. M. Pasteur va plus loin encore en admettant un vibrion pyémique. Klebs, Leyden, Traube, Bühl, Waldeyer, Recklingshausen soutiennent aussi la spécificité du vibrion septique.

Au contraire, Panum, Leplat et Jaillard, Bergmann, Onimus, Levitsky, Brehm, Wolff, Billroth, Küssner, Hiller, et tant d'autres, attribuent tous ces effets aux principes chimiques contenus dans les liquides septiques.

Voici leurs arguments ; le poison est chimique, autrement il faudrait admettre avec des bactéries de même structure apparente un nombre considérable d'espèces spécifiques.

Les expériences de filtration, de diffusion, avec les produits isolés de la putréfaction, les injections de liquide putride après la mort des organismes qu'ils renferment, par l'ébullition, l'alcool, etc., serviraient à établir que les liquides seuls sont en cause dans la septicémie. Du reste, n'a-t-on pas pour ainsi dire reconstitué le poison septique par la synthèse expérimentale. L'action du sulfhydrate d'ammoniaque (Gaspard, de Saint-Étienne, 1822), de l'hydrogène sulfuré (Weber, 1865), du sulfhydrate d'ammoniaque (Rawitch), des sels de potasse (L. Müller, 1867), etc., n'est-elle pas très-analogue à celle du poison septique et n'est-il pas permis de croire que puisque ces corps s'observent dans la putréfaction comme produits ultimes, ils doivent agir comme cause première de la production de la septicémie. Hiller remarque que ces corps divers sont des produits terminaux ultimes de la putréfaction, qu'il serait préférable d'expérimenter avec les produits initiaux. Plus haut nous avons indiqué les quatre corps toxiques extraits du poison septique. Hiller fait remarquer qu'il a pu s'injecter à lui-même des liquides bactérifères sans en éprouver d'autre dommage qu'un peu d'œdème. Cette expérience n'a pas tout le poids qu'elle paraît avoir; l'eau potable renferme aussi des bactériens, Hiller apparemment ne s'est pas risqué à s'injecter des bactériens provenant de liquides putrides, d'une septicémie chirurgicale bien établie. Leplat et Jaillard (1864), Onimus (1873), Billroth (1874), ont fait des expériences analogues sans produire d'accidents.

Résumons les théories essentielles sur ce point si important :

1re *théorie*. Les bactériens des liquides septiques sont les agents premiers et exclusifs des accidents septiques (Pasteur, etc.);

Soit que par leur activité propre, ils transforment les matières albumineuses ou leurs dérivés comme certains ferments transforment le sucre en alcool; soit que le poison septique soit un véritable produit de sécrétion des bactériens.

Cette dernière hypothèse s'appuie sur les observations de Bergmann. D'après lui, le liquide de Pasteur deviendrait toxique par le simple développement et la multiplication des bactéries, et l'injection dans le sang, de ce liquide, reproduirait tout l'ensemble symptomatique de l'infection putride.

2e *théorie*. Les bactériens ne produisent aucun désordre dans le sang, à moins qu'ils ne soient accompagnés d'agents virulents, seuls responsables des accidents fâcheux qui peuvent survenir. Leplat et Jailiard, Richardson (1867), Onimus (1873), Oersted, Semmer, Billroth (1874), théorie du zymoïde septique.

Il nous est difficile avec les éléments actuels de choisir entre l'une ou l'autre théorie : sont-ils agents premiers ou propagateurs simples du virus septique ? Malgré les brillantes recherches de Pasteur, encore incomplètes du reste, qu'on nous permette de rester dans le doute.

Ce doute fort heureusement n'est que scientifique, dans la pratique il faut agir avec les données actuelles, comme le font Lister, Guérin, etc., devancés par tous ceux qui ont préconisé les divers procédés de la méthode sous-cutanée et de la méthode antiseptique (incision ou section sous-cutanée des tendons, muscles, etc., la baudruche employée par Reybard dans les ponctions, la baudruche collodionnée employée par Verneuil dans les fractures compliquées, les bains antiseptiques, etc., drainage, l'emploi des solutions faibles de chlorure de zinc, la cautérisation, etc.).

Les partisans de la doctrine chimique suivent pratiquement la même méthode antiseptique que les zymotistes, sans négliger la moindre de ses minutieuses prescriptions. Depuis l'introduction de la théorie des germes, les diverses méthodes de pansements ont fait d'énormes progrès ; qu'elle ait tort ou raison, le fait pratique est considérable. Il y a quinze ans, la septicémie, l'infection purulente et les divers accidents opératoires étaient journaliers à Paris comme à l'étranger sous la main des plus grands maîtres. Cependant, à Paris même, Guerbois, un des chirurgiens les moins brillants à coup sûr de son époque dans le même hôpital que Blandin, puis à l'Hôtel-Dieu, Maisonneuve malgré sa grande hardiesse chirurgicale, avaient les plus brillants et les plus constants succès. Cela tenait à leur pratique des pansements éclairée déjà de quelques rayons de cette doctrine que nous révélèrent un modeste médecin de province, Gaspard, de Saint-Étienne (1824), un des génies presque ignorés de la physiologie expérimentale, puis longtemps après, Pasteur, Panum, Lister.

A la glorieuse période de la médecine opératoire dont Lisfranc fut en France le maître brillant a succédé avec plus de profit pour l'espèce humaine, et non sans gloire pour notre pays, la période des pansements, la période antiseptique, suivie de près par la brillante étude des états constitutionnels. C'est à cette vive lumière qu'on doit juger la chirurgie contemporaine, et que le praticien doit se conduire au milieu des plus délicats problèmes que lui suscitent journellement ses perpétuels ennemis, le poison septique et l'état diathésique

Voilà comment et pourquoi la question que nous agitons ici, le rôle pathogénique des bactériens, est devenue une des maîtresses questions de la chirurgie générale, mais qu'on ne se méprenne point, les adversaires de la théorie des germes font remarquer à bon droit que les soins si méticuleux de la pratique antiseptique s'appliquent autant à nettoyer les plaies des liquides septiques qu'elles renferment, qu'à éloigner les bactéries de l'air atmosphérique : les bactériens vivent très-bien dans l'acide phénique dilué, et autres liquides dits antiseptiques (Chouppe, Demarquay). La question, que nous pensions résoudre par la pratique chirurgicale même doit donc être abordée autrement. Si l'on peut interpréter d'une manière favorable pour les deux doctrines, les progrès si considérables qu'a amenés dans la pratique des pansements la méthode antiseptique, est-ce que l'évolution clinique des plaies et de leurs accidents, aidée de l'anatomie pathologique, ne pourrait pas nous répondre? Bornons-nous à l'étude qu'ont faite de ces questions les cliniciens français. Cruveilhier, Dance, Velpeau, Blandin, ne connaissaient en aucune manière la théorie des germes et expliquaient tous les accidents traumatiques par des lésions diverses de la plaie : phlébite (Cruveilhier, Velpeau), infarctus (Dance). Cruveilhier (1826, art. *Phlébite* du *Dictionnaire de médecine et de chirurgie pratiques*) injectait du mercure dans les veines des animaux et déclarait que tous les abcès métastatiques étaient le résultat de phlébites capillaires.

Quoi qu'il en soit de ces explications, la pyémie pour

ces divers auteurs avait pour point de départ les altérations locales des plaies. Cette idée de génération sur place des conditions élémentaires de la pyémie, un certain nombre de chirurgiens l'ont étendue à la septicémie chronique que Bérard le premier a décrite, sous le nom d'infection putride, et à la septicémie aiguë dont la connaissance est de date plus récente et ne remonte guère qu'à Sédillot. Ces remarquables travaux ainsi que ceux de l'école allemande ont peu à peu fait prévaloir l'opinion que le poison septique est autochthone, dans la septicémie comme dans la pyémie, qu'il naît sur place et que la pyémie n'est qu'une septico-embolie.

En regard de cette théorie des accidents septiques, il faut placer la théorie opposée. Pasteur, qui en est le plus illustre représentant, déclare qu'il n'y a pas de ferment autochthone, que la pyémie, la septicémie aiguë et chronique sont des phénomènes d'origine hétérochthone, pour lui ce sont des vibrions septiques, ce sont des vibrions pyémiques qui, se trouvant dans les milieux atmosphériques, seraient la cause de tous ces accidents. La pyémie est hétérochthone, elle vient du dehors, elle n'est pas fabriquée par l'organisme.

Que dire cependant de ces cas si nombreux de pyémie sous-cutanée à la suite de périostite diffuse sous-cutanée du tibia, d'endocardite ulcéreuse (Senhouse, Kirkes), luxation de l'épaule suivie d'arthrite, d'une piqûre du doigt par une épingle chez une vieille bonne, qui s'inocula de la sorte la pyémie qu'avait eue son maître. Ils habitaient tous deux depuis longtemps Darnet, dans le département des Vosges, en un lieu où la pyémie n'avait point paru de mémoire d'homme (Clinique de M. Verneuil). Que dire enfin de ce fait que dans un service de chirurgie considérable, comme celui de M. Verneuil, où depuis deux ans il n'y a pas eu de pyémie opératoire, subitement survint un cas de pyémie chez un homme atteint de gangrène du pied et dont tous les viscères étaient en très-mauvais état. Pourquoi précisément les bactériens pyémiques choisiraient-ils entre mille un tel sujet? Les partisans même de la théorie hétérochthone, laissant de côté la théorie trop exclusive de M. Pasteur, peuvent dire avec quelque raison : le milieu atmosphérique est le réservoir général d'où les bactériens, *quels qu'ils soient*, se répandent sur les plaies et y produisent leurs plus actives fermentations. Il n'y a pas besoin pour cela d'un vibrion pyémique. Il suffit de bactéries septiques pour expliquer à la fois la septicémie, la pyémie (septico-embolie).

Quant aux faits de pyémie sous-cutanée, les mêmes partisans du zymotisme bactérien peuvent dire que quelques-uns des faits précédents sont encore inexplicables ; l'évolution clinique des divers cas de pyémie sous-cutanée indiquée plus haut a-t-elle été analysée assez minutieusement pour qu'on puisse affirmer : 1° que les sujets en question n'avaient pas une lésion contemporaine ou antérieure à leur affection, si minime fût-elle, qui ait été le point de départ de l'inoculation bactérienne ; 2° on a vu bien souvent des blessés dont les plaies étaient en bonne voie, qui pris de constipation voyaient leur état général changer subitement, leur plaie même prendre mauvaise tournure et devenir le point de départ d'accidents graves. Le tube digestif ne formerait-il pas un puissant réservoir de principes septiques de la plus haute importance, où l'organisme, dans une condition donnée (constipation et états divers), sans défense contre eux, absorberait principes et bactériens et agirait ainsi sur des lésions lointaines, ouvertes (plaies) ou interstitielles (caillots veineux, artériels, épanchements sanguins, abcès indolents, etc.). De là pourraient naître ces prétendus faits de pyémie spontanée sous-cutanée. J'ai vu un enfant de trois ans environ, amené à l'hôpital pour des accidents qu'on prit pour une hernie étranglée. On fit la kélotomie, le chirurgien n'ouvrit qu'un kyste suppuré du cordon dont le liquide était fortement bactérifère. Par malheur, le chirurgien ouvrit aussi le sac herniaire qui lui était intimement uni, le liquide du sac était aussi bactérifère. D'où venaient les bactériens ? du tube digestif certainement. — Je n'en veux pour preuve que la présence de bactéries dans la sérosité extraite par l'aspirateur Dieulafoy du sac des hernies étranglées, observation que j'ai souvent faite chez Demarquay d'abord, puis chez M. Verneuil, et dont l'importance pratique me semble considérable au point de vue pronostique et thérapeutique. Les effets du poison fébrile, du poison septique sur des lésions antérieures ou contemporaines, mais à distance, ont une action bien plus redoutable encore. Une rupture musculaire dans la fièvre typhoïde peut être le siége d'abcès, une coagulation d'une des veines mésentériques peut être suivie dans la même maladie d'abcès métastatiques dans le foie, etc. J'ai ainsi annoncé à l'avance des abcès métastatiques à un de mes amis qui, disait-il, allait faire l'autopsie d'un typhique qui avait eu subitement des foyers pneumoniques, à la fin de sa maladie. Un caillot dans une veine variqueuse, les caillots d'un anévrisme, une articulation même, peuvent de la sorte devenir secondairement le foyer d'altérations diverses et partant de lésions graves.

Dans ces diverses circonstances se pose toujours l'éternelle question de la porte d'entrée des bactériens et surtout de leur union indissoluble avec les principes septiques. Au bout de chacun de ces problèmes se retrouve toujours le même rocher de Sisyphe. Séparez les bactériens d'avec les liquides produits, lavez-les minutieusement, cultivez-les en vase clos et alors essayez-en les effets. Les bactériphiles ne voient que les bactéries, et ont des explications très-plausibles pour montrer l'ubiquité de ces infiniment petits, mais ils oublient complétement la chimie pure. Espérons que la chimie moderne finira par entrer dans la carrière et donnera une base scientifique à toutes ces doctrines.

IV. *Les bactériens ont-ils un rôle parasitaire dans le charbon?*

Le charbon se prête plus qu'aucune autre maladie à ces considérations.

MM. Pasteur et Joubert appliquant leurs procédés à l'étude du sang charbonneux ont essayé de démontrer (voir plus haut) que la bactéridie charbonneuse peut à elle seule, isolée des liquides où elle se trouve, produire le charbon, que ses spores ont le même pouvoir, que la bactéridie charbonneuse est aérobie, qu'elle asphyxie l'animal en expérience en absorbant l'oxygène du sang. Les agents spécifiques du charbon seraient donc la bactéridie et ses spores. Ce serait la confirmation éclatante de la théorie de Davaine, Bollinger, etc.

En somme dans la pustule maligne, nous avons affaire à un phénomène essentiellement local qui peut pendant longtemps ne pas occasionner le moindre symptôme général; les principaux phénomènes locaux paraissent être d'ordre mécanique, pénétration des tissus et des réseaux vasculaires dermiques par les bactéridies, irritation et gangrène des tissus envahis, œdème et gêne des principales fonctions en rapport avec le siège anatomique de la pustule. Le malade mange, boit, paraît en excellente santé, mais il y a bientôt absorption des matériaux septiques créés dans le foyer, de là des phénomènes de réaction dans la région et dans la sphère lymphatique, puis, tout à coup, en quelques heures, le malade succombe sous des effets multiples, asphyxie (V. Pasteur et Joubert), empoisonnement septique secondaire, etc. J'ai eu l'occasion d'observer à la Pitié un certain nombre de cas de charbon, le Dr A. Guillaud, dans sa thèse d'agrégation (*les Ferments figurés*, 1876, p. 64), a bien voulu en insérer quelques-uns, ainsi que les conclusions qui les suivent; qu'on me permette de les donner in extenso malgré quelques erreurs de détail. La doctrine des spores charbonneuses à ce moment n'avait pas encore paru. Je désignais alors comme tout le monde les spores sous le nom de micrococcos; quant à la bactérie, adoptant alors la classification de Billroth, j'employais pour la désigner les termes de bactérie géante, de micro, méso, mégabactérie selon les divers degrés de son développement, ce qui me semble encore plus logique.

1° Les bactéries dans les pustules malignes sont de diverses espèces : micrococcos, micro, méso, mégabactéries et bactéries géantes ;

2° Ces variétés peuvent coexister dans le liquide de la même pustule ou dans l'eschare. Elles peuvent ne présenter que quelques-unes de leurs *formes les plus inférieures* (micrococcos) ;

3° Il semblerait que les pustules où se rencontrent toutes les variétés, depuis la bactérie géante jusqu'aux micrococcos et microbactéries, soient les plus malignes ; les plus bénignes seraient celles où l'on rencontre les variétés les plus inférieures. Peut-être la présence de telle ou telle variété serait-elle ainsi l'indice du degré de gravité de la pustule ;

4° L'examen du sang révèle dans les cas graves la présence de microbactéries, dans des cas moins graves ou ne l'étant pas encore, l'examen du sang fait reconnaître les micrococcos.

MM. Pasteur et Joubert (1877) ne croient pas non plus à la spécificité des bactéridies charbonneuses, ils expliquent leurs effets locaux par leur énorme prolifération dans les tissus, leurs effets généraux par l'embarras qu'ils causent dans la circulation et l'activité avec laquelle ils absorbent l'oxygène du sang, ce qui peut amener l'asphyxie rapide (V. *Acad. des Sc.*, t. LXXXIV, p. 900 — t. LXXXV, p. 102). Le charbon est pour eux une affection parasitaire.

V. *Est-il possible d'attribuer aux bactériens un rôle mécanique ?*

Introduits dans le sang, promenés de côté et d'autre dans la circulation, ils peuvent s'arrêter dans les capillaires. Ils donneraient lieu là à des phénomènes de stase, de congestion, à des hémorrhagies ou parfois encore à des abcès miliaires (Martini, Klebs, Recklingshausen, etc.), dans les reins, le foie, la rate, le poumon, le cerveau, les os (P. Vogt, Martini, Klebs, etc.).

Leur apparition dans les canalicules rénaux pourrait peut-être expliquer certains désordres de la fonction urinaire dans ces conditions, et leur apparition dans les urines sans cause extérieure appréciable.

Dans certaines maladies, ils envahissent les alvéoles pulmonaires, pullulent sur les bronches et pourraient donner lieu, dans la coqueluche par exemple, à des phénomènes particuliers d'irritation, au dire de certains pathologistes.

Leurs mouvements propres expliqueraient la marche de certaines inflammations, érysipèle, etc., soit qu'ils entraînent avec eux certains principes phlogistiques, soit encore qu'ils agissent par eux-mêmes.

VI. *Les bactériens jouent-ils un rôle dans la diffusion des maladies septiques ?*

Ce rôle a été surtout mis en avant pour les *accidents septiques* par presque tous, sinon tous les chirurgiens, qui, les uns ou les autres, les considèrent soit comme les *agents premiers* et exclusifs de l'intoxication, soit comme les *simples véhicules* d'un poison septique. Une série d'arguments peuvent être présentés en faveur de cette théorie: les succès de la méthode antiseptique, les principaux procédés de cette méthode, le pansement par occlusion, le pansement ouaté de Guérin, la réunion immédiate dans des conditions données, le pansement de Lister, etc., arrivent plus ou moins complétement à supprimer l'abord des bactériens, dans les plaies.

Faut-il, pour expliquer les succès de la méthode antiseptique, admettre que les bactériens, dont elle tend à gêner ou même à empêcher le contact avec les surfaces traumatiques, sont la cause intime de tous les désordres des plaies? Si l'on veut bien réfléchir sans parti pris que plus les pansements antiseptiques sont parfaits et appliqués avec rigueur, plus les succès sont certains, et moins on y trouve de globules de pus et de bactériens, cette opinion semblera bien probable.

Que l'on se rappelle maintenant les recherches de Réveil, Chalvet, Lutz, qui ont constaté dans l'air des hôpitaux la présence de fibres végétales, de granules d'amidon, de cellules épithéliales de pus et de vibrions; voir aussi celles de Pouchet (1867), d'Eiselt, de Hiller (1875), Nepveu (1875), sur le même sujet. Qu'on se rappelle aussi les expériences sur les animaux à l'aide de liquides contenant ces divers matériaux atmosphériques, expériences qui, dans presque tous les cas, ont été suivies de manifestations septicémiques diverses, on arrivera à cette conclusion que si elles ne produisent pas le poison septique par sécrétion ou fermentation (Pasteur), elles peuvent tout au moins se charger, par contact direct, de principes septiques dont elles seraient alors les véhicules, les vulgarisateurs. « Ce serait une grosse erreur, dit Colin, que de considérer la contagion comme la cause unique des épidémies. » (Voir Colin, *Épidémies et milieux épidémiques*, 17.) Aussi croyons-nous que dans les termes où nous posons la question, toutes réserves étant faites sur leur nature même, nous pouvons dire que les bactériens sont tout au moins les véhicules possibles et les propagateurs probables du poison septique. Il pourrait ainsi se créer *des milieux miasmatiques* déterminés, dont l'importance s'accroît avec les moyens de dissémination du poison. L'épidémie de septicémie et d'infection purulente qui ravagea si cruellement, en 1870, nos ambulances semble être une confirmation de cette manière de voir.

Précédemment nous avons laissé indécise la question du rôle des bactériens dans la septicémie autochthone ; mais ici, dans l'intoxication septique épidémique hétérochthone, leur influence nous paraît manifeste. Nous venons de nous placer au point de vue de ceux qui admettent que les bactériens sont inoffensifs par eux-mêmes, et nous avons montré qu'ils peuvent être les véhicules et les propagateurs du poison septique.

La diffusion du *charbon* est-elle possible par l'atmosphère ? Nous connaissons d'une façon positive le transport du charbon par les mouches ; j'en ai observé moi-même un exemple récent (1875) sur un employé du Jardin des Plantes piqué à la tempe par une mouche qui voltigeait autour des rebuts de viande que l'on donne aux animaux féroces. Il est vraisemblable que les bactéridies ou plutôt leurs spores pénétrant dans l'organisme peuvent, dans certaines conditions données, produire le charbon, soit qu'on les considère comme simple véhicule du poison charbonneux, soit encore qu'on les envisage comme l'élément toxique par lui-même, opinion que l'on peut considérer comme ayant acquis droit de domicile dans la science, depuis les magnifiques recherches de MM. Pasteur et Joubert.

En résumé, sans affirmer que les bactériens soient par eux-mêmes septogènes, ce qui est à démontrer, on peut dire que leur rôle dans la propagation des accidents septiques, comme simples véhicules, est extrêmement probable. En tout cas, l'essence du poison septique nous est inconnue; il est protéiforme dans ses effets, et telle ou telle série d'accidents (phlegmon, érysipèle, septicémie, etc.) ne tient pas à telle ou telle variété de poison ou de bactériens, mais à un terrain pathologique plus ou moins varié.

On comprend ainsi l'erreur de ceux qui veulent reproduire expérimentalement tel ou tel type pathologique : tel qui veut inoculer l'érysipèle, la pyémie, produit un phlegmon, un abcès ou une septicémie, etc.

Si du domaine chirurgical, où tant d'obscurités se rencontrent, nous passons dans le domaine médical, pour rester dans la vérité scientifique nous devons dire que le même problème doit être jusqu'ici considéré comme à peine ébauché. Divers arguments cependant peuvent servir à étayer la doctrine du rôle actif des bactériens dans la diffusion des maladies infectieuses ou zymotiques. Pour le moment, il est vrai, cette question, si étroitement liée à celle du rôle des bactériens, nous semble insoluble.

CONCLUSIONS

Le rôle pathogénique des bactériens est un des problèmes les plus difficiles à résoudre de la pathologie.

L'*analyse anatomique* de ces infiniment petits nous fait voir que l'on ne peut partir d'un simple caractère morphologique, comme la coloration, le volume, etc., pour attribuer un rôle pathogénique à tel ou tel bactérien.

L'*analyse expérimentale* de leurs propriétés ne peut utiliser les recherches faites avec les liquides toxiques les mieux filtrés. L'étude des effets produits par ces liquides le plus rigoureusement filtrés n'indiquerait pas la provenance des principes toxiques qu'ils renferment, mais seulement les effets de ces liquides disjoints des phénomènes produits par leur mélange avec les bactéries.

Isoler les bactériens des liquides toxiques dans lesquels ils vivent, les laver très-minutieusement, les mettre en culture dans les liquides absolument neutres, puis étudier alors expérimentalement leurs propriétés; tel est le rigoureux ensemble de mesures qui pourrait permettre d'espérer une solution inattaquable. Les nouvelles expériences de Pasteur, basées sur ce programme, excitent dans le monde savant un immense intérêt. — Permettront-elles de résoudre le problème? Un avenir très-rapproché semble nous promettre une solution sur ce point.

Actuellement le fait le plus général qu'on puisse tirer de cette étude c'est que *partout où il y a des bactériens, là aussi se trouvent des principes septiques ou infectieux à doses variables*; la bactérie serait pour le clinicien le précieux indice de ces altérations, en serait-elle le premier facteur? Nous ne pouvons l'affirmer; les naturalistes et les médecins ont eu jusqu'ici seuls la parole sur ce point; il serait temps de jeter à leur tour les chimistes modernes sur cette grande question, une des plus délicates qui leur soient réservées. Quelques-uns d'entre eux affirment et des plus grands que certaines fermentations peuvent s'opérer sans la présence des organismes inférieurs regardée jusqu'ici comme nécessaire.

En attendant que des savants de si grand renom et dont les directions sont si différentes puissent se mettre d'accord sur cette question de principe, il nous est permis, je crois, de conclure logiquement, que si l'on peut douter de l'action pyrogène, phlogogène, septogène, des bactériens, il est un rôle qu'il est difficile de leur refuser : celui de simples véhicules, de propagateurs des poisons dont ils peuvent se charger au contact de milieux infectieux.

Les bactériens *chargés ainsi de liquides septiques* qu'ils trouvent dans les plaies à ciel ouvert, dans les plaies cavitaires, sont prêts à se répandre partout suivant les circonstances :

1° Dans l'*atmosphère :* ils y dissémineraient de tous côtés le poison dont ils sont porteurs (septicémie hétérochthone) ;

2° Dans les *tissus* : diphthérie, charbon, kératite bactérienne, etc., qu'ils nécrosent ;

3° Dans les *milieux sanguins*, etc., qu'ils envahissent avec les liquides putrides ; tantôt ils y restent sans localisation spéciale (septicémie simple), tantôt ils pénètrent en masse dans les éléments importants de certains viscères (épithélium rénal, etc.), dont ils altèrent les fonctions, tantôt ils voyagent avec quelque caillot migrateur qui, fixé en un point quelconque, devient à son tour le centre d'abcès métastatiques (pyémie, septico-embolie), tantôt enfin ils s'attachent aux flancs de quelque lésion sans importance qui est ainsi le point de départ de graves désordres (abcès lointains).

Les succès de la méthode antiseptique peuvent être aussi bien attribués à la théorie chimique qu'à celle des germes. Ce doute purement scientifique ne doit être pour le simple praticien l'occasion d'aucune défaillance ; la méthode antiseptique simple dans son essence, mais variée dans ses procédés (Lister, Guérin, méthode sous-cutanée, pansement à ciel ouvert, etc.), comble de succès constants ceux qui dans la pratique chirurgicale se font les interprètes intelligents et habiles de ses lois.

Au point de vue médical, on pourrait aussi, ne leur cédant que ce rôle de corpuscules indifférents peut-être, établir de la même manière leur importance. Ainsi s'explique aux yeux de certains auteurs, que dans certaines épidémies de nature variable, selon le foyer primitif, ces agents subalternes seraient les intermédiaires faciles de la dissémination des plus redoutables épidémies.

CONTRIBUTION A L'ÉTUDE

DES

TUMEURS MÉLANIQUES

(*Voir planche I, fig.* 1, 2, 3, 4.)

Publié dans les **Comptes rendus et mémoires de la Société de Biologie 1872.**

L'histoire des tumeurs mélaniques, bien incomplète, du reste, offre quelques points intéressants encore vivement débattus. Existe-t-il de la matière mélanique dans le sang, s'en trouve-t-il dans l'urine, enfin quelle est son origine ? La matière mélanique provient-elle du pigment épidermique, est-elle élaborée par les cellules mêmes de la tumeur, tire-t–elle sa source du sang même ? Voilà quelques-unes des questions que je me suis posé, lorsque M. Demarquay me dit un jour qu'il allait enlever une tumeur mélanique.

M. Demarquay, à qui je les communiquai, mit alors à ma disposition son malade et la tumeur qu'il avait enlevée , m'engagea vivement à tirer de ce fait tout ce qu'il pouvait donner, et voulut bien me confier les quelques rares observations des tumeurs mélaniques qu'il a rencontrées dans sa longue carrière chirurgicale.

Tout d'abord citons celles-ci par ordre de date :

Obs. I. — En 1855, M. Demarquay vit une femme d'une quarantaine d'années qui portait au pouce gauche une petite tumeur fongueuse noirâtre, d'où s'écoulait un liquide noirâtre aussi. Cette tumeur saignait facilement. M. Monod appelé en consultation engagea M. Demarquay à enlever la phalange ; l'opération fut faite, mais il y eut récidive deux mois après, dans la cicatrice même. M. Demarquay enlève alors le pouce entier ; la tumeur ne se reproduisit pas localement, mais au bout de trois mois, elle reparaissait dans les ganglions de l'aisselle. L'action chirurgicale devenait impossible, et la patiente succomba bientôt à la marche envahissante de la tumeur qui parut jusque dans les ganglions claviculaires.

Obs. II. — Il y a cinq à six ans, un jeune homme de vingt-huit ans, fort vigoureux, se présente à M. Demarquay avec une toute petite tumeur mélanique grosse comme une lentille située à la circonférence de la cornée de l'œil gauche. La tumeur fut enlevée avec le plus grand soin, elle se reproduisit plusieurs fois autour de la cornée ; dans le cours d'une année, le jeune homme subit trois à quatre opérations ; la tumeur ne reparaissait pas dans le même point ; elle fit de la sorte presque tout le tour de la cornée ; cependant elle finit par disparaître de cette région ; mais deux mois après, ce jeune homme se représenta avec une petite tumeur ganglionnaire développée en avant de la parotide du même côté ; cette tumeur fut enlevée, et facilement ; plusieurs mois après notre jeune homme revint ; une tumeur également mélanique s'était montrée derrière le maxillaire inférieur au contact de la carotide externe. Elle fut enlevée avec beaucoup de peine ; des vaisseaux importants furent intéressés ; le malade quitta Paris en bon état et parfaitement guéri de ces opérations successives ; mais au bout de quelques mois de nouvelles tumeurs s'étaient formées le long de la carotide jusque dans la poitrine. On ne fit pas d'autopsie. Le malade avait été en observation pendant deux ans.

Obs. III. — Elle a été publiée par M. Bailly, externe du service de M. Demarquay, dans la Gazette hebdomadaire, 1868, page 741. Résumons-la en quelques mots : Il s'agit d'une dame de soixante-douze ans, qui s'aperçut, par hasard, de l'existence d'une petite tumeur dans l'épaisseur de la petite lèvre droite, près du clitoris. La tumeur grossit assez rapidement, finit par obstruer l'orifice vulvaire ; enfin, elle fut extirpée par M. Demarquay, en 1868. La tumeur ne récidiva point sur place : mais une petite tumeur noirâtre se montra sur la lèvre gauche ; des taches noirâtres rendaient le fond de l'orifice vulvaire presque entièrement noir. Au moment où l'observation fut publiée, la malade n'était pas morte, mais des signes cachectiques évidents semblaient annoncer sa fin prochaine.

Obs. IV. — En 1871, M. Demarquay fut appelé à opérer une jeune fille de quinze ans, qui portait à l'angle externe de l'œil droit une tumeur grosse comme une petite cerise, qui fut prise d'abord pour une tanne. En explorant la conjonctive palpébrale inférieure, on pouvait y voir une teinte noirâtre. La tumeur fut enlevée avec soin sans intéresser ni la conjonctive ni le cartillage tarse ; mais lorsqu'on ouvrit la petite tumeur on s'aperçut que c'était une tumeur mélanique. Alors, afin de mettre l'opérée à l'abri d'une récidive, M. Demarquay enleva tout ce qui était teinté en noir. Il y a quelques jours, cette jeune fille fut ramenée dans son cabinet, et M. Demarquay constata que toute la paupière inférieure était envahie par une tumeur qui faisait saillie sous la conjonctive au niveau du bord inférieur du cartilage tarse, que cette membrane était elle-même teintée en noir. M. Demarquay se propose d'enlever à nouveau cette tumeur, mais convaincu que, malgré l'âge, la malade succombera dans un temps très-court à la mélanose qui l'envahit.

Obs. V. — L'observation qui fait le sujet de ce travail se rapporte à un jeune homme de 30 ans, vigoureux, robuste, qui a perdu successivement sa mère et sa tante (maternelle) d'affections cancéreuses bien déterminées.

Ce jeune homme portait, depuis l'enfance, à la cuisse, une tache pigmentaire qui ne fut l'objet d'aucune remarque jusqu'au siége de Paris. Simple soldat dans la mobile, il eut alors à souffrir du frottement du pantalon sur sa tumeur. Elle commença dès lors à croître, mais insensiblement. Les privations du siége, dont sa fortune ne le mit pas à l'abri, peuvent avoir eu quelque influence sur cet accroissement; la perte de sa mère pourrait aussi, peut-être, entrer au même titre, en considération. Cependant, la tumeur s'accroissant toujours, son médecin la lui enleva.

Mais au bout de quelques mois, il s'aperçut qu'un des ganglions de l'aîne prenait quelque volume. Ne soupçonnant pas l'importance de ce phénomène et sa relation intime avec la première tumeur, il ne se décida à consulter le médecin que lorsqu'elle acquit le volume d'une grosse pomme; il croyait avoir affaire à un bubon suppuré, erreur que partagea le médecin qui y plongea le bistouri. Il se forma un vaste champignon noirâtre pour lequel, au bout de quelque temps, on se décida à appeler M. Demarquay en consultation.

M. Demarquay se résolut à l'enlever; l'opération ne put être terminée, la tumeur semblait s'étendre dans la profondeur de la cuisse et sous le ligament de Fallope. Une nouvelle végétation remplaça très-vite l'ancienne, et M. Demarquay fut obligé de la réséquer.

C'est vers cette époque que j'examinai l'*urine* (1) du

---

(1) Pribram (*Ueber Melanin in Harn.* Prag, Vierteljahrs, Bd. 83, p. 9) a pu extraire de l'urine une matière chromogène sous forme de poudre blanche, qui offre avec la mélanine des tumeurs la plus grande ressemblance. L'usage de certains médicaments rend les urines noirâtres: goudron, acide phénique et sulfate de quinine.

patient. Exposée à l'air pendant un certain temps, elle prit une teinte un peu foncée, mais cette teinte n'offrait pas des caractères aussi prononcés que ceux qu'annoncent Lerch, Eiselt, Pribram, Hoppe-Seyler, etc. L'addition, au contraire, d'acide nitrique ou de bichromate de potasse lui communiqua, au bout de quelques heures, une coloration noirâtre très-manifeste. L'examen microscopique de l'urine démontra l'existence de petites masses brunâtres paraissant formées par des agrégations de granulations de même couleur ; la plupart de ces petites masses offraient une forme cylindrique et rappelaient pour leur forme les cylindres hyalins que l'on observe dans l'albuminurie. Ces masses cylindriques, ou même ces amas irréguliers de granulations brunâtres, se trouvaient en petit nombre dans le liquide. Si on laisse évaporer à l'air libre l'urine sur une plaque de verre, on voit bientôt au microscope, des amas de fines granulations grisâtres qui entourent des cristaux de diverses formes, tous teintés en violet clair ou plutôt offrant tous une belle couleur hortensia. Ces cristaux paraissent être des cristaux d'acide urique, d'urate de soude et d'ammoniaque; quelques-uns rappellent ceux qui résultent de la combinaison de l'urée avec le chlorure de sodium.

Le *sang tiré du doigt* par piqûre d'épingle et examiné immédiatement dans son propre sérum, offrait aussi quelques altérations remarquables. Tout d'abord, le nombre des globules blancs est notablement augmenté; on en trouve 15, 30 et même 40 sur le champ du microscope avec l'oculaire 3 et l'objectif 7 de Hartnack.

Dans quelques-uns des globules blancs, on voit nettement quelques fines granulations noirâtres mais en petit nombre. Enfin on trouve dans le sérum de petites granulations brun-rougeâtre dont quelques-unes sont rassemblées irrégulièrement en un même point et forment dans quelques autres de très-étroits, très-peu épais et très-courts cylindres qui semblent être, comme les cylindres hyalins pour le rein, les moules des capillaires. Ces granulations et ces moules, flexibles et sans consistance, sont en très-petit nombre. Les globules rouges ne présentent aucune altération.

On ne peut trouver étonnante la présence dans les capillaires de ces petites masses granuleuses flexibles, sans consistance, que dissout parfois le courant du liquide, si l'on se rappelle que certains auteurs ont vu circuler dans le sang (1) des cellules de cancer (Andral, Keller, Schuh, Rokitansky, Wernher) ou des cellules fusiformes (Lücke, Virchow's Archiv., XXXV, 524). Sur un lapin auquel M. Demarquay injecta dans le canal médullaire le liquide noirâtre, mêlé à de l'eau non filtrée, provenant de l'expression d'un morceau de tumeur mélanique, j'ai pu retrouver le pigment mélanique en quantité assez considérable dans les capillaires de quel-

(1) L'épithélium vasculaire peut très-bien être pris, dans certains cas, pour des cellules fusiformes ou cancéreuses et peut être l'origine d'erreurs assez notables. Certaines cellules épithéliales des veines rénales et spléniques, avec ailes membraniformes qui se replient facilement sur le corps de la cellule, offrent notamment l'aspect fusiforme.

ques organes et notamment dans le cœur gauche.

Si sur la tumeur chaude encore, toute fraîche, on vient à râcler la surface avec un bistouri, on peut étudier facilement les cellules et le liquide mélanique, mais aussi le sang qui s'est échappé des vaisseaux. Le *sang, tiré par râclage de la tumeur* (V. fig. 4) et mêlé par cette petite opération au liquide mélanique, présente des altérations bien caractéristiques. Les globules, conservés et examinés immédiatement dans le liquide, sont tantôt normaux, avec leur couleur jaune-faible, avec leur forme et leur aspect excavé. Quelques-uns sont rangés en piles de monnaie. Mais, à côté de ceux-là, on trouve dans le liquide des amas de globules soudés irrégulièrement ensemble, présentant sur les bords une teinte jaunâtre et sur les points les plus épais une teinte violacée, qu'on peut comparer aux teintes plus ou moins foncées : lilas, hortensia. Ces masses sont en assez grand nombre dans le liquide; à côté d'elles, on en voit d'un jaune sale; puis quelques globules isolés, teintés en sépia faible, ne présentant plus leur réfringence spéciale, ne montrant plus leurs espaces clairs; en un mot ils sont plus ou moins fortement ombrés. On trouve aussi quelques masses globulaires où l'on reconnaît encore les contours de quelques-uns des globules composant ces masses, qui ont le volume des grosses cellules rondes pigmentaires et offrent une teinte sépia bien marquée. Enfin, on rencontre çà et là quelques corps fortement bruns du volume des globules sanguins et qui présentent la plus grande analogie avec les corps brunâtres qui s'observent dans quelques cellules mélaniques. L'épithélium vasculaire est, en quelques points, coloré en noir, comme déjà Rindfleisch l'avait annoncé.

Les *cellules mélaniques* qui nagent dans le liquide offrent deux formes principales : rondes et fusiformes. Elles sont plus ou moins remplies de matière pigmentaire; leur protoplasme en est teint plus ou moins fortement, depuis un léger trouble ombré jusqu'aux teintes sépia les plus prononcées; leurs noyaux sont incolores, quelquefois au nombre de deux; ils sont voilés par la masse pigmentaire qui les entoure. Ces deux variétés de cellules sont toutes les deux très-volumineuses; dans quelques-unes des cellules rondes, on trouve deux ou trois masses noires arrondies, offrant le volume et l'aspect de globules sanguins qui y auraient pénétré de toutes pièces (1). (V. fig. 1, pl. I.)

Ces cellules sont généralement réunies en foyers entourés de tissu conjonctif, cellules fusiformes dont le volume est six ou huit fois moindre que les grosses cellules fusiformes. La matière pigmentaire transforme ces foyers en lobules noirâtres; quelques-uns, plus ou moins colorés au centre, offrent au contraire dans la ceinture de cellules fusiformes qui les entoure des teintes noirâtres, jaune-clair.

C'est donc un sarcome mélanique qui se développe très-rapidement par le dépôt de petites cellules lymphoïdes qui forment de longues traînées dans l'intérieur de ces

---

(1) Virchow admet cette pénétration directe, mais seulement dans les sarcomes hémorrhagiques et non dans les sarcomes mélaniques. Tum. III, p. 215.

tissus et jusque dans le voisinage de la peau. La plupart de ces cellules lymphoïdes sont incolores; on en trouve quelques rares foyers colorés en un beau jaune d'or.

D'où vient la matière mélanique? provient-elle du pigment malpighien ou du sang? est-elle une élaboration spéciales des cellules (1)? Pour nous, comme pour quelques auteurs le pigment mélanique dérive du sang.

Nous avons mentionné plus haut les altérations de globules rouges dans le sang pris sur la tumeur même, leur coloration jaunâtre, sépia, leur teinte violacée hortensia lorsqu'ils sont réunis en masse. J'ai pu retrouver ces altérations sur des coupes transversales de vaisseaux qui avaient encore gardé leurs globules, et vérifier l'assertion de Rindfleisch, qui a vu le dépôt de pigment mélanique se faire dans les cellules épithéliales des vaisseaux. Les vaisseaux eux-mêmes offrent une série d'altérations notables. Les capillaires qui environnent les cellules graisseuses et qui, à cause de la grande réfringence du tissu, peuvent être suivis facilement sur les coupes carminées et placées dans le baume de Canada, montrent le long de leurs parois une masse de jeunes cellules lymphoïdes qui écartent les cellules graisseuses. Ces traînées lymphoïdes s'échappent petit à petit; on assiste là aux phases de développement de la tumeur

---

(1) Cornil et Rauvier. V. *Manuel d'anatomie pathologique*, p. 60. « A l'état pathologique, ce pigment semble être une élaboration particulière des cellules ; l'apparition de ce pigment peut se faire, en effet, loin du système vasculaire. »

sarcomateuse, et on peut se convaincre que les capillaires sont accompagnées de dépôts pigmentaires jaune d'or ; que quelques-uns de ces dépôts se font même dans leur intérieur ; qu'enfin, vers les parties où les cellules lymphoïdes se transforment en grosses cellules rondes, le pigment passe par des teintes plus ou moins foncées jusqu'au noir le plus sombre. Dans un sens opposé du côté de la peau, dont les masses mélaniques sont séparées par une couche de tissu assez considérable, 1 à 2 centimètres au moins, on peut faire des observations identiques. Les cellules fusiformes normales qui sont comprises dans son épaisseur, offrent la même teinte jaune précédemment décrite, qui petit à petit vers la peau (qui nulle part n'est envahie par la tumeur) passe à la teinte sépia ; les capillaires de la peau offrent très-irrégulièrement des teintes de même espèce, plus prononcées vers la peau. Des glandes sudoripares sont légèrement ombrées, mais l'épithélium épidermique, surtout dans les couches profondes, offre une teinte sépia très-légère, qui, sur la peau, vue en masse, se traduit par une coloration violacée dans le genre des taches de nitrate d'argent. Les traînées très-étroites de cellules lymphoïdes arrivent jusque dans l'épaisseur du derme.

Ainsi donc : tumeur mélanique profondément, colorations sépia, puis jaune d'or à son pourtour, le long des capillaires dans leur intérieur et dans les cellules fusiformes et quelques cellules lymphoïdes ; puis, au fur et à mesure qu'on arrive vers la peau, la teinte devient plus foncée ; les éléments épidermiques, les épithéliums glandulaires, les poils mêmes prennent une teinte sombre. Il est difficile de ne pas reconnaître dans cet ensemble de lésions, d'abord des altérations du sang, sa décomposition sur place sous une influence encore peu appréciée, des hémorrhagies capillaires, la résorption des éléments tinctoriauxdu sang par les cellules du tissu conjonctif, et enfin, chose plus remarquable, l'emploi par les épithéliums cutanés de cette matière pigmentaire qui leur est fournie en excès, à la fois par le réseau des cellules plasmatiques qui s'imbibe facilement des parties liquides et colorées du sérum du sang en voie de décomposition, et par les capillaires dans lesquelles la circulation ne s'effectue plus, et qui ne charrient plus que la partie liquide et colorée du sang qui, en certains points s'est coagulée en masses jaunes, et dans d'autres, extravasée à leurs côtés.

En résumé: altération locale dans l'intérieur des vaisseaux des éléments mêmes du sang, diffusion de la matière colorante dans le sérum, et imbibition, absorption directe de cette matière colorante par les cellules, qui passe d'abord dans les éléments sains et pathologiques, arrive rapidement dans ces derniers à la teinte sépia. Voilà un premier mode de coloration qui s'accompagne parfois, mais plus rarement, d'hémorrhagies ou extravasations directes qui formerait le second.

Les métamorphoses successives que subit le sang épanché (ecchymoses) dans les tissus; l'élaboration par une action spéciale, métabolique si l'on veut (Virchow), des matières colorantes filtrées ou extravasées, expliquent bien les termes principaux du phénomène.

Du reste, une foule de faits militent en faveur de cette théorie ; résumons-les brièvement.

Dieffenbach a extirpé un *mélano-sarcome en partie incolore* (VIRCH. ARCH., II, p. 231). Si la matière mélanique est sécrétée par les cellules, pourquoi cette coloration partielle ? — Il y a une *relation étroite entre la mélanose et la téléangiectasie ;* la plupart des tumeurs mélaniques ont pour point de départ des téléangiectasies, et l'on sait qu'une pigmentation spéciale accompagne ces tumeurs. L'irritation de quelques-unes de ces tumeurs, l'action d'un traumatisme plus ou moins souvent répété, telles sont quelques-unes des causes qui peuvent expliquer l'épanchement de sang dans ces tumeurs. Rindfleisch (ANAT. PATH., p. 106, 1re édition) assure que tout cancer pigmentaire naît d'abord sous forme médullaire et que la pigmentation n'est que consécutive.

L'hémorrhagie, dans quelques cas, par destruction des parois vasculaires, mais le plus souvent la participation active des parois des vaisseaux à la néoplasie et l'absorption directe de la matière colorante dissoute dans le sérum, son élaboration consécutive par les cellules sarcomateuses et cancéreuses : voilà comment se produit cette teinte noire.

Ces deux procédés, hémorrhagies et absorption directe, peuvent se trouver côte à côte ; l'hémorrhagie est caractérisée par des masses cristalloïdes brun-noirâtre, par la pénétration des globules sanguins dans les cellules sarcomateuses mêmes. L'absorption se manifeste par le rayonnement autour d'un vaisseau d'une coloration aune-citrin gomme-gutte qui, petit à petit, se transforme en matière noirâtre ; on a affaire à une véritable diapédèse, c'est-à-dire à une filtration réelle des parties liquides et colorées du sang, dont les globules sont morts, pris en masses violacées, ombrées et dont la substance colorante se diffuse partout.

Les hypérémies chroniques, les inflammations chroniques, s'accompagnent de chromatoses analogues, dont tous les pathologistes ont depuis longtemps signalé les effets. Dans la mélanose, on a affaire à des phénomènes en tout parallèles, mais bien plus prononcés, et c'est là que semble intervenir une action spéciale des cellules sarcomateuses qui hâte la transformation de la matière jaune en matière mélanique, action métabolique (1), digestibilité, termes divers destinés à exprimer le phénomène tout aussi bien qu'à cacher notre ignorance de ces transformations intimes.

La diffusion des matières colorantes dissoutes dans le sérum du sang altéré primitivement dans les vaisseaux (amas de globules violacés, globules ombrés), dans les cellules saines ou non des tissus périphériques, l'hémorrhagie parfois (2) : telles sont donc les deux origines de la pigmentation pathologique, qui peut être portée à un maximum d'altération, par une activité spéciale des cellules sarcomateuses ou cancéreuses.

Rindfleisch reconnaît, lui aussi, que la diffusion des

---

(1) Virchow. T. *Tumeurs*, 2e vol. « Je ne puis admettre que la matière colorante ordinaire de la mélanose provienne d'extravasats, p. 267. »

(2) Virchow, *loc. cit.*

matières colorantes du sang est la grande cause de la teinte mélanique, mais il ne donne comme preuve de cette diffusion que la pigmentation des épithéliums vasculaires et que des vues générales sur l'origine des pigments qui proviennent pour lui tous du sang. J'ai cru apporter dans les lignes qui précèdent des preuves tout aussi importantes de l'origine de cette pigmentation.

M. Vulpian m'a conseillé, comme lui-même l'a déjà fait depuis longtemps, de faire sur la matière colorante quelques recherches microchimiques. La matière colorante noire offre, en effet, certaines réactions sur lesquelles avait aussi insisté Dressler (1). Comme lui, j'ai trouvé sur des préparations microscopiques que la substance noire est soluble dans la soude ; elle est à peine altérée par l'acide nitrique, l'acide chlorhydrique et l'acide sulfurique. Si on laisse sur des plaques de verre, pendant quarante-huit heures, de la matière noire en contact avec ces divers acides, on voit parfaitement que l'acide nitrique la transforme en masses cristallines noires ; que l'acide sulfurique sirupeux en adoucit les teintes, de même que l'acide chlorhydrique. Le chlore décolore la mélanine.

M. Robin, dans un récent article (2), distingue les mélanoses en deux groupes : 1° mélanoses hématiques ; 2° mélanoses vraies ou mélaniques. La matière noire du premier groupe se dissout au bout de quelques heures et sa coloration disparaît au contact de l'acide

(1) Unters. d. *Farbstoffs eines Melanot Leberkrebses.* Prag. Vierteljahrsch., Bd 88, p. 9.

(2) *Archives de physiologie*, p. 80.

sulfurique ordinaire sans addition d'eau ; cette réaction est particulièrement celle de l'hématosine qui s'y dissout avec une plus grande rapidité ; les cristaux d'hématoïdine, d'hémoglobine n'éprouveraient que des modifications sans importance. Pour M. Robin, l'action dissolvante de l'acide sulfurique sur l'hématosine la différencie nettement des granules de la mélanine oculaire cutanée ou de celle des tumeurs avec lesquelles elle est parfois mélangée.

M. Robin s'appuie encore sur l'existence de pigment de diverses couleurs chez divers mollusques dont le sang est incolore.

Le malade de M. Demarquay est mort après une double tentative pour arrêter le mal par opération.

L'autopsie, à laquelle assistait M. Demarquay, a démontré l'existence d'une généralisation le long de la chaîne ganglionnaire iliaque jusque dans les ganglions lombaires, etc. ; les vertèbres inférieures étaient prises ; le foie offrait de nombreuses taches noires ; le poumon aussi. Quelques os, le sternum, le crâne, quelques côtes, montraient une masse mélanique dans leur intérieur, assez considérable ; les capsules surrénales, la rate, paraissaient saines, de même que les centres nerveux et les reins.

A l'examen microscopique, j'ai trouvé sur le foie des lésions assez remarquables. Les lobules hépatiques présentent généralement, sur des coupes perpendiculaires à la veine sus-hépatique, une teinte sombre et un piqueté noir à leur périphérie ; la teinte sombre est cellulaire, le piqueté paraît être vasculaire. La veine-porte est très-souvent bourrée de matière noire; l'artère hépatique et le canal biliaire sont libres : mais, au centre du lobule, la teinte des cellules hépatiques est jaune-brunâtre ; cette teinte va disparaissant graduellement jusqu'à la périphérie, où elle est remplacée par les granulations noires dont nous venons de parler. En quelques endroits, la veine sus-hépatique est complétement obturée par la matière noire, et on peut voir ainsi quelques lobules dont le réseau vasculaire se trouve injecté en noir.

Sur une coupe parallèle aux vaisseaux sus-hépatiques, on retrouve les mêmes détails, les veines-portes injectées, quelques veines sus-hépatiques bourrées de substance noire.

Les cellules hépatiques ont des colorations diverses ; quelques-unes sont d'un beau jaune d'autres, brunâtres ; dans quelques îlots, on trouve des globules blancs en assez grand nombre; dans les lobules hépatiques bien injectés, les cellules hépatiques sont graisseuses et tendent à disparaître.

En aucun de ces points on ne retrouve de cellules sarcomateuses. L'artère hépatique n'a présenté nulle part de matière colorante noire.

Le *rein* n'offre pas un seul noyau métastatique; en quelques points très-rares, on y découvre des taches noires ; mais sur l'épithélium de tout l'organe se trouve disséminée une teinte sépia très-douce qui se traduit en un fort grossissement par un pointillé noirâtre très-fin dans les épithéliums canaliculaires.

Le *sternum*, macéré dans l'acide chlorhydrique pendant vingt-quatre heures, présente des altérations intéressantes.

Les *cellules osseuses* sont remplies d'une matière colorante jaune citrin. Les *canalicules de Havers* présentent la même teinte uniforme ; sur quelques-unes on aperçoit des globules entassés en pile de monnaie et d'un jaune sale, des globules isolés et noirâtres, sur d'autres, des cylindres formés d'une matière colorante brunâtre.

La *moelle osseuse* elle-même est complétement noirâtre ; on y aperçoit des cellules graisseuses dont le noyau est noir ou couleur sépia ; on y trouve des cellules fusiformes petites et grosses, en grand nombre. La macération dans l'acide chlorhydrique probablement, détruit les médullocelles ; il est impossible d'en voir ; peut-être aussi la nature même de la moelle sternale, où les cellules graisseuses abondent, empêche-t-elle d'arriver à savoir ce que deviennent les médullocelles. Le tissu adénoïde ou cytogène de la moelle a dû certainement fournir là un appoint considérable.

La matière pigmentaire qu'on observe normalement sur les pédoncules cérébraux et à la partie supérieure de la protubérance était très-foncée et très-étendue.

Depuis ce fait, deux observations intéressantes sont venues s'ajouter à celle-ci :

Obs. VI. — M. Verneuil vient d'enlever sur un homme d'une quarantaine d'années un ganglion lymphatique préauriculaire qui offre aussi, mais pas dans toute son étendue, divers points mélaniques. Ce ganglion, de la grosseur d'un œuf de pigeon, s'est engorgé quelque temps après l'ablation d'une petite tumeur de la paupière inférieure, que M. Verneuil avait reconnue pour être un adénome sudoripare. Le ganglion offre, à côté de points noirs, des points rouges plus ou moins irréguliers et enfin quelques endroits jaunâtres. A l'œil nu on peut saisir toutes ces teintes parfaitement bien.

Au microscope, on reconnaît que la tumeur présente des cellules arrondies avec plusieurs noyaux (trois, quatre, cinq et six noyaux) et nucléoles brillants, des cellules polygonales avec noyau très-volumineux, de petites cellules rondes qui semblent former les premiers stades des premières, enfin des cellules fusiformes plus ou moins volumineuses, mais généralement plus volumineuses qu'à l'état normal.

La matière colorante est distribuée dans les divers éléments d'une façon assez inégale ; dans quelques endroits la teinte, allant par gradation, remplit ces diverses cellules ; en d'autres, la matière colorante s'infiltre seulement dans les cellules fusiformes. Ce qu'il y a de remarquable, c'est qu'à côté de ces teintes mélaniques la plus grande partie du ganglion est blanche. Sur la paupière on peut encore voir une légère teinte noirâtre. La tumeur ganglionnaire est un cancer épithélial. A la périphérie du ganglion, quelques lobules parotidiens présentent une prolifération épithéliale considérable, les culs-de-sac sont bourrés d'épithéliums qui y forment plusieurs couches.

Obs. VII. — M. Demarquay vient d'enlever à une jeune fille une tumeur assez volumineuse, bosselée, irrégulière, qui pénétrait dans l'orbite, complétement incolore et qui était une récidive d'une tumeur complétement mélanique. L'examen microscopique de la première tumeur n'a pas été fait, mais celui de la seconde révèle un épithélioma pavimenteux lobulé. Les cellules épithéliales présentent des granulations graisseuses assez nombreuses.

La première tumeur était mélanique, la deuxième récidive sur le même point ne l'était pas. C'est à ce titre un exemple très-intéressant.

Des essais d'inoculation ont réussi entre les mains de quelques auteurs. Eiselt (ouvr. cité, p. 76) rapporte des faits de contagion assez curieux; des palefreniers soignant des chevaux pris de tumeurs mélaniques auraient été atteints de mélanose. Klencke (1) cite des faits d'inoculation de chevaux sur des chevaux, de chevaux sûr des chiens qui ont été suivis de reproduction de la mélanose. Goujon cite un fait semblable.

M. Demarquay a essayé de reproduire la mélanose sur deux lapins, en leur injectant dans le canal médullaire du fémur du liquide mélanique non filtré (2). Ces lapins sont morts tous deux au bout de deux à trois jours avec diarrhées très-opiniâtres. A l'autopsie, la matière mélanique se trouvait répandue sous forme granuleuse ou même cellulaire (grosses cellules fusiformes ou rondes) dans les principaux organes. Je pus en retrouver aussi dans le cœur gauche, mais seule-

(1) Hæsers. Archiv. f. d. ges. med. IV, 1843.

(2) Liquide extrait le lendemain de l'opération.

ment sous forme granuleuse. Les lapins ont succombé vraisemblablement à l'empoisonnement septique et à des embolies multiples.

J'ai fait sur deux lapins des recherches analogues. J'ai placé sous la peau à une distance considérable de l'incision, de petits lambeaux de la tumeur, quatre heures après la deuxième opération; j'ai eu soin de prendre les parties encore jeunes de la tumeur, parties à moitié colorées et à moitié incolores. J'ai injecté sur les mêmes lapins, dans le tissu sous-cutané, du liquide mélanique; je n'ai pu suivre avec détails les effets de l'injection du liquide; le gardien croit pouvoir m'affirmer que les lapins s'étaient bien portés. L'un d'eux, le plus robuste, maigrit considérablement au bout de quelques jours et toutes les incisions suppurèrent; le pus était crémeux, d'un blanc laiteux. L'autre résista mieux, ses plaies se cicatrisèrent et il se développa sur les divers points inoculés des nodosités formées de matière caséeuse. Il fut tué au bout de quatre semaines et on ne trouva rien dans les viscères.

En résumé, la matière mélanique dérive du sang.

Ce qui le prouve, c'est l'existence de coloration variant du jaune au rouge-brun, au noir dans les tumeurs mélaniques; c'est la présence de matière jaune et de granulations noirâtres dans les cellules (cellules de la tumeur, cellules plasmatiques) et même dans les capillaires, les glandes et les épithéliums cutanés parfaitement sains; ce sont les altérations locales du sang dans la tumeur même.

La diffusion, l'hémorrhagie sont les deux causes de

la sortie de la matière colorante hors des vaisseaux. Il est probable que l'élaboration propre des cellules est pour quelque chose dans l'intensité de la coloration et dans la métamorphose rapide des matières colorantes.

La mélanose n'est donc qu'un accident de certaines tumeurs. On comprend donc que quelques-unes de ces tumeurs soient partiellement mélaniques.

Une partie de cette matière mélanique peut se retrouver dans le sang, les urines, les principaux viscères sous forme de matière colorante, ou d'un fin granulé.

Depuis 1872, date à laquelle je publiai ce mémoire, le Dr C. Gussenbauer a publié sur ce sujet dans les archives de Virchow t. LXIII, 1875, un très-intéressant travail. Il s'appuie pour établir le même fait 1° sur l'inégale répartition du pigment; 2° sur la thrombose des vaisseaux sanguins aux limites de la tumeur; 3° sur la disposition des cellules pigmentées le long des vaisseaux.

INDEX BIBLIOGRAPHIQUE

On trouve dans la thèse de V. Peulevé, *Contribution à l'étude de la mélanose généralisée*, Paris 1866, un *Index bibliographique* très-complet sur la question, nous ajouterons seulement quelques travaux qui ont paru depuis :

Broca. SOCIÉTÉ DE BIOLOGIE, 1858.
Cornil et Trasbot. Mémoire couronné par l'Académie.
Rœcker. SCHMIDT'S JAHRB.., B. 14, H. 1, S. 20.
Bendz. GRÆFE'S UND WALTHER'S JOURN. B. 23.
Schilling. *Dissert. de melanosi.*
Lecat. *Traité de la couleur de la peau humaine.*
Dubourg. *Froriep's Notizen*, 1836.
Eiselt. *Ueber Pigment Krebs.* V. PRAG. VIERTELJAHRS. Bd 70, 76. A colligé dans la science 104 cas.
Pemberton. *On melanosis.* Londres, 1858. A rassemblé une quarantaine de cas qui entrent dans le travail de Eiselt.
Pribram. *Ueber Melanin im Harn.*
Dressler. *Unters. d. Farbstoffs eines melanotisches Leberkrebses.* Tous deux dans PRAG. VIERTELJAHR., B. 88.
Laycock. BRIT. AND FOR. MED CHIR, REV., t. XXVII.
Goujon. GAZ. DES HÔPITAUX, 1867.
Virchow. *Traité des tumeurs*, t. II, V. *Sarcom* passim.
Rindfleisch. *Pathol. Anatomie*, 1re édition. V. *Pigmentation, cancer et sarcome mélanique.*
Robin. *Des tumeurs mélaniques et mélaïniques.* (JOURNAL, D'ANATOMIE ET DE PHYSIOLOGIE, 1872.)

CONTRE-INDICATIONS

À

L'EXTIRPATION DES TUMEURS MÉLANIQUES

TIRÉES DE L'EXAMEN MICROSCOPIQUE DU SANG
ET DES URINES. ETC.

Publié dans les **Comptes rendus et Mémoires de la Société de Biologie, t. XXVI, p. 82, 31 janvier 1874.**

Avant d'entreprendre l'extirpation d'une tumeur mélanique, le chirurgien cherche, par tous les moyens possibles, à s'enquérir de l'état des viscères ; la généralisation du tissu morbide dans les grands parenchymes est, en effet, une contre-indication formelle à l'opération. Cette notion est loin d'être facile à établir dans certains cas où l'on ne pouvait en apparence la soupçonner ; une

---

Cette note a été communiquée à la Société de Biologie le 17 janvier 1874. Mon excellent ami, E. Clauzel, m'ayant demandé vers le mois de juin de la même année un sujet de thèse, je l'ai engagé, lui promettant mon aide pour les examens microscopiques, à faire sa thèse sur le point suivant : *diagnostic de la généralisation*

fin rapide, hâtée encore par une opération entreprise sur la foi de données nécessairement insuffisantes, est venu prouver la difficulté de pareilles appréciations.

L'examen microscopique du sang semble devoir étendre le champ d'action du clinicien et lui permettre de résoudre ce problème : Y a-t-il, oui ou non, généralisation dans les viscères ?

Qu'on nous permette de donner, tout d'abord, une simple *énumération* des caractères microscopiques du sang et des urines chez les malheureux atteints de généralisation mélanique viscérale.

Dans le sang les globules blancs sont parfois augmentés

---

des tumeurs mélaniques par l'examen microscopique du sang, des urines et des crachats ». J'ai revu avec lui presque tous les malades dont j'avais publié déjà l'observation au mois de janvier, je lui ai fait constater la réalité de mes assertions que j'étais bien aise de contrôler à nouveau.

Bien que mon ami Clauzel ait cité avec la plus grande loyauté mon travail à plusieurs reprises dans sa thèse et l'ait nettement indiqué comme point de départ du sien, quelques journalistes qui n'ont lu les conclusions de sa thèse que d'une matière hâtive sans parcourir le texte en ont attribué à tort la paternité au. Dr Clauzel : la priorité m'en appartient absolument et entièrement. Il suffit du reste de comparer ma note publiée le 17 janvier 1874 (1) avec la thèse de Clauzel publiée 17 juillet 1874 pour se rendre compte de la méprise.

---

(1) *Gazette Médicale*, p. 59. — *Comptes rendus et Mémoires de la Soc. de Biologie* p. 82.

de nombre : 15, 20, 30, 40, même par champ de microscope avec l'oc. 3 et l'ob. 7 de Hartnack ; ils renferment, en outre, de fines granulations noirâtres. Le sérum présente à l'état de liberté de petites granulations brun rougeâtre ou noirâtres, ou encore des moules flexibles et sans consistance, granuleux, analogues aux cylindres hyalins et qui semblent être les moules des capillaires ; de plus, les globules rouges vus en masse peuvent offrir une teinte sépia plus ou moins prononcée.

Les urines prennent une teinte un peu foncée, l'addition d'acide nitrique ou de bichromate de potasse leur communique une teinte noirâtre. Si l'on vient à en examiner le dépôt au microscope, on y observe des masses cylindriques, ou des amas irréguliers de granulations brunâtres, semblables pour la forme aux cylindres hyalins de l'albuminurie. Si on laisse évaporer à l'air libre l'urine sur une plaque de verre, on voit bientôt des amas de fines granulations grisâtres qui entourent des cristaux de diverses formes. Ces cristaux offrent tous une belle couleur hortensia.

Il ne m'est pas encore possible d'indiquer la *valeur relative* de ces diverses lésions. J'ai observé pour la première fois tous ces caractères réunis (Voir Mémoires de la Société de Biologie, 1872, *Contribution à l'étude des tumeurs mélaniques*, observation V) sur un jeune homme de trente ans. Il portait à la cuisse une tache pigmentaire que le frottement du pantalon lui rendit sensible. Son médecin la lui enleva ; quelques mois après, récidive dans les ganglions de l'aîne ; son médecin y plongea le bistouri. Un vaste champignon noirâtre se forma. M. Demarquay, appelé essaya de l'enlever, mais en vain : la tumeur s'étendait dans la fosse iliaque ; le malade mourut quelques jours après, et c'est peu de jours avant la mort que j'examinai le sang et les urines. Le foie, les poumons (crâne, sternum, quelques côtes vertébres inférieures), offraient des noyaux métastatiques. La tumeur primitive était un sarcome mélanique, dont les noyaux métastatiques reproduisaient la texture. Le rein n'offrait pas un seul noyau métastatique, on y trouvait seulement quelques taches noires très-légères et une teinte sépia très-douce de tout l'organe, fait important si on le rapproche de la présence de la mélanine dans les urines.

Sans indiquer la présence de noyaux métastatiques dans les reins, la mélanurie indique au moins la présence de la matière pigmentaire en grande abondance dans le sang et par suite, sa généralisation dans les viscères.

Dans une autre observation, la généralisation était visible pour ainsi dire, le malade portait sur les surfaces cutanées 150 tumeurs mélaniques et se trouvait dans un état de cachexie très-avancée, on n'observait que quelques-uns de ces signes : la présence de granulations dans les globules blancs, la teinte jaune, sale, ombrée des globules rouges, et une légère teinte noirâtre des urines. L'autopsie de ce malheureux fit reconnaître une généralisation très-étendue dans la rate, le foie, les reins, les os, les poumons ; les deux capsules surrénales étaient entièrement mélaniques et sarcomateuses. La tumeur originelle était une tumeur du talon qui avait été enlevée en décembre 1871 et avait récidivé en 1872.. Le malade mourut en novembre 1873, à l'âge de 53 ans, dans le service de M. Verneuil remplacé alors par M. Nicaise.

Il s'agissait encore de sarcomes dans deux autres faits que j'ai eu l'occasion de voir récemment; un seul signe a pu m'indiquer la généralisation, c'est la présence dans les globules blancs de granulations pigmentaires.

Un cordonnier de trente-huit ans voit apparaître, en 1870, une tumeur de la grosseur d'une lentille à l'angle interne de l'œil; en dix-neuf mois elle atteignit le volume d'une noisette; on enleva cette tumeur en 1872; on vit apparaître à l'angle externe une autre tumeur de même nature. M. Labbé, dans le service duquel il était entré à la Pitié, extirpa la tumeur; la plaie guérit parfaitement (1); j'ai pu examiner la tumeur, c'était un sarcome mélanique. Le sang de la circulation générale, examiné trois semaines après l'opération, offrait un certain nombre de globules blancs plus ou moins remplis de granulations pigmentaires. La généralisation ne me semble pas douteuse, en ce moment, chez cet homme.

Un fait analogue vient de se présenter dans le service de M. Verneuil.

Le nommé X..., vingt-sept ans, porte, depuis dix-huit mois, sur la joue gauche, de petites tumeurs verruqueuses groupées au nombre de 8 à 10 autour d'une tumeur centrale grosse comme une petite cerise. Quelques-unes d'entre elles saignent facilement et dans

(1) Note clinique due à l'obligeance de M. Vachey, élève du service.

le voisinage de ces verrues, dans leur épaisseur même, on voit une teintenoire très-manifeste. Un ganglion sous-hyoïdien est engorgé. M. Verneuil enlève une portion de la joue et le ganglion. La tumeur, qui présente indubitablement la plupart des caractères du sarcome, offre, en certains points, une structure qui la rapproche du cancer: c'est une tumeur mixte. Le ganglion est presque noirâtre dans son ensemble; le sang, de la circulation générale renferme un petit nombre de globules blancs facilement pigmentés; ces globules blancs sont un peu augmentés de nombre.

La plaie va bien, mais le pronostic général n'en reste pas moins très-sombre.

Voici une série de faits, les uns appuyés sur des autopsies, les autres sur des faits cliniques (marche de la tumeur; envahissement des ganglions) qui font ressortir l'importance clinique de la présence de la pigmentation dans le sang et les urines.

Quelle que soit la théorie que l'on admette sur l'origine de la matière pigmentaire (origine hématique, origine spontanée comme le pigment malpighien ou choroïdien), tout en se rappelant qu'une partie du pigment des tumeurs mélaniques peut se former dans les vaisseaux mêmes de la tumeur, il ne m'en semble pas moins possible de diagnostiquer, dans un certain nombre de cas, la généralisation dans les viscères par la simple étude microscopique du sang et des urines (1).

---

(1) Dans les colorations mélaniques, il faut non-seulement distinguer les diverses teintes plus ou moins pro-

La note précédente est le résultat de longues recherches sur le diagnostic de la généralisation des tumeurs par l'examen microscopique du sang tiré d'une piqûre du doigt par exemple.

Le cancer, certaines variétés de sarcome, se généralisent par voie d'èmbolie : c'est un fait au-dessus de toute discussion. Ces embolies sont plus ou moins volumineuses ; pourquoi ne trouverait-on point des embolies cellulaires, réduites à quelques cellules, à une cellule même, qui trahiraient ainsi par leur forme, par leur aspect spécial, leur origine première ? A première vue c'est un fait extrêmement probable. On pourraït ainsi, si le fait était établi, diagnostiquer par un simple examen microscopique la généralisation de la tumeur.

---

noncées et variables qui les composent, mais aussi les granulations dont les unes sont noirâtres et les autres incolores et très-réfringentes ; il ne faut pas croire non plus que ces teintes mélaniques de certaines organes (Voir notre 1re observation) coexistent absolument avec une métastase des éléments carcinomateux ou sarcomateux. Dans les autopsies précédentes j'ai vu des noyaux sarcomateux métastatiques sans pigment mélanique, comme aussi des teintes mélaniques de tout un organe, le rein, sans noyau sarcomateux ; j'ai même vu des amas de matière pigmentaire assez volumineux, sans cellules fusiformes, ni embryonnaires.

L'importance pour le chirurgien d'un pareil résultat, s'il était bien acquis, serait énorme.

Andral (1) dit avoir vu des cellules cancéreuses dans le sang ; Heller (2), Wernher (3), Rokitansky (4), Schuh affirment avoir observé le même fait.

Cette donnée n'a plus rien d'étrange depuis que la théorie de l'embolie a pris droit de cité dans la science. Des observateurs plus modernes ont répété ces recherches avec quelques succès. Lücke (5) a ainsi trouvé dans le sang de petites cellules fusiformes. Le même observateur a constaté souvent l'existence dans le sang de nombreuses cellules blanches, dans le cas de lymphosarcome, mais leur ressemblance complète avec les corpuscules blancs du sang ne peut permettre d'affirmer leur origine. Un fait seul peut la faire soupçonner c'est la multiplication plus ou moins considérable des leucocytes.

Tel est le bilan de la science sur ce point si intéressant. Il n'y a pas lieu de s'étonner d'un si maigre résultat ; le problème est très-épineux. Tout d'abord il faut remarquer que le sang charrie souvent des épithéliurus qui se détachent de la paroi vasculaire même. C'est là une cause d'erreur importante qu'il est cependant facile d'éviter avec quelque connaissance du sujet.

---

(1) Andral *Hématologie pathologique*, 1843, p. 179.

(2) Heller. *Archiv. f, Mihroskopie und Chemie* 1846, liv. I.

(3) Wernher. *Zeitschrift f. rationelle Medicin* 1754. T. V, p. 109.

(4) Rokitansky. *Allg. path. Anatomie* 1846 p, 553.

(5) Lüke, *Virchow's. Arch* XXXV, 530.

Une seconde difficulté c'est qu'il faut bien reconnaître qu'une cellule provenant d'une tumeur est généralement plus volumineuse, plus irrégulière que les globules blancs. On sait que les globules rouges ont juste le volume des capillaires et qu'ils sont obligés même de s'allonger un peu dans quelques-uns d'entre eux pour pouvoir y passer.

Raisonnablement on ne peut s'attendre à ce que des cellules emboliques passent dans les plus fins capillaires.

Ceci nous mène à une conclusion pratique. Ce n'est pas avec une piqûre à l'aide d'une épingle ou d'une fine aiguille qu'il faut tirer du doigt une goutte de sang. Il faut employer un fin scalpel et avec la pointe inciser la pulpe de l'index par exemple, très-soigneusement savonné d'abord, puis lavé avec un peu d'alcool et parfaitement essuyé. L'incision sera petite, 3 à 4 millimètres au plus mais atteindra sûrement des vaisseaux plus gros que de simples capillaires. En employant ce procédé j'ai vu nettement paraître à la surface de la goutte de sang un petit embolus à moitié mélanique. Enfin il ne faut pas demander à un moyen, si bon qu'il soit plus qu'il ne peut donner. Certaines tumeurs ne se généralisent guère que par les lymphatiques ; les ganglions forment un filtre puissant qui empêche la marche ultérieure des embolies lymphatiques ; celles-ci s'y établissent à demeure, y pullulent, et si l'on venait alors à examiner le sang il serait peu probable qu'on y trouvât des signes de généralisation. Ainsi marche l'épithélioma des lèvres. Du reste, autre difficulté remarquons le bien : l'épithélioma labial est formé de grandes cellules pavimenteuses dont les dimensions sont énormes, colossales mêmes comparées à un globule rouge, par conséquent au diamètre des capillaires. Si par hasard la généralisation ganglionnaire a gagné de proche en proche le dernier chaînon de la pléiade ganglionnaire (et souvent le patient est enlevé bien avant), le mal ne peut entrer dans la circulation générale qu'en ulcérant des vaisseaux d'un volume notable.

Toutes les tumeurs épithéliales ou d'origine épithéliale (cancer) ont donc d'autant plus de difficulté à se généraliser par voie sanguine qu'elles ont la porte plus facilement ouverte du côté des lymphatiques dont les réseaux sont souvent très-étendus en un point donné. C'est avant tout une question de volume et ce qui le prouve c'est que l'épithélium d'origine glandulaire de petit volume (mamelle, testicule) se généralise bien plus facilement que l'épithélium d'origine épidermique dont les cellules sont très-volnmineuses.

Ce que nous disons ici des épithéliomas peut se répéter pour quelques-unes des variétés des tumeurs conjonctives.

J'ai consigné plus haut les résultats que j'ai obtenus avec l'examen du sang dans les tumeurs mélaniques dès 1873.

Je n'ai pas été aussi heureux avec les autres tumeurs. Ce que nous venons de dire le fait comprendre.

Dans tous les lymphosarcomes, les lymphadénomes que j'ai examinés à la période de généralisation, j'ai trouvé dans le sang un nombre de leucocytes bien supérieur à celui qui doit exister à l'état normal : 8, 10, 15, 20 par champ de microscope, $\left(\text{Nachet } \frac{\text{oc } 2}{\text{obj. } 5}\right)$ au lieu de 3 ou 4 au plus. Ce fait est bien connu mais n'est pas utilisé au point de vue clinique. Il contre-indique formellement l'opération, ce nous semble. J'ai fait la même observation sur un ostéosarcome de la jambe, sur un autre du bras. La mort par généralisation viscérale dans ce dernier cas a suivi de très-près l'opération (deux mois).

Je n'ai trouvé de cellules épithéliales que dans un petit nombre de cas. Je signale d'après mes notes : un épithélioma récidivé de la mâchoire. Les cellules que j'ai observées dans le sang étaient allongées, polygonales, de petit volume, plus grosses que les leucocytes, présentant un très-gros noyau laissant à peine place pour le protoplasma de la cellule; le nucléole était volumineux, brillant. En réalité nous avions à faire là à de jeunes cellules épithéliales. Dans un autre cas (cancer du sein) dont j'ai malheureusement perdu l'observation, j'ai nettement souvenir d'avoir vu quelques cellules caractéristiques.

Autre fait extrêmement curieux : dans le cancer ulcéré on rencontre dans le sang des granulations en assez grande abondance, des micrococcos et des bactéries *très-fines*. Supposez maintenant un cancer ulcéré de l'intestin, de l'estomac ; il est possible d'affirmer, ce me semble, d'après la présence des bactéries et des micrococcos, l'ulcération du cancer.

C'est le résultat le plus constant que j'aie obtenu dans

quelques cas de cancer utérin, de cancer rectal que j'ai examinés (environ 8 à 10 cas). Je continuerai ces recherches dont l'intérêt clinique est considérable.

En résumé je pense que les embolies cellulaires peuvent servir mais dans de rares occasions au diagnostic de la généralisation comme la présence de bactéries dans le sang peut indiquer l'ulcération de certains cancers.

DU LYMPHANGIOME

SIMPLE ET GANGLIONNAIRE

Publié dans les **Archives générales de médecine, 1872, p. 215.**

ANGER (Th.). Des tumeurs érectiles lymphatiques, adéno-lymphocèles. Thèse de Paris, 1867, avec deux planches coloriées.

VLADAN GEORGJEVIC. Ueber Lymphorrhoe und Lymphangiome (Arch. f. Klin. chirurg., t. XX, p. 675).

Les tumeurs érectiles lymphatiques n'ont commencé à attirer l'attention que depuis une dizaine d'années. Les quelques faits épars, observés soit en France, soit en Allemagne, n'avaient été jusqu'alors l'objet d'aucun travail d'ensemble, lorsqu'après l'essai d'Aubry (1), 1865, Th. Anger entreprit d'en esquisser l'histoire, 1867. Quelques recherches anatomiques, une observation inédite, une patiente étude des faits cliniques, donnent à son travail

(1) AUBRY. Des dilatations des ganglions lymphatiques. Thèse de Paris, 1865.

une réelle valeur. Aussi comprend-on difficilement que la thèse d'Anger ne se trouve même pas citée dans le riche index bibliographique qui précède le mémoire de Vladan Georgjevic. L'auteur allemand, élève opérateur de Billroth, a condensé dans une soixantaine de pages l'histoire des plaies, des varices lymphatiques et des lymphangiomes ; il a spécialement insisté sur l'écoulement de la lymphe dans ces diverses lésions. Nous n'avons à nous occuper ici que des lymphangiomes qui font l'objet de la première et de la quatrième partie de son Mémoire. La première partie est destinée à mettre en relief une observation qui lui est personnelle ; dans la quatrième se trouvent colligés les faits qu'il a pu rassembler.

Les observations de tumeurs érectiles lymphatiques ne sont guère nombreuses. Th. Anger (1) en a pu réunir une douzaine dans sa thèse. Encore sont-elles loin d'offrir toutes le même degré de certitude. Vladan Georgjevic, sur un chiffre de quinze observations, en rapporte une douzaine que ne connaît pas ou n'a pu connaître l'auteur français ; la majeure partie de ces faits est postérieure en effet à la thèse d'Anger. De mon côté, j'ai pu trouver deux observations qui ne sont pas mentionnées dans ces deux travaux et une autre qui vient d'être publiée. Tel est jusqu'à plus ample informé le bilan

---

(1) Volkmann. Henle und Pfeufers Zeitsch., VIII, 1857, p. 333.

Reichel. Virchow Archiv, Bd. XLVI. p. 477 ; 1866.

Fischer Arch. f. Klin. chirurgie, t. XII, p. 846 ; 1871.

de la science sur ce sujet; c'est donc sur un chiffre total de vingt-sept à trente observations que nous allons commencer cette étude.

Tout d'abord nous désignerons sous le terme de lymphangiome les tumeurs érectiles lymphatiques d'une façon générale; Lücke (1) essaye de faire prévaloir cette dénomination introduite pour la première fois dans la science par Virchow, tout en faisant à son sujet quelques réserves ; le terme angiome, dit-il, ne doit être appliqué qu'à des néoformations vasculaires, aussi ne devrait-on pas l'employer pour désigner les tumeurs érectiles lymphatiques qui paraissent être dues à des ectasies plutôt qu'à des néoformations vasculaires ; malgré toutes ces objections, nous adopterons ce terme comme Lücke, parce qu'il est plus conforme à la classification des tumeurs, telle qu'elle est généralement acceptée, parce qu'il est plus commode, plus général, plus élastique que le terme de tumeurs érectiles lymphatiques, parce qu'enfin il semble plus juste que celui de Busch : lymphanévrysme (2) ou celui d'Anger : adénolymphocèles. Du reste, cette dénomination a le mérite de s'appliquer à deux lésions distinctes par leur siège, mais qui coexistent souvent: le *lymphangiome simple*, ou des réseaux lymphatiques, et le *lymphangiome ganglionnaire* ou des ganglions eux-mêmes ; de la sorte il est inutile de créer, comme Vladan Georgjevic, une nouvelle ex-

(1) Lücke. Handbuch der Allgem und Spec. chirurgie, t. II, 1re partie, p. 267.

(2) Busch. Abhandl. Petersb. Aerzte, 1842.

pression pour désigner ces derniers : *lymphadénectasies*.

Il va sans dire que nous distinguons de tous ces faits la lymphangiectasie (1), qui est caractérisée par la dilatation simple ou l'état variqueux des lymphatiques, absolument comme la phlébectasie se distingue des angiomes proprement dits.

Cette division du lymphangiome en deux groupes, parfois coexistants, mais souvent aussi séparés : lymphangiomes des réseaux ou lymphangiome des ganglions, m'a donné l'idée de les étudier à part et d'utiliser ainsi les données fournies par Th. Anger et Vladan Georgjevic.

A. — Le *lymphangiome simple*, tumeur érectile des réseaux lymphatiques représente un peu moins de la moitié des cas. Sur les vingt-sept observations (2) dont nous avons parlé plus haut, les lymphangiomes des réseaux lymphatiques sont au nombre de quinze ; il ne semble pas douteux que ce chiffre ne doive s'accroître rapidement au fur et à mesure que cette affection sera plus connue ; la plupart d'entre eux en effet ont été observés dans les douze dernières années.

Une grande partie des lymphangiomes simples sont

(1) Voyez plus haut les remarques de Lücke. Cette distinction établie pour un certain nombre de faits est loin de l'être pour tous ; mais, au point de vue théorique, il fallait la relever.

(2) Ce sont celles de Virchow, 1851 ; de Volkmann, 1857 ; de Bilroth (trois faits), de Reichel, de Lücke, d'Anger, d'Heschl (cinq faits) ; d'Hofmokl et de Fischer.

des tumeurs congénitales (faits de Reichel, Lücke, Fischer, Volkmann, Hofmokl); sur un enfant (Virchow), le lymphangiome était observé deux ans après la naissance; les deux premiers malades de Bilroth étaient âgés de douze à quinze ans, seuls les malades d'Anger (tumeurs du menton, du périnée?), de Heschl (rein) avaient un âge plus ou moins avancé. Ces derniers faits sont l'exception pour ainsi dire; Vladan Georgjevic ne fait pas assez ressortir que les lymphangiomes simples se rapprochent par leur origine des autres tumeurs érectiles sanguines, dont une grande partie est aussi congénitale.

Leur siége est très-varié. On l'a observé deux fois aux lèvres, macrochilie (Billroth, Volkmann), deux fois à la langue, macroglossie (Billroth, Virchow), deux fois à la région sacrée (Reichel, Fischer, cinq fois sur le rein (Heschl), une fois sur le tronc (Hofmokl), une fois au périnée et au menton en même temps qu'un lymphangiome ganglionnaire inguinal (Th. Anger, sans vérification anatomique), une fois au lobule de l'oreille en connexion avec un fibroïde (Billroth) (1).

Les lymphangiomes s'observent, comme on le voit, dans les régions les plus diverses : aussi ces faits ont-ils été utilisés et à bon droit par quelques auteurs pour en tirer une conclusion sur la nature de quelques tumeurs kystiques du cou et de la région sacrée. Lücke, le premier, émit cette idée que certains des hygromes du

(1) Mention simple dans le travail de Georgjevic, p. 684.

cou étaient des lymphangiomes simples ou ganglionnaires. Vladan Georgjevic ne fait que citer cette opinion, des observations nouvelles sont venus lui donner une grande importance (Lücke et Waldeyer, voyez Haudb der Allg. Chirurgie, *eod. loco*). Il ne mentionne pas davantage le fait et une opinion du même genre de Reichel sur l'origine de certaines tumeurs de la région sacrée. Fischer (1), un an après le travail de V. Georgjevic a publié une observation analogue et donné à cette théorie une base anatomique certaine. Fischer, remontant dans la littérature, rapporte deux faits, cités tous deux par Lotzbeck, qui semblent être un exemple de lymphangiome de la région sacrée, l'un de Schwarz, l'autre de Glœser; il y ajoute une autre observation tirée de la dissertation inaugurale de Gilles (2), il s'agit d'une tumeur que Gilles décrit sous le nom de lipome hydatoïde ; l'observation de Fischer offre plus de certitude que toutes ces données rétrospectives.

La *coïncidence des lymphangiomes avec des fibromes* ne semble pas être l'objet d'une grande attention de la part de V. Georgjevic ; il cite le fait de Billroth, lymphangiome avec fibroïde du lobule de l'oreille; mais il passe sous silence la remarque de Lücke à ce sujet, qui déclare avoir observé quelquefois cette coïncidence dans d'autres régions; Cornil et Ranvier (3) signalent la

(1) Fischer. Langenb. Arch. f. Klin. chirurgie, t. XII, p, 846; 1871.

(2) Gilles, 1852. De l'hygroma cystique congénital. Bonn.

(3) Cornil et Ranvier. Manuel d'anatomie pathologique. t. I, p. 250.

même lésion dans l'éléphantiasis des Arabes; j'ai eu moi-même la bonne fortune d'observer un cas absolument analogue sur un éléphantiasis du scrotum récidivé et enlevé tout récemment par M. Verneuil, sur un Français âgé de vingt-six ans, qui habitait depuis l'âge de deux ou trois ans Rio-Janeiro.

Une *relation intime relie parfois un lymphangiome ganglionnaire avec un lymphangiome simple.* Virchow (1) signale dans son observation de macroglossie sa coexistence avec le lymphangiome du ganglion sous-maxillaire; Anger (2) remarque aussi que le périnée d'un de ses malades offrait une vaste tumeur en même temps qu'un lymphangiome ganglionnaire inguinal. Dans le fait de Lücke (3), il est fort probable que les ganglions axillaires étaient envahis par la métamorphose caverneuse en même temps que les lymphatiques plus superficiels.

La multiplicité de ces tumeurs est, dans quelques cas, remarquable (Lücke, Anger?); leur grande étendue (Hofmokl, la partie latérale droite du tronc), leur progression rapide (Hofmokl, Lücke et Fischer) sont des questions intéressantes pour le praticien et que ne soulève même pas Vladan Georgjevic.

Le même auteur renvoie aux observations de Heschl, de Virchow, de Billroth pour l'*anatomie pathologique*

---

(1) Virchow. Archiv f. patholog. Anat., t. VII, p. 126.

(2) Anger. Thèse, voyez p. 71.

(3) Lücke. Handb. der allgem Chirurg. Voy. Pitha und Billroth, t. II, 1re part., p. 284.

des lymphangiomes. Virchow (1854), le premier qui ait décrit une tumeur de ce genre (macroglossie), remarqua tout d'abord une dilatation en chapelets des lymphatiques. En outre il a observé une dilatation énorme des réseaux formés par les cellules plasmatiques : les formes étoilées, dit-il, devenaient plus larges et plus volumineuses à mesure que le tissu interposé se raréfiait. Lücke, Billroth, Czerny (1), Waldeyer (2) appliquent d'une façon générale aux lymphangiomes, la théorie de Rindfleisch (3) sur la métamorphose caverneuse des tumeurs sanguines. Pour Rindfleisch, la lésion commence par le dépôt de jeunes cellules du tissu conjonctif le long des vaisseaux, ces cellules s'organisent petit à petit et en se rétractant comme le tissu cicatriciel transforment le calibre régulier des vaisseaux en véritables cavernes de formes variées. Cette transformation qu'on observe dans les polypes naso-pharyngiens, les tumeurs fibreuses, le tissu graisseux, pour les tumeurs érectiles sanguines, semble en effet se produire de la même façon dans les lymphangiomes. C'est ce que j'ai pu voir parfaitement sur le scrotum du Brésilien, dont j'ai parlé plus haut.

Aucun auteur ne s'est occupé jusqu'ici des troncs lymphatiques eux-mêmes ; leur tunique moyenne musculaire est-elle atrophiée, graisseuse, comme

---

(1) Czerny. Voy. observat. de Vladan Georjevic, p. 646.

(2) Waldeyer Voy. observat. de Fischer. Long. Archiv. f. Klin. chirurgie, t. XII, p. 846 ; 1871.

(3) Rindfleisch. Anat. pathol., 1re édit., p. 131.

Heine (1) l'a démontré pour les angiomes sanguins? Cette lésion est-elle le point de départ ou la suite de l'état caverneux? Si on applique ici les théories de Lücke, Waldeyer, Czerny, sur le tissu périphérique, embryonnaire d'abord, puis organisé et rétractile ensuite, il semble qu'il faille voir le commencement de la lésion dans cette hyperplasie conjonctive; cependant, avouons-le, si ces faits sont exacts, et s'accordent bien avec certains phénomènes cliniques, angioleucites répétés, il est certains cas où l'esprit n'est pas satisfait et où l'on sent que la théorie de la métamorphose caverneuse ne soulève pas toutes les difficultés.

L'épithélium des cavités lymphatiques a été observé par Lücke, Waldeyer, Czerny; il est en tout semblable à l'épithélium des lymphatiques normaux; les contours teintés en noir par le nitrate d'argent permettent d'en reconnaître très-bien l'origine.

Ainsi donc, cavités simples, cavernes, kystes multiloculaires (hygromes du cou, de la région sacrée) avec ou sans dilatation des lymphatiques et des ganglions correspondants (rare), présence dans ces cavités ou ces kystes de l'épithélium lymphatique d'un liquide offrant tous les caractères de la lymphe se coagulant rapidement, etc.; formation d'un tissu rétractile entre les cavités lymphatiques qui les transforme en cavernes: voilà la plupart des caractères anatomiques des lymphangiomes connus jusqu'ici.

---

(1) Heine. Vierteljahrschrift f. prakt. Heilk., Bd. CIII, p. 164.

L'état des cavités lymphatiques doit faire diviser le lymphangiome en plusieurs formes : lymphangiome simple, caverneux, kystique (hygromes multiloculaires congénitaux du cou et de la région sacrée); il serait cependant difficile de décrire leurs symptômes à part.

Les *lymphangiomes superficiels, cutanés et muqueux* (langue) se distinguent par leur surface chagrinée, à la langue par le développement plus ou moins considérable des papilles linguales; par leur défaut de fluctuation bien nette (Billroth), leur vaste étendue, dans quelques cas (Hofmokl, longueur 19 cent., largeur 16 cent.), leur transparence, signe rare (Hofmokl), leur élasticité plus ou moins ferme; l'absence des teintes violacées, bleuâtres, qui ne permet pas de les confondre avec des tumeurs sanguines, l'absence de douleurs excepté à certaines périodes (angioleucites périodiques) signalées par Virchow (macroglossie) et depuis longtemps dans l'éléphantiasis, etc., et enfin par leur irréductibilité. Notons en outre qu'ils sont le plus souvent congénitaux et qu'ils peuvent se tuméfier sous l'influence des cris et des efforts (Hofmokl).

Les *lymphangiomes profonds* (hygromes du cou ou de la région sacrée) se distinguent surtout par leur irréductibilité et leur origine, ils sont congénitaux, par leur forme, ce sont des kystes multiloculaires, par leur siège plus ou moins profond, et enfin il faut l'avouer par la ponction exploratrice qui en tire un liquide clair coagulable, en tout semblable à la lymphe ; le seul diagnostic certain est le diagnostic anatomique, réaction du nitrate d'argent sur l'épithélium et démonstration de sa nature lymphatique; les autres signes ne sont rien que des probabilités d'une grande valeur, il est vrai, mais toujours quelque peu sujettes à erreur. Ajoutons que cette variété pourrait bien être une combinaison du lymphangiome kystique simple et du lymphangiome ganglionnaire. Variété mixte (Billroth, Virchow, Volkmann).

Les *lymphangiomes viscéraux* n'offrent dans leur histoire aucun fait qui les établisse d'une façon certaine, au point de vue clinique. Si Heschl (1) a démontré leur existence dans le rein (cinq observations), si d'un autre côté les observations de chylurie sont bien positives, on n'a pas malheureusement jusqu'ici démontré la coexistence de ces deux lésions; cependant nous appuyant sur les travaux des médecins de l'Ile de France, de Bourbon, des grandes Indes, de Carter en particulier, il nous semble que tôt ou tard on réussira à démontrer la coexistence d'un lymphangiome rénal ou vésical avec la chylurie: jusqu'ici acceptons ces faits séparément et en particulier avec Heschl, le lymphangiome rénal.

Nous avons dit déjà tout ce que l'on pouvait dire du *lymphangiome dans certaines tumeurs*, éléphantiasis, fibromes, fibroïdes.

La *croissance*, de ces tumeurs est parfois rapide; elles peuvent récidiver (Virchow); leur ablation est rarement accompagnée d'accidents (Virchow, Billroth (deux cas), Fischer, Volkmanu). On a pu y pratiquer sans danger des ponctions simples; dans un cas cependant il survint

---

(1) Heschl. Das Lymphangiom., Wien. med. Wochenschrift, 1866.

un érysipèle (Hofmokl). J'insiste à dessein sur l'innocuité des opérations sur les lymphangiomes caverneux ou non (nous ne parlerons pas ici des lymphangiomes kystiques ou hygromes congénitaux du cou); car Nélaton recommande de ne pas toucher aux lymphangiomes que nous désignerons sous le nom de lymphangiomes, ganglionnaires, et Georgjevic ne fait pas assez saillir cette importante différence (1).

B. — L'étude du lymphangiome simple va nous faciliter celle des *lymphangiomes ganglionnaires*. A part le fait de Virchow, la thèse d'Anger roule presque exclusivement sur cette variété. Les observations qu'elle renferme, ajoutées à celles de Vladan Georgjevic sur la même variété, forment un total de quinze cas.

Sur ce nombre remarquons avec Anger qu'il en est quelques-unes d'incertaines.

Le siège le plus général de cette affection est à l'aine ; cependant Virchow, en 1851, avait vu très-nettement un lymphangiome des ganglions sous-maxillaires coïncidant avec une macroglossie et dont il s'écoula de la lymphe par la ponction, Busch; 1842 (cité plus haut), avait décrit un lymphanévrysme d'un ganglion du cou ; Lücke a observé un lymphangiome des ganglions axillaires, enfin le fait de Keimer semble se rapporter à un lymphangiome sus-épitrochléen.

(1) En mettant sous presse, nous tenons à signaler un nouveau fait de macroglossie, décrit dans le dernier numéro des Archives de Virchow, 54e vol., p. 319, par Arnstein, comme un lymphangiome mélangé à un lymphadénome.

Peu de recherches anatomiques ont été faites sur ces tumeurs. Anger, Czerny (obs. de Georgjevic), Waldeyer (obs. de Lücke), Trélat semblent être les seuls qui aient pu examiner à loisir les lymphangiomes ganglionnaires.

Anger insiste beaucoup sur la quantité énorme de graisse qui les entoure et qui leur imprime, dit-il, la physionomie de certains lipomes lobulés, fait important pour le diagnostic. Une enveloppe de tissu fibreux entoure la tumeur et fournit à l'intérieur une capsule secondaire à chacun des lobes ; on y observe un système de canaux et de lacunes spongieuses, que Lackerbauer paraît avoir très-bien rendu (pl. I et II de la thèse d'Anger) ; l'auteur français a pu voir que les vaisseaux lymphatiques en pénétrant dans la glande perdent subitement leur tunique contractile, tandis que cette même tunique acquiert dans les vaisseaux afférents et efférents une épaisseur considérable. En même temps que les sinus et canaux intra-glandulaires se sont dilatés, leurs parois ont acquis une épaisseur considérable ; l'hypertrophie atteint non-seulement les parois mais encore les tubercules intra-canaliculaires (1).

Czerny (obs. de Vladan Georgjevic) a essayé de porter encore plus loin l'analyse, il a pu retrouver sur une pièce fraîche l'épithélium lymphatique et surtout démontrer autour des vaisseaux un amas de tissu de gra-

(1) Il semble, en effet, disons-le par anticipation sur ce qui va suivre, qu'une étroite relation unisse l'une à l'autre ces deux lésions.

nulation dont la rétraction, agissant comme un tissu de cicatrice, a dû produire la dilatation des vaisseaux lymphatiques et leur métamorphose caverneuse. Nous insistons à dessein sur ce fait anatomique, qui nous permet de différencier le lymphangiome ganglionnaire de la lymphangiectasie ganglionnaire et qui en tout cas lui imprime un caractère particulier, bien que la transition de l'une à l'autre affection puisse être insensible.

Les lymphangiomes ganglionnaires en effet ne s'accompagnent pas seulement de dilatations de quelques troncs, mais aussi dans quelques cas de dilatations beaucoup plus étendues. Amussat signale une dilatation énorme des lymphatiques cruraux, iliaques et même du canal thoracique; Trélat, à son tour, observe une dilatation générale des troncs lymphatiques jusqu'au diaphragme et en même temps une dilatation des lymphatiques profonds de la cuisse, que M. Verneuil avait déjà diagnostiquée pendant la vie. Mais le fait le plus curieux sous ce rapport est celui de Petters (1), qui a observé une dilatation considérable du canal thoracique et des lymphatiques jusqu'aux ganglions inguinaux, siège de la tumeur. En même temps, il existait une sténose très-marquée de l'orifice mitral. A côté de ce fait, du reste, on peut placer celui de Virchow, qui observa sur un veau une dilatation générale des principaux lymphatiques du tronc en même temps qu'une thrombose de la jugulaire. Il est possible que le lymphangiome ganglionnaire soit dans la plupart des cas accompagné de dilatation des troncs lymphatiques

(1) Petters. Prager Vierteljahrschrift, t. IV; 1861.

correspondants, mais ce fait n'a été démontré que dans trois ou quatre cas au plus ; les autopsies n'ont pu être faites ou ont été incomplètes dans les autres.

Tel est l'ensemble des lésions anatomiques observées. Si le lecteur a fait quelque attention aux dernières que j'ai citées, dilatations généralisées du système lymphatique avec lymphangiome ganglionnaire, il arrivera à se demander si l'augmentation prolongée de la tension dans le système lymphatique (suite de thrombose jugulaire, sténose du cœur, etc.) ne pourrait pas avoir une certaine influence sur leur production ?

Une imposante autorité vient nous donner, en dehors de ces faits, la clef de ces phénomènes. M. le professeur Verneuil s'exprime ainsi sur ce sujet : « Si, guidé par l'induction et par les résultats dejà fournis par l'observation clinique et l'anatomie pathologique, j'applique à l'ectasie lymphatique ma théorie de l'ectasie veineuse, j'arrive aux conclusions suivantes : la lymphangiectasie spontanée, sans engorgement appréciable des ganglions inguinaux, débute par les vaisseaux profonds de l'abdomen. Elle dilate successivement de haut en bas les lymphatiques iliaques, puis les vaisseaux intra-ganglionnaires iliaques et inguinaux, enfin les vaisseaux afférents profonds de ces ganglions. Dans cet état, à cette période, il y a tumeur variqueuse profonde sous-aponévrotique (1). »

On peut, comme nous le faisons, d'une façon un peu

(1) Verneuil. Dictionnaire encyclopédique des sciences médic., t. II, p. 310. Art. Aine.

trop puriste peut-être, nous attachant il est vrai surtout à l'état caverneux des ganglions, à la métamorphose caverneuse qu'ils subissent petit à petit par la rétraction conjonctive, désigner sous le nom de lymphangiome ganglionnaire caverneuse ce que M. Verneuil désigne sous le nom de lymphangiectasie ganglionnaire, mais on ne peut s'empêcher, appuyé sur les faits d'Amussat, Trélat, Petters, Virchow, de reconnaître que la loi posée par le savant professeur donne une merveilleuse explication de la pathogénie de l'affection. Dans ces quelques cas, en effet, la lésion est bien d'origine ectasique. Faut-il admettre la même origine pour tous ceux dans lesquels l'autopsie incomplète ou le manque de données anatomiques n'ont pas permis de démontrer des dilatations aussi générales et aussi étendues? Rien ne paraît s'y opposer, car il semble qu'une étroite relation unisse l'ectasie à la métamorphose caverneuse dans les ganglions lymphatiques, et que la première lésion ne puisse s'y produire sans être suivie de la seconde.

Th. Anger déclare qu'il faut chercher ailleurs que dans un obstacle au cours de la lymphe l'explication et la cause de ces dilatations multiples en général et du lymphangiome ganglionnaire caverneux en particulier. S'appuyant sur quelques expériences dans lesquelles il a lié *le canal thoraciques ou les vaisseaux* efférents des ganglions inguinaux chez le chien, ligatures suivies le plus souvent d'une dilatation passagère, il conclut en ces termes: « Nous sommes forcé d'avoir recours à l'hypothèse d'une *diathèse variqueuse lymphatique* et de cacher notre ignorance sous ce vilain mot, » (Thèse, p.

42, 1867.) L'hypothèse ne nous semble pas plus acceptable que le mot lui-même ; la loi de M. Verneuil (1865) rend parfaitement compte de l'étendue de la lésion et de sa marche progressivement croissante. S'applique-t-elle à tous les cas de lymphangiome ganglionnaire ? cela semble probable ; c'est une question que l'avenir résoudra.

La symptomatologie, le diagnostic et le traitement sont résumés en une ou deux pages par Vladan Georgjevic. Anger y consacre au contraire un long chapitre.

Les glandes symétriques sont affectées le plus souvent symétriquement : elles acquièrent parfois un volume énorme ; on observe à leur surface quelques bosselures ; la peau qui les recouvre est inégale, chagrinée, comme l'écorce d'orange. Elles sont mobiles sur les parties profondes, molles, dépressibles, nettement délimitées, une pression ménagée les refoule plutôt qu'elle ne les réduit, une marche prolongée, la fatigue, en augmentent la tension ; ce que ne font, ni la toux, ni l'effort. Le signe caractéristique, c'est une sensation de cordons enroulés (Anger) ; Georgjevic signale sur son malade une lymphorrhoë qui durait depuis quatre ans.

Ces tumeurs sont sujettes à des oscillations de volume et de forme et surtout, comme dans l'observation de Vladan Georgjevic, à des inflammations périodiques, qui ont été aussi signalées par d'autres auteurs. Elles s'accompagnent d'un état d'anémie qu'Anger désigne sous le nom d'anénie lymphatique, espèce de cachexie, dit-il, analogue à celle qui a été décrite par Trousseau dans l'adénie.

La loi posée par M. Verneuil obligera maintenant le médecin qui aura la bonne fortune de rencontrer une pareille lésion de rechercher sur le vivant comme à l'occasion sur le cadavre les causes diverses qui peuvent augmenter la tension dans le système lymphatique: sténose du cœur (Petters); thrombose de la jugulaire (Virchow), etc., etc.

La moindre tentative d'intervention peut être la cause d'accidents mortels. Nélaton a vu périr son malade d'angioleucite phlegmoneuse. Le malade de Trélat mourut à la suite d'une opération de fistule à l'anus; celui d'Amussat était mort après des accidents inflammatoires, sans causes apparentes. Le petit malade de Lücke mourut de convulsions; celui de Petters, d'une maladie du cœur.

Aussi n'a-t-on pas lieu de s'étonner que Nélaton proscrive toute espèce d'entreprise thérapeutique active sur ces tumeurs. Cette interdiction a semblé trop absolue à Billroth, qui s'est décidé à enlever un lymphangisme (obs. de Vladan Georgjevic), la guérison fut parfaite. Busch ouvrit pareillement avec succès un lymphangiome du cou (1842). Ces tentatives isolées bien qu'heureuses ne peuvent empêcher le chirurgien d'être très-réservé, et il y aura lieu de l'être d'autant plus que l'on soupçonnera que la lésion est plus étendue et se rattache à une maladie du cœur, etc., ou à une gêne dans la circulation.

En somme, si l'on peut essayer avec des faits si peu nombreux une classification des lymphangiomes et de leurs variétés, nous croyons que la suivante résume le mieux possible tous les faits connus jusqu'ici. Nous ne la proposons, sans la croire complète ou inattaquable, que pour fixer dans notre esprit l'ensemble de ces lésions diverses à coup sûr par leur siège et leurs symptômes, mais qui semblent se rallier, à quelques exceptions près, autour des mêmes causes originelles.

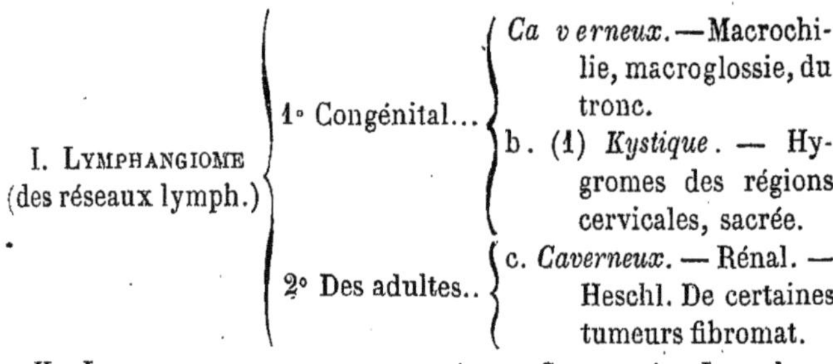

I. Lymphangiome (des réseaux lymph.)
- 1° Congénital...
  - *Caverneux.* — Macrochilie, macroglossie, du tronc.
  - b. (1) *Kystique.* — Hygromes des régions cervicales, sacrée.
- 2° Des adultes..
  - c. *Caverneux.* — Rénal. — Heschl. De certaines tumeurs fibromat.

II. Lymphangiome ganglionnaire. — *Synonymie* : Lymphangiectasie ganglionnaire de M. Verneuil (1865). Adénolymphocèles d'Anger (1867). Lymphadénectasies de Vladan Georgjevic (1871). Il y en a une partie d'origine ectasique.

III. Lymphangiome mixte, combinaison des deux lésions précédentes. Observation de Virchow (1854). Macroglossie avec lymphangiome des ganglions sous-maxillaires.

Depuis 1872, époque à laquelle ont été publiées les précédentes lignes, quelques travaux intéressants ont été publiés sur le même sujet, notamment en Allemagne.

F. Steudener (2) donne une courte notice sur un

(1) Combiné avec des kystes.

(2) F. Steudener. Cavernöses Lymphangiome der conjonctive *Virchow's Arch* LIX, 413, 1874.

lymphangiome caverneux de la conjonctive. A. Weichselbaum (1) fait une intéressante étude d'un cas très-rare de lymphangiome caverneux des chylifères du mésentère. A. Bryk (2) rapporte une observation un peu bizarre : lymphangiome ulcéreux des pieds avec lymphangiome « *métastatique* » de la peau de la jambe, des extrémités supérieures et de la muqueuse du pharynx et de la voûte palatine. Il faut citer encore la dissertation inaugurale de Stern (3) dans laquelle se trouvent enfouis quelques cas très-rares de lymphangiome.

De beaucoup le travail le plus important est celui de Georg. Wegner (4). L'auteur divise d'abord le lymphangiome en trois variétés : lymphangiome simple, caverneux, cystoïde. Il reconnait cependant que cette division est purement artificielle et que parfois certains lymphangiomes ne présentent pas un type bien précis mais offr t bien plutôt des caractères mixtes,

Le lymphangiome simple est une tumeur vasculaire qui essentiellement se compose d'espaces lymphatiques, de vaisseaux lymphatiques capillaires ou de plus gros calibre en général anastomosés sous forme de réseaux. Wegner en donne deux observations personnelles, un

---

(2) Weichselbaum. *Virchow's Arch. f. pathol. Anat. und. Phys*, t. XXIV. p. 146.

(3) Bryk, *Arch. f. Klin. Chirnrgie* t. XXIV p. 273.

(1) Stern. Beitraege zu den extraperitonlalen Tumoren, Berlin, 1876.

(2) Georg. Wegner. Ueber Lymphangiome. *Arch. f. Klin. Chirurgie* p. 641. Tome XX.

cas de macroglossie et un lymphangiome racémeux de la région axillaire (1). Il lui semble que la lésion est due à une dilatation passive des lymphatiques préexistants.

Le lymphangiome caverneux se compose d'une trame de tissu conjonctif avec des cavités remplies de lymphe, visibles pour la plupart à l'œil nu, de forme variable et présentant des anastomoses multiples.

Son premier fait (p. 674) a été observé sur un petit garçon de neuf mois. Il s'agissait d'une tumeur dure, grosse comme une noix, qui s'était développée dans le voisinage du mamelon sur le sein droit.

Le deuxième a été recueilli sur un ouvrier âgé de vingt-cinq ans (p. 680) qui par hasard en se baignant aperçut dans la région susclaviculaire gauche une tumeur de la grosseur d'une cerise, indolente et mobile.

Dans la troisième observation, il s'agit d'un homme âgé de quarante-neuf ans qui depuis huit ans a remarqué sur le front une petite vésicule peu douloureuse qui au moment de l'opération était grosse comme une pomme d'api.

La quatrième a trait à une petite fille de deux ans et demi qui fit une chute sur le dos au niveau de la région sous-épineuse droite et chez laquelle on remarqua quelque temps après une dureté qui grossit peu à peu.

Quant à la troisième variété, le *lymphangiome cystoïde* il n'en donne qu'un exemple, recueilli sur une jeune fille de seize ans ; c'est un cas de macrochylie congénitale. (p. 693).

---

(1) *Loco citato*, p. 661 et 672.

Dans quelques réflexions générales sur le sujet, G. Wegner reconnaît la possibilité de communication par usure des parois des veines avec les dilatations lymphatiques, variété à laquelle il donne le nom d'hématolymphangiome. Il exprime la possibilité de la combinaison du sarcome avec ces tumeurs (p. 688) : lymphangiosarcome.

DE L'INFLAMMATION

DES

LYMPHANGIECTASIES GANGLIONNAIRES

Publié dans le **Bulletin et Mémoires de la Société de chirurgie, t. II, nouvelle série, 1876.**

RAPPORT DE M. LE D[r] TH. ANGER (1).

Chirurgien des hôpitaux

Sur le mémoire de M. NEPVEU

MESSIEURS,

M. Nepveu vous a lu, dans la séance du 13 mars de ette année, un travail sur l'inflammation des lymphan-iectasies ganglionnaires. Quoique l'affection soit rare ans nos contrées, comme les observations se multi-

(1) Le bibliothécaire de la Société de chirurgie n'a pu etrouver mon mémoire, égaré dans quelque carton, ussi je crois devoir publier ici *in extenso* le rapport qu'a ait M. Th. Anger sur mon travail, d'autant mieux ue M. Anger dans ce rapport, nous communique uelques observations du même genre.

plient chaque jour, à mesure qu'elle est mieux connue, il n'est pas inutile de signaler l'un des graves accidents auxquels sont exposés ceux qui en sont atteints.

L'observation principale de ce travail est celle d'un jeune homme (An. Th.) de vingt ans, originaire de l'île Maurice et venu à Paris dans l'espoir que le changement de climat ferait disparaître une tumeur qu'il portait dans l'aine droite, tumeur constituée par l'ectasie des canaux lymphatiques des ganglions et que j'ai moi-même étudiée sous le nom d'adénolymphocèle. Depuis l'apparition de cette grosseur il y a cinq ans, le malade a été pris quatre fois, ordinairement à la suite d'excès génésiques, de fluxion inflammatoire de sa tumeur. Ces sortes d'adénites à répétition ont cédé au repos, mais laissant chaque fois les ganglions plus volumineux et plus sensibles.

Au mois d'octobre dernier, le retour des mêmes accidents amena le jeune homme à la consultation de M. Verneuil, à l'hôpital de la Pitié. Le professeur fit remarquer à ses élèves le caractère variqueux et anévrysmatique des ganglions inguinaux, indiqua la tendance à la généralisation de cette affection et, en effet, constata séance tenante qu'une autre masse analogue se développait dans la région claviculaire du même côté.

Le repos, l'emploi d'un caleçon élastique pour comprimer l'aine furent conseillés au malade.

Mais à peine remis, le jeune homme se livra à de nouveaux excès et fut pris d'une blennorrhagie, bientôt suivie elle-même d'une violente vaginalite. Alors éclatent les accidents qui vont nous occuper. M. Nepveu, appelé à ce moment auprès du malade, suit et décrit avec une grande précision toutes les phases de cette inflammation.

La région inguinale droite est extrêmement tuméfiée, mais sans changement notable dans la coloration de la peau. Dans le triangle de Scarpa se dessinent des bosselures molles, fluctuantes, douloureuses, quelques-unes même très-sensibles au simple toucher. En les palpant on sent dans l'épaisseur de cette masse ganglionnaire des noyaux durs, inégaux, qui ne sauraient être autre chose que des caillots de lymphe emprisonnés dans les vaisseaux. De ce gros paquet variqueux et irrégulièrement induré part un cordon cylindrique dur et sensible, gros comme une plume d'oie, qui descend vers la partie interne de la cuisse et se perd dans une tuméfaction diffuse du creux poplité.

D'autre part, le malade accuse une vive douleur dans l'hypochondre droit, douleur que M. Nepveu rapporte à la propagation de l'inflammation aux ganglions lombaires.

En outre, le malade se plaint vivement de l'épaule droite et peut à peine remuer le bras. Là aussi les glandes axillaires sont tuméfiées, douloureuses et les lymphatiques qui y aboutissent forment sur le bras des traînées rouges, dures et sensibles.

A cet état local des ganglions de l'aine, des lombes et de l'aisselle correspond un état général des plus sérieux. La température s'élève à 39°,5, le pouls à 120, la respiration à 44. Les conjonctives ont la teinte jaune, ictérique, que l'on remarque si souvent dans l'infection purulente.

Cet état grave persiste une dizaine de jours, au bout desquels survient une rémission marquée et bientôt une convalescence franche. De tous les phénomènes locaux le jeune homme ne conserve qu'un empâtement de la région inguinale au niveau duquel on sent encore une tumeur mollasse et comme des pelotons de ficelle enroulée, qui ne sont autres que les varices lymphatiques oblitérées et indurées par l'inflammation.

Ces symptômes offrent une grande analogie avec ceux de l'infection purulente, et certes on pourrait s'y tromper si les accidents locaux n'étaient là pour éclairer la véritable nature de ces accidents.

Les faits malheureux de Nélaton, de M. Trélat, ont prouvé que l'inflammation des adénolymphocèles était d'une extrême gravité, puisque c'est en se fondant sur ces résultats désastreux qu'a été posé le précepte de ne point toucher à ces sortes de tumeurs. Mais jusqu'à présent nous ne possédions aucune description fidèle des accidents inflammatoires qui peuvent les envahir spontanément, et sous ce rapport le fait que je viens d'analyser comble une lacune qui existait dans la pathologie de ces tumeurs.

M. Nepveu, d'ailleurs, ne s'est pas contenté de cette seule observation ; il a interrogé les médecins de Maurice et, grâce à l'obligeance de MM. Noël et Edwards, il a pu réunir quelques autres faits d'un caractère scientifique moins précis, sans doute, mais néanmoins dignes de vous être brièvement soumis.

Une petite fille de dix ans, que M. le Dr Noël soignait à l'île Maurice, portait au pli de l'aine un paquet variqueux gros comme un œuf. Au toucher, la tumeur donnait la sensation de lombrics enroulés. On la croyait atteinte d'une hernie; aussi portait-elle un bandage crural. Peu de temps après, la jeune fille est prise d'un frisson violent. Les ganglions de l'aine se tuméfient, deviennent très-douloureux et bientôt ceux des lombes se prennent à leur tour, au point de rendre la pression abdominale insupportable. Fièvre, vomissements, délire: tels sont les symptômes généraux qui accompagnent les accidents locaux. Grâce à un traitement énergique par le calomel, la quinine et le tartrate antimonié de potasse, M. Noël obtint en cinq ou six jours une amélioration notable. La jeune fille guérit, mais non sans avoir présenté deux collections purulentes, dont l'une à la face palmaire et l'autre à la face dorsale de la main droite.

La guérison n'est pas la règle, car le même praticien aurait vu succomber, en trente-six ou quarante-huit heures, un homme d'une trentaine d'années qui avait présenté, avec une légère angéioleucite de l'aine, sans tumeur, une douleur atroce dans la région lombaire, douleur que M. Noël attribua à l'inflammation d'un adénolymphocèle que le malade aurait porté dans la région lombaire. Certes, la supposition n'est pas impossible, et tout récemment l'interne de notre collègue M. Ledentu trouvait à l'autopsie d'une vieille femme de la Salpêtrière et montrait à la Société anatomique une tumeur de cette nature qu'il avait découverte par hasard audevant de la colonne vertébrale.

Néanmoins, le fait de M. Noël et quelques autres que M. Nepveu a consignés dans son mémoire et qu'il tient de la bouche de M. le Dr Edwards, médecin à Maurice, ne sont pas assez explicites pour entraîner ma conviction sur la pathogénie réelle des accidents observés.

Ce sont là des souvenirs vagues, qui peuvent bien contribuer à former l'opinion personnelle de celui qui les observe, mais qui ne sont pas entourés de garanties scientifiques suffisantes pour porter la conviction dans l'esprit du lecteur.

Il n'en est plus de même d'une dernière observation, qui tend à prouver que les adénolymphocèles peuvent guérir et que pour ce motif je vais résumer ici. Le sujet de cette observation, un créole de l'île Maurice, a été vu par M. Nepveu, qui a constaté la guérison. Le fait offre donc toutes les garanties désirables.

Le nommé L..., âgé de trente-six ans, fut atteint à l'âge de seize ans, d'une tuméfaction notable de l'aine gauche. Quand il se fatiguait, il était pris de frissons sans vomissements et de douleurs assez vives. Cet état de crise durait trois ou quatre jours et il reprenait son occupation favorite, la chasse. Il déclare avoir été guéri par les bains froids et le remède de l'abbé Spenn, remède qui ne serait autre qu'une solution alcoolique d'émétique. Pendant le traitement, il ne mangeait ni salaisons, ni poisson, ni épices.

Les ganglions de l'aine, qui, avant le traitement, formaient une masse du volume d'une orange et ressemblaient à des tresses de crin tordu, sont encore volumineux, mais durs, et la région inguinale, à peine saillante, est le siège d'un œdème résistant et élastique du tissu conjonctif sous-cutané.

C'est la première fois, Messieurs, que j'entends parler de la guérison de ces sortes de tumeurs. Le malade dont j'ai rapporté l'observation dans ma thèse sur l'adéno-lymphocèle, le seul que j'aie pu suivre, ce malade, dis-je, a vu ses tumeurs augmenter graduellement jusqu'à sa mort, qui eut lieu le 6 avril 1871.

On était alors en pleine Commune et je n'ai pu avoir sur ses derniers moments que des renseignements vagues et incomplets, qui m'ont été fournis par M. le Dr Davenne et par sa femme. Au commencement du siège de Paris, cet homme avait pris une bronchite en montant la garde aux fortifications. Pendant quelques mois il traîna une existence précaire, toussant beaucoup et en proie à un subdélirium tranquille. Les tumeurs qu'il portait au cou et aux aines ne furent le siège d'aucun phénomène inflammatoire notable. Les forces diminuèrent peu à peu et, le 6 avril 1871, il succomba dans un état de marasme des plus prononcés.

Tout récemment, M. le Dr Reverdin, de Genève, m'écrivait qu'un de ses malades, dont l'an dernier il m'a envoyé l'observation et la photographie et qui est atteint d'adénolymphocèle du cou, se désolait de voir croître incessamment ses tumeurs, et il me demandait si je ne connaîtrais pas un moyen d'en arrêter la marche. Je puis vous faire passer la photographie de cet individu, et peut-être ne trouverez-vous pas mauvais que je résume ici son histoire. Les adénolymphocèles, en effet, ne peuvent plus être considérés comme une simple curiosité pathologique ; les cas se multiplient, même dans nos climats tempérés, et il faudra bien un jour ou l'autre nous occuper de les traiter.

Le malade de M. Reverdin est un homme de quarante-et-un ans, né à Carouge, près Genève, menuisier de son état et n'ayant jamais quitté sa ville natale que pour s'en aller momentanément travailler dans les montagnes du Jura. La seule considération étiologique que l'on puisse noter dans ses antécédents est qu'il jouait depuis vingt-cinq ans d'un instrument de cuivre, qu'il a abandonné sur le conseil de M. Reverdin.

Cet individu fait remonter à trois ans le début de son affection, laquelle se montra tout d'abord dans la région sus-claviculaire droite. Le côté gauche se développa ensuite ; enfin, les ganglions carotidiens, parotidiens et axillaires se prirent à leur tour. Le développement de ces différentes tumeurs a été lent, graduel, complétement indolore. Elles sont toutes molles, faussement fluctuantes et insensibles aux pressions les plus fortes. Quand on les pince, on sent des sortes de membranes et par place quelques noyaux durs. De chaque tumeur sus-claviculaire part une sorte de gros boudin mollasse qui croise, en descendant, la clavicule et s'enfonce dans l'interstice celluleux qui sépare le deltoïde du grand pectoral. Ce vaisseau dilaté ne paraissait pas, l'an dernier, avoir de communication large et directe avec les tumeurs ; mais cette année, un examen plus attentif montre que les ganglions sus-claviculaires et axillaires sont reliés les uns aux autres par des prolongements de la grosseur du doigt, qui passent au-dessus de la clavicule. Partout même sensation d'un corps mou qui s'évanouit sous le doigt pour ne lui laisser saisir qu'un boyau mince et vide.

M. Reverdin m'écrivait, il y a huit jours, que les tumeurs avaient très-fortement augmenté. Celles qui occupent les régions sus-claviculaires ont acquis le volume d'un gros œuf de dinde. Les glandes axillaires sont plus petites. Sous la mâchoire se développent d'autres tumeurs et les branches montantes sont encadrées de chaque côté de tumeurs du volume d'un petit œuf de poule.

Cet homme est très-alarmé des progrès de sa maladie. Depuis un an, il a dû faire agrandir de dix centimètres le col de ses chemises. Mais, à part la difformité qui en résulte, il ne souffre nullement, ni spontanément, ni à la pression. Jusqu'à présent il n'a éprouvé aucune de ces fluxions inflammatoires décrites par M. Nepveu sur son malade. Seulement il maigrit graduellement et perd peu à peu ses forces.

Y a-t-il quelque chose à faire dans un cas semblable? Le traitement par l'émétique que conseille M. Nepveu est-il capable d'enrayer la marche de tumeurs aussi multiples et volumineuses, chez un individu déjà affaibli? Je pose la question à mes collègues plus expérimentés, prêt à suivre leurs bons avis.

Pour terminer, Messieurs, il ne me reste plus qu'à vous lire les conclusions du travail de M. Nepveu, conclusions que j'accepte, sauf une ou deux qui ne me paraissent pas déduites logiquement des faits exposés :

« Les lymphangiectasies ganglionnaires présentent

parfois des accidents plus ou moins graves désignés sous le nom de paroxysmes glandulaires, de crises ou d'attaques, etc.

«Ces attaques surviennent à la suite de grandes fatigues et de marches forcées. Le paludisme et la température élevée jouent aussi un certain rôle dans leur étiologie.»

Je ferai remarquer que ce dernier membre de phrase, s'il peut être vrai pour l'île Maurice, est un peu en contradiction avec l'observation de M. Nepveu, puisque c'est à Paris et en hiver que son malade a subi les crises les plus sérieuses.

« Les phénomènes locaux sont tous de nature inflammatoire: tuméfaction considérable des ganglions, qui sont très-sensibles au moindre toucher; sensation de cordons enroulés, de tresses de crin tordu, etc., rougeur œdémateuse de la région, coagulation dans les vaisseaux lymphatiques, etc.

« Les phénomènes généraux sont plus ou moins graves: frissons avec ou sans vomissements, avec ou sans délire, suivis, dans les cas très-graves, d'un coma profond, presque typhique.

« Dans le cours de ces attaques éclatent souvent des phénomènes à distance: lymphangites ou adénites, collections purulentes, etc.

« La durée des accidents généraux varie de deux à douze et quinze jours. La guérison est la terminaison la plus ordinaire. Cependant la mort survient parfois en vingt-quatre ou trente-six heures, dans le coma.

Je ferai remarquer que M. Nepveu appuie cette conclusion sur les souvenirs de M. le Dr Noël, qui, d'ailleurs, n'a observé qu'une fois cette fatale terminaison. Mais nous savons que dans les inflammations traumatiques la mort a été si rapide qu'il peut bien en être de même dans certains cas d'inflammation spontanée.

« Les suites de l'affection, lorsqu'elle guérit, sont l'œdème dur, la tuméfaction, et surtout la présence de ganglions qui sont tantôt mous et dépressibles, tantôt durs et résistants.

« Le traitement de ces accidents exige localement l'emploi des bains froids, des sangsues, des cataplasmes et l'onguent belladoné. Quant aux symptômes généraux, on recommande d'habitude le calomel à doses fractionnées, le sulfate de quinine et le tartrate antimonié de potasse. »

Telles sont, Messieurs, les dernières conclusions du travail de M. Nepveu; elles constituent plutôt un résumé de ses observations que de véritables règles de traitement. Mieux eût valu peut-être formuler des indications thérapeutiques générales que de renfermer le praticien dans les limites de quelques médicaments.

CONTRIBUTION A L'HISTOIRE

DU

LYMPHANGIOME DE LA LANGUE

Publié dans les **Bulletins et Mémoires de la Société de chirurgie t. III, nouvelle série, p. 224, 1877.**

Le lymphangiome de la langue est fort rare, car à peine en rassemblerait-on six ou sept exemples.

Indiquée d'abord confusément par Otto Weber, cette lésion ne fut exactement décrite que par Virchow, qui la rencontra dans deux cas de macroglossie.

Six nouveaux faits furent publiés par Amstein, Billroth, Maas, Geiss et Volkmann.

L'examen microscopique établit dans tous ces cas la nature de l'affection.

Dans l'observation suivante, cette confirmation importante fait défaut, et cependant le diagnostic a été porté d'après des signes cliniques que je crois concluants.

14

Louise Pl..., cinquante-deux ans, coloriste, n'ayant jamais fait de graves maladies, ne portant aucune trace de syphilis ni de scrofule, mais seulement dyspeptique et névropathique, vint à l'hôpital de la Pitié consulter pour ses maux d'estomac. C'est par hasard qu'un élève, ayant constaté la lésion linguale qui lui parut curieuse, amena la malade à M. Verneuil, qui la reçut dans son service, où nous pûmes l'examiner à loisir.

Elle assigne à l'affection linguale une origine déjà ancienne. S'étant par hasard, en mangeant, mordu la langue il y a dix-huit mois, elle constata la présence sur le bord gauche de l'organe, d'une tumeur du volume d'une amande, tout à fait indolente spontanément et à la pression ; elle ne fit guère attention à ce mal, qui resta longtemps stationnaire et n'a fait quelques progrès que dans ces derniers mois. Voici quels sont ses caractères au mois de janvier 1877 :

Tumeur oblongue à grand axe oblique d'avant en arrière, mesurant en ce sens à peu près trois centimètres sur deux centimètres et demi transversalement, faisant à la fois saillie sur la face dorsale, sur le bord gauche de la langue au niveau de son tiers moyen et en bas sur le plancher de la bouche dans le sillon gingivo-lingual.

Elle est molasse, flasque dans toute son étendue, sans fluctuation ni rénitence, et semble s'affaisser sous l'influence de la pression pour reprendre au bout d'un certain temps son volume primitif, à la manière des tumeurs érectiles ; l'effort, toutefois, n'accroît, ne distend ni ne durcit la masse ; quoique bien apparente à la vue, elle se distingue mal par le toucher du reste de la langue quand celle-ci est au repos; mais si on fait contracter les muscles on reconnaît qu'ils manquent au niveau de la tumeur, comme s'ils avaient éprouvé une perte de substance, en d'autres termes la masse musculaire est comme échancrée largement sur le bord gauche de l'organe.

La muqueuse sus-jacente n'est point altérée et paraît seulement un peu amincie; les papilles ne sont ni atrophiées ni hypertrophiées; nulle part on ne constate de vésicules transparentes, ni de réseau vasculaire, ni de translucidité.

Loin d'être bleuâtre ou violacée, la teinte générale est pâle, d'un blanc sale tirant sur le jaune.

Du reste, l'indolence est absolue et la gêne insignifiante. Les mouvements s'exécutent de telle façon qu'aucun des usages de l'organe n'est entravé.

Le reste de la langue est sain, sauf çà et là quelques sillons interpapillaires un peu profonds. Les parties voisines sont également indemnes. Les ganglions du cou n'offrent aucune modification et n'en ont jamais offert; en un mot sauf l'existence de la tumeur, tout est négatif, aussi la malade est-elle surprise de l'insistance avec laquelle on l'examine pour un mal qui ne la préoccupe nullement.

Le diagnostic évidemment était obscur, cependant on pouvait éliminer d'abord tous les tissus solides, y compris le lipome qui n'eût point été réductible et sur lequel la pression serait restée sans effet.

La durée du mal, son indolence, son état à peu près stationnaire ne permettaient pas de songer à un abcès.

La flaccidité et l'absence de fluctuation excluaient l'idée d'un kyste. L'ensemble des caractères ne s'appliquait en réalité qu'à une tumeur vasculaire, à un angiome; mais, si le manque de battements mettait hors de cause le nœvus artériel et l'anévrisme cirsoïde, le défaut de turgescence dans l'effort, la décoloration de la muqueuse, l'absence de toute varicosité, de toute teinte bleuâtre dans une tumeur aussi superficielle rendaient inadmissible la tumeur érectile veineuse.

C'est ainsi que, par exclusion, nous arrivâmes au diagnostic du lymphangiome.

A la vérité, nous reconnaissons que les lymphangiomes linguaux, observés jusqu'à ce jour, diffèrent assez notablement de celui-ci, car ils se combinent avec la macroglossie, sont congénitaux et s'accompagnent d'hypertrophie papillaire, à quoi on peut répondre qu'à côté de la forme congénitale et diffuse peut exister la forme acquise et circonscrite; que l'hypertrophie papillaire peut manquer dans les dilatations lymphatiques des autres régions et n'est pas un caractère indispensable, et que notre ignorance de la cause n'est pas une raison pour contester la nature anatomique de l'affection.

En résumé, nous publions ce fait curieux avec réserve et à titre de document provisoire, bien que nous soyons convaincu de la réalité de notre hypothèse. Sans doute, une ponction exploratrice aurait singulièrement aidé le diagnostic, mais sachant quels accidents graves peut entraîner la blessure, même légère, des angiomes lymphatiques, M. Verneuil m'a engagé à me priver de cette information.

Bibliographie : Otto Weber, *Virchow's Archiv*, 1854, p. 126. Virchow, *Verhandlung der phys. med. Gesellschaft*, Wurzburg, 1875. — Amstein, *Virchow's Archiv*. t. VII, p. 309. — Billroth, *Beïtraege sur path. Histol.*, 1858. — Maas, Geiss, Volkmann, *Arch. von Langenbeck* t. XIII et XV.

CONTRIBUTION A L'ÉTUDE

DE LA

DÉNUDATION DES NERFS

LU A LA SOCIÉTÉ DE CHIRURGIE 1877 (1).

Publié dans la **Gazette hebdomadaire de Médecine et de Chirurgie 1878.**

Depuis quelques années, on a étudié en France, avec un grand soin, les lésions traumatiques des nerfs et leurs suites, comme le prouvent une foule de mémoires des plus intéressants, et en particulier les thèses de Larue, de Belleau, de Couyba (1871), de Filhol, de Cunin, de Parades (1873). Cependant jusqu'ici on ne s'est pas encore demandé quels pouvaient être les effets de la dénudation sur une certaine étendue des gros troncs nerveux. Il y a lieu certainement de s'en étonner, car cette

(1) Voir dans les Bullet. et Mém. de la Soc. de chirurgie, p. 225, 1877, le rapport de M. le prof. Verneuil, sur ce mémoire et la discussion qui suivit.

question *à priori* ne semble point manquer d'un certain intérêt au double point de vue physiologique et chirurgical.

Les dénudations des gros troncs nerveux ne doivent pas être absolument rares dans le cours des opérations. Incomplètes le plus souvent, elles ne laissent parfois aucune trace de leur passage. Leur étendue cependant peut être assez considérable pour amener des troubles plus ou moins durables et pour inspirer des craintes sérieuses pour le rétablissement intégral de la fonction. A ce titre, les faits suivants, qui sont tirés de la pratique de M. Verneuil et dont nous avons essayé de présenter le plus exactement possible la délicate analyse, nous semblent mériter un réel intérêt.

Obs. I (Voy. *Archives générales de médecine*, 1874, t. II, p. 543, dans le mémoire de M. Verneuil sur les névralgies traumatiques précoces). — Marie B..., agée de soixante ans, concierge, entre à l'hôpital de la Pitié le 10 octobre 1873, pour se faire opérer d'une tumeur parotidienne.

C'est une femme de taille moyenne, de bonne constitution, un peu grasse, à teint pâle, qui dit avoir toujours joui d'une bonne santé, et n'accuse, en effet, aucun symptôme diathésique. Elle a perdu ses règles à cinquante ans.

L'année suivante, sans cause connue, elle vit apparaître à la partie supérieure de la région parotidienne une petite tumeur sous-cutanée, mobile, indolente, qui pendant quatre ans resta stationnaire, puis se mit à grossir peu à peu sans provoquer du reste le moindre trouble local ni général, ne constituant en somme qu'une simple difformité.

Au jour actuel, la tumeur siégeant à gauche, au lieu et place de la parotide, fait une saillie considérable sous la peau, dont elle n'a point changé la couleur et qui glisse librement sur sa farce externe. La masse est bilobée à sa partie moyenne; chaque lobe a le volume d'un petit œuf de poule ; un sillon assez profond les sépare incomplétement ; ils ont du reste la même consistance ferme, rénitente, homogène. Les adhérences profondes ne semblent pas très-résistantes, car on peut imprimer à la tumeur quelques mouvements. Le nerf facial n'a subi aucune lésion appréciable; les traits du visage ont conservé toute leur symétrie. Aucune douleur ni spontanée, ni provoquée par les explorations.

On diagnostique une tumeur bénigne (adénome ou enchondrome à forme molle : l'examen histologique a confirmé cette dernière opinion).

L'extirpation est pratiquée le 22 octobre. Une incision curviligne à concavité antérieure, oblique de haut en bas et d'arrière en avant, détermine la formation d'un lambeau cutané dont la dissection met largement à nu la face superficielle et les bords antérieur et postérieur de la masse morbide. Ma préoccupation unique, dans le premier temps, est de reconnaître la situation exacte du nerf facial pour en éviter la section : aussi je procède avec une grande lenteur et des précautions qui ne furent pas inutiles, car je constate que l'étranglement qui sépare les deux lobes, est dû précisément à la présence du nerf, dirigé d'arrière en avant, logé au fond du sillon interlobulaire et soulevé par la tumeur sous-jacente. Le nerf bien reconnu, disséqué avec attention et isolé, rien de plus facile que de le respecter. Pour cela il suffit d'enlever séparément chacun des deux lobes. Je commence par l'inférieur, que j'isole avec des instruments mousses à sa face profonde et que je sépare avec le bistouri du lobe supérieur, un peu au-dessous du point étranglé. Après quoi, je fais doucement glisser vers le bas l'anse formée par le facial, et, la faisant maintenir ainsi par un large crochet mousse confié à un aide habile, je procède sans inquiétude à l'énucléation du lobe supérieur. Le principe de la segmentation des tumeurs a trouvé ici une de ses plus heureuses applications.

Quelques vaisseaux furent liés dans le cours de l'opération ; mais la perte totale du sang fut très-médiocre. Le nerf facial, complétement disséqué dans l'étendue de 3 centimètres au moins, était relâché et flottant. Je le laissai retomber dans le fond de cette vaste plaie, qui fut mollement remplie de boulettes de charpie fine, reliées par un fil, et imbibées d'eau faiblement alcoolisée. Lorsque la malade se réveilla, je constatai avec satisfaction que les traits du visage n'étaient point déviés ; seulement les muscles, et en particulier ceux des lèvres, étaient animés de petites contractions fibrillaires qui faisaient osciller la commissure labiale et les paupières du côté opéré; ce phénomène avait pour cause l'excitation du facial, dénudé par les pièces du pansement et les qualités irritantes de l'eau alcoolisée. Pour n'y plus revenir, je dirai que cette dénudation du facial, qui m'inspirait quelques soucis pour l'intégrité ultérieure de la fonction, ne parut avoir aucune conséquence fâcheuse; les contractions musculaires précitées cessèrent au bout de quelques heures, et rien n'indiqua dans la suite la moindre altération anatomique ou fonctionnelle du nerf si largement isolé.

Les suites de cette délicate opération, qui avait duré près d'une heure, furent extrêmement bénigmes. La fièvre traumatique, d'ailleurs fort légère, s'éveillait le soir même et tombait à la fin du troisième jour pour ne plus revenir; à peine provoqua-t-elle un peu de malaise, Le lendemain, le pourtour de la plaie était rouge, un peu tuméfié et sensible au toucher. La charpie fut laissée en place; mais on remplaça les compresses froides extérieures par des cataplasmes tièdes de fécule de pomme de terre.

Le 1er novembre (deuxième jour), la phlegmasie locale avait à peu près disparu.

Le 3, la charpie, imbibée de suppuration, fut aisément retirée et remplacée partiellement ;les cataplasmes étant agréables à la malade furent continués. Ce matin-là, tout était pour le mieux localement, et tout retentissement général de l'acte opératoire avait cessé.

Cependant, la nuit suivante, vers sept heures du soir, la malade fut prise tout à coup de douleurs névralgiques très-vives, partant de la plaie et s'irradiant dans tout le côté correspondant de la face, sans envahir ni l'oreille ni le cou. Le sommeil fut impossible, et l'opérée essaya en vain de se calmer par des applications froides réitérées.

Vers trois heures du matin, la souffrance s'apaisa et disparut complétement à cinq heures ; le sommeil revint jusqu'à huit heures. Croyant à un phénomène naturel, B... ne nous en parla pas à la visite du matin. La journée fut excellente; mais à dix heures du soir, les douleurs interrompirent brusquement le sommeil commencé, prirent une grande violence, occupant du reste la même étendue que la veille. La religieuse de garde, prévenue à minuit, donna une pilule d'opium qui abrégea l'accès

Le 5 au matin, je fus enfin mis au courant. L'examen attentif de la plaie et de ses alentours n'offrait rien d'anormal ; le pansement ne fut pas même douloureux. La fièvre n'existait pas ; le visage exprimait seulement un certain sentiment de lassitude. Je prescrivis pour l'après-midi 60 centigrammes de sulfate de quinine, associés à 5 milligrammes de chlorhydrate de morphine.

La nuit suivante fut tout à fait exempte de douleurs. Toutefois, la malade se réveilla vers onze heures, et ne s'endormit de nouveau qu'à deux heures du matin. A ce moment elle fut prise d'une sueur profuse qui dura jusqu'au matin.

Le 6, même prescription. Nuit excellente, sommeil paisible ; un peu de sueur avant le jour.

Le sulfate de quinine fut continué par prudence le 7 et le 8.

La cicatrisation, qui du reste n'avait paru nullement retardée par l'incident, se continua sans encombre ; elle était terminée à la fin du mois, sauf en un point où se montra une fistule salivaire, qui elle-même céda à quelques attouchements avec le nitrate d'argent.

J'ai revu plusieurs fois cette malade; elle est complétement guérie. La cicatrice, un peu déprimée, n'a jamais été le siége de la moindre douleur. La névralgie n'a jamais reparu.

Obs. II (personnelle). — Madame X..., âgée de quarante-trois ans, vient à Paris en juillet 1875, sur les conseils de son médecin, se faire enlever une tumeur du creux poplité.

C'est une femme ordinairement bien portante, un peu pâle et qui n'accuse aucun accident diathésique. Elle a toujours été bien réglée et, à part quelques accès de bronchite, d'oppression, qui surviennent de temps en temps depuis sa première enfance, sa santé a toujours été bonne.

Il y a deux ans, au mois de juillet 1873, elle s'aperçut par hasard, en mettant ses bas, qu'elle portait sous le jarret gauche une tumeur grosse comme une noix. Cette tumeur était alors complétement insensible. Son médecin lui fit appliquer un peu de teinture d'iode et, voyant qu'aucune amélioration ne s'y produisait, lui fit faire, en décembre 1873, quelques onctions mercurielles, mais sans plus de résultats. L'année suivante, vers le mois de mars, elle fut prise d'une perte qui dura près d'un mois et laissa à sa suite une grande faiblesse. Elle passa le mois de juillet à Royat et se remit un peu. L'hiver suivant fut assez bon ; mais en janvier 1875 elle éprouva de vives douleurs dans sa tumeur, surtout vers son extrémité inférieure. Peu à peu ces douleurs devinrent continuelles et empêchèrent tout sommeil. Elle ne pouvait marcher qu'avec peine : la station assise cependant était plus douloureuse que la marche, des tiraillements assez vifs se faisaient sentir jusqu'au milieu du mollet.

De plus, la tumeur, qui s'était développée lentement, grossit tout à coup par saccades. Sa position devenait tout à fait intolérable : aussi se résigne-t-elle à venir à Paris pour se faire opérer.

A ce moment la tumeur a le volume du poing d'un adulte, elle est très-allongée et s'étend obliquement de la ligne médiane du creux poplité en haut jusqu'au niveau du point où les tendons de la patte d'oie atteignent le tibia. Son extrémité supérieure disparaît sous l'aponévrose poplitée, son extrémité inférieure est libre et forme une saillie notable.

La consistance de la tumeur est inégale; dure et presque ligneuse dans la plus grande partie de son étendue, elle est molle en bas.

La tumeur est légèrement mobile dans le sens transversal, mais paraît cependant prendre attache sur les parties fibreuses du bord externe de l'articulation.

La pression est douloureuse, surtout au niveau de l'extrémité inférieure ; elle présente quelques irradiations jusque dans le milieu du mollet. Il n'y a aucune espèce de paralysie cutanée ou musculaire. Le pied et la jambe sont parfaitement sains d'ailleurs.

Le siège de la tumeur sur le trajet du nerf sciatique poplité externe, les caractères propres, les irradiations douloureuses qui se font sentir jusque dans le mollet font porter le diagnostic de fibrome de la branche terminale externe de ce nerf. L'opération est résolue. Une incision longitudinale de 16 centimètres environ, oblique de haut en bas et d'arrière en avant, permet d'arriver sur la tumeur. M. Verneuil reconnaît que le nerf la traverse de haut en bas de part en part, et conçoit sur-le-champ l'idée de ménager le nerf, si possible. L'opérateur dégage alors la tumeur de ses adhérences les plus superficielles; puis, enlevant petit à petit très-péniblement quelques morceaux du tissu dense qui la compose, il met ainsi à nu du haut en bas le nerf sciatique poplité externe. Le névrilème du nerf est intact, le nerf n'est nulle part envahi par le tissu néoplasique et semble entièrement sain dans l'étroit canal qu'il parcourt. Bien plus, dès les premiers coups de bistouri, on remarque que le nerf présente à sa surface une petite artère assez volumineuse de laquelle part de chaque côté un chevelu vasculaire qui semble en assurer la vitalité. La dénudation de tout le nerf se fait assez difficilement, en raison de la dureté du tissu qui l'environne. Elle est continuée dans toute l'étendue de la tumeur, malgré le peu de chance qui *à priori* semble réservé à une semblable tentative. La portion du tronc nerveux ainsi dénudée n'a pas moins de 12 centimètres.

Les derniers débris de la tumeur adhérents à l'aponévrose sont enlevés; il n'a pas fallu poser moins de sept à huit fils à ligature dans la plaie pour assurer l'hémostase.

Le pansement habituel (tarlatane et charpie imbibée d'eau phéniquée) est appliqué sur la plaie. Des pulvérisations légèrement phéniquées sont pratiquées toutes les deux heures sur la tarlatane. La tumeur, examinée au microscope, était bien un fibrome pur.

Lorsque la malade, qui avait été chloroformée, se réveille, on cherche à s'assurer de l'état de la sensibilité dans la zone du nerf dénudé. La malade éprouve à peine quelques sourdes sensations sur les parties latérales du pied lorsqu'on y passe le doigt ou une épingle; mais sur le dos du pied toute sensation tactile a disparu : la portion la plus externe du mollet paraît insensible. Le pied, les orteils ne sont point déviés ; les muscles des régions antérieure et latérale de la jambe ne paraissent avoir éprouvé aucune atteinte.

La malade dort un peu la nuit qui suit l'opération. En se réveillant elle éprouve quelques tressaillements, quelques crispations dans la jambe et dans le pied. Ces sensations anormales sont ressenties jusque sur le dos du pied et les orteils. Cet état dure jusqu'au lendemain matin. Des douleurs sourdes avec engourdissement s'étendent ensuite jusque sur la cheville et la face dorsale des orteils, et notamment du gros orteil. La pulvérisation de la plaie les augmente beaucoup, et vraisemblablement la température du liquide, la projection plus ou moins vive de la vapeur en sont la cause. Les douleurs, en effet, sont plus intenses après chaque pulvérisation et durent une demi-heure. Au bout de quelques jours, la sensibilité renaît un peu sur les parties latérales du dos du pied, qui semble moins mort, mais elle est toujours très-obtuse.

La plaie va parfaitement. Le nerf se couvre de bourgeons et s'accole extrêmement vite par sa face antérieure, puis par ses bords, à la face profonde et aux faces latérales de la plaie. Il ne reste bientôt plus de cette plaie, vers le dixième jour, qu'une large et longue gouttière dans laquelle le nerf a fini par disparaître. Les fils à ligature sont tombés l'un après l'autre. Le dernier, semble-t-il, le 17 août.

La cicatrisation cependant se ralentit, et pendant deux semaines la plaie présente deux plaques diphthéritiques qui ne tombent que pour renaître bientôt. L'état général est cependant satisfaisant. Les topiques variés ont été employés ; rien n'a pu hâter la guérison. C'est alors que, sur le conseil de M. Verneuil, madame X... quitte Paris pour retourner dans son pays à la campagne.

Tout va bien pendant plusieurs jours ; mais bientôt la plaie redevient atonique et les plaques diphthéritiques reparaissent. Un petit abcès se produit même à l'angle inférieur de la plaie. Le 5 septembre tombe enfin le dernier fil à ligature. De légères cautérisations à la pierre infernale, quelques badigeonnages légers à la teinture d'iode, au jus de citron, alternativement employés, améliorèrent au bout de quelques jours cet état; mais les plaques diphthéritiques reparaissent bientôt.

Elle ressent à nouveau quelques élancements sourds dans la partie insensible du mollet. Le pied et la partie inférieure de la jambe sont même pris d'une légère enflure. Un nouvel abcès s'était formé au voisinage de l'angle inférieur de la plaie; il s'ouvre dans la plaie même. Un autre lui succède peu de temps après et dure peu ; le pied et la jambe reviennent alors à leur état normal. La fièvre et les maux d'estomac disparaissent, et la plaie n'avait plus qu'une longueur de 3 à 4 centimètres au mois de décembre. Elle ne se ferma complétement que vers la fin de février.

C'est à cette époque que madame X... commença à marcher un peu, mais avec la plus grande difficulté, la jambe malade s'étendait très-difficilement. La jambe saine fut prise vers le même moment d'une arthrite tibio-tarsienne. Cependant cette légère attaque rhumatismale disparut, et notre malade put prendre une saison de bains à Bourbon-l'Archambault.

En ce moment madame X... marche facilement dans sa chambre sans béquille et sans canne ; elle est forcée cepandant de porter une bottine avec talon assez fort pour éviter de tendre trop la cicatrice. Celle-ci s'est beaucoup allongée, l'articulation prête beaucoup. Un massage régulier et bien fait a beaucoup amélioré l'état du membre.

Il y a au mollet, à gauche au-dessous de la cicatrice, un endroit long de 20 centimètres, large de 8 à 10, où le froid, le chaud, les piqûres d'épingles ne sont point perçus ; il faut appuyer le doigt pour que la malade parvienne à sentir, et encore il lui semble qu'entre la jambe et le doigt il y a une couche de coton. La sensibilité sur le dos du pied est complétement revenue à l'état normal. Cependant, à chaque excitation des nerfs internes du dos du pied, la malade ressent un fourmillement assez désagréable. Les douches, le massage ont fait le plus grand bien à madame X... Le massage devait être fait très-légèrement sur la cicatrice, le dos du pied et le mollet, et surtout en un point placé près de la cicatrice. Au moindre contact, la malade y éprouvait des fourmillements très-douloureux qui se faisaient sentir dans le mollet.

La cicatrice est indolente par elle-même, cependant la malade y éprouve quelques sensations désagréables qu'elle ne peut définir ; la cicatrice paraît profonde, très-adhérente et peu mobile.

La jambe opérée ne semble pas être plus sensible au froid que la jambe saine. Elle a le même volume que sa voisine, excepté le soir, où elle s'enfle toujours un peu. Enfin la malade a remarqué que les ongles des orteils à gauche se sont arrêtés dans leur développement. Ils sont devenus jaunes et se sont épaissis ; vers la fin de décembre ils ont recommencé à pousser, mais lentement. Madame X... a encore en ce moment au bout des ongles une petite zone jaunâtre, reste des vieux ongles.

Il serait téméraire de chercher à tirer de ces deux seuls faits une étude générale ; les phénomènes qui ont suivi la dénudation du facial et du sciatique présentent, en effet, des différences notables, selon le moment où on les a observés.

On peut à ce point de vue les classer en trois ordres: phénomènes immédiats, consécutifs, éloignés.

Parmi les *phénomènes immédiats*, nous rangeons ces *contractions fibrillaires* qui, après la dénudation du facial, n'ont duré que quelques heures, ces crispations douloureuses que notre seconde malade ressentait dans le mollet et dans le pied. C'est à cela que se sont bornés les effets de la dénudation des troncs nerveux sur les muscles de la face et sur les muscles de la région antéro-latérale de la jambe. Il faut y ranger aussi cette *insensibilité* profonde qui s'est manifestée immédiatement après l'opération dans la partie externe du mollet et de la jambe et jusque sur le dos du pied.

Une partie de ces phénomènes sont dus très-vraisemblablement à la section pendant l'opération de la branche cutanée péronière et du saphène péronier. Ce qui appuie notre manière de voir, c'est que l'anesthésie de ces diverses parties persiste encore aujourd'hui, dix mois après l'opération, et que la sensibilité du dos du pied est incomplétement revenue; il y a tout lieu de croire que le musculo-cutané et le tibial antérieur qui l'animent sont sains en grande partie, car cette sensation de fourmillement qu'accuse notre malade sur le dos du pied peut très-bien s'expliquer par une légère rétraction de la cicatrice du creux poplité qui englobe le tronc nerveux.

Parmi les *phénomènes consécutifs* les plus notables, il faut citer des *douleurs excentriques*, dont le point de départ est dans la plaie. Les unes étaient sourdes et continues; il est possible de les attribuer au travail irritatif nécessaire à la réparation. En effet, la pression des éléments jeunes qui se produisent à la surface d'un nerf aux dépens du névrilème, la transformation des parties les plus superficielles du nerf en tissu conjonctif, qui étouffe petit à petit les tubes nerveux: telles seraient les principales causes qui expliqueraient le mieux tous ces effets.

D'autres douleurs sont vives et se présentent par accès

réguliers coïncidant avec les pansements; ils peuvent être attribués à la projection des liquides phéniqués.

Notons ici que l'action prolifératrice du travail réparateur, l'action du pansement, pourraient peut-être, dans quelques cas moins heureux, amener un processus irritatif plus intense et le développement d'une véritable névrite.

Quant aux *phénomènes éloignés*, chez notre seconde malade, nous avons déjà signalé une persistance de la paralysie de la sensibilité sur la partie externe du mollet, qui nous semble être due à la section pure et simple d'une petite branche cutanée. Rappelons seulement un phénomène trophique assez important : l'arrêt de développement des ongles, qui a duré cinq mois.

Quel est l'*état anatomique* du nerf dénudé ? Il ne paraît pas douteux que quelques tubes nerveux n'aient subi une désintrégration de leur myéline et une destruction de leur cylindre-axe. Dix mois après l'opération la sensibilité n'a point encore reparu sur le dos du pied, dans cette partie des téguments qu'animent le tibial antérieur et le musculo-cutané.

Il ne serait donc pas sans intérêt de voir les physiologistes étudier avec soin les phénomènes qui suivent la dénudation des nerfs.

En résumé, d'après nos deux faits, nous pouvons dire que la dénudation même étendue des nerfs n'entraîne pas à sa suite de troubles prolongés de la fonction musculaire, ni d'anesthésie cutanée persistante.

Les troubles trophiques qui peuvent la suivre sont sans importance. Enfin elle ne laisse à sa suite (si nous en pouvons juger dix mois après la lésion) aucune névralgie, aucune contracture. La régénération des tubes nerveux primitivement compromis pourrait expliquer la réintégration complète des fonctions.

Au point de vue chirurgical, tout nous semble donc recommander cette pratique dans les grandes opérations; mais dans quelle étendue et sur quels nerfs? Voilà les diverses questions que nous pouvons passer en revue.

L'étendue de la dénudation sur de gros troncs nerveux dans des conditions favorables, lorsqu'il y a chances de réunion immédiate, ne peut guère dépasser 12 centimètres; sur un tronc grêle comme celui du facial, 4 à 6 centimètres au plus, c'est tout ce qui semble permis. Le peu de faits que nous avons à notre disposition ne nous permet pas d'insister plus longtemps sur ce point. La vascularisation normale ou pathologique de certains troncs nerveux peut permettre à l'opérateur de juger ce point de pratique.

Cette pratique ne semble *à priori* devoir être appliquée à certains nerfs, pneumogastrique et grand sympathique, par exemple, qu'avec une certaine réserve qu'explique suffisamment le peu d'expérience que nous avons sur les nerfs des membres et les accidents qu'on peut redouter de leur inflammation.

Quoi qu'il en soit, la dénudation des troncs nerveux lors d'extirpation de tumeur bénigne (chondrome ou fibrome), par exemple, peut entrer, après de si beaux succès, dans la pratique chirurgicale.

DE CERTAINS ULCÈRES DES TÉGUMENTS

DANS LA

PARALYSIE ATROPHIQUE DE L'ENFANCE

LU A LA SOCIÉTÉ DE CHIRURGIE (1).

Parmi les troubles trophiques consécutifs aux lésions des nerfs et de l'axe cérébro-spinal, les physiologistes et les cliniciens ont fait remarquer la fréquence des ulcérations des téguments. Ces ulcères névropathiques ont été signalés dans les contusions, les sections incomplètes des nerfs, les névrites diffuses et dans certaines scléroses médullaires. Ils n'ont pas encore été indiqués dans la paralysie atrophique de l'enfance. Duchenne de Boulogne (2) n'a noté parmi les troubles trophiques de cette maladie que l'atrophie des muscles, celle des

(1) Consulter le rapport de M. Nicaise, chirurgien des hôpitaux, sur ce mémoire et la discussion qui suivit dans les Bulletins et Mémoires de la Société de chirurgie, 1879. — J'ai cru devoir éliminer de ce travail, un fait douteux, sur lequel portait avec grande justice l'argumentation de M. Nicaise.

(2) Electrisation localisée, p. 398, 3e édition.

os en longueur et en épaisseur et la diminution de température des membres. M. Charcot (1) n'a pas non plus remarqué d'autres altérations que celles qu'avait citées Duchenne de Boulogne.

Les faits qui suivent, recueillis en quelques mois à peine dans le service de M. Verneuil montrent qu'à ces lésions il faut ajouter des ulcérations de même nature. Nous allons essayer d'en profiter non pas seulement pour indiquer la présence de ces ulcères névropathiques dans la paralysie spinale infantile mais surtout pour mettre en relief leurs caractères spéciaux mieux qu'on ne l'a fait jusqu'ici.

Ire OBSERVATION.

PARALYSIE ATROPHIQUE DE L'ENFANT, PIED BOT VARUS, ULCÉRATIONS MULTIPLES.

La première observation se rapporte à une jeune fille de dix-neuf ans, Jeanne Steinbach, qui entre à l'hôpital pour deux ulcérations situées sur la face externe de la jambe gauche.

Vers l'âge de sept ans, raconte-t-elle, elle fut prise de convulsions générales avec fièvre, qui lui laissèrent une impuissance manifeste du membre inférieur gauche et un pied bot varus. Vers le commencement de 1871, pendant le siège de Paris, elle remarqua pour la pre-

(1) Leçons sur les maladies du système nerveux, p. 68, tome I, 2e édition.

mière fois de ce côté au niveau de la base du troisième orteil, une petite ulcération de la largeur d'une pièce de cinquante centimes. Cette ulcération dura trois mois environ, on en distingue encore la cicatrice. Depuis lors, tous les hivers elle fut prise d'ulcérations semblables sur le dos des orteils, elle en fait ressortir l'analogie avec les engelures.

Au mois d'avril 1877, elle remarqua à huit centimètres au-dessus de l'articulation tibio-tarsienne, une petite vésicule qui creva en laissant écouler de la sérosité sanguinolente. A sa place aurait paru une ulcération qui existe encore. Une deuxième située à cinq centimètres plus haut et en dehors se montra vers le mois de septembre de la même année.

Au moment de son entrée à l'hôpital, le membre gauche présente un type de paralysie atrophique de l'enfance, le pied bot varus est très-prononcé. Sur la face externe du pied, au niveau de l'extrémité postérieure du cinquième métatarsien, au niveau de l'astragale, on observe une série de callosités avec bourses séreuses qui démontrent l'intensité de la déviation. La jambe et la cuisse sont très-notablement atrophiées et n'ont que dix-huit centimètres et vingt-huit centimètres de circonférence vers le milieu tandis que le membre sain atteint vingt-quatre centimètres et trente-trois centimètres. La longueur du membre a subi une diminution de cinq à six centimètres environ. Aussi s'est-il établi une scoliose lombaire compensatrice. Le tibia gauche est moins volumineux que celui du côté droit, ses angles sont mousses.

Sur ce membre grêle, d'aspect squelettique, tranchent par leur coloration les deux ulcérations dont nous avons déjà parlé.

De forme générale circulaire, d'une étendue un peu supérieure à celle d'une pièce de cinquante centimes elles se présentent sur des téguments violacés, légèrement amincis. Leurs bords nets et précis ne sont pas et n'ont jamais été décollés et sont constitués par la couche épidermique. Leur fond rouge, violacé est presque sur le même niveau que les bords. Ce sont en réalité des exulcérations très-superficielles, elles ne donnent pas de liquide, leur fond ne présente pas non plus la moindre trace de fongosités ou même de bourgeons charnus, il est régulier et presque lisse.

Ces ulcérations sont indolentes, spontanément; mais à un contact même léger, la malade se plaint vivement.

Dans le voisinage, la peau est amincie, violacée sur une notable étendue.

La sensibilité du membre gauche explorée de diverses manières est égale à celle du membre droit; M. Ch. Richet qui l'a explorée avec l'esthésiomètre n'a trouvé aucune différence entre les deux côtés. La température au contraire est bien inférieure du côté malade. A la prière de M. Verneuil, M. Vidal voulut bien prendre avec l'appareil thermo-électrique qu'il a fait construire à l'hôpital Saint-Louis, la température des deux membres inférieurs. En général le membre gauche a une température moindre que son congénère d'environ un degré.

	COTÉ SAIN.	COTÉ MALADE.
Mollet..................	24.30	23.50
Plante du pied...........	24.60	22.65
Région péronière.........	24.50	23.80
Face dorsale du pied......	24.62	23.30

Ces deux ulcérations ont été longtemps l'objet de traitements variés : cataplasmes, glycérine, bandelettes de diachylon, de Vigo. Malgré tout, elles ne guérissaient pas. M. Verneuil les fit simplement panser avec de la charpie imbibée d'eau phéniquée et prescrivit de fréquentes séances d'électricité. Sous l'influence de ce traitement, les ulcères se rétrécirent peu à peu et finirent par se cicatriser, le premier huit mois, le second trois mois après leur apparition. Depuis, la malade n'a vu reparaître aucun de ces ulcères, elle est parfaitement guérie.

IIe OBSERVATION.

PARALYSIE ATROPHIQUE DU MEMBRE INFÉRIEUR GAUCHE, TROUBLES TROPHIQUES DIVERS.

La *seconde observation* a trait à une jeune fille de treize ans, Marie Rabagny. Elle est atteinte d'une paralysie atrophique du membre gauche. La mère de cet enfant ne peut donner de détails bien précis sur le début de cette maladie. Vers l'âge de cinq à six ans, elle aurait eu une fièvre vive et depuis lors, une impuissance du membre inférieur gauche. Il y a quelques années, M. Verneuil lui avait trouvé une luxation de la cuisse en avant et en haut; depuis lors, tous les muscles de la cuisse se sont paralysés et l'articulation coxo-fémorale joue librement en tous sens comme un fléau.

Le membre gauche forme avec le droit un contraste frappant, il est atrophié aussi bien en longueur qu'en volume, il n'a que 62 centimètres de longueur contre 65 que présente le membre droit. Le pied est en équin varus, quelques-uns des faisceaux musculaires des extenseurs des orteils répondent encore à l'excitation électrique, le pied présente des callosités doubles sur la face dorsale du 2e, 3e, 4e orteil droit, à l'union de la 1re et de la 2e phalange, de la 2e et de la 3e. Les orteils tirés par les extenseurs forment une légère griffe. La partie inférieure et externe de la jambe jusqu'au dessous des malléales est prise d'un gonflement léger, de teinte violacée. On aperçoit de petites vésicules disséminées comme des vésicules d'herpès autour de la jambe, à la manière d'une collerette. Dans leur voisinage on observe encore quelques petites croûtes qui recouvrent des surfaces exulcérées, puis des cicatrices, restes indélébiles d'alcérations analogues.

De fines vésicules s'observent aussi sur la région plantaire, réunies en groupe elles forment ainsi une série presque continue qui s'étend du talon à l'extrémité postérieure du gros orteil. Ce même soulèvement épidermique se retrouve par places sur le bord externe du pied et même sur le dos de la première phalange du gros orteil. Tout autour de ces vésicules la peau est mince, rougeâtre, comme la plante du pied des nouveau-nés. Ces vésicules ont deux à trois mois de date environ.

Cette espèce d'éruption vésiculeuse est de même nature que les ulcérations citées dans notre première observation. Elles n'en sont qu'au premier stade pour ainsi dire et sont comme elles l'expression de profondes altérations trophiques.

Ce qui servirait à le prouver, c'est la diminution notable de la température du membre atrophié que j'ai prise comparativemont avec celle du côté sain, avec le nouveau thermomètre à températures locales de M. Alvergniat.

	COTÉ SAIN.	COTÉ MALADE.
Milieu de la cuisse.........	33	29.8
Milieu de la jambe.........	31.6	28.2
Pied face externe..........	31	26
Plante du pied............	31.7	26.5

IIIe OBSERVATION.

PARALYSIE ATROPHIQUE DE L'ENFANCE, TROUBLES TROPHIQUES.

Velte, vingt ans, bijoutier, entre à la Pitié pour un phlegmon de la main gauche très-sérieux. On s'aperçoit qu'il a une atrophie très-prononcée du membre inférieur droit. Voici ce qu'il rapporte à ce sujet d'après les récits de sa mère.

Vers l'âge d'un an et demi, il a été pris d'une fièvre très-vive et de convulsions. Trois jours durant, il fut sans connaissance, depuis lors il resta paralysé du membre inférieur droit qui s'atrophia peu à peu.

Le membre droit placé dans une forte adduction est très-grêle et forme avec son congénère un frappant contraste. Mesuré au milieu de la cuisse, il offre 25c; au milieu de la jambe 21c de circonférence; tandis que le membre gauche offre dans les mêmes points 38 et 32c. La tête du fémur est luxée en haut et en arrière. Ce déplacement est facilement réductible. Le malade porte un pied bot varus équin très-prononcé.

Il possède à peine quelques mouvements volontaires, il remue encore les orteils, mais partout ailleurs la contraction musculaire ne se manifeste plus ni spontanément ni avec le secours de l'électricité.

La longueur totale du pied droit est de 19 centimètres, tandis que celle du pied gauche est de 27c environ. La longueur totale du membre droit est moindre que celle du gauche d'environ 5 à 6 centimètres. De plus, le tibia droit est arrondi et sa face interne est moins large que celle du tibia gauche d'environ 2 centimètres.

Les téguments sont fortemant doublés de graisse, les poils sont rares et très-peu développés. La sensibilité à la pression est moindre à droite qu'à gauche, toutes les autres variétés de sensibilité, à la douleur, à la température, sont très-affaiblies.

Un peu au-dessus du cou de pied, le malade porte sur une assez longue étendue des cicatrices blanches régulières analogues à celles qui résultent de brûlures superficielles. Elles sont fines et circulaires. Quelques-unes sont encore recouvertes à moitié de croûtes. Depuis longtemps, ce malade a observé l'apparition en ces points de vésicules auxquelles succédaient de petites ulcérations recouvertes de croûtes. C'est à elles qu'il attribue la production de ces cicatrices si fines et si délicates que nous venons de signaler. Nulle part ailleurs il n'a remarqué de phénomènes semblables, ni sur les orteils, ni sous la plante du pied.

La température du membre inférieur droit que j'ai prise comparativement à celle du membre gauche offre une diminution notable.

	M. DROIT.	M. GAUCHE.
Milieu de la cuisse.........	33	33.8
» de la jambe.........	32.7	33.7
Face externe du pied......	29.9	31
Pante....................	30.4	31.7

L'atrophie musculaire n'est pas malheureusement chez notre jeune malade localisée sur le membre inférieur droit, mais elle est disséminée sur plusieurs points importants : la paroi abdominale inférieure droite, les pectoraux en grande partie, les éminences thénar et hypothénar, les muscles interosseux dans les deux mains, sont en grande partie atrophiés ; de plus, notre malade est scoliotique.

Ces altérations de la nutrition dans la paralysie atrophique de l'enfance ne s'arrêtent pas à la production de ces vésicules, de ces ulcérations. Dans un cas, le pied d'un malheureux jeune homme atteint de paralysie spinale infantile a été pris d'arthrite suppurée avec fistules multiples. M, Verneuil, après de longues hésitations, finit par amputer la jambe ; mais, sur le moignon même, quelques mois à peine après la guérison complète de la plaie d'amputation, se montra une fine collerette de vésicules et d'exulcérations sur le bord de la cicatrice. Ces lésions, entièrement analogues aux précédentes, doivent ici trouver leur place. Nous réservons cependant la prééminence, dans cet appendice, à cette arthropathie si rebelle qui fut la cause de l'amputation.

IVe OBSERVATION

PARALYSIE ATROPHIQUE DE L'ENFANCE. — PIED-BOT ÉQUIN BILATÉRAL. — CONTRACTURE DES ADDUCTEURS FÉMORAUX. — PARALYSIE DES EXTENSEURS DES MAINS. — TROUBLES TROPHIQUES (1).

Bisson, Charles, quatre ans, est amené par sa mère (rue Mouffetard), pour un défaut de la marche.

Cet enfant a été placé en nourrice jusqu'à l'âge de trois ans et demi, à une assez grande distance de Paris.

(1) Observation nouvelle qui n'existait pas dans le Mémoire lu à la Société de chirurgie, et qui remplace un fait douteux dans lequel on peut rapporter avec quelque vraisemblance à un traumatisme ancien les lésions trophiques actuelles.

D'après sa nourrice, il aurait eu des convulsions au moment de la dentition. C'est à cette époque qu'on remarqua chez lui une certaine faiblesse des reins. La nourrice craignait même qu'il ne devînt bossu; ses jambes fléchissaient facilement. L'enfant avait le ventre très-gros. Ses parents, qui vinrent le voir quelque temps après, purent constater tous ces faits, mais ils expliquaient la faiblesse des membres inférieurs par la surcharge qu'un tronc volumineux leur imposait. La faiblesse des jambes s'accrut rapidement; l'enfant, ne pouvant plus se tenir debout, marchait à quatre pattes. Depuis cette époque, il porte aux mains de larges plaques calleuses semblables à celles que l'on peut voir sur les pattes antérieures des singes. Son agilité était, du reste, affirme-t-on, assez grande. Le médecin du voisinage consulté recommanda l'électricité; les parents ramenèrent alors l'enfant à Paris. Depuis environ six mois qu'il est de retour, son état s'est un peu amélioré : il peut se tenir debout et faire quelques pas sans se soutenir.

En s'en tenant aux grandes lignes de ce récit, la première pensée qui vient à l'esprit c'est que l'enfant pourrait être atteint d'une carie vertébrale, mais il n'a rien de ce côté, rien dans les fosses iliaques; il est gai, bien portant, il n'a pas la moindre trace de strume; ses parents sont du reste forts et robustes.

Les membres inférieurs sont grêles, en adduction permanente, il est impossible de les écarter l'un de l'autre. L'enfant a une contracture double des muscles adducteurs de la cuisse.

Les trochanters sont légèrement saillants et portés en avant, les fesses amaigries; lorsqu'en vient à saisir les muscles fessiers entre les doigts, on ne les sent pas vibrer, entrer en contraction. Les fessiers sont paralysés ou atrophiés, ils ne répondent pas à l'électricité. Le bassin est fortement fléchi sur la cuisse; on ne peut redresser soit le membre, soit le bassin. Il est facile de produire la rotation du membre en dedans, mais la rotation en dehors est impossible.

A quelle affection a-t-on affaire? On ne peut songer ici à une coxalgie : l'enfant est atteint d'une contracture bilatérale des adducteurs, il a de la paralysie des fessiers, deux choses inconnues dans la coxalgie. La flexion de la cuisse n'entraîne aucun mouvement du bassin, fait qui est la règle dans la coxalgie. Enfin, l'articulation est absolument saine. L'enfant a donc une paralysie bilatérale des fessiers avec contracture bilatérale des adducteurs. L'origine et la nature de cette double lésion s'éclairent facilement par l'examen complet des membres inférieurs et supérieurs.

L'enfant présente en effet un pied bot équin bilatéral avec forte contracture des triceps suraux. L'extension du pied est impossible, il ne peut qu'étendre légèrement les orteils. Les interosseux sans être absolument anéantis au point de vue fonctionnel sont très-compromis. On comprend donc que la marche soit extrêmement pénible. L'enfant est alors obligé de décroiser ses membres inférieurs qui sont en rotation interne permanente, il marche en tricotant. Notons, en outre, qu'il a de légers craquements articulaires dans le genou, que la peau de la plante des pieds est plissée et rougeâtre comme celle de l'enfant qui vient de naître. La sensibilité est partout bien conservée, mais les membres sont très-grêles et froids. Il présente donc un certain nombre d'altérations trophiques.

L'examen attentif des membres supérieurs révèle d'autres lésions. Les éminences thénar et hypothénar de chaque côté portent de vastes callosités. Ces plaques calleuses se sont formées pendant la marche à quatre pattes.

Au niveau des articulations phalango phalanginienne du côté droit on remarque un épaississement notable du derme. Les premières phalanges de cette main sont fortement étendues, les deuxième et troisième phalanges sont fléchies. Les doigts et le dos de la main sont légèrement boursouflés, les ongles sont diminués de hauteur, en grande partie usés. A gauche, la dernière phalange de l'indicateur est presqu'entièrement détruite il n'y reste plus que des débris de l'ongle. Le médius est très-volumineux, boursouflé, il présente de plus une ulcération à la partie moyenne.

Les deux mains sont en flexion permanente. Les extenseurs et les radiaux sont atrophiés, les membres supérieurs très-grêles.

Ainsi donc, double lésion aux membres supérieurs et inférieurs, lésions paralytiques et trophiques, associées aux membres inférieurs à la contracture permanente des adducteurs et des triceps suraux.

Cet ensemble de lésions importantes se rapporte évidemment à une lésion médullaire qu'on peut rattacher à la paralysie atrophique de l'enfance, mais ce fait a une grande importance doctrinale, il sert de pont entre la contracture simple (jusqu'ici regardée comme idiopathique) des adducteurs fémoraux (contracture qu'on observe parfois isolément) et les affections médullaires. Il montre que la contracture peut être comme la paralysie atrophique de l'enfance sous la dépendance de lésions de la moëlle.

Les lésions trophiques reconnaissent aussi comme origine une altération médullaire, mais il faut remarquer qu'ici les causes extérieures ont joué un certain rôle dans la détermination morbide de certains des troubles trophiques des membres supérieurs ; la marche à quatre pattes a fixé les lésions sur un membre paralysé, lieu de moindre résistance.

En résumé, de cet ensemble d'observations nous pouvons tirer une série de conclusions et dire que :

1° Dans la paralysie atrophique de l'enfance il peut survenir des éruptions vésiculeuses, des exulcérations, de petits ulcères, parfois même de l'arthrite. Ces lésions sont absolument analogues à celles que les névristes ont décrites pour certaines lésions des nerfs et de l'axe cérébro-spinal.

2° Ces altérations sont essentiellement d'ordre trophique comme le démontrent les lésions trophiques des muscles, des os, l'abaissement si remarquable de la température, etc.....

3° Si les lésions vésiculeuses bulleuses, ont été décrites avec soin par les médecins, il n'en est pas de même des ulcères. Ces ulcères ont des caractères à part et méritent une description spéciale.

Ces ulcères sont disposés par groupes sur les extrémités des membres inférieurs, ils naissent par des vésicules isolées ou réunies soit sur les orteils, la plante du pied, soit le plus souvent sur la jambe. Ils sont circulaires, très-superficiels et figurent plutôt des exulcérations.

Leurs bords très-minces sont constitués par le derme très-aminci lui-même, ils ne sont jamais décollés.

Leur fond rosé est régulier, lisse sans bourgeonnement et offre à peine une légère humidité.

Autour de ces ulcères les téguments sont amincis, violacés, couverts de squames extrêmement fines, ou bien un peu tuméfiés, tendus, lisses et très-rouges.

Ces ulcères sont indolents, mais le contact des pièces de pansement, y réveille une sensibilité assez vive.

Le diagnostie de ces ulcères sera facile si on rapproche ces caractères de leur mode d'apparition par des vésicules en des lieux presque constants (orteils, plantes et jambe, partie inférieure), de leur présence sur un membre atteint de lésions profondes du système nerveux et dans le cas qui nous occupe de paralysie atrophique de l'enfance.

Leur durée est assez longue, de trois à quatre, et même de sept à huit mois, dans les cas que nous avons observés : Leur guérison s'effectue très-lentement, il a semblé que l'emploi de l'électricité avait favorisé cette évolution chez notre première malade, Jeanne Steinbach.

Ces ulcères de la paralysie spinale infantite ne nous paraissent pas différer des exulcérations qui surviennent dans le cas de certaines lésions nerveuses centrales ou périphériques.

Au point de vue pathogénique, nous pouvons maintenant nous demander quelle est l'origine et la cause de ces ulcères. Avec les névristes, nous pourrions dire que ces ulcères reconnaissent essentiellement pour cause les altérations du système nerveux sous la dépendance desquelles se trouve la maladie principale, mais le problème nous parait plus compliqué. Tout en tenant compte du rôle que joue le système nerveux dans la production de la maladie primordiale, nous ne pouvons pas nous empêcher de faire remarquer que le froid nous paraît être la cause essentielle de ces ulcérations et qu'il est à notre sens l'agent de ces lésions si variées (vésicules ulcérations). Ce qui le prouve, c'est l'abaissement local de la température, suite naturelle de la diminution considérable de volume des vaisseaux, c'est aussi la ressemblance parfaite de ces vésicules et de ces exulcérations avec les engelures. Ces ulcères ne seraient, pour M. Verneuil, dont nous présentons ici l'opinion, que des ulcères à frigore, le froid agissant ici sur des lieux de moindre résistance. (1)

(1) M. Petit, élève de M. Verneuil a publié sur les lieux de moindre résistance un très-remarquable opuscule : *De locis minoris resistentiæ. Gazette hebdomadaire* 1875.

OSTÉOCLASIE ET OSTÉOTOMIE

AU POINT DE VUE ORTHOPÉDIQUE

Publié dans les **Archives générales de médecine 1875, p. 832, t. II.**

Les opérations qui consistent à produire la fracture de certains os, soit par diverses manœuvres, soit à l'aide de machines (ostéoclasie), ou à en pratiquer la section (ostéotomie), sont déjà vieilles dans la chirurgie. La première fut recommandée par Hippocrate ; quant à la seconde, Paul d'Egine la mit le premier en pratique. Oubliées depuis lors, elles reprirent, dès le commencement de ce siècle, une grande faveur, mais furent presque aussitôt compromises dès leur origine par certaines exagérations et par l'imperfection des premiers procédés employés. Depuis ces tentatives, de sérieux travaux parus, surtout en Allemagne, ont opéré en Angleterre et en Amérique un revirement complet dans les idées et ont remis à la mode ces méthodes presque complétement abandonnées.

En France, deux faits ont contribué à maintenir les chirurgiens sur la réserve et ont dominé leur jugement sur ce point. C'est d'abord pour l'ostéoclasie le souvenir des terribles accidents qui suivirent les manœuvres de Louvrier ; c'est pour l'ostéotomie la comparaison qu'on peut faire entre la plaie osseuse à ciel ouvert, qui la suit, et celle que l'on observe dans les fractures compliquées de plaie. Mêmes lésions, disait-on, et par conséquent, mêmes dangers dans les deux cas. L'ostéoclasie a été cependant employée bien souvent en France; prévue ou non, la fracture du fémur dans la continuité qui suit parfois les tentatives de rupture d'une ankylose de la hanche, s'est généralement bien passée. Enfin, depuis que le procédé d'ostéotomie *sous-cutanée* de Langenbeck a été perfectionné de nos jours, cette opération est réellement sans dangers, à une condition cependant, c'est qu'on en suive exactement les règles et surtout que le pansement antiseptique soit fait très-soigneusement. Aussi, ces deux opérations s'emploient-elles assez fréquemment en Allemagne et en Amérique. Sans vouloir rapporter tout ce qui a été fait sur ce sujet, nous nous proposons surtout de passer ici en revue la pratique de Billroth et de Volkmann. Güssenbauer (1), élève du premier, nous donne avec détails la pratique du chirurgien viennois ; Volkmann (2), dans

(1) Methoden der Künstlichen Trennung der Knochen, Archives de Langenbeck, 1875, t. XVIII, p. 1.

(2) Beitraege sur Klin. Chirurgie.

son livre récent, cite aussi d'assez nombreuses observations du même genre.

I. — Ostéoclasie.

L'ostéoclasie est de date ancienne, Hippocrate l'avait préconisée pour redresser certains cals vicieux. Celse et Galien l'ont certainement employée, mais depuis lors, on perd à peu près sa trace dans la science jusqu'au commencement du XIXe siècle. Les tentatives de Delamotte et de Muys, vers 1690, sont restées isolées.

Bosch, 1811, plus tard Œsterlen, Blasius, Louvrier, Maisonneuve 1844, Rizzoli, 1845, inventèrent diverses machines pour briser les os; Dupuytren limita la sphère de l'ostéoclasie aux premières périodes de la formation du cal, à celles du cal provisoire; Bérard, Sanson, se rattachèrent à cette doctrine; Ph. Boyer, 1848, Callisen, Richerand, Læmmerhirt, Richet (1), Palasciano, Delore (2), Philippeaux, Pravaz, jugèrent cette opération très-diversement. Enfin, Rizzoli, le premier, 1845, eut l'idée de briser les os normaux dans un but orthopédique. Actuellement, en Amérique et en Allemagne on pratique l'ostéoclasie pour les ankyloses osseuses, pour des déviations rachitiques des os, pour des cals vicieux, etc.

L'ostéoclasie ou méthode de la division artificielle

---

(1) Thèse de concours, 1850.
(2) Congrès de Lyon, 1870.

des os sans lésion de la peau présente *deux procédés, l'ostéoclasie manuelle et l'ostéoclasie mécanique.*

La main peut servir de diverses manières. On peut rompre une ankylose en augmentant ou en diminuant l'angle que font les deux os anormalement réunis. Dans d'autres cas, lorsqu'il s'agit de rompre un os sur un point de sa longueur, on peut le fracturer comme un bâton qu'on casse sur le genou, en prenant un point d'appui soit sur le bord d'une table, d'un siège ou d'un lit. On y arrive encore en appuyant ses deux extrémités et en pesant sur la place à fracturer. Ce dernier procédé est repoussé par Fabrice d'Aquapendente.

Les instruments qui servent au même but forment déjà une liste très-longue.

Purmann employait une machine à vis, Bosch une presse analogue à celle des relieurs, qu'il désignait sous le nom de dysmorph-osteo-palinclaste. Blasius essaya de vulgariser l'appareil d'Oesterlen qu'il avait légèrement modifié. Maisonneuve inventa aussi un appareil très-puissant, le diaclaste. Ce chirurgien poursuivait alors ses ingénieuses recherches sur l'intoxication chirurgicale. Il avait remarqué que ces phénomènes d'intoxication étaient surtout développés lorsqu'on employait des procédés opératoires qui produisaient une section nette des vaisseaux, aussi s'était-il ingénié à trouver un mode de diérèse qui, de prime abord, restreignît cette surface de section si propre à l'absorption des poisons putrides. Voici comment il procédait à ses amputations. N'employant plus ni la scie ni le couteau, il faisait la section des parties molles par la ligature extemporanée et celle des os par son diaclaste.

Après quelques essais, Maisonneuve abandonna ce mode d'amputation, pour diverses raisons difficiles à énumérer ici, et dont la plus importante est que les procédés ordinaires d'amputation, joints aux pansements antiseptiques (pansements alcooliques, phéniques, occlusion pneumatique, etc.), lui donnaient de meilleurs résultats.

Rizzoli, 1845, inventa un nouvel ostéoclaste ; cet instrument, adopté par Bruns, est représenté par une tige de fer très-forte et droite. A ses deux extrémités sont des anneaux très-solides dans lesquels on passe le membre et à son milieu se meut une vis à pression très-puissante. Cet ostéoclaste est celui qui est universellement adopté. L'appareil d'Esmarck consiste en une petite table sur laquelle se trouve une petite tige droite; sur cette tige, et articulée avec elle, se meut un levier puissant, au-dessous duquel on engage l'os à briser. L'appareil de R. Volkmann n'est pas autre chose qu'un simple anneau, très-fort et solide, qui porte une tige ; le tout ressemble à la partie qui forme le squelette d'une raquette (1).

---

(1) Le Dr Manrique (de Madrid) a modifié d'une façon ingénieuse l'ostéoclaste de Rizzoli. Au lieu d'une seule vis médiane, deux vis sont adaptées à l'ostéoclaste de Rizzoli, à égale distance de la ligne médiane sur la branche horizontale, de manière à laisser un notable intervalle entre elles. Ces deux vis se meuvent sur deux

On peut facilement adapter un *dynamomètre* à l'appareil de Rizzoli et mesurer la force employée; le chirurgien italien a appliqué sur le sien une échelle de 25 à 400 kilogr. Un jour où l'autre on arrivera à connaître le minimum et le maximum de la force à atteindre pour fracturer les divers os.

La fracture est constamment simple, jamais elle ne se complique de plaie. Toujours la fracture est oblique, elle siège sur le cal même ou au-dessus quand il s'agit d'une fracture mal consolidée. L'instrument est plus difficile à manier quand il faut fracturer l'os sur une de ses extrémités. On peut l'employer pour certaines ankyloses osseuses de la hanche. Aucun de ces appareils, enfin, ne peut être appliqué au bassin.

La rupture des os peut aussi s'obtenir dans certains cas particuliers en chargeant leur extrémité d'un poids suffisamment lourd, surtout lorsqu'il s'agit de cals vicieux, ou encore au moyen de l'extension.

Avec la première méthode, la *méthode des poids* (Belastungs-Methode), il est impossible de déterminer

---

plaques résistantes, et dont la concavité est appropriée au membre à briser. C'est dans l'intervalle laissé entre ces deux plaques que l'os doit se briser. — L'ostéoclaste de Colin nous semble actuellement (1879) de beaucoup supérieur à tous ces instruments. J'ai vu M. Verneuil briser avec cet instrument un cal vicieux d'une fracture de jambe chez un jeune matelot qui avait été traité en mer par son capitaine. Le succès fut complet. La fracture eut lieu dans le cal même.

le siége précis de la fracture; les cals vicieux seuls pourraient peut-être, lorsqu'ils ne sont pas encore complétement ossifiés, se rupturer de cette manière. Où serait l'avantage de ce procédé?

La seconde *méthode d'extension* ne peut être davantage localisée au point que l'on veut briser.

La main, diverses machines, le scamnum d'Hippocrate, le tripastum d'Appelle, le glossocomium, le plinthium de Nileus, l'organon de Faber, les mouffles, l'appareil de Heine, de Schneider-Mennel; tels sont les divers engins dont dispose la méthode. Quels sont les *résultats immédiats* de la rupture des os par les diverses méthodes? Lorsque la rupture est régulière et n'intéresse ni les parties voisines ni la peau, on peut comparer la lésion à une opération sous-cutanée, à une fracture simple. On connaît la bénignité relative de ce genre d'accidents.

L'ostéoclasie manuelle ou par les machines de Rizzoli, Blasius et Bosch, présente par les divers procédés d'extension des avantages importants; mais la force est transmise tout entière par les machines sur un seul point; aussi, est-il habituel de voir survenir, au point où la force est localisée, des extravasats, des sugillations et parfois, très-rarement, il est vrai, des eschares peu étendues.

Les résultats déplorables de quelques-unes des tentatives de Louvrier pour détruire des ankyloses, ont nui à la méthode de l'ostéoclasie mécanique. Nous verrons en temps et lieu ce qu'il faut en penser.

L'os une fois brisé, on place le membre dans un appareil convenable comme s'il s'agissait d'une simple fracture. On a soin de donner au membre une attitude convenable, et spécialement l'attitude qui doit corriger le plus possible la déviation qu'on a essayé de détruire.

Applications. — L'ostéoclasie a été jusqu'ici employée dans quatre cas bien différents : 1° le *redressement de certains cals vicieux ;* 2° le *redressement des difformités articulaires résultat d'une ankylose ;* 3° *le redressement des courbures rachitiques ;* 4° le *redressement des difformités qui suivent les luxations anciennes.*

Nons ne parlerons ici que pour mémoire des tentatives de Rizzoli de briser un *os normal,* le fémur ou le tibia, par exemple, pour compenser un raccourcissement du membre voisin. Cette conduite a été imitée par quelques auteurs, mais est loin, malgré la grande autorité du chirurgien italien, d'avoir pour elle l'opinion générale.

1° Les *cals vicieux* peuvent donner lieu à des difformités, à des déviations très-graves parfois, notamment pour le membre inférieur ; ce sont celles-ci surtout qui ont engagé les chirurgiens à agir. Hippocrate, Celse, Galien, Albucasis, Fabrice d'Aquapendente pensaient, que lorsque le cal était récent, il était facile de le redresser.

De la Motte, Muys, au XVIIe siècle, ont, les premiers, appliqué l'ostéoclasie au redressement des cals vicieux. J.-L. Petit et les chirurgiens qui suivirent préférèrent abandonner à elles-mêmes les fractures vicieusement réunies. Un instant Dupuytren rallia nombre de chirurgiens à ces doctrines sur le cal provisoire ; ce chirurgien pensait qu'on ne devait essayer de rompre les cals vicieux que dans la première période du développement du cal. Œsterlen prouva par ses recherches qu'on pouvait rompre le cal longtemps après sa consolidation.

Depuis lors, le nombre de ces opérations s'est accru assez considérablement, et Gurlt, dans son traité des fractures, donne une liste de quatre-vingt-quatre cas de fractures vicieusement consolidées et qui ont été traitées par l'ostéoclasie. Sur ce total, vingt ont été produites par des machines, cinq par la machine de Bosch, quatre par celle de Blasius, un par le levier de Mayor, un par la machine de Œsterlen et six par la machine de Schneider-Mennel.

Sur le reste, vingt-deux ont eu leur cal brisé par la main seule, sans effort puissant ; sept par les mains de plusieurs personnes réunies ; pour les autres il a fallu avoir recours à certaines manœuvres ; pour cinq d'entre eux, on a dû appuyer le membre contre le genou, dans quatre autre cas, il a fallu appuyer le membre sur le bord d'un lit ou d'une table, dans cinq autres cas enfin, il a fallu faire précéder l'action de la main d'une extension assez considérable ; dans trois cas l'action des mouffles a suffi pour rompre le cal.

Sur ce nombre total de quatre-vingt-quatre ostéoclasies, par la main ou les machines, il n'y pas eu un seul accident.

La statistique de Gurlt n'est certainement pas complète; en tout cas, telle qu'elle est, on peut affirmer d'après les précédents résultats que l'ostéoclasie manuelle et mécanique pour redresser les cals vicieux, donne de bons résultats opératoires immédiats.

Ajoutons à tous ces faits ceux de Billroth et de Volkmann, beaucoup plus complets et mieux étudiés.

Sur six observations que donne Volkmann, page 89 de son livre, sur les trois de Billroth (Voir Gussenhauer) il y a eu pour toutes un succès opératoire complet; quant au succès thérapeutique, nous en parlerons plus loin; nous voulons, ici, d'abord établir que l'ostéoclasie est une opération innocente. En effet, si on ajoute aux faits rassemblés par Gurlt, ceux de Volkmann et de Billroth, on arrive à un total de quatre-vingt-treize cas sans une seule mort ou un accident grave. Billroth a appliqué une seule fois l'ostéoclaste *de Rizzoli ;* c'était quatre ans après la fracture sur la jambe d'une femme de vingt-huit ans qui offrait une difformité assez considérable. La fracture se produisit facilement; au point d'application de l'appareil, il n'y eut pas d'eschares, mais seulement quelques sugillations, la malade ressentit d'assez vives douleurs, du point lésé, qui furent calmées par la glace et la morphine; la guérison fut parfaite après un léger retard de la consolidation. Dans la plupart des autres faits la fracture fut produite par la main.

Cette méthode de redressement des cals vicieux, l'ostéoclasie manuelle ou mécanique, a été appliquée le plus souvent et le plus ordinairement pour la cuisse et la jambe.

En réunissant les statistiques de Gurlt aux observations de Billroth et de Volkmann, on trouve qu'on l'a employée

53 fois pour la cuisse,

24 fois pour la jambe,

1 fois pour la malléole péronière (Volkmann),
2 fois pour l'humérus,
1 fois pour le radius,
2 fois pour l'avant-bras.

Si le résultat opératoire a été bon dans tous les cas, le résultat thérapeutique s'est aussi montré le plus souvent très-satisfaisant.

Non-seulement le raccourcissement du membre, la déviation angulaire ont été corrigés, mais encore la marche est redevenue possible, et, dans quelques cas, une légère boiterie qu'on pouvait pallier par quelques petits artifices a remplacé une difformité considérable. Sur cinquante et un cas où les résultats sont exprimés d'une façon positive, vingt-cinq fois le membre a été absolument rétabli dans sa longueur normale (Graefe, Bosch (six observ.), Larrey, Lamotte (1699), Spaeth, Wagner, Rapp, Verbrœghe, Butcher, Skey, Vibbin et Skey, Langenbeck, Bruns, Wilms, Wagner (3 observ.), (Blasius, Mussey, Van Wœrden), vingt-six fois le raccourcissement exprimé était très-faible. Ces résultats établissent nettement que l'ostéoclasie dans de pareils cas est parfaitement indiquée.

2° La rupture de certaines *ankyloses osseuses* par les procédés de force date déjà de loin. Cette méthode présente des avantages incontestables, mais aussi des inconvénients très-sérieux : si la rupture est régulière, sans plaie des parties molles, on peut comparer la lésion à une fracture simple, à une opération sous-cutanée. Mais la rupture est souvent irrégulière ou bien nécessite de grands efforts et partant entraîne de grands désordres dans les parties molles ; par exemple, la rupture de la peau, la déchirure des artères, de l'artère poplitée même (Louvrier) ou la paralysie temporaire (pendant un mois) des nerfs de la jambe après le brisement forcé du genou (Volkmann, p. 178. obs. I). De plus, la rupture a souvent lieu au-dessus ou au-dessous du point rupturé. Enfin, le cal qui succède à la rupture, peut être douloureux et difforme et, par suite, la marche impossible ; d'autres fois enfin, la luxation du tibia en arrière du fémur deviênt plus prononcée et cette déformation entraîne l'impuissance du membre (Voir Malgaigne, p. 193.)

Malgré ce sombre tableau peinture en raccourci de tout ce qu'a eu de désavantageux l'ostéoclasie appliquée aux ankyloses, il faut se rappeler que Louvrier lui-même, sur des ankyloses de nature très-diverse, il est vrai, fibreuse et osseuse, traitées par un procédé alors dans l'enfance, a eu des succès assez grands : sur vingt-six cas, deux cas de mort (dans un cas déchirure des téguments, dans l'autre formation d'eschares), et dans presque tous les autres, le retour assez incomplet, il est vrai, des mouvements (la plupart étaient des ankyloses fibreuses).

Depuis lors, l'ostéoclasie a été appliquée aux ankyloses complètes un certain nombre de fois, mais toujours avec réserve, et voici les résultats qu'elle a amenés.

Langenbeck, de Hanovre (1854), paraît avoir réussi dans ses tentatives pour guérir l'ankylose osseuse du genou. Maisonneuve a rompu le fémur au-dessous des trochanters dans un cas d'ankylose angulaire de la hanche (1862, Gaz. des hôpitaux et clinique chirurgicale, t. I, p. 632), Ollier enfin (v. Dict. encyclop., art. *Ankylose*) a trois fois fracturé l'olécrâne soudé à l'humérus. Dans un de ces cas, les mouvements articulaires se sont en partie rétablis. M. Verneuil a aussi brisé volontairement le fémur chez un jeune garçon atteint de coxalgie avec ankylose (de nature indéterminée). Le défaut d'attitude fut parfaitement corrigé. Billroth (Pathologie générale, 618) a traité par l'ostéoclasie deux ankyloses du genou et une ankylose de la hanche. Dans aucun de ces cas il n'y a eu de rupture de l'ankylose même, le fémur s'est rompu au-dessus du genou dans les deux premiers faits, et au-dessous de l'articulation coxo-fémorale dans le troisième; le redressement fut cependant très-satisfaisant.

Valette (Dict. Baillière, art. *Coxalgie*) a obtenu un résultat semblable chez une petite fille dont le membre était placé dans la demi-flexion et l'adduction. Par la suite, elle put s'asseoir et marcher assez facilement.

Nélaton et Desprès père ont aussi intentionnellement cassé le col du fémur; M. Tillaux tout dernièrement a communiqué un fait analogue à la Société de chirurgie, p. 353, 1875, t. I, nouvelle série; M. Tillaux brisa, ainsi qu'il l'avait annoncé à ses élèves, le col du fémur; le succès fut très-beau, la malade put se lever et marcher aisément au bout de quelques mois. On voit en somme que, dans la majorité de ces derniers cas, il n'y a pas eu rupture de l'ankylose, mais rupture et fracture de l'os dans sa continuité, au-dessous de l'articulation.

On doit donc soigneusement distinguer deux classes

dans l'ostéoclasie appliquée aux ankyloses : 1° celle qui rompt l'ankylose même ; 2° celle qui fracture, qu'on l'ait voulu ou non, l'os ankylosé dans sa continuité, au-dessous de l'ankylose ou au-dessus.

Évidemment les meilleurs résultats seraient ceux qu'on obtiendrait en rompant l'ankylose, car on peut ainsi espérer établir dans le membre une certaine mobilité. Mais il ne faut pas croire que le résultat de fracture des os dans la continuité soit à dédaigner ; les faits précédents démontrent que par ce procédé on corrige assez bien la difformité, et qu'en outre, au bout de quelque temps, soit qu'il s'établisse une fausse articulation, soit que la fracture ait lieu dans un point avantageux (fracture intra-capsulaire du col du fémur) la marche a pu se rétablir d'une façon satisfaisante. Il est certaine disposition à prendre, dans ce dernier cas, pour ne pas fracturer l'os trop loin de l'ancienne articulation.

Valette (Dict. de Baillière, art. *Hanche*, t. XXII, p. 246) conseille de faire porter spécialement l'effort sur le col du fémur, et pour y arriver plus facilement, il recommande de placer la cuisse dans une carapace solide, un bandage silicaté par exemple. La pression étant reportée sur toute la longueur de l'os, l'effort ne porte plus que sur l'extrémité supérieure dans le point de résistance qu'il faut vaincre. Blanc, de Lyon, d'après les indications de Bonnet, a construit, en outre, un appareil pour fixer le bassin. Il consiste en une planchette matelassée, sur laquelle doit reposer la face postérieure du bassin et des lombes ; à cet appareil sont adaptés des leviers qui prennent un point d'appui sur les épines iliaques et des sous-cuisses, qui fixent et compriment les parties et les ischions.

Tout cet ensemble de moyens est destiné à éviter certains accidents, tels que le décollement de l'épiphyse inférieur du fémur, ou encore la facile rupture d'un fémur généralement un peu affaibli par les maladies antérieures ou le repos.

A côté de la rupture de l'ankylose osseuse, qui doit, on le comprend facilement, être placée en première ligne, se place donc la rupture de l'os ankylosé dans une portion de sa continuité la plus rapprochée possible de l'ancienne articulation.

Ces deux opérations resteront dans la chirurgie (V. Denucé, p. 543, art. *Ankyloses*, Dict. Baillière), car elles ne produisent que des désordres sous-cutanés et l'on connaît bien la gravité des opérations sanglantes (ostéotomies, résections), les seules qui en dehors de l'ostéoclasie, peuvent être opposées à la cure des ankyloses complètes.

Du reste, les graves accidents qui ont suivi la rupture des ankyloses ne se sont pas produits dans la rupture des courbures rachitiques, des cals vicieux, etc.

Ils ne sont donc pas propres à l'emploi de l'ostéoclasie.

Les divers tissus péri-articulaires subissent, dans quelques-unes des maladies qui ont amené l'ankylose, une inflammation chronique très-importante à considérer. C'est elle, en effet, qui soude entre eux tous les tissus péri-articulaires, qui les rétracte, leur ôte toute souplesse, et dans certains cas leur donne une densité et une résistance considérables; on comprend bien alors que la peau, les vaisseaux, les nerfs et les muscles profonds se déchirent, et que parfois il se produise des accidents redoutables, tels que ceux dont Louvrier et autres nous ont laissé l'émouvant tableau.

Ce n'était pas alors au début de la méthode qu'on avait songé à ces complications. Quant à nous, profitons de ces expériences pour ne porter l'action chirurgicale que sur des faits où le succès n'est pas douteux.

3° Pendant longtemps les chirurgiens ne se sont pas occupés des *courbures rachitiques ;* Delpech, le premier, *essaya* de les prévenir ou de les combattre à l'aide de bandages dextrinés. Depuis lors, les chirurgiens leur ont appliqué les procédés de l'ostéoclasie.

L'ostéoclasie ainsi pratiquée chez de jeunes enfants réussit toujours bien ; les courbures anormales sont réduites. Volkmann et Billroth citent quelques opérations de ce genre ; dans un cas, Billroth, chez un enfant de quatre ans, n'alla même pas jusqu'à briser les os, il les redressa jusqu'à ce que les courbures aient disparu et appliqua immédiatement quelques attelles et un bandage plâtré. Dans deux autres cas, Billroth fut obligé de fracturer complétement les os de la jambe. Au bout d'un mois, les deux enfants étaient guéris.

L'ostéoclasie appliquée aux courbures rachitiques est tout à fait rationnelle. On sait combien les fractures sont fréquentes chez les rachitiques et combien leur guérison est facile. Cependant le moment de l'intervention chirurgicale est difficile à préciser. En voici un exemple. Chez une petite fille de quatre ans, Billroth fit une ostéotomie qui fut suivie d'un plein succès opératoire, mais quelques mois plus tard la courbure rachitique reparaissait au-dessous du point opéré.

Remarquons ici que nous n'avons pas affaire à des parties molles chroniquement enflammées comme dans certaines ankyloses; les parties molles sont saines; les jeunes enfants sont gras, et le tibia et le péroné sont donc loin d'être aussi superficiels que chez l'adulte, où l'on pourrait craindre de voir l'arête de cet os perforer la peau au moment de la fracture.

Du reste, dans certains cas, le simple redressement sans infraction, sans fracture des os, comme le pratiquait Delpech, peut suffire, tandis que dans d'autres cas, l'ostéoclasie elle-même est presque impossible, car on sait que dans le rachitisme, les os se sclérosent facilement; c'est dans ces cas seuls que les chirurgiens allemands et américains appliquent l'ostéotomie sous-cutanée.

En résumé, Billroth (voir Gussenbauer) a pratiqué deux fois cette opération, Volkmann sept fois (p. 224), sur des enfants rachitiques; le succès a été complet dans chacun de ces cas. C'est entre deux et quatre ans que la plupart de ces opérations ont été faites.

4° Dans les manœuvres exécutées pour la *réduction des luxations anciennes*, les membres peuvent être fracturés. M. Marchand, dans sa thèse de concours d'agrégation : « Des accidents qui peuvent compliquer la réduction des luxations traumatiques » (1875, Paris), en cite un certain nombre d'exemples. Dans tous ces faits la fracture des os n'a pas été cherchée, la fracture était un accident provoqué par des manœuvres de réduction. Dans tous ces cas, la fracture, facilitée par l'atrophie du tissu osseux, etc., guérit sans accident sérieux.

Nous en rapprochons à dessein une série d'autres faits des plus intéressants. Pour *corriger* la difformité que produit une luxation ancienne, le chirurgien peut chercher en effet à produire une fracture que, plus haut, il était loin de vouloir. Volkmann (page 230 de son ouvrage) rapporte plusieurs faits de ce genre. Dans l'un d'eux, il s'agit d'un jeune enfant qui fut atteint d'une scarlatine avec affections polyarticulaires. Il s'en suivit une luxation spontanée de la hanche avec difformité considérable; pour guérir la difformité, Volkmann brisa le fémur. Plein succès.

Dans un autre cas, Volkmann fit la même opération pour une luxation traumatique iliaque; la difformité disparut et le raccourcissement du membre, résultat de la luxation, fut compensé par le déplacement du bassin.

Nous enregistrons seulement les tentatives de Volkmann, sans porter aucun jugement sur leur opportunité ou leur valeur, nous voulons seulement, ici, attirer une fois de plus l'attention sur ce résultat: l'innocuité de l'ostéoclasie dans des cas semblables.

Rizzoli est allé plus loin, il a préconisé la rupture d'un membre sain pour compenser le racourcissement d'un membre lésé. Cette méthode est basée sur ce fait, qu'à une boiterie causée par une fracture de jambe a succédé une marche régulière lorsqu'un accident a fracturé le membre resté indemne. Il nous est impossible de croire qu'un chirurgien puisse se livrer à de semblables manœuvres lorsque tant de procédés mécaniques permettent de compenser le raccourcissement, non pas sur le membre sain, mais sur le membre malade lui-même. L'illustre chirurgien italien s'est laissé entraîner à un excès, semble-t-il, du moins si l'on en juge par le peu d'imitateurs qui ont suivi son exemple.

Si nous cherchons maintenant à résumer l'impression générale qui semble ressortir de cet ensemble; nous arrivons aux conclusions suivantes :

I. *Procédés.* — L'ostéoclasie ou fracture artificielle des os nous offre deux divisions importantes, l'O. manuelle, l'O. mécanique. Parmi tous les procédés usités, l'ostéoclasie manuelle et l'ostéoclasie avec l'instrument Rizzoli ou mieux encore de Colin 1879 sont ceux qui paraissent surnager, surtout à l'étranger.

II. *Dangers.* — 1° La rupture peut n'avoir pas lieu au point voulu; l'opération peut devenir ainsi inutile.

2° L'opération peut être dangereuse si la pression localisée sur le point à rompre a été assez forte pour amener des accidents rares, il est vrai : eschares, etc.

III, *Résultats opératoires.* — En tenant compte de toutes ces circonstances, on peut dire que l'ostéoclasie, pratiquée avec sagesse, est une *opération* le plus souvent bénigne.

Dans la majorité des cas, elle place le membre fracturé artificiellement dans la même situation qu'un membre atteint accidentellement d'une fracture sous-cutanée.

Sur les 108 cas d'ostéoclasie, cités dans ce travail et ous pris au hasard, il n'y a pas eu un seul accident.

IV. *Résultats thérapeutiques.* — Les résultats théra-eutiques paraissent satisfaisants, pour le traitement es difformités produites par les cals vicieux (de La-iotte, 1699, Dupuytren, Gurlt). En est-il de même our les courbures rachitiques (Volkmann, Billroth) ? opération ne corrige qu'une partie de la difformité, la éviation angulaire du membre, dans les luxations an-iennes (Volkmann). Enfin, la rupture d'une ankylose sseuse suffit quelquefois pour rétablir l'attitude normale u membre, mais pas toujours pour lui permettre la iobilité. On doit éviter toute tentative de ce genre ɔrsque l'ankylose est très-ancienne, les artères athé-omateuses, les tissus péri-articulaires soudés entre ux ou les os eux-mêmes très-atrophiés.

'ublié dans les **Archives générales de Médecine, t. I., a. 198, 1876.**

II. — OSTÉOTOMIE.

L'ostéotomie, simple section des os, décrite par Paul 'Égine et Avicenne, ne commença réellement à attirer attention qu'avec les tentatives restées célèbres de .héa Barton.

' *Historique.*— Le chirurgien américain inaugura la hode, en sectionnant par un simple trait le col du ur chez un malade atteint d'ankylose de la hanche. :tmann (1841) appliqua l'ostéotomie simple à l'arti- ition du coude : Platt Burr (1844) et Gurdon Buck i5) en firent autant pour le genou. Depuis, cette ration fut répétée un grand nombre de fois à l'é- iger, notamment par Kearney, Behrend, Mayer de rzburg. En France, Maisonneuve surtout s'en est itré un des plus chauds partisans ; il en rapporte s sa Clinique chirurgicale, 1847, un beau succès st une observation d'ostéotomie pour ankylose de la che).

Ine des plus intéressantes applications de cette mé- de fut la section du maxillaire inférieur pratiquée s les ankyloses de l'articulation temporo-maxillaire :evue par Bérard, Velpeau et Richet; Bruns, Wilms, zoli, substituèrent à la résection d'Esmarck une ple ostéotomie de la branche horizontale (1).

'ostéotomie simple n'est pas toujours applicable; ès la section simple de certaines ankyloses invétérées, 'on applique bout à bout les surfaces ainsi section- s, on ne parvient pas toujours à corriger la dispo- on angulaire du membre ; de là l'idée d'enlever des ments cunéiformes de l'os, pour rétablir le membre is sa rectitude, c'est l'ostéotomie cunéiforme de Rhéa 'ton. Langenbeck, 1854, voulant plus encore que ses

1) Voir M. Verneuil, *Arch. de médecine*, 1860.

levanciers ménager les parties molles, manifeste son ntention, dit Malgaigne, en créant le terme ambitieux t inexact qu'il donna à son procédé ; ostéotomie sous-utanée ; l'illustre chirurgien berlinois faisait en effet, ur la face du tibia, une incision de 15 à 20^{mm}, et, dans 'incision même, il appliquait un perforateur. Le pro-édé fut perfectionné depuis : Nüsbaum, Volkmann, 3illroth, contribuèrent à le régler définitivement et à le ulgariser.

Brainard, de Chicago, vers 1854, avait imaginé l'os-éotomie par perforation sous-cutanée de l'os, avec ostéoclasie consécutive.

2° *Procédés.* — Cette courte revue historique permet le distinguer parmi les diverses opérations désignées ous le nom d'ostéotomies, *divers procédés* entièrement listincts : 1° l'ostéotomie simple, ou section simple de 'os ; 2° l'ostéotomie cunéiforme, ou excision d'un coin le substance osseuse.

L'ostéotomie simple se pratique à ciel ouvert ou par a méthode sous-cutanée. Dans l'ostéotomie à ciel ou-vert, on fait sur la peau une incision de forme variable, ransversale, oblique, en arc, cunéiforme, incision en M, T, V, X. Mais depuis que Delpech, Dupuytren, Stromeyer, Jules Guérin, ont fait sentir tous les béné-ices qu'on pouvait tirer des opérations sous-cutanées, 'ostéotomie à ciel ouvert a été complétement aban-lonnée. On connaît depuis longtemps la gravité des ractures compliquées, la bénignité au contraire des ractures simples ; la pratique et la théorie s'unissent nc pour combattre le procédé d'ostéotomie à ciel vert.

Langenbeck, reconnu en Allemagne comme l'inven-ır de l'ostéotomie sous-cutanée, opérait de la façon ivante : il faisait d'abord une incision transversale x téguments, et perforait l'os, le tibia, par exemple, deux points, à la partie supérieure et inférieure de plaie, et introduisait dans une des perforations une tite scie. Lorsque le large pont osseux qui sépare les ux perforations était scié, l'os ne tenait plus que deux tits ponts osseux, l'un antérieur, l'autre postérieur. n'était que plus tard que le chirurgien le brisait à ide de la main.

L'opération exécutée dans de telles conditions était ivie d'une certaine contusion du tissu osseux, de la mation d'esquilles osseuses, ou d'une bouillie formée sang et de graisse qui facilitait l'établissement d'une éite et de toutes ses suites : septicémie, pyémie.

De plus, une certaine portion de l'os disparaît, en-ée par la scie et le perforateur ; c'est une résection, Bilroth, plus encore qu'une ostéotomie.

Le *procédé de Brainard*, appliqué aux pseudarthroses, perforation sous-cutanée des os, a été employée aussi ns le but de remplacer l'ostéotomie elle-même : il est andonné et pour les mêmes motifs.

La *section véritablement sous-cutanée des os avec le eau* est le mode opératoire préféré aujourd'hui. Le emier temps consiste dans la section étroite d'un pli la peau, loin du point où l'os doit être divisé. Dans second temps, on sectionne avec le ciseau les couches externes de l'os. Le ciseau, dit Bilroth, est le véritable bistouri des os. Il est facile d'éviter les éclats du tissu osseux, en employant le ciseau avec prudence; il faut placer le ciseau perpendiculairement à la surface osseuse et ne jamais le placer obliquement. Lorsque la section du tissu osseux est un peu profonde, il faut employer des ciseaux de moins en moins épais pour qu'ils ne soient pas serrés dans l'épaisseur de l'os.

Bilroth, dans un cas malheureux, a vu la pointe du ciseau pris dans le tissu osseux, se rompre dans les efforts de traction. L'opéré mourut de pyémie. A l'autopsie, on trouva dans la plaie osseuse l'extrémité du ciseau. Aussi, pour éviter cet accident, faut-il se servir de ciseaux de plus en plus minces, à mesure qu'on avance dans la profondeur; les ciseaux doivent être munis d'un manche; enfin on doit employer de préférence un marteau de bois, pour éviter de trop grands ébranlements. On ne doit couper au ciseau que l'étendue de la couche corticale nécessaire, pour permettre de relever ensuite l'os avec la main, ou de briser la partie épargnée avec l'instrument tranchant. Ainsi donc, jamais on n'achève au ciseau la section complète de l'os. Une action complémentaire (3e temps) achève la fracture complète de l'os, préalablement sectionné dans ses couches externes. Cette opération complémentaire, l'ostéoclasie se fait à la main ou à l'aide de machines. En un mot, l'opération est une combinaison des deux méthodes, c'est une ostéotomie associée à une ostéoclasie. L'infraction, l'ostéoclasie manuelle ou mécanique peut être immédiate, et suivre tout aussitôt la section des couches externes de l'os. Mais généralement on laisse la plaie osseuse bourgeonner, la plaie des téguments se fermer, et alors l'os étant affaibli dans ses couches externes, peut facilement se briser et sans aucun danger.

Tel est le mode opératoire préconisé aujourd'hui : il comprend, comme l'on voit, deux petits procédés : 1° l'ostéotomie partielle, avec ostéoclasie immédiate (Billroth et Volkmann) ; 2° l'ostéotomie partielle avec ostéoclasie, quand la cicatrisation de la plaie cutanée est complète (Nüsbaum).

Dans la pratique, le premier procédé est celui que les chirurgiens allemands suivent généralement, il est plus expéditif; à première vue, il paraît moins sûr. Cependant la plaie superficielle guérit généralement par première intention, la plaie profonde la suit en général rapidement, d'après les observations de Billroth, Volkmann, etc.

L'*excision cunéiforme* ou l'*ostéotomie cunéiforme*, est une opération qui se pratique forcément à ciel ouvert. Parfois elle se combine avec l'ostéoclasie, lorsque par exemple on n'enlève qu'une petite portion de l'épaisseur d'un os et qu'on le brise, après l'avoir ainsi affaibli 10 à 15 jours après, lorsque la cicatrisation est complète.

Le pansement consécutif consiste à mettre le membre dans une bonne gouttière ou à l'envelopper d'une bande de gaze trempée dans du plâtre. Maintenir le membre dans la direction voulue, le traiter absolument comme une fracture compliquée, tel est en somme l'ensemble des soins à lui donner.

3° *Applications.* — L'ostéotomie, avec ses divers procédés, a été appliquée au redressement des cals vicieux, des courbures rachitiques, des ankyloses osseuses, des luxations anciennes, du genu valgum.

Nous allons examiner tour à tour chacune de ces applications de la méthode.

L'ostéotomie a été employée pour corriger les difformités produites par les *cals vicieux*, lorsqu'on ne pouvait les rompre par les divers procédés d'ostéoclasies.

Dans Gurlt, on trouve une indication de 38 opérations de ce genre, mais l'auteur allemand ne fait pas de différences entre l'ostéotomie simple, l'ostéotomie avec résection cunéiforme, et la résection de fragments ou de portions d'os.

L'*ostéotomie simple à ciel ouvert* a été pratiquée par Wasserfuhr (1821), Riecke, Key et Smith. Seul, Key fit toute l'opération avec la scie ; les autres la commencèrent avec la scie et la terminèrent par l'ostéoclasie manuelle (Wasserfuhr), par le ciseau Riecke, et la pince de Liston (Smith).

Quatre opérations, quatre succès.

L'*ostéotomie sous-cutanée* fut faite trois fois seulement par Langenbeck (1854) ; trois succès.

Clémot, 1834 (1), imagina, le premier, l'*ostéotomie cunéiforme* ou *excision cunéiforme*. Cette opération a été pratiquée dix-sept fois (Clémot, de Rochefort, 1834), Bruns (deux fois), Warren, Linhart, Korzeniewski,

(1) Voir Malgaigne, *Médecine opératoire*, 8e édition, par le prof. Lefort, p. 379.

Portal, Portal Placido, Parry, Stevens, Wattmann, Wutzer, Malgaigne (1), Birkett, Ross, Pancoast, Mayer et Schœpf. Six morts, onze guérisons, un inconnu.

Nous ne pouvons ranger parmi les ostéotomies, comme le fait Gurlt, huit autres opérations, qui ont consisté à enlever des morceaux du tibia variant entre 1 et 6 centimètres; ce sont là les *résections pures* (R. Barton, Rynd, Josse, Korziniewski, Syme, Poland, Gay, Lemercier, 1815, et Horner); ces derniers enlevèrent les pointes de chaque fragment supérieur et inférieur. Tous du reste ont guéri.

Ces diverses opérations, moins les résections, ont été appliquées dix fois sur le fémur, avec cinq morts et cinq guérisons, quinze fois sur la jambe, avec onze guérisons et trois morts; un inconnu. Trois fois sur le péroné, trois guérisons. Deux fois sur l'humérus, une guérison, un résultat inconnu.

Si l'on veut bien résumer les résultats opératoires, on trouve que, sur trente ostéotomies simples à ciel ouvert ou sous-cutanées ou avec résection cunéiforme du cal, il y a eu vingt guérisons et huit morts. C'est un résultat qui est loin d'être encourageant.

A côté de ces procédés divers d'ostéotomie simple à ciel ouvert ou sous-cutanée avec ou sans resection cunéiforme, il faut placer une combinaison assez intéressante de l'ostéoclasie à l'ostéotomie.

C'est la perforation sous-cutanée de l'os et la rupture consécutive au bout de quelque temps. Bruns, le premier, 1854, et non Brainard, de Chicago, 1858, créa cette modification; il eut l'occasion de faire deux fois cette opération, il eut une mort; Brainard ne la fit qu'une fois, son succès fut complet. Nous ne pouvons guère donner d'autres documents sur ce procédé, qui ne semble pas du reste appelé à un grand avenir; on laisse ainsi dans la profondeur des os la bouillie osseuse qu'on y forme avec le perforateur; enfin est-il toujours possible de corriger la difformité?

Comparons maintenant l'ostéotomie sous-cutanée appliquée au redressement des cals vicieux avec l'ostéoclasie appliquée aux mêmes difformités.

Sur quatre-vingt-treize cas traités par l'ostéoclasie (voir précédent article), nous avons quatre-vingt-treize succès opératoires; sur trente ostéotomies sous-cutanées ou non, il y a eu huit morts.

Si l'avantage est ici incontestable en faveur de l'ostéoclasie, il faut aussi remarquer que l'ostéotomie est une opération précise, qui s'attache au siège même de la lésion; au contraire, par l'ostéoclasie, on brise parfois l'os au-dessus ou au-dessous du cal, et, dans certains cas, la difformité n'est pas même améliorée. On comprend donc que l'ostéotomie, opération réglée et précise, qui s'applique avec sûreté au point voulu, ait séduit un certain nombre de chirurgiens.

Voici ce que du reste Malgaigne (1) nous dit dans sa Médecine opératoire, que « l'ostéoclasie convient aux cals faibles ou incomplets, etc.; la section simple, ajoute-t-il, suffit quand l'angle est très-ouvert, etc. Lorsque l'angle est très-prononcé, la section simple ou

(1) Voir 8e édition, par M. Lefort, p. 379.

mbinée avec la rupture ne permettrait aux fragments s'affronter que par une très-petite surface vers le mmet de l'angle, tandis qu'ils demeureraient fort artés de l'autre côté. L'excision est alors de rieur. » Etc.

Dans un cas où le tibia était fléchi à angle aigu, les igments ne s'affrontent pas suffisamment après une emière excision, Malgaigne fut obligé, séance tenante, procéder à une seconde.

L'ostéotomie paraît avoir été appliquée pour la preière fois au traitement des *déviations et courbures chitiques* des membres, par Mayer de Wurzbourg et ıngenbeck. Depuis lors, un certain nombre de chirurens ont pratiqué cette opération en Allemagne, en ngleterre et en Russie : Volkmann, Billroth, Popp ıssbaum, Wahl, de Saint-Pétersbourg, Marsh, à ondres, etc. Sans vouloir rapporter ici tous les cas ıi ont été publiés, contentons-nous des résultats de la atique de quelques-uns de ces auteurs, depuis surtout ıe l'opération a été améliorée.

Les observations publiées par Billroth, Volkmann, ahl et Marsh sont au nombre de dix-huit.

C'est généralement entre trois et neuf ans que cette pération a été pratiquée. Elle n'a été faite, dans la pluart des cas, que lorsque l'ostéoclasie manuelle était possible et que l'os rachitique, arrivé à la période e sclérose, refusait de se rompre ou résistait absoluent à toute tentative de redressement. Enfin l'opéraon était encore légitimée par les déviations considébles des membres inférieurs.

Les courbures rachitiques étaient telles, dans certains cas, que la marche était presque impossible. La marche (obs. 6 de Billroth) se faisait sur les bords externes des pieds, ou encore sur la malléole externe (1).

L'ostéotomie sous-cutanée incomplète (perforation et emploi de la scie), suivie plus tard de l'ostéoclasie mae nuelle des ponts osseux restants, tel fut le procédé mis en usage par Langenbeck. Dans les deux observations (loco citato) qu'il a publiées, le succès fut complet; mais on comprend bien les désavantages de ce procédé. Il faut, pour passer la scie de Langenbeck, une ouverture notable; de plus, la bouillie osseuse que produisent le perforateur et la scie, mélangée au sang, doit amener inévitablement de la suppuration. C'est effectivement ce qui se présenta dans ces deux cas. La suppuration, dans sa 2e observation, s'étendit du quatrième au quinzième jour et reparut avec une vive réaction lorsque, à la troisième semaine, Langenbeck brisa avec la main les ponts osseux restants.

Deux fois, Volkmann et Marsh furent obligés de pratiquer l'ostéotomie cunéiforme chez leur petit malade, tellement les courbures rachitiques étaient prononcées. Les opérations réussirent parfaitement.

Dans tous les autres faits, soit quatorze, l'opération fut toujours conduite sur les mêmes bases. Volkmann, Billroth, Marsh et Wahl firent en recourant toujours à la méthode sous-cutanée, une ostéotomie incomplète

(1) 2e malade de Langenbeck (voir *Schmidt's Jahrbucher*, t. LXXXV, p. 95).

ıc le ciseau, et achevèrent, séance tenante, la fracture ; os par une ostéoclasie manuelle immédiate.

Quelques-uns de ces petits malades furent soumis à ıx reprises différentes à cette opération ; lorsqu'un mbre était guéri, c'était le tour de l'autre. Wahl, de nt-Pétersbourg, fit le même jour, sur le même sujet, is ostéotomies, deux sur les extrémités supérieures inférieures du tibia de la jambe droite, et une autre · le péroné de la jambe gauche. La guérison fut parte.

Dans la plupart de ces faits, la guérison fut rapide ; ıs quelques-uns, il y eut une légère suppuration su-ficielle, il n'y avait ni réaction locale ni générale. lroth note, dans sa première observation, une réu-ɔn par première intention. Sur les dix-huit faits que us avons en vue, tous les petits malades, moins un, t guéri très-rapidement dans le temps ordinaire que it une fracture à se consolider.

L'opération fondamentale d'ostéotomie seule ou com-ıée à l'ostéoclasie s'accompagne dans quelque cas de tites opérations complémentaires, la section du ten-n d'achille, par exemple. Marsh a été obligé de la re deux fois. Rappelons ici que Nusbaum pratique stéotomie et l'ostéoclasie en deux temps.

En somme, pas d'accidents spéciaux, ni hémorrhagie, phlegmons, ni angioleucite. On peut donc dire que résultat opératoire a été excellent, un seul cas de ɔrt sur dix-huit opérations, et encore ce dernier mal-ur paraît-il dû à des causes multiples : variole suivie pyémie. A l'autopsie, la réunion des os était complète, et au milieu du tissu osseux se trouvait un fragment de la pointe du ciseau qui s'était brisé pendant l'opération, et que la suppuration n'avait pu parvenir à chasser au dehors.

Le résultat thérapeutique semble satisfaisant ; les petits malades marchaient bien, leurs difformités avaient, sinon entièrement disparu, tout au moins étaient très-améliorées. Des photographies annexées à l'ouvrage de Volkmann peuvent faire juger dans une certaine mesure du résultat ; ils paraissent très-satisfaisants.

Billroth, cependant, signale un fait important dans sa 3e observation. La petite fille de quatre ans, qui avait été opérée, fut reprise peu après l'opération de sa déviation, mais la nouvelle courbure rachitique ne s'était développée qu'au-dessous du point où il avait antérieurement pratiqué l'ostéotomie. Ce fait est unique jusqu'à aujourd'hui.

En résumé, on peut donc dire que l'ostéotomie sous-cutanée combinée avec l'ostéoclasie a donné dans le rachitisme d'excellents résultats. Il ne faut pas en conclure que l'ostéotomie puisse et doive être prodiguée ; bien au contraire, Billroth (1) dit que « l'opération n'en sera pas moins faite assez rarement, parce qu'en général les déviations extrêmes du rachitisme sont peu communes. Wahl, de Saint-Pétersbourg, dit aussi que l'opération ne doit être entreprise que dans les cas de difformité très-prononcée.

Si nous comparons l'ostéotomie appliquée au rachi-

---

(1) Pathologie générale, 550.

tisme avec l'ostéoclasie, nous trouvons de part et d'autre des chiffres également favorables. Cependant, il faut bien reconnaître des indications différentes; ce n'est que lorsque le rachitisme ne cédera pas à des tentatives réitérées de redressement qu'on aura recours à l'ostéoclasie, et ce n'est que lorsque l'ostéosclérose ne permettra pas l'ostéoclasie qu'on pourra faire l'ostéotomie, et encore celle-ci ne devrait être tentée que pour des difformités tout à fait considérables.

Les difficultés nombreuses que présente la rupture de certaines *ankyloses osseuses* ont fait naître l'ostéotomie. Depuis Rhéa Barton (1827), de nombreuses opérations de ce genre ont été faites, mais reléguées la plupart dans des recueils étrangers. Elles n'ont été collectées jusqu'ici par personne.

Il faudrait cependant arriver un jour à obtenir une statistique assez complète sur ce sujet, en admettant que revers et succès aient été également publiés, ce qui nous semble loin d'être démontré, car de prime abord, d'après le petit nombre de faits que nous avons pu découvrir, l'ostéotomie simple ou cunéiforme semblerait l'emporter sur la résection. Ceci n'est qu'une simple impression qu'il faut absolument soumettre au contrôle de la critique exercée sur une statistique plus étendue et peut-être aussi plus sincère, accusant également les revers et les succès.

L'ostéotomie appliquée aux ankyloses osseuses a généralement pour but de guérir la difformité, et en même temps d'établir une pseudarthrose qui permette quelques mouvements.

L'ostéotomie appliquée aux ankyloses se pratique en divers points plus ou moins rapprochés de l'articulation immobilisée. Pour fixer les idées, nous désignerons sous le nom d'*ostéotomie articulaire*, ou ostéotomie dans l'article, celle qui aura pour but la section du tissu osseux qui immobilise cette articulation; l'*ostéotomie para-articulaire* sera celle qui, pour rétablir les mouvements du membre ankylosé, se pratiquera à une petite distance de l'articulation. Ainsi, l'ostéotomie du col du fémur pour une ankylose de la hanche. Pour le fémur, l'ostéotomie sera dite *sous-trochantérienne*, par exemple, lorsque la section aura lieu au-dessous du trochanter, ou *inter-trochantérienne*, lorsque la ligne de section passera entre les deux apophyses. Enfin l'ostéotomie sera dite *diaphysaire*, lorsque, pour pallier une partie de la difformité, on sera forcé de sectionner l'os ankylosé loin de l'article.

L'*ankylose coxo-fémorale* a été traitée un certain nombre de fois par l'ostéotomie.

Rhéa Barton, 1826, Rodgers, cité par Velpeau (*Médecine opératoire*), firent porter la section osseuse sur le col.

Maisonneuve (1) fit porter l'ostéotomie entre les deux trochanters.

Seul Volkmann (*loco citato*) fit l'opération au-dessous du grand trochanter : ostéotomie sous-trochantérienne.

Dans tous ces cas, le succès opératoire fut complet,

(1) *Gazette méd.*, 1847, 93.

ı pas cependant sans avoir été un instant compromis de graves accidents (Rodgers, etc.).

.e succès thérapeutique est difficilement appréciable. ; pseudarthrose qui permettait quelques mouvements ez étendus, s'établit sur le malade de Rhéa Barton; s au bout de quelque temps, la nouvelle articula-ı devenait de plus en plus raide à son tour, et deux après, le malade étant mort de phthisie, on put dé-ntrer qu'elle s'était ankylosée.

.e malade de Maisonneuve pouvait aller et venir sans tien. Velpeau et Moreau prétendirent, après l'avoir miné, que le membre était probablement ankylosé, que ces mouvements se passaient dans le bassin. i qu'il en soit, avant l'opération, la flexion du mbre inférieur était telle chez ce malade, que le ou ankylosé touchait presque l'épaule.

lais voici le revers de la médaille : Nusbaum perdit malade d'infection purulente; un autre mourut isé par la suppuration (1). Dans quelques cas enfin, iterminables fistules osseuses suivirent l'opération. plus, les résultats définitifs sont très-discutables. gaigne (p. 387), qui a étudié sur le vivant et le avre les mouvements de la cuisse dans les fractures acapsulaires non consolidées, pense que tous les uvements se passent dans la région lombaire. Il ite qu'une pseudarthrose au-dessous du grand tro-nter n'aurait aucun avantage. Elle compromettrait olidité de la marche, sans profit pour la liberté des

1) Voir la note de M. Lefort dans Malgaine, p. 387.

mouvements. La section simple n'aurait donc pour effet que de ramener le membre à une position meilleure.

L'*ankylose du genou* a été traitée un certain nombre de fois par l'ostéotomie :

Rhéa Barton (1), Gibson (2), Gurdon Buck (3), Nütter Bruno, Heuser, Ried, Rose, Funck, Beck (4), Platt Burr (5), Walker (6), Langenbeck (7). Sur ces quinze faits, il y a eu trois morts.

Nusbaum (cité par M. Lefort), comme Mayer, de Wurzburg, mettait l'os à nu, et y appliquait une couronne de trépan ou un ostéotome. Sur trois cas, il eut une guérison et deux morts ; l'un de ses malades dut subir une amputation de cuisse.

Gross a tenté le procédé de Brainard, mais sans bon résultat ; il fut obligé de faire intervenir le ciseau et le maillet.

Wolkmann fit deux ostéotomies diaphysaires, toutes deux suivies de succès.

Que deviennent ces opérés ; chez la plupart de ceux où les résultats ultérieurs sont mentionnés, la station debout est possible, la difformité est corrigée, avec un raccourcissement plus ou moins étendu, qu'une forte semelle peut diminuer. Ce chapitre, malheureusement,

---

(1) *Archivos de med.* . 357.
(2) *Annales de chirurgie*, VII, 248, 842.
(3) 1846, Journal de Malgaigne.
(4) Archives de Langenbeck.
(5) *Annales de la chirurgie française*, 1845.
(6) *Americ. Journal*, 1842, 2 cas, Berlin, *Med. Woch*
(7) *Schmidt's Jahrbücher*, 141, p. 61.

est un de ceux que les chirurgiens négligent le plus; il demanderait cependant à être approfondi.

Le manque de matériaux sur l'ostéotomie pure, appliquée aux ankyloses du coude et de l'épaule, nous oblige à passer complétement ce point sous silence.

Rizzoli est le premier qui ait appliqué l'ostéotomie ou section simple à l'*ankylose de la mâchoire* (statistique de M. Duplay); il y a eu trois morts, une récidive, sept succès. Au point de l'établissement des mouvements, l'avantage du procédé de Rizzoli sur celui d'Esmarck, paraît incontestable (1).

Mayer, de Wurzburg, a, le premier, proposé, 1855, l'ostéotomie pour les *luxations anciennes*, dans sa longue pratique (trente ans); il a rencontré trente-six cas de luxations congénitales; il lui a semblé que l'ostéotomie serait très-avantageuse pour la luxation congénitale de l'humérus, variété sous-coracoïdienne. Volkmann (*loco citato*, p. 230) eut occasion de la faire chez un enfant atteint de luxation fémorale spontanée, après ostéomyélite diffuse aiguë. Ce raccourcissement était de 4 pouces; le membre était dans la flexion et l'adduction. Après l'opération (ostéotomie cunéiforme), suivie d'un plein succès, le raccourcissement n'était plus que de 4 centimètres.

On se demande pourquoi Volkmann ne fit pas en pareil cas une simple ostéoclasie.

---

(1) Voir Duplay, Pathologie externe IV, p. 780.

Quelques chirurgiens ont cru devoir opérer de la sorte le *genu valgum*.

Mayer, 1852 (1), est le premier auteur qui ait parlé d'ostéotomie, pour une difformité de ce genre. Cet orthopédiste opéra même un malade atteint de ce genre d'affection, avec un plein succès; Mayer pratiqua sur chaque tibia une ostéotomie cunéiforme, et fit un pansement collodionné; la guérison fut rapide. Mayer donne une planche qui montre son malade avant et après l'opération.

Billroth traita par l'ostéotomie sous-cutanée, avec infraction consécutive trois *genua valga* pour chacune de ces opérations; le succès fut complet. L'un d'eux était la suite d'un traumatisme; le chirurgien viennois opéra aussi de la sorte un *genu varum* gauche, qui reconnaissait la même origine. Ces quatre faits ont parfaitement guéri. On avouera néanmoins que l'ostéotomie est une opération sanglante, et comme telle, sujette à caution. Aussi doit-on préférer la méthode de Delore, de Lyon, qui emploie, pour corriger cette difformité, une espèce de brisement forcé. Gersuny, élève de Billroth, en 1870, fit aussi deux applications de l'ostéoclaste de Rizzoli, à une jeune fille de huit ans, pour un *genu valgum* rebelle aux autres moyens; l'amélioration se fit sentir rapidement en deux mois.

A côté de ces diverses applications de l'ostéotomie, on doit signaler aussi une observation de Billroth, qui redressa un *pied équin* par l'ostéotomie cunéiforme.

---

(1) *Schmidt's Jahrbücher*, t. LXXVI, p. 242.

Behrend (1) avait déjà fait la même opération pour un pied équin, amené par une ankylose de l'articulation tibio-tarsienne. Il s'agissait d'un jeune homme de seize ans, qui avait fait une chute deux ans auparavant du haut d'un arbre. Il s'en était suivi une fracture compliquée de la jambe, puis une ankylose tibio-tarsienne avec pied équin. Behrend enleva un coin osseux du tibia et du peroné; pas de ligature, appareil inamovible, glace; réaction insignifiante; suppuration abondante sans accident. Cinq mois après, soudure des os; la plante du pied est remise en bonne position; une botte avec une semelle épaisse d'un centim. et demi, compense le léger raccourcissement qui suivit.

Comparons maintenant les deux méthodes, l'ostéoclasie et l'ostéotomie :

1° L'une a pour but la rupture sous-cutanée des os; l'autre, même avec le procédé perfectionné (ostéotomie sous-cutanée combinée avec l'ostéoclasie), nécessite une plaie; si petite qu'elle soit, c'est toujours une porte ouverte à l'intoxication chirurgicale.

Sur les soixante-huit ostéotomies, sous-cutanées ou non, cunéiformes ou simples, que nous citons dans ce travail, il y a eu dix morts. — Sur les cent-dix-sept ostéoclasies que nous avons pu collecter çà et là, il n'y a pas eu une seule mort; l'avantage reste et demeure à l'ostéoclasie, au point de vue du succès opératoire.

2° L'ostéoclasie a malheureusement des limites : l'ostéosclérose du tissu osseux rachitique, la résistance

(1) *Schmidt's Jahrbücher*, t. CXIII, p. 84.

de certaines ankyloses osseuses, ou l'état des parties molles inflammatoires qui a soudé tous les tissus entre eux, ce qui expose à une déchirure des téguments et des parties molles.

L'ostéotomie présente, à son tour, quelques avantages qui peuvent séduire un chirurgien; on s'adresse directement à la lésion, au point précis; on a une plus grande influence sur la réduction de la difformité; une ostéotomie simple, une ostéotomie cunéiforme, peuvent être employées selon les besoins. Enfin, chose qui ne semble pas avoir été remarquée par les chirurgiens, le tissu osseux de nouvelle formation dans les ankyloses osseuses est peu vasculaire, n'offre pas de canal médullaire, il y a moins de dangers à faire une section de ce tissu, lorsque tout débris de la synoviale a déjà disparu, que sur un os muni d'une large cavité médullaire.

3° Si l'ostéoclasie ne réussit pas, ou est contre-indiquée par certaines dispositions spéciales, si les difformités à réduire sont de celles qui sont impossibles à corriger, pourrait-on se risquer à imiter la conduite de quelques-uns des chirurgiens précédents?

Des observations plus étudiées au point de vue des suites, une statistique plus étendue, permettront de porter plus tard un jugement définitif sur l'ostéotomie sous-cutanée ou cunéiforme. Bien que les résultats soient jusqu'ici assez encourageants, Billroth et Wahl disent eux-mêmes que cette opération ne devra être faite que rarement, et seulement dans le cas de déviations extrêmes.

Tous ces chirurgiens attribuent leurs succès à la méthode sous-cutanée rigoureusement suivie, et à l'emploi exclusif de la méthode de Lister pour leurs pansements.

En résumé, si le présent permet déjà avec les méthodes de pansements (pansements de Lister et de Guérin) si perfectionnées de nos jours, d'entreprendre de telles opérations, l'avenir nous mènera plus loin encore, et nous montrera sans doute quel en est le fruit véritable pour le patient, quels résultats définitifs il peut en attendre.

Peu après la publication de cette revue critique, M. J. Bœckel présentait à la Société de chirurgie de Paris (1) huit observations d'ostéotomie dans le cas de déviations rachitiques, sur lesquelles M. Tillaux fit un très-important rapport. Une discussion des plus instructives s'ouvrit alors. MM. Tillaux, Labbé, Panas, se rangèrent parmi les partisans de l'opération. MM. Blot, Depaul, Lefort, tout en regardant l'opération comme bonne dans certains cas, cherchèrent à préciser quelques-unes de ses indications chez les rachitiques. Le traitement médical peut beaucoup, en effet, dans les

---

(1) Voir 1876, p. 167.

premières périodes du rachitisme, comme l'a démontré M. Perrochaud à l'hôpital de Berck-sur-Mer.

Depuis lors, à l'Académie de médecine, M. J. Guérin a réclamé pour lui la priorité de l'application de l'ostéotomie sous-cutanée au rachitique (1), (1843). M. Panas, M. Terrillon ont pratiqué quelques opérations de de ce genre (2). Nous pensons devoir reproduire ici quelques-unes des conclusions du travail d'Ayssaguer qui nous semble avoir bien posé la question.

1° Lorsque les courbures rachitiques des membres inférieurs chez les enfants sont assez prononcées pour gêner le fonctionnement normal et qu'elles ont résisté au traitement général soit seul, soit uni à l'emploi des appareils orthopédiques, on doit pratiquer l'ostéoclasie.

2° L'opération doit être faite autant que possible dans les premiers temps de la période de réparation des os, soit au moyen des mains, soit à l'aide des machines, lorsque la résistance des os est trop considérable pour céder aux seuls efforts du chirurgien.

3° Si l'éburnation de l'os est complète, les tentatives d'ostéoclasie ne doivent pas être poussées trop loin, et l'ostéotomie deviendra le seul moyen de remédier à la difformité.

A l'étranger, l'étude de l'ostéotomie et de l'ostéoclasie se poursuit avec un certain entrain. Sans vouloir pré-

---

(1) V. *bulletins de l'Acad. de médecine* 1876.

(2) Voir Aysaguer. Du redressement des courbures rachitiques des membres inférieurs chez les enfants par l'astéologie. Thèse de Paris 1879.

juger en rien le bien fondé de telles ou telles opérations (tout n'est pas à imiter), nous nous contentons de reproduire ici dans un bref index bibliographique les principales publications qui ont pu être faites sur ce point. C'est une espèce de tableau qui reproduira l'état de l'opinion médicale en Allemagne surtout, où ces opérations ont conquis une très-grande faveur.

H. Marsch. Traitement opératoire d'un fémur rachitique (*Brit. med. Journ.*, p. 274, 1874).

Luiz Munoz. (*El anfiteatro anatomico espanol*), p. 141, 1874). Ostéotomie cunéiforme du tibia : succès.

R. Volkmann. Rapporte cinquante cas d'ostéoclasie avec une seule mort. On ne doit opérer que les plus fortes déviations, la croissance redresse les os (*Corresp. Blatt. d. Aertzl. Vereine in Rheinland*, 1874).

V. Holmer, de Kopenhagen. Observations d'ostéotomie avec emploi de la méthode antiseptique. L'auteur rapporte trois observations d'ostéotomie sous-trochantérienne pour des ankyloses de la hanche, suivies toutes trois de guérison. Il y ajoute une observation d'ostéotomie sur un enfant à qui l'on avait pratiqué une résection du genou qui s'était ankylosé dans une mauvaise attitude. Il cite un dernier cas d'ostéotomie qui comme les précédents fut couronné de succès (Hosp. Tidende, 1877).

James Spence. Cas d'ostéoclasie d'une fracture mal consolidée du col du fémur à l'aide de l'ostéoclaste de Butscher. (*Edinb. med. Tourn.* XXI, p. 769.

C.-J. Rossander. Rapporte un cas d'ankylose double de la hanche qu'il améliora par la fracture du col des deux fémurs. (*Hygia*, p. 121, 1874.

Ed. Wahl. Deux cas de flexion et d'adduction de la hanche par contracture après coxalgie. Ostéotomie sous-trochantérienne. Guérison avec bonne utilisation du membre. (*Pétersb. méd. Wochenschr*, 1876).

E. Lund. Ostéotomie sous-cutanée du col du fémur des deux côtés. Succès. (*Brit. méd. Journ.*), vol. II, p. 258).

F.-W. Entrikin. Ostéotomie cunéiforme dans une ankylose du genou. Succès opératoire. (*The Clinic*, X, 1876).

H. Leisrink. Bericht der chirurgischen Poliklinik, 1872-1878. Rapporte trois cas d'ostéotomie cunéiforme du tibia avec guérison sans fièvre ni suppuration.

Widekind of Schulten. Étudie les résultats fonctionnels de l'ostéotomie dans l'ankylose de la mâchoire inférieure. Dans sept cas, mobilité durable de la mâchoire; dans quatre cas récidive, mort dans trois cas. (*Finska läkaresällsk., handl*, 1878, 67-249.)

Schede. Ostéotomie cunéiforme du tibia et ostéotomie simple du péroné dans le genu valgum. (*Berlin. Klin. Wachenschr*, 1876. N° 52).

E. Albert. Six cas d'ostéotomie cunéiforme du tibia, dont trois sur un rachitique. Guérison dans tous les cas (*Beitraege zur operativen chirurgie. Wiener, med. Presse*, 1877).

Th. Jones. Cases of ostéotomy for rachitic deformity of the legs (*Lamet*, 1877, vol. II, p. 235). L'auteur a fait sur quatre enfants huit ostéotomies avec succès complet. Le traitement mécanique avait été vainement employé chez eux pour redresser les os.

J. Bell. Cas de mauvaise consolidation du fémur traité par l'ostéotomie. Après avoir vainement essayé l'ostéoclasie dix mois après la fracture, Bell fit l'opération avec plein succès. (*Edinb. med. Journ*. 1877, p. 785).

Mensel de Gotha. Guérison d'un vieux pied-bot par la résection cunéiforme du calcanéum, du scaphoïde, etc. (*Centralbl. f. chir.*, p. 828, 1876).

W. Adams. Division sous-cutanée de l'humérus (pour ankylose du coude). Guérison. N'obtient qu'une meilleure attitude. (*Med. Times and gaz*, 1876, p. 147).

Riesel O. Ueber osteoklase und osteotomie in orthopaedischer Hinsicht (*Schmidt's Jahrb*. T. 170, p. 51), *Revue générale*.

ADÉNOCHONDROMES

DE

LA GLANDE SOUS-MAXILLAIRE

Publié dans les **Bulletins et Mémoires de la Société de Chirurgie de Paris, t. V, 2e série, p. 699, 1879.**

Les adénochondromes de la glande sous-maxillaire sont extrêmement rares. Dans la thèse de Talazac (1) on ne trouve que deux faits de ce genre, étudiés d'ailleurs au point de vue purement anatomique ; l'un est dû à Virchow, l'autre à Scholz.

Aussi m'a-t-il semblé digne d'intérêt de présenter en même temps qu'une observation complète recueillie dans le service de M. Verneuil, un exposé sommaire de ous les faits disséminés dans les auteurs.

Voici d'abord le cas que j'ai pu observer dans tous ses détails :

---

(1) Talazac, *Des tumeurs de la glande sous-maxillaire*, thèse de Paris, 1869.

Obs. I. Cotillon (Virginie), vingt-cinq ans, salle Saint-Augustin, n° 5, est affectée de deux tumeurs au cou. L'une, médiane, est un goître assez volumineux apparu depuis six mois environ et à marche assez rapide. La seconde, plus grosse que le poing, ovoïde, à axe dirigé d'arrière en avant, est située au-dessous de la branche horizontale du maxillaire inférieur gauche et fait une saillie considérable dans les régions sus et sous-hyoïdiennes. Elle est très-dure, bosselée à sa surface; à son niveau la peau, souple et sans adhérences, présente des cicatrices dues à des flèches caustiques appliquées quatre ans auparavant. La tumeur n'adhère pas davantage aux parties profondes; on peut l'isoler facilement du bord de la mâchoire; le plancher buccal ne présente aucune déformation.

Cette tumeur, qui date de dix ans, n'était au début qu'une petite boule roulant sous le doigt, située sous la partie moyenne du maxillaire. Elle marcha très-lentement jusqu'au moment où elle fut traitée par les caustiques. L'accroissement devint alors plus rapide et s'accéléra encore, il y a dix-huit mois, pendant une grossesse.

Les deux tumeurs, toujours indolentes, n'ont jamais provoqué d'accidents; elles ne gênent que par leur volume considérable.

Le goître était d'un diagnostic facile; il n'en était pas de même de la tumeur sus-hyoïdienne.

La dureté, les bosselures, l'indolence absolue, la marche très-lente excluaient l'idée d'un cancer primitif des ganglions; le lymphadénome simple n'était pas plus admissible; on ne pouvait songer à une adénopathie strumeuse tant la constitution était belle et la santé solide; l'intégrité absolue des cavités voisines et des téguments circonvoisins n'autorisait point à croire à un épithélioma secondaire des ganglions.

Suivant toute vraisemblance, le néoplasme partant de la glande sous-maxillaire était constitué par du tissu fibreux et cartilagineux : il s'agissait donc d'un adéno-fibrome ou d'un adéno-chondrome. L'analyse des caractères physiques et de la marche du néoplasme conduisit M. Verneuil à adopter de préférence cette dernière hypothèse.

Au reste on avait évidemment affaire à une production justiciable de la médecine opératoire; c'est pourquoi, aucune contre-indication ne se présentant, l'opération fut pratiquée de la manière suivante :

Une incision, comprenant la peau et le tissu cellulaire sous-cutané, et faite suivant le grand axe de la tumeur, mit celle-ci à découvert, puis on la sépara de ses connexions à l'aide d'un instrument mousse, en ayant soin de diviser entre deux ligatures les tractus trop résistants, qui auraient pu renfermer des vaisseaux. Profondément la glande sous-maxillaire adhérait au tissu néoplasique.

Pansement antiseptique ouvert.

Bien que l'opérée n'ait jamais présenté antérieurement la moindre manifestation arthritique, le lendemain de l'opération ses urines offrent un dépôt abondant, boueux, rougeâtre; elle est prise d'étouffements et d'un point de côté très-intense à droite; à l'auscultation on trouve des râles sibilants et ronflants dans toute la poitrine, indice d'une congestion pulmonaire assez marquée. Quelques douleurs dans le genou gauche. Ces manifestations athritiques ont à peine duré deux jours et se sont dissipées sans laisser de traces (1).

La plaie s'est cicatrisée sans accident. L'état général a toujours été bon; la température n'a jamais dépassé 38°. Le goître n'a pas paru se ressentir dn voisinags de ce foyer traumatique.

Immédiatement après l'opération une coupe de la tumeur montre que celle-ci se compose en grande partie de cartilage.

L'examen microscopique, de son côté, a démontré qu'il s'agissait d'un adénochondrome. Le cartilage se présentait sous différents aspects, tantôt à l'état de cellules étoilées, tantôt sous la forme de fibro-cartilage, tantôt encore sous celle de cartilage hyalin. Les culs-de-sac étaient presque partout entièrement atrophiés, mais cependant nettement visibles; dans quelques points ils avaient subi une hypertrophie notable. Le tissu conjonctif était rare et ne se rencontrait que par intervalles sous la forme de tissu fibreux. Les vaisseaux étaient en petit nombre.

La tumeur était enveloppée d'une capsule conjonctive dont la laxité a facilité l'énucléation. En résumé il

---

(1) Les suites de cette opération sont rapportées avec plus de détails dans un mémoire de M. Verneuil, *Propathies et traumatisme in Revue mensuelle*, juillet 1879, p. 531.

s'agissait bien d'un enchondrome de la glande sous-maxillaire.

Il ne nous a pas été possible de déterminer l'origine précise des cellules cartilagineuses. Provenaient-elles d'une transformation des cellules glandulaires (Robin) ou des cellules conjonctives? Nous n'avons pu éclairer ce point d'une façon satisfaisante.

Si à cette observation j'ajoute les faits que j'ai trouvés dans la littérature, j'arrive à un total de dix cas de valeur bien différente.

Les deux premiers en date sont simplement cités par Stromeyer en quelques mots : « J'ai, dit-il, observé deux cas d'enchondrome de la glande sous-maxillaire. »

Deux autres cas dus à Scholtz et à Jungken ne renferment que la description de pièces anatomiques.

Les seules observations complètes ont été fournies par Bruns, Gassaud, Pozzi, de Marignac, Périer, Lannelongue.

Nous reproduisons plus loin tous ces documents, dont l'étude permet de fournir quelques vues générales sur l'affection qui nous occupe.

Le chondrome de la glande sous-maxillaire a été observé chez des sujets âgés de vingt-deux, vingt-cinq, vingt-huit, trente, trente-six et cinquante-quatre ans, et avait paru six, sept, dix, seize, dix-huit ans auparavant sans antécédents quelconques. Cette longue durée est un caractère des plus importants.

Aucune cause sérieuse n'a été relevée; toutefois M. S. Pozzi signale la coïncidence d'une violente névralgie faciale occasionnée par la carie de la deuxième petite molaire inférieure gauche.

Au début la tumeur forme une simple nodosité de petit volume, régulière, très-mobile, roulant sous le doigt. — Dans un seul cas (*obs. VII*) la tumeur primitivement bilobée s'est ensuite divisée en trois lobes. L'accroissement a été toujours très-lent, le plus souvent indolent. Cependant, sous l'influence de pommades irritantes, la tumeur de l'observation VI augmenta rapidement de volume, et devint le siége de quelques douleurs; à peine perceptible auparavant, elle acquit en huit à dix semaines la grosseur d'une noix.

Le volume est variable. On le compare à un œuf de poule (Gassaud), à un œuf d'oie (Bruns), à un œuf de dinde (Pozzi). Dans mon cas, la masse morbide avait les dimensions d'un poing d'adulte.

Dans l'observation VI, la tumeur avait 8 centimètres de long sur 3 de large, et, dans l'observation VII, 6 centimètres dans le sens vertical et 7 1/2 transversalement.

Le plus souvent ovoïde, la tumeur est parfois arrondie et légèrement aplatie; son grand axe est ordinairement parallèle à la branche horizontale de la mâchoire; parfois elle recouvre le bord maxillaire et peut, en arrière, dépasser l'angle du même nom; on l'a vue atteindre en bas la ligne horizontale du thyroïde, et, en dedans, aller jusqu'à la ligne médiane du cou. Dans aucun cas elle n'a paru proéminer du côté du plancher de la bouche.

Le tissu morbide est très-dur; sa surface est d'ordinaire bosselée, mamelonnée, irrégulière; la peau sus-jacente est mobile; il n'y a point d'adhérences profondes. A part les douleurs qui ont coïncidé quelquefois avec l'augmentation de volume, l'enchondrome est indolent et ne détermine que fort peu de troubles. La déglutition, chez un malade de Bruns, était gênée; la patiente de Pozzi avait depuis deux ans une salivation exagérée.

On n'a jamais observé d'engorgement ganglionnaire.

Le diagnostic n'a été porté que par MM. Th. Anger, Verneuil et Lannelongue. La dureté excessive de la tumeur, les nodosités de sa surface, son accroissement extrêmement lent, son indolence absolue à la pression, l'absence d'adhérences soit aux parties superficielles soit aux parties profondes, l'absence de tumeur secondaire dans le voisinage, son siége dans la région sous-maxillaire, au-dessous de la branche horizontale de la mâchoire, dans le point qu'occupe la glande maxillaire, tel est l'ensemble des symptômes qui permettra de diagnostiquer un enchondrome de la glande sous-maxillaire.

On ne trouve de détails opératoires que dans six observations. L'ablation a toujours été faite par l'instrument tranchant, à l'aide d'incisions longitudinales, droites ou courbes, et parallèles au grand diamètre de la tumeur. On a noté quelques incidents remarquables. M. Théophile Anger énucléa facilement sa tumeur, mais dut couper, à la partie la plus interne et la plus profonde, ses attaches à la partie saine de la glande sous-maxillaire. MM. Verneuil et Lannelongue en firent autant. Au contraire, M. Pozzi dit qu'après l'ablation, on put se convaincre de la parfaite indépendance de la glande sous-maxillaire en avant de laquelle la tumeur était située. « L'artère faciale, ajoute-t-il, est sous la face profonde de la tumeur, entre elle et la glande. » Gassaud n'eut à faire que la ligature de deux petites branches de la faciale. Il note expressément que le doigt introduit dans la cavité occupée par la tumeur, permit de reconnaître qu'elle ne se continuait point avec la parotide. Bruns (*obs. VII*) ne fit qu'une ligature d'artère ; M. Verneuil lia deux petites artérioles.

L'énucléation de la tumeur de sa capsule conjonctive rend l'opération extrêmement facile. MM. Bruns, Richet, Verneuil, Anger en ont fait la remarque.

La guérison, dans toutes les observations où la marche clinique a été rapportée, a été la règle. Elle a demandé de huit jours à trois semaines.

L'étude anatomique de ces tumeurs a permis de déterminer leur nature et de préciser leur origine. L'examen histologique a sept fois reconnu la structure cartilagineuse ; les tumeurs de Stromeyer et de Gassaud n'ont point passé sous le microscope ; elles conservent cependant une certaine valeur à cause de l'affirmation du premier de ces auteurs et des caractères microscopiques bien tranchés notés par le second. Le cartilage est représenté par la substance fondamentale, hyaline, molle, et par ses cellules rondes, fusiformes ou étoilées ; il n'a pas dans tous les points une structure uniforme, car ici il est transparent, ailleurs mou, et plus loin semblable au fibro-cartilage.

Dans le fait de M. Pozzi il s'agissait d'un myxo-chondrome.

Pour établir que ces tumeurs naissent de la glande sous-maxillaire, on peut invoquer leurs connexions intimes avec cet organe, et la présence, dans leur intérieur, de culs-de-sacs glandulaires. Ainsi, une partie de la glande adhérait à la tumeur (*obs. VI*) ; la glande avait entièrement disparu, confondue avec le néoplasme (*obs. IV*). A la vérité, contre cette origine et pour prouver le point de départ ganglionaire, on peut citer le cas de Pozzi et de Bruns où la tumeur était sus-aponévrotique et où la glande paraissait saine.

Dans l'observation VII, Bruns croit pouvoir affirmer que l'enchondrome s'était développé dans un ganglion lymphatique.

L'existence des culs-de-sac glandulaires a été observée dans la grande majorité des cas, mais l'examen demande à être fait soigneusement, car, dans un cas où Legros n'avait rien trouvé, Malassez et Rendu découvrent, au contraire, un assez bon nombre d'acinis dans l'échantillon qui leur avait été confié.

Obs. II et III. (Stromeyer, *Handbuch der chirurgie*, p. 541.)

« J'ai eu occasion de voir deux fois l'enchondrome de la glande sous-maxillaire. »

OBS. IV. — *Enchondrome de la glande sous-maxillaire.* — (Fr. Scholz, *Ueber das Enchendrom,* thèse inaugurale, Breslau, 1855. — *Voir Schmidt's Jahrbücher,* t. 93, p. 166.)

La tumeur comprend toute la glande sous-maxillaire. Elle est ovoïde, pèse 35gr.50, et mesure 0m.055 de long; sa consistance est assez grande. Elle est entourée d'une couche de tissu conjonctif. A la coupe elle présente l'aspect d'une substance hyaline, translucide, blanche ou blanc-bleuâtre, parsemée de nombreuses cavités disposées assez régulièrement, et remplie d'une substance jaunâtre, plus ou moins molle. Plusieurs points sont ossifiés.

Examen microscopique. — La tumeur est coupée et placée pendant deux heures dans l'acide chlorhydrique à 10 pour 100 pour enlever les sels calcaires, puis cuite dans l'éther pour en retirer la graisse. Les coupes sont traitées par la teinture d'iode, la potasse ou l'acide acétique. L'enveloppe de tissu conjonctif est épaisse de 1 à 2 lignes. Immédiatement après on trouve une couche cartilagineuse dont les cellules ont de 0,03 à 0,05 de ligne. Disposées régulièrement dans le tissu, ces cellules sont rondes, fusiformes vers la surface; quelques-unes, étoilées, ressemblent aux corpuscules osseux, mais on ne trouve ni anastomoses entre leurs prolongements, ni espaces entre les cellules et la substance intercellulaire. Au centre de la tumeur, on trouve certaines parties ramollies et d'autres ossifiées. Aux points ramollis, le tissu cartilagineux assez normal (cellules plus petites et plus rares) est parsemé de lacunes nombreuses, rondes ou elliptiques. Le tissu cartilagineux est brunâtre, plus ou moins strié, passant en certains points au fibro-cartilage. A l'intérieur des lacunes, on reconnaît difficilement les cellules cartilagineuses. On y trouve, par contre, de nombreuses gouttelettes de graisse isolées ou réunies, des amas de molécules calcaires et une substance finement granulée, brunâtre, insoluble dans l'éther et l'acide chlorhydrique. Là où il y a du fibro-cartilage quelques cellules cartilagineuses sont ratatinées, et l'on voit çà et là des stries minces, brunes, ramifiées ou réticulées.

Nulle part on ne trouve de vaisseaux.

Obs. V. — *Enchondrome de la glande sous-maxillaire.* — Extirpation. — (Virchow, *Traité des tumeurs*, t. I, p. 502.)

Virchow a emprunté à la clinique de Jünken, 1857 (pièce 188) une observation d'enchondrome de la glande sous-maxillaire dont il donne seulement la description anatomique. Les détails que je vais rapporter sont disséminés dans le chapitre des chondromes des parties molles.

La tumeur était arrondie, un peu aplatie, presque de la grosseur du poing, mamelonnée à l'extérieur, très-dure à la palpation ; sur la coupe on distinguait des tractus fibreux, volumineux, hyalins, répondant aux anciens conduits glandulaires et à leurs ramifications.

Entre eux se trouvaient les lobes de l'enchondrome partiellement crétifiés à leur centre, ou transformés en os spongieux contenant de la moelle graisseuse. La substance glandulaire était en partie atrophiée. Toutefois, dans certains points, et notamment au pourtour de la tumeur, les lobules terminaux de la glande remplis de cellules hypertrophiées formaient des masses plus ou moins considérables.

Obs. VI. — *Enchondrome de la région sous-maxillaire.* — (R. Krieg, *Beitrage zur Lehre vom Enchondrom der Speicheldrüsen.* — Inaugural. Dissertation, Tübingen, 1874, p. 41.)

Rebekka G., trente-six ans, d'une bonne santé dans sa jeunesse, remarqua à l'âge de vingt ans, sur le côté du cou, au niveau de l'angle du maxillaire droit, une petite tumeur dure et mobile, qui commença à grossir huit ou dix semaines après. Il y a cinq ans elle avait presque le volume d'une noix. L'emploi de pommades lui fit prendre un accroissement plus rapide, et depuis lors il survient de temps en temps des douleurs lancinantes : la peau est toujours restée normale. L'appétit, le sommeil ont toujours été bons. L'état général n'était troublé qu'au moment des douleurs. La malade entra à l'hôpital le 8 mai 1864.

État actuel. — La tumeur est bilobée ; les deux lobes sont arrondis, légèrement irréguliers, durs et mobiles ; le supérieur a le volume d'une noix. Le diamètre longitudinal de la tumeur est de 8 centimètres ; son diamètre transversal de 3 centimètres 1/2 ; si on la saisit entre les doigts et qu'on cherche à pénétrer profondément, on remarque qu'elle est plus grosse que ne semble l'indiquer son aspect extérieur. Par la pression sur la tumeur on rend la déglutition plus difficile ; le doigt porté dans la bouche sent un prolongement du néoplasme sur le côté de la langue.

Nulle part d'engorgement ganglionnaire.

Opération le 10 mai 1864. Incision commençant au-dessus de l'angle de la mâchoire, descendant obliquement, puis gagnant horizontalement la ligne médiane. L'énucléation de la tumeur de sa capsule conjonctive se fait avec le manche du scalpel. Une artère qui se trouvait entre les deux lobes fut écartée. Le lambeau supérieur étant relevé, la tumeur fut saisie avec une pince, attirée et détachée complètement de ses adhérences profondes. A sa partie postérieure tenait solidement un petit morceau de la glande qui fut enlevé. Aucun vaisseau ne donna ; la perte de sang fut minime.

A une heure et demie de l'après-midi, hémorrhagie ; on fit la torsion d'un petit vaisseau dans la profondeur de la plaie ; un plus gros, situé sur le bord externe, fut lié ; une petite artériole fut cautérisée avec le nitrate d'argent. La perte de sang s'éleva à 120 grammes.

Huit jours après l'opération la malade sortait de l'hôpital.

Après l'opération, la tumeur présentait sur sa coupe l'apparence d'un enchondrome ou des cartilages articulaires.

Au microscope, la substance fondamentale du néoplasme est très-apparente dans la plupart des points, mais partout elle est nettement striée, surtout où le tissu est à l'œil nu plus blanc et plus opaque. Les fibres sont très-raides, très-étendues. L'acide acétique les fait en partie disparaître, et démasque en même temps des cellules étroites et longues, et des cellules étoilées. Les cellules cartilagineuses ont une capsule nette et parfois aussi un noyau. On observe très-peu de groupes de cellules entourées d'une capsule.

OBS. VII. — R. Krieg. *Beitræge zur Lehre von Enchondrom der Speicheldrüsen.* — Inaugural dissertation. Tübingen, 1874, p. 42.)

Andreas R..., journalier, vingt-huit ans, a été souvent malade et a eu des éruptions cutanées dans son enfance. A quinze ans, inflammation pulmonaire se répétant à vingt et un, vingt-quatre et vingt-six ans. Il y a sept ans, apparition à l'angle du maxillaire inférieur gauche, d'une saillie mobile, dure, régulière, indolente même à la pression, qui s'accrut lentement et atteignit en un an le volume d'une noix ; la peau sus-jacente était saine. Trois ans plus tard la tumeur avait acquis le volume d'un œuf de poule, mais n'était plus complètement lisse et ovale et se composait de deux lobes. La consistance était toujours la même.

Il y a deux ans, une troisième tumeur, également arrondie, et du volume d'une noix se joignait aux deux premières. Un médecin consulté alors, déclara nécessaire une opération qui fut refusée.

Dans les deux dernières années les tumeurs s'accrurent notablement sans devenir douloureuses ni spontanément, ni à la pression, et sans gêner les mouvements de déglutition. La peau sus-jacente est toujours restée saine et mobile.

État actuel. Le malade, de moyenne stature, est robuste et bien portant. La tumeur, irrégulière, bosselée, très-résistante, du volume d'un œuf d'oie, est formée de trois lobes, antérieur, postérieur et inférieur, gros chacun comme une noix; l'antérieur est le plus saillant; l'inférieur proémine en avant et atteint presque la ligne médiane. La masse totale recouvre le bord inférieur de la branche horizontale du maxillaire, dont elle dépasse l'angle en arrière et laisse entre elle et le bord antérieur de la branche horizontale du sterno-mastoïdien un assez large espace. En bas elle atteint presque le cartilage thyroïde : en dedans elle va jusqu'à la ligne médiane au-dessus du larynx. Les trois lobes sont mobiles les uns sur les autres et ne paraissent pas avoir d'adhérences profondes. Les battements de la carotide se propagent à la tumeur, laquelle mesure 6 centimètres dans le sens vertical et 7 centimètres 1/2 en travers. Opération le 29 juillet.

Une incision longitudinale divisa la peau et le tissu cellulaire sous-cutané et conduisit sur la tumeur qui fut peu à peu disséquée. Une petite partie de la glande sous-maxillaire resta attachée à son enveloppe conjonctive. L'hémorrhagie fut faible; on lia une seule-

artériole. Dans la profondeur de la plaie on vit les restes de la glande sous-maxillaire; en dehors, le bord interne du sterno-mastoïdien et la bifurcation de la carotide recouverte encore du tissu conjonctif; ses deux branches battaient sous le doigt. Pansement à plat. L'opérée quitte l'hôpital le 8 août.

La tumeur siégeait dans les ganglions sous-maxillaires. A la coupe le tissu était dense, régulièrement jaunâtre, et avait la consistance du jeune cartilage fibreux; on y reconnaissait une disposition lobulaire. Certaines parties composées d'un tissu transparent et jaunâtre étaient ici très-denses, là molles et lâches. Ces parties conjonctives formaient un réseau fibreux entre les mailles duquel on trouve des cellules disposées en groupes ou disséminées, réparties en grande quantité dans tous les points de la tumeur et offrant les caractères des cellules qui se trouvent dans les formations chondroïdes du jeune âge. Presque toutes, en effet, ont un gros noyau granuleux, rond ou ovale; les parois cellulaires sont également rondes ou ovales, avec des prolongements. On voit encore des cellules rondes irrégulières, à deux noyaux sur lesquels on peut observer les diverses phases de scission. Des noyaux libres, tels qu'on les rencontre dans des cellules parfaites, ou plus récents et plus petits, se rencontrent aussi, mais en moins grand nombre que les cellules. Entre la membrane et le noyau est ordinairement un espace clair. Quelques points de la tumeur sont ramollis et offrent de petites cavités. Le tissu de la glande sous-maxillaire était relié aux ganglions enchondromateux par du tissu conjonctif lâche.

Obs. VIII. — (Gassaud, *Gaz. des hôpitaux*, 1864, p. 254.)

Le 23 octobre 1861 entrait à l'hôpital d'Aumale un homme de trente ans, portant au devant du muscle sterno-mastoïdien, entre la région parotidienne et le cartilage thyoïde, une tumeur bosselée, dure au toucher, insensible dans tous les points, non fluctuante, glissant facilement sous la peau, avec laquelle elle ne paraît pas avoir d'adhérences; elle a la grosseur d'un œuf de poule et n'est fixée en aucun point au maxillaire inférieur.

L'exploration de la partie de la tumeur qui touche à la région parotidienne fait croire à un pédicule communiquant avec la parotide.

Le mal remonterait à six ans environ et ne se serait accru notablement que depuis quatre mois; à cette époque il serait survenu des douleurs assez vives, et quoiqu'il n'y ait point de gêne notable dans les fonctions du larynx et du pharynx, le malade demande avec instance qu'on le débarrasse de la tumeur.

Opération le 28 octobre.

Incision de 10 centimètres suivant le diamètre antéro-postérieur de la tumeur; seconde incision de 3 centimètres, perpendiculaire à la première et partant de sa lèvre inférieure. La tumeur est alors disséquée avec soin et enlevée après ligature de deux petites branches de la faciale. Hémorrhagie presque nulle.

On reconnaît que la tumeur ne se continue pas avec la parotide comme on l'avait pensé.

Cinq points de suture ont été appliqués. Pansement simple.

La tumeur pèse 80 grammes ; elle présente de petits lobes bien distincts, intimement unis, recouverts par une couche celluleuse mince ; sa densité uniforme est considérable. Une incision suivant son grand diamètre divise une multitude de lamelles et de noyaux cartilagineux d'un blanc brillant et nacré. On observe encore à la coupe de petits orifices assez nombreux, béants, qui correspondent probablement à des vaisseaux, car la pression en fait suinter quelques gouttes de sérosité sanguinolente. On note enfin la présence du tissu fibreux. D'après ces caractères la tumeur se rapproche de ce que les auteurs ont décrit sous le nom d'enchondromes.

A dater du 8 novembre on administre l'iodure de potassium, car dès l'entrée du malade on avait reconnu aux régions inguinales droite et gauche des masses ganglionnaires indurées.

L'absence de communication entre la tumeur et le maxillaire inférieur et les glandes parotide et sous-maxillaire d'une part, et de l'autre l'induration des ganglions inguinaux, font croire qu'il s'agit d'une dégénérescence des ganglions cervicaux développés sous l'influence d'un état diathésique, syphilitique ou scrofuleux, que l'on rencontre fréquemment chez les Arabes.

Le rédacteur de la *Gazette des hôpitaux* ajoute aux

réflexions de l'auteur que la tumeur est probablement un enchondrome de la glande sous-maxillaire.

Obs. IX. — *Chondrome primitif de la région sous-maxillaire,* par S. Pozzi. (*Bull. Soc. anat.*, 1872, p. 251.)

Femme, cinquante-quatre ans. Dix-huit mois auparavant, névralgie faciale avec carie de la deuxième petite molaire gauche et apparition, dans la région sus-hyoïdienne, d'une petite tumeur qui augmente peu à peu et finit par atteindre le volume d'un gros œuf de dinde. Salivation exagérée depuis deux ans.

Ablation par M. Richet.

Pozzi et Legros croient à un chondrome primitif d'un ganglion, Rendu et Malassez à un myxo-chondrome de la glande sous-maxillaire.

Obs. X. — *Enchondrome primitif de la glande sous-maxillaire.* — (De Marignac, *Bull. Soc, anat.*, 1877, p. 57.)

D..., vingt-deux ans, porte depuis six ans dans la région sous-maxillaire gauche une tumeur mobile, mamelonnée, indolente, très-dure. M. Th. Anger l'enleva sans peine et la guérison fut assez prompte.

A l'examen microscopique on reconnut un enchondrome hyalin en certains points, fibreux dans d'autres.

Dans la discussion qui suivit la rapport que fit

M. Verneuil sur mon Mémoire M. Périer et M. Lannelongue citèrent chacun une belle observation d'adénochondrome que nous nous empressons d'ajouter aux nôtres pour faciliter les recherches du lecteur.

Obs. XI. — *Enchondrome de la glande sous-maxillaire*, par M. Périer. — (*Bull. et Mém. de la Soc. de chirurgie* 1879, p. 697.)

J'ai enlevé il y a quatre ans un enchondrome volumineux de la glande sous-maxillaire; je fus obligé d'enlever une partie de la glande; il persista quelque temps chez le malade une fistule salivaire qui s'oblitéra ultérieurement; j'ai revu cet homme, qui est cultivateur, et il n'a pas encore de récidive.

Enchondrome de la glande sous-maxillaire, par M. Lannelongue. — (*Bull. et Mém. de la Soc. de chirurgie*, 1879, p. 697.)

Je regrette de n'avoir pas connu le travail que faisait M. Nepveu sur la question; je lui aurais fourni une observation nouvelle, que je vous demande alors la permission de placer dans nos bulletins à propos de la discussion soulevée par le rapport de M. Verneuil. Ce fait n'offre d'ailleurs de particularité différente des autres, que dans l'existence de douleurs assez vives qui s'irradiaient dans les régions voisines. Il y a cinq ans que j'ai opéré mon malade, j'ai de ses nouvelles assez fréquemment; il n'a pas eu de récidive. Voici son observation.

Obs. XII.

M. X..., âgé de dix-sept ans, fils de magistrat, me fut adressé par notre collègue M. Laillier, son médecin, en mai 1874. Il portait une tumeur sur la partie latérale du cou. Le début de cette tumeur remontait à trois ans; elle faisait de très-lents progrès, et lorsque je le vis, elle avait le volume d'une très-grosse noix. Son siége précis était la région sus-hyoïdienne à la place qu'occupe la glande sous-maxillaire gauche. Elle faisait là un léger relief qui était plus sensible quand ce jeune homme étendait la tête. Au toucher on reconnaissait que cette tumeur était indépendante des os, et qu'elle jouissait d'une très-grande mobilité. Elle était remarquable par une très-grande dureté et elle offrait en même temps une irrégularité de forme, on y sentait sinon des lobules, du moins des prolongements qui lui donnaient une forme pyramidale. Cette tumeur ne proéminait pas du côté du plancher bucchal; mais en mettant le doigt dans la bouche, sur ce plancher et en refoulant la tumeur vers lui on la sentait très-manifestement, et on la déplaçait dans tous les sens. La peau et les téguments glissaient facilement sur la tumeur, qui manifestement avait un siége profond. Après avoir éloigné la pensée d'une hypertrophie ganglionnaire qui n'était justifiée ni par la forme, ni par l'irrégularité, ni par la mobilité de la tumeur, ni même par la consistance, je pensai que cette tumeur pouvait être un fibrome et plus probablement un adénochondrome de la glande sous-maxillaire. Dans les premiers temps cette tumeur n'avait provoqué ni gêne, ni douleurs. Depuis cinq à six mois elle était devenue le siège de douleurs assez vives ; ces douleurs n'étaient pas réveillées par la pression, maiis sans cause et surtout après un certain temps de travail d'écriture, il se produisait des douleurs assez vives qui s'étendaient dans le cou et jusque dans la bouche. Ce jeune homme achevait ses études et il était préoccupé de son état. Je proposai l'extirpation de la tumeur, qui fut faite le 2 juillet 1874, après chloroformisation.

Une incision parallèle au bord de la mâchoire, de 8 centimètres de long, fut pratiquée, cette incision était à peu près celle qu'on fait pour la ligature de la linguale. La peau, les couches sous-cutanées, l'aponévrose furent successivement divisées; deux petites artérioles furent liées. J'arrivai sur la face externe de la tumeur, qui fut prise dans une érigne et légèrement relevée. L'énucléation en fut alors très-facile sauf en un point, à la partie la plus externe, où la tumeur se continuait manifestement avec la glande sous-maxillaire ; je dus réséquer une petite portion de cette dernière ; les suites de l'opération furent très-simples, une grande partie de la plaie qui avait été réunie se cicatrisa par première intention ; il n'y eut qu'un angle qui suppura quelques jours. Au bout de dix jours tout était terminé.

L'étude histologique de cette tumeur a été faite avec soin au collège de France. Déjà à la coupe on reconnaît à l'œil nu les caractères les plus évidents de l'enchondrome, aspect blanc hyalin, grenu.

Au microscope on y trouve les éléments ordinaires de tissu cartilagineux, cellules avec capsule qui les entoure sans mélange de fibres ; un certain nombre d'entre elles sont étoilées. En même temps en plusieurs points on y trouve disséminés, mais infiniment plus rares que les éléments cartilagineux, des acinis glandulaires. Au résumé, la tumeur est un adénochondrome.

CONTRIBUTION A L'ÉTUDE

DE LA CAROTIDE PRIMITIVE

ET

DES ACCIDENTS CONSÉCUTIFS

A LA LIGATURE DE CE VAISSEAU

LU A L'ASSOCIATION FRANÇAISE POUR L'AVANCEMENT DES SCIENCES

(*Congrès de Nantes* 1875).

La dénudation des gros vaissaux a été peu étudiée jusqu'ici et nous ne trouvons sur ce sujet, qui intéresse si fort la pratique, qu'un travail d'ensemble dû au docteur Delbarre, élève de M. Verneuil (*Thèse inaugurale*, 1869). Cependant cette dénudation s'observe dans des circonstances variées, blessures diverses, ulcérations allant jusqu'à la gaîne des vaisseaux, foyers de suppuration entourant l'artère, applications caustiques imprudentes, et enfin dénudation volontaire quand une tumeur arrive jusqu'aux troncs artériels et qu'on veut l'enlever en totalité.

Nous ne voulons pas reprendre toute cette question, mais seulement publier un fait qui montre dans quel embarras peut se trouver le chirurgien, quand il est aux prises avec une dénudation de la carotide primitive survenue à la suite d'une opération.

X., robuste campagnard, 56 ans, ayant toujours joui d'une excellente santé, vit apparaître il y a 15 mois environ sur la partie latérale droite du cou une tumeur souscutanée, mobile, ayant les caractères d'un ganglion hypertrophié. Aucune cause appréciable ne pouvait être invoquée : il n'y avait dans les antécédents ni syphilis, ni scrofule, ni affection des téguments ou des muqueuses de la tête. En dépit des divers topiques, la tumeur grossit rapidement, se ramollit, s'ulcéra, et donna de bonne heure lieu à des hémorrhagies répétées et abondantes.

Le médecin ordinaire tenta, non point l'ablation complète de la masse, mais seulement l'ablation de la partie saillante ; une hémorrhagie considérable suivit cette tentative, et bientôt la tumeur reprit et dépassa de beaucoup son volume primitif.

X... se décide à venir à Paris et entre à la Pitié, le 15 mars 1875, salle Saint-Louis, n° 12, service de M. Verneuil.

État actuel. La tumeur s'étend dans le sens vertical depuis le bord inférieur de la mâchoire jusqu'au voisinage de la clavicule et transversalement depuis le cartilage thyroïde jusqu'aux masses musculaires de la nuque ; elle forme une saillie hémisphérique un peu aplatie, épaisse à son centre de 6 à 7 cent. environ, et présente à sa circonférence un contour assez nettement circonscrit. La partie proéminente centrale est recouverte par une épaisse plaque noirâtre, vestige des applications réitérées de perchlorure de fer faites pour modérer les hémorrhagies ; à la périphérie la peau est adhérente, épaisse, très-vasculaire, mais elle reprend ses caractères normaux à 2 cent. environ du contour de la masse. Malgré son étendue, celle-ci semble jouir d'une mobilité très-appréciable sur les parties profondes, ce qui fait penser qu'il n'existe point là d'adhérences bien solides.

Cette exploration, bien que tout à fait indolente, est rendue délicate par l'extrême facilité avec laquelle le sang coule au moindre attouchement exercé sur la tumeur.

D'après la marche, la situation et les caractères du mal, M. Verneuil diagnostique un lymphadénome ayant envahi la plus grande partie des ganglions cervicaux du côté droit, tout en respectant les vaisseaux et nerfs profonds qui ne paraissent ni comprimés ni envahis. Ceux du côté gauche sont tout à fait indemnes ainsi que ceux des aisselles, des aines, etc. La rate et les organes abdominaux n'offrent aucune lésion apparente ; il n'y a pas de leucocythémie. L'auscultation n'indique aucun désordre dans les poumons ; les digestions sont bonnes; l'intelligence et les fonctions locomotrices absolument normales.

Le malade est amaigri et accuse une diminution générale des forces ; mais ceci s'explique aisément par les hémorrhagies antérieures, par la vive inquiétude et par les douleurs violentes et incessantes ressenties depuis deux mois et qui ont aboli complètement le sommeil.

X... demande avec insistance une opération, quelle qu'elle soit, et quel que soit le danger, pourvu qu'on parvienne à le soulager.

M. Verneuil hésitait beaucoup. En effet cette opération promettait à la fois d'être fort laborieuse dans son exécution et très dangereuse dans ses suites immédiates et éloignées; peut-être même serait-il impossible de la terminer complétement.

D'après l'origine et les rapports présents du mal, il fallait nécessairement s'attendre à ouvrir largement la gaîne des vaisseaux carotidiens et à agir sur les organes qu'elle renferme. Si on parvenait à isoler heureusement la production pathologique tout entière, on avait à redouter tous les accidents auxquels peut donner lieu une plaie énorme du cou et le voisinage dangereux du larynx et de la poitrine.

L'état lamentable du patient et son insistance décidèrent cependant M. Verneuil, qui déjà avait mené à bien d'aussi grandes entreprises et qui comptait d'ailleurs appeler à son aide tous les agents combinés de l'exérèse.

Voici le plan qu'on se proposait de suivre : circonscrire toute la tumeur avec le couteau galvanique et creuser ainsi autour d'elle un sillon aussi profond que possible, atteindre en particulier le plus tôt possible à la partie inférieure et antérieure la gaîne des vaisseaux, pour pouvoir au besoin comprimer ou lier la carotide primitive, au cas où une hémorrhagie grave se montrerait dans le cours de l'opération.

Le sillon circulaire tracé, enlever avec l'écraseur linéaire toute la partie saillante de la masse pour mettre librement à nu la partie profonde.

Procéder ensuite avec lenteur à l'énucléation de cette dernière, temps délicat, puisqu'il faudrait nécessairement isoler et respecter les vaisseaux carotidiens. Si on constatait alors des connexions trop intimes entre le néoplasme et les vaisseaux susdits, on aurait fait de ceux-ci la ligature et au besoin la résection.

Des pinces hémostatiques étaient disposées en nombre suffisant, ainsi que de fortes ligatures, à conduire avec l'aiguille de Deschamps. On se promettait bien de ne se servir en aucun cas de l'instrument tranchant.

Le 23 juin, ce programme fut suivi à peu près littéralement, sauf quelques modifications rendues nécessaires. Tout d'abord, la pile du galvano-cautère marchant assez mal, et la section de la peau se faisant trop lentement, on essaya alors de prendre le bistouri ; mais on dut y renoncer sur-le-champ, car sur les bords d'une incision de deux pouces environ, une foule d'artérioles se mirent à verser du sang, qu'il fallut au moins 5 ou 6 pinces pour arrêter. Le couteau galvanique fut repris, mais dut encore être abandonné pour une autre cause. Un aide, ayant placé sa main sur la tumeur pour tendre la peau et faciliter la section, arracha la croûte ; aussitôt une pluie de sang s'échappa de la surface ulcérée, et se répandant sur toute la région, éteignit à plusieurs reprises le couteau rougi.

M. Verneuil prit alors le parti d'énucléer rapidement toute la masse fongueuse, puis, pour arrêter le sang, qui suintait en abondance du fond de ce large cratère, il appliqua une plaque large et épaisse d'amadou, sur laquelle on exerça avec la main une compression assez forte qui arrêta l'hémorrhagie et fut maintenue provisoirement en place. La région ayant été débarrassée du sang et le liquide de la pile ayant été renouvelé, on reprit la dissection périphérique, qui put enfin être continuée sans encombre. Sous le bord de la branche horizontale de la mâchoire, on énucléa successivement les ganglions sous-maxillaires et sous-hyoïdiens au nombre 5 à 6, et qui avaient acquis le volume d'une petite noix en moyenne. Ils étaient peu adhérents, mais on jugea prudent de jeter sur leur pédicule une forte ligature préalable. On put respecter la glande sous-maxillaire.

La même manœuvre fut répétée en haut et en arrière de l'angle de la mâchoire, le long de sa branche ascendante. Là, en effet, on retrouva un chapelet de ganglions cachés sous la face profonde du muscle sterno-mastoïdien et s'insinuant même entre les muscles postérieurs du cou.

La parotide ne fut pas entamée, mais seulement assez largement découverte en arrière ; en bas et en avant, la section de la peau fut assez facile ; on divisa en travers le muscle sterno-cleido-mastoïdien à deux travers de doigt de la clavicule et du sternum (déjà on l'avait sectionné en haut à une distance à peu près égale de son insertion mastoïdienne) et on constata heureusement l'intégrité du corps thyroïde et de la partie inférieure de la gaîne carotidienne.

Toute cette dissection périphérique fut longue, mais n'amena qu'une perte de sang insignifiante, grâce à l'emploi exclusif des doigts et des instruments mousses pour l'énucléation, et du galvano-cautère pour les sections.

Restait à faire l'ablation de la base de la tumeur, encore adhérente dans l'étendue d'un carré de 7 à 8 cent. au moins de côté.

L'amadou enlevé et le sang bien arrêté, on distinguait facilement tous les tissus de la région. On procéda avec plus de soin que jamais de la manière suivante :

Le segment moyen du sterno-mastoïdien fut détaché de bas en haut et d'arrière en avant avec les masses ganglionnaires sous-jacentes, de façon que la carotide primitive pût être dénudée sans la moindre lésion dans une étendue de 4 centimètres, à partir du bas jusqu'à sa bifurcation; un fragment de la masse morbide paraissant à ce niveau un peu plus adhérent à la gaîne des vaisseaux, est étreint dans une forte ligature.

La jugulaire interne est moins facile à distinguer, parce qu'elle est le plus souvent affaissée et ne se gonfle que de temps en temps; on était parvenu à la ménager entièrement, lorsqu'en arrachant un petit ganglion qui lui était accolé, on déchira la veine afférente, ce qui amena (comme j'ai déjà vu ce fait se produire quelquefois) une ouverture latérale du gros tronc veineux. Deux ligatures appliqués à 3 cent. de distance, arrêtèrent l'hémorrhagie. La jugulaire fut réséquée dans l'intervalle des fils.

En détachant les dernières traces de la tumeur au niveau du bouquet de la carotide externe, on lia, avant ou après leur ouverture, encore quatre artères de moyen calibre. Mais enfin cette laborieuse opération s'acheva sans autre incident, après plus d'une heure de durée, et lorsque nous fûmes bien convaincus que l'extirpation était complète.

On avait bien perdu 4 à 500 grammes de sang, dont les 3/4 au moins provenaient de la tumeur, car la dissection proprement dite en avait fourni peu. Sans la section de la circonférence au galvanocautère et l'énucléation exclusivement faite avec des instruments mousses, il est certain que l'hémorrhagie eût été infiniment plus forte.

L'énorme plaie, bien arrosée avec une solution phéniquée au 100e, fut recouverte de petits fragments de mousseline juxtaposés, puis, comme à la manière accoutumée, d'une compresse de même étoffe, d'une couche de ouate et d'une plaque de taffetas gommé.

Toutes les deux heures, les couches superficielles étaient enlevées et l'on fit sur la première mousseline une pulvérisation de quelques minutes avec la même solution phéniquée.

A son réveil, le malade était un peu faible, mais il était dès le soir même tout à fait remis. Le lendemain soir seulement, la fièvre traumatique s'alluma, sans atteindre plus de 39°.

Les choses se passèrent fort simplement les jours suivants : ni douleurs, ni accidents quelconques, sauf un peu de difficulté dans la déglutition. La détersion marcha même plus vite que je ne l'aurais pensé, car dès le cinquième jour, une grande partie de sa surface était déjà recouverte de granulations et fournissait un pus épais crémeux de très-bonne nature.

Deux circonstances cependant causaient quelque inquiétude : d'abord la fièvre, sans être très-forte, se maintenait toujours autour de 39°5, et dura jusqu'au onzième jour, puis on se préoccupait de ce qu'allait devenir la carotide, si largement dénudée.

Pendant les trois premiers jours, on ne distinguait le vaisseau qu'à ses battements visibles et tangibles, toute la surface traumatique étant uniformément tapissée par cette couche grisâtre qu'on rencontre toujours à la surface des plaies par arrachement (ou énucléation). Lorsque par l'élimination de la couche susdite les granulations se dégagèrent, elles ne se montrèrent point tout d'abord sur le trajet du vaisseau, qui paraissait au milieu d'elles comme un demi-cylindre grisâtre.

Au bout de la première semaine cependant, ces bourgeons commencèrent à s'étendre des parties voisines sur le vaisseau, comme les anses vasculaires dans le chémosis recouvrent peu à peu la cornée. Les choses marchèrent même assez vite pour que le 7 juillet, quatorze jours après l'opération, l'artère fut presque entièrement tapissée par une belle couche de bourgeons continus avec ceux du voisinage. On voyait et l'on sentait encore les battements, qui toutefois étaient sensiblement moins forts qu'au début, comme si le calibre de l'artère diminuait peu à peu.

Ce travail protecteur, malheureusement ne s'achevait pas ; tout à fait en haut, vers la bifurcation carotidienne, au-dessous de la petite masse sphacélée par la ligature et que nous avons signalée plus haut, la paroi vasculaire restait grise dans l'étendue de 7 à 8 mil. en hauteur, sur 5 à 6 en largeur. Une rupture prochaine était à redouter dans ce point. On redoubla de précaution dans les pansements ; on toucha plusieurs fois par jour, avec un pinceau imbibé d'eau phéniquée plus forte, la petite masse sphacélée pour en hâter l'élimination et provoquer la formation des bourgeons charnus, et l'on attendit.

Le 8 juillet, tout semblait aller mieux ; la fièvre était tout à fait tombée, l'état général meilleur, et la tache grisâtre correspondant à l'artère semblait notablement diminuée.

Le 9, tout allait brusquement changer. A cinq heures du matin, le malade est réveillé par une assez vive douleur dans la plaie ; il appelle l'infirmier et lui demande de lui faire son pansement ; à peine celui-ci a-t-il enlevé les pièces superficielles, qu'un jet de sang assez volumineux s'échappe de la plaie. L'infirmier applique d'abord le doigt sur le point d'où vient l'hémorrhagie, puis une plaque d'amadou qu'il maintient fortement en place ; la sœur de service fort expérimentée, remplace son serviteur et fait la compression digitale dans la plaie. L'interne de garde arrive à son tour ; l'hémorrhagie, suspendue un instant, reparaît ; on comprime le bout cardiaque ; le sang s'arrête, mais au bout de quelques minutes sort à nouveau par le bout périphérique. L'interne essaie en vain d'appliquer là une pince hémostatique ; alors il reprend, avec l'aide d'un de ses collègues, la compression directe et digitale sur l'orifice qui verse le sang, et envoie chercher M. Verneuil qui arrive aussitôt, une heure et demie après le début de l'accident.

Le malade, qui a perdu 5 à 600 grammes de sang, est

pâle et anxieux. Cependant, le pouls est bon, la respiration régulière, les battements carotidiens forts, Après s'être assuré que le sang sort d'une rupture de l'artère au niveau du point dénudé et non recouvert de granulations, M. Verneuil, faisant laisser le doigt d'un aide sur la perforation, se mit en devoir de lier la carotide à 3 cent. au dessous d'elle. Pour cela il isola soigneusement le vaisseau au bas de la portion primitivement dénudée avec une sonde cannelée; pour ménager sûrement l'artère au niveau du point dénudé et non recouvert de granulations, il applique successivement sur ses faces interne et externe la pulpe de l'index et du pouce, et conduit la sonde avec la pointe de l'ongle. Il passe ensuite, et sans précipitation, l'aiguille de Deschamps au dessous du vaisseau en le rasant au plus près ; une ligature un peu forte ainsi conduite sert d'abord à soulever légèrement l'artère pour étreindre celle-ci entre le mors d'une pince à polype. M. Verneuil avait pris cette dernière précaution, parce qu'il comptait peu sur la ligature et craignait qu'elle coupât promptement le vaisseau, n'ayant plus pour résister sa tunique dartoïque métamorphosée en bourgeons charnus.

Cette prévision était exacte, car en serrant ensuite le fil, même avec précaution, on sentit distinctement qu'il coupait presque complétement le conduit vasculaire, et à l'autopsie faite 28 heures après la mort et 52 heures après la ligature, on constata que celle-ci avait pénétré largement dans la cavité du vaisseau.

Le bout cardiaque obturé, la compression digitale fut suspendue ; on vit alors très-distinctement la rupture artérielle, et il fut possible d'y introduire de haut en bas et de bas en haut l'extrémité d'une sonde cannelée dans la carotide et dans son renflement terminal.

Le sang apparut alors par le bout périphérique. Une ligature eût été ici bien difficile à appliquer, ou bien il eût fallu sans doute en placer une sur la carotide interne ; une autre sur l'externe, une troisième peut-être sur la thyroïdienne supérieure. M. Verneuil se contenta de glisser une pince hémostatique en travers et au dessus de la perforation, et comme l'écoulement diminuait sans s'arrêter complétement, deux autres pinces furent encore mises en place pour saisir sûrement toutes les branches émanées de la bifurcation. L'hémorrhagie fut ainsi définitivement maîtrisée.

Les quatre pinces furent assujetties de façon à n'être pas gênantes: tout le monde, soit dit en passant, put remarquer que leur application avait été infiniment plus facile et plus expéditive que le passage de la ligature.

Du reste, pendant toutes ces opérations hémostatiques le patient a perdu fort peu de sang.

Rassuré sur le danger pressant de l'hémorrhagie, on s'occupa du malade ; on le trouva dans un état singulier : il était fort pâle et dans un état demi-comateux, n'ayant du reste donné, pendant toute l'opération, que des signes équivoques de sensibilité ; il répondait cependant quoique avec lenteur, aux questions qu'on lui adressait, et n'était certainement point en syncope, car le pouls était plein et fort. On remarqua de plus une paralysie faciale du côté opposé, et une hémiplégie très-évidente du bras et de la jambe gauche, au contraire, un certain degré de contracture du bras droit.

M. Verneuil était tenté de voir là ces phénomènes subits qui suivent la ligature de la carotide primitive, mais il apprit aussitôt de la bouche de l'interne de garde que ces symptômes étaient plus anciens et qu'ils remontaient à l'instant même où l'on avait fait vers 5 h. 1/2, la compression du bout cardiaque de la carotide immédiatement au dessous de la perforation. Les phénomènes de paralysie s'étaient rapidement produits, mais légers encore, et ils n'avaient fait que s'accroître depuis.

D'autre part, une autre remarque non moins curieuse fut communiquée par un des assistants à la première opération. Pendant le cours de celle-ci, au moment où le sang coulait en abondance de la tumeur, le doigt fut pendant quelques instants appliqué sur la carotide primitive. Or, l'aide en question nota alors l'apparition d'une pâleur subite, avec collapsus de la face et respiration stertoreuse. Tout cela ayant cessé lorsque le doigt compresseur fut enlevé, on n'en avait pas prévenu l'opérateur.

M. Verneuil fit le matin même une leçon clinique sur ce fait intéressant; il passa en revue les accidents cérébraux consécutifs à la ligature de la carotide primitive, et suivant l'usage, les divisa en immédiats et tardifs. Rappelant ensuite les hypothèses régnantes, il adopta pour les accidents immédiats l'ischémie due à l'insuffisance des anastomoses, et pour les accidents tardifs de la théorie de M. L. Le Fort, dont il avait lui-même démontré l'exactitude.

Il annonça donc que chez son malade, on trouverait sans doute l'artère communicante de Willis très-peu développée, ce qui expliquait et les accidents passagers observés pendant l'opération, et l'héméplégie consécutive à la ligature récente.

Intercurremment, il dit quelques mots de la friabilité, des artères baignées par le pus, et tout en admettant comme généralement vraie l'opinion de Huthrie et de Nélaton qui contestent cette friabilité, il fit des réserves pour les artères dénudées dont la tuniqne externe perd sa résistance lorqu'elle est métamorphosée en membrane granuleuse.

Enfin, il porta un pronostic très grave qui fut bientôt justifié, car le malade, après être resté tout le jour dans un état de coma tranquille, s'éteignit le matin suivant à 6 heures, 24 heures après l'arrêt de l'hémorrhagie.

Examen histologique de la tumeur. A l'état frais, grandes et volumineuses cellules fusiformes ou arrondies, munies de 2 à 6 noyaux et remplies de granulations. A l'état dur, après l'emploi d'acide picrique, gomme et alcool, on voit sur des coupes minées les mêmes éléments un peu rétractés, fortement serrés les uns contre les autres et simulant ainsi des masses épithéliales. Cependant les prolongements fusiformes se distinguent encore aisément en certains points. Le reticulum est bien visible en quelques endroits, mais il a disparu dans la plus grande partie de la masse. En résumé, il s'agit d'un lympho-sarcome à cellules fusiformes multinucléées.

L'autopsie faite avec le plus grand soin révéla des particularités d'un grand intérêt.

1° Le ramollissement de la plus grande partie de l'hémisphère cérébral droit, c'est-à dire de tout le territoire arrosé par l'artère sylvienne. La pulpe cérébrale d'un blanc verdâtre est absolument ischémiée et après l'ablation de la pie-mère, se laisse dissocier par un filet d'eau.

2° L'artère communicante de Willis est des deux côtés filiforme; elle est beaucoup au dessous de la moyenne

3° L'artère sylvienne est thrombosée dans une longueur de plusieurs centimètres à partir de son origine, et la coagulation s'étend à ses branches principales. Le caillot s'étend en bas dans la terminaison de la carotide, à sa sortie du canal carotidien (la portion intraosseuse du vaisseau n'a pas été ouverte).

4° Entre les pinces hémostatiques supérieures, c'est-à-dire placées au dessus de la perforation, et l'entrée dans le crâne, la carotide interne ne renferme *aucun caillot*. Il n'y en a pas davantage dans la carotide primitive, entre son origine au tronc brachio-céphalique et la pince hémostatique inférieure, placée, comme on l'a dit, à deux centimètres environ de la perforation.

5° Entre les pinces supérieure et inférieure, on trouve cette perforation comme on l'avait vue pendant la vie, existant à un centimètre au dessous de la bifurcation de la carotide primitive. Elle mesure plusieurs millimètres et occupe le centre d'une plaque nécrosée de la paroi artérielle. En fendant avec précaution le vaisseau au dessous de l'orifice accidentel, on trouve entre lui et la ligature sous-jacente à la pince, un caillot déjà ancien, long de 11 à 12 millimètres, plus petit que le calibre vasculaire, libre de toute adhérence, et qui semble rompu à ses deux extrémités.

6° La ligature avait coupé toute la moitié antérieure de la carotide. Plus bas, au niveau de la pince, les tuniques sont légèrement mâchonnées ; l'interne présente plusieurs petites fissures.

7° Le nerf pneumo-gastrique droit est étreint dans la ligature et au dessous également compris entre les mors de la pince.

8° Les deux tronçons de la jugulaire interne, au dessous des points liés pendant l'opération première, sont vides et tout à fait revenus sur eux-mêmes. Les orifices sont oblitérés par adhésion des parois dans une certaine étendue.

9° L'hémisphère cérébral gauche, ainsi que les extrémités antérieure et postérieure de l'hémisphère droit, sont hypérémiés, la pie-mère fortement injectée.

Au sommet de l'hémisphère gauche, tout près de la suture sagittale, à un centimètre environ de la surface, se découvre un noyau noirâtre du volume d'une amande qu'on prend d'abord pour un foyer apoplectique à cause de sa coloration ; mais on constate sans peine que s'il est entouré d'une extravasation sanguine, en revanche il est formé à son centre d'un tissu absolument semblable à celui de la tumeur. C'est donc une production secondaire, un commencement de généralisation du néoplasme dont rien pendant la vie n'aurait pu faire soupçonner l'existence.

10° Les deux poumons sont congestionnés à leur base

du reste sains et sans traces de productions néoplasiques. En dépit de la ligature du nerf pneumogastrique, les altérations de nature purement hypostatique ne sont pas plus développées à droite qu'à gauche,

Les reins, le foie, le cœur, n'offrent point d'autre lésion qu'une anémie prononcée.

Dans une nouvelle leçon clinique, M. Verneuil commente ces résultats nécroscopiques. Il regrette d'abord d'avoir opéré, puisque la présence d'un noyau secondaire dans le cerveau rendait la guérison impossible, et insiste à ce propos sur l'impossibilité où l'on est le plus souvent de diagnostiquer les dépôts métastatiques viscéraux, et aussi sur la marche généralement funeste des opérations pratiquées quand ces dépôts existent. Il pense aussi que l'épanchement sanguin qui entourait la tumeur cérébrale est de date toute récente, et qu'elle s'est formée le jour même de l'hémorahagie par le fait de la congestion de l'hémisphère gauche.

A propos de la faute opératoire commise en comprenant le nerf pneumogastrique dans la ligature, M. Verneuil s'étonne de l'avoir commise, croyant avoir pris toutes les précautions nécessaires pour l'éviter. C'est la seconde fois qu'il lui arrive de lier un nerf conjointement avec une artère. Dans le premier cas, c'est une branche du plexus brachial qui fut étreinte en même temps que l'artère axillaire, pour une hémorrhagie secondaire au sein d'un foyer en suppuration. On peut invoquer comme circonstance atténuante les adhérences intimes que les nerfs contractent avec les vaisseaux quand l'inflammation a envahi la gaîne de ces derniers. Il devient très-difficile alors de distinguer et d'isoler les cordons nerveux des conduits vasculaires. Au reste, bien que le dernier malade ne fût point endormi, il n'accusa aucune sensation particulière et ne présenta pas de phénomènes spéciaux au moment où le pneumo-gastrique fut serré par le fil et la pince.

La même observation sert à prouver que la ligature de la jugulaire interne n'a pas grande influence sur la circulation encéphalique, ce que du reste beaucoup d'autres faits ont déjà démontré.

Mais, ajouta M. Verneuil, on doit surtout demander à l'autopsie l'explication des accidents cérébraux et de la lésion de l'hémisphère droit. Ici, les théories rivales sont en présence. Elles sont, comme on sait, au nombre de trois: l'insuffisance de la communicante de Willis, la thrombose progressive de l'arbre carotidien, et l'embolie de l'artère sylvienne.

Dans notre cas, la communicante était à la vérité de très-petit calibre, mais elle n'était pas assez réduite cependant pour amener une ischémie totale de l'hémisphère, et surtout pour rendre compte de la formation du caillot étendu qu'on observait dans l'artère sylvienne. Tout au plus cette insuffisance anastomotique aurait pu expliquer les troubles légers et passagers qu'on avait observés pendant la première opération. Évidemment, l'oblitération de la cérébrale moyenne était la cause de la lésion cérébrale et de l'hémiplégie. Elle avait dû s'effectuer, par conséquent, au moment même où la paralysie s'était produite, c'est-à-dire à l'instant où l'interne de garde, en comprimant la carotide, l'avait vu survenir sous ses yeux.

Donc elle avait précédé de près d'une heure la ligature et ne pouvait pas à coup sûr être attribuée à une thrombose ascendante et progressive, comme dans la théorie de M. Le Fort. D'ailleurs, quand les choses se passent ainsi, on constate, depuis la ligature jusque dans le tronc de la sylvienne, *un caillot non interrompu*, tandis que l'on avait noté soigneusement l'absence de tout caillot dans la carotide interne.

Reste donc la théorie de l'embolie. M. Le Fort lui a contesté axec raison le pouvoir d'expliquer tous les cas d'hémiplégie et d'ischémie cérébrale, mais sans doute il a été trop loin en la rejetant d'une manière absolue. Outre qu'elle rend seule compte de ces accidents subits qu'on a vus survenir en cas d'anévrysmes carotidiens, elle est seule capable dans notre fait de faire comprendre l'apparition instantanée des accidents paralytiques.

Voici à peu près certainement comment les choses se sont passées. Au niveau du point mortifié de la paroi artérielle, avant la perforation, un caillot s'était formé, obturant en partie la lumière du vaisseau. Ce caillot, au moment de la rupture, modéra sans doute l'hémorrhagie, sans quoi le sang se serait échappé avec tant de violence par la large brèche, que la mort eût été sans doute très-rapide.

On appliqua d'abord le doigt sur l'orifice, et rien ne s'ensuivit qu'une hémostase prompte. A l'arrivée de l'interne de garde, on leva le doigt et le sang ne repartit que quelques instants après, ce qui implique la présence en ce point d'un obstacle formé vraisemblablement par le caillot entier ou fragmenté.

La compression fut faite alors sur le bout cardiaque seul, un peu au dessous de la perforation. C'est à peu près à ce moment que parurent les phénomènes de paralysie à gauche. C'est que très-probablement le caillot se divisa; une partie resta dans la carotide primitive, où elle fut retrouvée à l'autopsie, et l'autre partie, parcourant la carotide interne, alla s'enfoncer dans l'artère sylvienne, qu'elle obtura complétement. C'est si peu au niveau de la ligature et postérieurement à elle que le caillot est parti, que l'on ne trouva ni au-dessus ni au-dessous des pinces hémostatiques la moindre trace de thrombose, ce qui n'a rien d'étonnant, les coagulums manquant de coutume dans les cas de ligatures faites *inextremis* et sur des sujets moribonds.

En résumé, si la théorie de l'embolie rend mal compte des accidents hémiplégiques consécutifs à la ligature de la carotide primitive, elle est seule acceptable dans le fait actuel, qui se rapproche, du reste, des cas où un caillot migrateur s'échappe soit d'un sac anévrysmal, soit des cavités cardiaques elles-mêmes.

DE

L'OLIGURIE ET DE L'ANURIE

TRAUMATIQUES

LU AU CONGRÈS DE CLERMONT-FERRAND (1876)

Publié dans la **Gazette hebdomadaire de médecine et de chirurgie, 1877.**

On sait le parti qu'on tire de l'examen des urines pour le diagnostic des affections médicales et chirurgicales. Si l'on peut toujours accroître la somme de nos connaissances sur ce sujet, il paraît difficile de trouver dans cette voie quelque embranchement inexploré.

Cependant, à côté de l'analyse qualitative des urines, qui est très-usitée, on doit placer l'analyse quantitative, qui est souvent négligée. Si les physiologistes et les médecins ont étudié avec soin la polyurie et l'oligurie, les chirurgiens sont restés en retard sur ce point.

22

Ils connaissent, il est vrai, la polyurie traumatique qui suit les lésions diverses de l'axe cérébro-spinal et de ses enveloppes ; mais ils ont bien peu de renseignements sur l'oligurie.

Les deux observations qui suivent offrent des exemples frappants d'oligurie subite consécutive au traumatisme. Elles soulèvent à la fois une question de diagnostic et une question de physiologie pathologique des plus importantes : les actes d'arrêt.

Toutes deux sont empruntées à la clinique de M. Verneuil.

Observation I.

Un jeune facteur de chemin de fer reçoit, le 12 juin, un coup de tampon sur la poitrine. A son entrée dans le service de M. Verneuil, on reconnaît une fracture de plusieurs côtes. Cependant la température de ce malade était à 37°,50, sa position paraissait assez bonne ; mais deux symptômes contredisaient cette impression: d'abord lorsqu'on essayait de l'ausculter, il était pris d'accès de suffocation tels qu'on était obligé de le rasseoir en grande hâte de peur de syncope. Il avait ensuite un symptôme assez alarmant : la rétention d'urine. Le lendemain cependant, ce symptôme se dissipait, mais la quantité des urines était bien loin d'atteindre son chiffre normal. Du chiffre de 240 *grammes le second jour* elle s'élevait peu à peu à 350 *le troisième jour,* 500 le quatrième, 600 le cinquième et 900 le sixième. Il y avait donc augmentation croissante ; mais le chiffre

, resté continuellement au-dessous de la moyenne. ais il n'a eu de sang ni d'albumine dans les urines. e remarquable oligurie décroissante paraissait être ɼmptôme dominant chez ce blessé, lorsque peu à la température s'est élevée. Le 14, elle montait à ıegrés et 39°,6; le 15, à 40 degrés; le 16, à 40°, 4; 7, à 40°, 7..

otre blessé avait une complication que l'examen de ɔitrine révéla facilement : une des côtes fracturées t déchiré la plèvre et le poumon : de là les signes ıoscopiques que l'on crut devoir rapporter à une .ro-pneumonie. Son état était très-grave. En effet, ʒré cette température énorme de 40°, 7, les mains glacées, et il y a déjà un certain degré de rigidité phérique. « Cet homme va donc mourir, » nous it M. Verneuil dans sa clinique du 19 juin. « Mais rquoi? Est-ce exclusivement par son poumon? Non. z un sujet jeune, ordinairement ces lésions n'en- ıent pas la mort. Il mourra parce qu'il y a double ɔn chez cet homme vigoureux dont l'état constitu- nel, soumis à une minutieuse enquête, paraît sain lleurs : 1° une lésion thoracique sérieuse, et 2° une ιusion grave du rein, et très-probablement aussi du

La *lésion thoracique* nous est facilement démontrée la fracture de plusieurs côtes et les phénomènes ıoscopiques. La *lésion rénale* n'est pas moins évi- te, puisque notre blessé a été atteint d'une oligurie ʒistante d'origine traumatique, bien qu'il n'ait jamais le sang ou d'albumine dans les urines.

« Nous avons donc là un exemple de ces lésions traumatiques multiples, de ces associations pathologiques si souvent méconnues dans le diagnostic, et dont l'importance pronostique est énorme.

« La combinaison de diverses lésions assombrit, en effet, considérablement le pronostic. La lésion rénale paraît même avoir une plus grande importance que la lésion pulmonaire. Peut-être aussi le rein contusionné ne fonctionne-t-il plus et l'autre rein fournit-il à lui seul par suppléance cette quantité énorme pour un seul rein de 900 grammes d'urines. »

La mort, en effet, ne tarda guère ; le blessé succomba dans la soirée, et l'autopsie confirma de tous points les données cliniques posées par M. Verneuil.

Le rein droit était fortement contusionné et portait même une déchirure transversale assez profonde à sa face antérieure et était fortement infiltré de sang dans toute son étendue; çà et là on y observait quelques foyers sanguins disséminés. Il y avait un épanchement pleurétique considérable du même côté. La plèvre était perforée et quatre côtes environ étaient brisées. Le poumon était fortement congestionné.

Ce fait si important, où l'analyse clinique a annoncé d'une façon si précise les lésions anatomiques, nous semble réaliser presque les conditions d'une expérience physiologique sur l'homme et mériter à ce titre toutes nos méditations. Voici les réflexions qu'il nous a suggérées :

L'oligurie, dans cette observation, a été causée par une contusion du rein droit. Précédée d'une rétention d'urine pendant quelques heures, elle a été régulièrement en décroissant : de 250 grammes la quantité de l'urine a passé à 350, 500, 600 et 900 grammes.

La quantité normale de l'urine est d'environ 1200 grammes chez l'adulte. On remarquera que la quantité d'urine sécrétée le premier jour n'atteignait pas même la moitié de ce chiffre. Donc le rein droit, si fortement contusionné, n'était pas seul en cause : le rein gauche n'a pas sécrété son chiffre normal d'urine.

Est-ce que le traumatisme, dont les effets ont été si violents sur le rein droit, aurait fait éprouver quelque ébranlement, quelque commotion au rein gauche ; ou faut-il admettre là une diffusion sur un rein normal d'ailleurs des effets réflexes vaso-constricteurs produits par la blessure de l'autre ?

Quoi qu'il en soit, le sixième jour le chiffre d'urine (900 grammes) dépasse la moitié du chiffre physiologique. Comment expliquer ce résultat inverse du premier ? Est-ce que le rein si fortement contusionné aurait repris une part active à la sécrétion urinaire par quelques-unes de ses pyramides épargnées, ou ne serait-il pas plus juste de croire que le rein gauche, un instant commotionné ou soumis à un réflexe trop puissant et resté seul chargé de la fonction urinaire, serait arrivé petit à petit à suppléer le rein droit ? Cette loi de suppléance, bien établie pour la majorité des organes pairs, pourrait dans cette observation, d'après M. Verneuil, expliquer l'augmentation progressive de la sécrétion urinaire, qui n'a jamais pu atteindre cependant le chiffre normal. En tout cas j'explique par l'intervention d'un réflexe vaso-constricteur puissant, mais s'éteignant peu à peu, la rétention d'urine, puis l'oligurie si faible des premiers jours.

Notre seconde observation diffère essentiellement de la précédente. Commençons par l'exposer avec détails :

Observation II.

Lusinarre, âgé de trente-quatre ans, fabricant d'instruments de pêche, est un homme d'excellente santé, robuste même, malgré un embonpoint notable et une légère teinte ictérique de la face. Il travaillait dans sa cave dans la soirée du lundi 29 mai ; tout à coup, en faisant un faux mouvement, il est venu s'asseoir à reculons sur une longue vrille en forme de T dont la branche horizontale reposait à terre et la branche verticale, extrêmement aiguë, était perpendiculaire au sol. C'est une espèce de longue gouge dont on se sert pour forer les cannes à pêche. La blessure n'éveilla pas sur le coup une douleur notable, et le malade, plein d'énergie, put retirer lui-même l'instrument de la plaie et remonter sans aucun aide l'escalier de sa cave, mais à peine avait-il eu le temps de dire à sa concierge ces seules paroles : *Je suis blessé !* qu'il fit un tour sur lui-même et tomba sans mouvement, en se faisant une plaie à l'occiput. Ce ne fut qu'au bout de vingt minutes environ qu'il reprit connaissance. M. Verneuil, qui habitait la maison, arriva près de lui quelques minutes après l'accident. Le blessé avait toute son intelligence; il raconta lui-même les faits.

L'instrument vulnérant était taché de sang dans l'étendue de 12 centimètres. Le patient portait une petite plaie de 1 centimètre de diamètre dans le pli fémoro-périnéal droit, tout près de la tubérosité de l'ischion, à deux travers de doigt de la ligne médiane. La plaie ne donnait point de sang; cependant L... était extrêmement pâle, et dès les premiers moments il accusa de très-vives douleurs dans l'abdomen, du côté gauche particulièrement. Il pensait que l'anus était blessé; mais le toucher rectal, pratiqué immédiatement, ne ramenait point de sang. Le bas-ventre était douloureux au toucher et très-contracté.

Vers trois heures du matin, le blessé rendit un quart de verre d'urine qui ne renfermait pas de sang. La nuit fut extrêmement pénible et se passa dans une agitation extrême. L... ressentait dans tout l'abdomen des douleurs atroces qui s'exaspéraient par intervalles avec des irradiations douloureuses dans l'épaule droite. M. Verneuil, après avoir constaté tous ces symptômes, le fait entrer dans son service le 30 mai. L'état paroxystique des douleurs était toujours le même.

Il était en outre atteint d'un ténesme vésical très-prononcé et éprouvait des envies d'uriner très-fatigantes. Un cathéter introduit dans la vessie n'a pu en ramener que quelques gouttes d'urine, quantité à peine suffisante pour remplir la sonde elle-même.

Le ventre n'était nullement ballonné, les douleurs n'étaient point circonscrites, comme dans la péritonite par perforation. M. Verneuil prescrit alors à deux reprises : 12 sangsues sur le bas-ventre, comme antiphlogistique, de l'opium à l'intérieur et une forte couche de ouate sur l'abdomen, qui est enduit largement de pommade mercurielle belladonée.

Grâce à ces divers moyens, un peu de calme survient, mais dure peu. Le soir, l'interne de garde, qui en avait reçu la consigne, est obligé de faire quelques injections de morphine, pour calmer les atroces douleurs.

Le blessé, qui n'avait pas uriné de toute la journée, émet spontanément dans la soirée 125 grammes d'urine ne renfermant pas trace de sang.

Le 31 mai, l'état du blessé ne présente aucune amélioration ; le visage est d'une grande pâleur ; la température tombe à 36°,9. Le pouls est un peu accéléré ; le ventre est très-sensible, les douleurs spontanées extrêmement vives et font pousser à cet homme énergique et courageux de continuels gémissements. Quelques hoquets ; respiration courte, gênée, anxieuse.

La discussion de tous ces symptômes amène M. Verneuil à reconnaître que la vessie et le rectum ne sont point perforés, puisqu'il n'y a pas de sang dans les urines et les matières fécales. L'instrument vulnérant a suivi un trajet oblique entre la vessie et le rectum, puisque le maximum de douleurs est du côté opposé à la plaie. L'instrument, en outre, a atteint une grande profondeur, car il est taché de sang jusqu'à une hauteur de 12 centimètres environ. Il n'y a aucun signe qui puisse permettre de croire à une lésion des gros troncs artériels ou nerveux ; mais comme le bassin est gorgé de veines, une plaie des grosses branches veineuses des plexus pelviens est très-probable ; il est aussi très-probable que du sang s'est amassé dans le cul-de-sac inférieur du péritoine, qui a été certainement perforé. On aurait donc affaire à une hématocèle péritonéale d'origine traumatique.

Enfin, fortement intrigué moi-même, surtout par ce phénomène si important de l'oligurie, je soumettais à M. Verneuil, qui voulut bien l'accueillir avec sa bienveillance habituelle, l'hypothèse suivante, toute hardie qu'elle fût : pour expliquer l'oligurie, ne pourrait-on admettre ici une rupture d'un des uretères dans un point tout proche de son abouchement à la vessie. De la sorte, je parvenais à expliquer l'oligurie et la sécrétion persistante et l'absence du sang dans les urines.

Quoi qu'il en soit, les jours suivants l'état du malade s'aggrave. Les douleurs paroxystiques continuent, la dysurie persiste, la température baisse, elle est toujours à 36 degrés malgré des signes évidents de péritonite. Il est pris de hoquets qui deviennent bientôt persistants ; les vomissements verdâtres apparaissent, ils deviennent rapidement fécaloïdes, et la scène se termine le samedi soir, 3 juin.

A l'*autopsie*, on trouve dans la partie inférieure de la cavité abdominale une masse considérable de caillots sanguins, noirâtres, qu'on peut évaluer à plus de 1 kilogramme; tout autour, des traces de péritonite au début.

La petite plaie située à droite dans le pli fémorofessier, à deux travers de doigt de la ligne médiane, suit un trajet oblique en haut et à gauche, et présente à l'autre extrémité une large plaie du péritoine, au niveau du détroit supérieur du bassin, à un travers de doigt de la symphyse sacro-iliaque. A ce niveau, la veine iliaque primitive présente une plaie large de 7 millimètres entourée de caillots noirâtres. En suivant ce long trajet, on trouve que le rectum et le cul-de-sac recto-périnéal ont été épargnés ; que l'instrument vulnérant a labouré la partie supérieure de la prostate et la partie inférieure des vésicules séminales ; si enfin on ouvre la vessie, on s'aperçoit qu'elle présente dans son bas-fond une infiltration sanguine considérable. En prenant en ce point la paroi vésicale entre ses doigts, on peut aisément constater qu'elle est réduite à l'épaisseur de la muqueuse ; enfin l'uretère gauche, comme je l'avais soupçonné, était nettement coupé à 5 centimètres avant son entrée dans la vessie.

Notre homme a vécu quatre jours. Une hémorrhagie considérable dans le péritoine, produite par la blessure de la veine iliaque primitive, la péritonite produite par la lésion du péritoine et un énorme épanchement sanguin, une oligurie très-prononcée (125 grammes d'urine par vingt-quatre heures) : tels sont les symptômes dominants de cette histoire.

L'oligurie dans cette observation a été causée par une section de l'uretère gauche et un traumatisme très-étendu de la partie latérale gauche du bas-fond de la vessie.

La quantité de l'urine sécrétée n'a jamais dépassé 125 grammes. Les causes de cette diminution si importante sont multiples :

1° L'uretère gauche a été coupé complétement à 5 centimètres au-dessus de son embouchure dans la vessie. Le rein du même côté a dû verser son urine dans le foyer traumatique et dans le péritoine. On ne peut donc apprécier réellement la diminution de la sécrétion urinaire.

2° Le traumatisme a certainement agi par action réflexe, action d'arrêt sur le rein gauche et aussi sur le rein droit, et comme preuve on peut citer la quantité d'urine trouvée dans la vessie en vingt-quatre heures : 125 grammes, ce qui est loin d'être la moitié du chiffre que le rein normal eût dû atteindre.

CONCLUSIONS.

Nos deux observations tendent donc à démontrer deux causes générales de l'oligurie traumatique :

1° Le traumatisme produit l'oligurie par une action directe sur le tissu rénal qu'il désorganise (obs. I) ; il diminue ainsi la surface sécrétante. Nous n'avons pas besoin d'insister sur ce point amplement connu.

2° Le traumatisme agit encore par une véritable action d'arrêt.

Cette action d'arrêt a pour résultat une action vaso-constrictive des nerfs vaso-moteurs des reins et partant une diminution de la sécrétion urinaire.

Cette action d'arrêt se produit par effet réflexe du rein (obs. I) ou de l'uretère lésé (obs. II) sur le rein du côté sain.

L'oligurie traumatique persistante ou décroissante n'a pas d'autres explications possibles.

Ce symptôme, l'oligurie traumatique, a été absolument négligé jusqu'ici; personne n'a, que je sache, appliqué la théorie (que je propose) des actions d'arrêt à cette oligurie traumatique elle-même.

Cette théorie de l'action d'arrêt du traumatisme sur la sécrétion urinaire, hardie peut-être, mais absolument justifiable par les faits, n'est pas nouvelle cependant dans la physiologie des organes urinaires.

Claude Bernard, le premier (voy. *Leçons sur les liquides de l'organisme*, p. 168 et suiv.), produisit l'arrêt de la sécrétion urinaire, la constriction des vaisseaux, la pâleur générale de l'organe en galvanisant le bout périphérique du splanchnique ; de même que par la section du même nerf l'illustre physiologiste produisait sur le chien une forte congestion vaso-paralytique du rein correspondant avec polyurie et albuminurie. Comme Brown-Séquard, dont il cite l'opinion, M. Vulpian (voy. *Leçons sur l'appareil vaso-moteur*, p. 537) explique par des actions d'arrêt l'oligurie et l'anurie même qui se montrent dans les cas de colique néphrétique. « Sous l'influence d'une excitation vive, produite par des calculs sur la membrane interne des calices, du bassinet ou des uretères, une action réflexe vaso-motrice a lieu par les fibres vaso-constrictives contenues dans le nerf grand splanchnique et destinées au rein.

Les vaisseaux du rein se resserrent, la circulation y devient beaucoup moins active et la sécrétion urinaire peut, par suite, diminuer notablement ou même se suspendre complétement. »

Signalons, en outre, dans les observations que nous venons de communiquer, un fait de plus : si la réaction des nerfs de l'uretère peut amener par voie réflexe l'action vaso-constrictive et l'oligurie, un rein blessé peut avoir le même effet sur son congénère qui est à l'état sain (obs. I).

Quelle voie prennent ces actions réflexes ? Suivent-elles une route centripète, se propagent-elles par les nerfs de l'uretère ou du rein blessé jusqu'à la moelle et de là jusqu'au rein normal, ou bien l'irritation traumatique suit-elle la voie centrifuge et passe-t-elle jusqu'au rein normal par l'intermédiaire des petits ganglions microscopiques, semés à profusion dans les parois vésicales ? Voilà des problèmes que nous nous proposons un jour de résoudre à l'aide de l'expérimentation.

OLIGURIE ET POLYURIE

PAR ACTION RÉFLEXE D'ORIGINE TESTICULAIRE

LU AU CONGRÈS DU HAVRE, AOUT 1877

Publié dans la **Revue mensuelle de médecine et de chirurgie, p. 579, 1877.**

Les actions réflexes qui régissent dans certains cas pathologiques la sécrétion urinaire sont généralement peu connues. Les physiologistes et les médecins ont cependant signalé celles qui partent de l'uretère et des bassinets et qui agissent sur les reins. Dans une note présentée au congrès de Clermont-Ferrand (1876), j'ai cherché à établir que le traumatisme des voies urinaires supérieures, des reins eux-mêmes, pouvait à l'occasion modifier profondément la sécrétion rénale.

Je désire établir une action de même genre mais ayant un point de départ situé en dehors des voies urinaires proprement dites, dans l'appareil testiculaire même. Cette conception toute théorique m'est venue à l'esprit en voyant opérer une hydrocèle, il y a environ six mois, par M. Verneuil. Le pauvre homme à qui on venait d'injecter la teinture d'iode dans la vaginale, se plaignait de douleurs atroces dans la région lombaire. Les douleurs disparurent rapidement, mais j'eus alors l'idée que la teinture dont l'action phlogistique sur la vaginale n'est généralement pas très-vive, mais dure assez de temps, dix à quinze jours, parfois plus, pouvait agir par voie réflexe sur la sécrétion rénale. La justesse de mes remarques fut vérifiée par l'événement et je ne tardai pas à saisir une occasion semblable pour étudier plus exactement le phénomène. Envisagée à ce point de vue, cette opération si simple, l'injection iodée dans la vaginale pour la cure de l'hydrocèle, me présentait des conditions bien autrement nettes et précises qu'une véritable expérience sur l'animal. Les observations qui suivent feront ressortir davantage le profit qu'il peut y avoir à tirer de la pratique chirurgicale les enseignements physiologiques que voilent parfois à si juste titre nos préoccupations thérapeutiques.

Cette action réflexe du testicule sur la sécrétion rénale pouvait être prévue. L'anatomie nous démontre, en effet, qu'il existe une étroite connexité entre le plexus rénal et le plexus spermatique. Ce dernier naît, en effet, de trois sources différentes : du plexus lombo-aortique, du plexus sacré et du plexus rénal. Cette dernière n'est pas la moins importante de toutes. Les physiologistes ne nous ont rien transmis à cet égard et je ne crois pas que dans le domaine pathologique il ait jamais été fait une remarque quelconque sur ce point.

Presque simultanément, mes observations portèrent

sur une hydrocèle que j'opérai moi-même sur un de mes confrères et sur deux malades opérés par M. Verneuil. A cette série d'observations j'essayai d'en ajouter d'autres, l'influence d'une épididymite (orchite), du traumatisme testiculaire sur la sécrétion rénale. Malheureusement les faits ne sont pas aussi nombreux que je l'aurais voulu, mais la loi une fois bien posée il ne restera plus à l'avenir qu'à étendre le champ de ces observations et à les généraliser s'il y a lieu.

Obs. I. — Un de nos confrères, âgé de soixante-cinq ans, ex-major en retraite, est atteint depuis quelques années d'une légère hypertrophie prostatique qui l'oblige de temps en temps à se sonder. Il lui survint, il y a quatre mois environ, une hydrocèle vaginale. Rapidement elle atteignit un notable volume sous l'influence des courses assez fatigantes qu'exigeait sa place de médecin de chemin de fer. Je lui fis la ponction. La quantité du liquide extrait était assez notable : 450 grammes. L'injection iodée détermina de très-vives douleurs dans les bourses, le long du cordon, dans les reins et un demi-état syncopal qui exigea les petits moyens d'usage.

Ces vives douleurs durèrent trois à quatre heures, mais continuèrent d'une manière sourde pendant plusieurs jours ; le scrotum s'œdématia un peu, puis tout rentra dans l'ordre, et le malade put se lever et s'asseoir une heure ou deux sur un fauteuil le septième jour.

Voici le tableau des quantités d'urine mesurées soigneusement pendant les huit à dix premiers jours qui suivirent l'opération.

L'opération fut faite le 19 juin à huit heures du matin.

19	juin	20	—	750	grammes.
20	»	21	—	725	»
21	»	22	—	920	»
22	»	23	—	1400	»
23	»	24	—	1315	»
24	»	25	—	pas de mesure prise mais évaluation approximative 1400 grammes.	
25	juin	26	—	1535	grammes.
26	»	27	—	1250	»
27	»	28	—	1340	»

Malheureusement notre confrère crut devoir aller en province pour terminer sa cure. Je ne crois pas qu'il ait continué cette série d'observations.

J'en tire cette double remarque qu'à une *oligurie* notable (725 grammes) succéda au bout de quatre jours une oscillation en sens inverse, une polyurie dont le maximum fut de 1540 grammes. Cette deuxième période durait encore lorsque tous les phénomènes fébriles étaient déjà dissipés et lorsque le scrotum diminuait déjà de volume.

Obs. II. — Alexandre, quarante-huit ans, entre à la Pitié dans le service de M. Verneuil pour une hydrocèle. Cet homme de stature peu commune, d'aspect athlétique, porte son hydrocèle depuis sept ans. C'est, dit-il, en faisant un grand effort, en déchargeant un sac de farine, que cette vaginalite chronique lui est survenue. En réalité la cause véritable semble ici inconnue.

Cette hydrocèle a un volume notable. La ponction est faite le 11 juin à dix heures du matin. On retire environ 500 grammes. M. Verneuil lui fait l'injection classique de teinture d'iode. Sur le moment même cet homme qui est très-dur au mal n'a pas semblé souffrir. Cependant, dans les deux premières heures qui ont suivi l'injection, il a senti dans le cordon et dans les reins des douleurs sourdes. Il faut l'interroger minutieusement pour attirer sur ce point son attention.

La quantité d'urine qu'il a rendue dans les 24 heures après l'opération a été soigneusement mesurée. Elle était de 900 grammes le 12 juin à dix heures.

Le 13 — 750
Le 14 — 750
Le 15 — 750
Le 16 — 1000
Le 17 — 1500
Le 18 — 2100
Le 19 — 1350
Le 20 — 1500
Le 21 — 1700
Le 22 — 1200
Le 23 — 1250
Le 24 — 1100
Le 25 — 1250

Quelques jours après notre homme sortait guéri.

Si le chiffre moyen des urines à l'état normal est de 1200 grammes, quelles remarques donc tirer de cet ensemble d'observations?

La première c'est que dans une première période il y a eu oligurie momentanée. La quantité d'urine a diminué notablement pendant les cinq premiers jours, mais n'est cependant pas tombée au-dessous de la moitié du chiffre normal. Le plus bas chiffre a été de 750 grammes.

La seconde, c'est qu'à une oligurie momentanée a succédé une polyurie momentanée ; la quantité d'urine a subitement remonté le sixième jour. Le maximum a dépassé 2100, le minimum 1350 gr. A ces deux périodes de diminution puis d'accroissement dans la quantité des urines, succède, comme après des oscillations en sens inverse d'un corps vibrant, le retour à l'état normal. Il a eu lieu le dixième jour.

Obs. III. — X. entre dans la salle Saint-Louis à la Pitié, n° 58.

C'est un homme fort et robuste qui porte une hydrocèle de moyen volume depuis environ sept mois.

Avant qu'il ne fût opéré, j'ai cherché à établir la quantité moyenne d'urine que ses reins sécrétaient en 24 heures. Cette recherche fut faite deux fois (les 24, 25 juin) et le chiffre fut chaque fois de 1200 grammes à peu près. Le 26, M. Verneuil fit la ponction et l'injection iodée.

Notre malade souffrit passablement pendant les premières heures, dans le scrotum, le long du cordon et dans les reins. Les phénomènes réactionnels furent chez lui peu marqués. La cure se fit assez rapidement.

Le 27	juin	900	grammes.
Le 28	»	750	»
Le 29	»	800	»
Le 30	»	700	»
Le 1	juillet	600	»
Le 2	»	»	»
Le 3	»	»	»
Le 4	»	600	»
Le 5	»	600	»
Le 6	»	700	»
Le 7	»	800	»
Le 8	»	1000	»
Le 9	»	1500	»
Le 10	»	1400	»
Le 11	»	1200	»
Le 13	»	1200	»

Cette observation est incomplète, mais la quantité des urines a été mesurée et la moyenne a été établie avant l'opération.

Après l'opération s'ouvre une période d'oligurie dont le chiffre le plus bas est 600 grammes environ, mais treize jours seulement après l'opération la quantité totale de l'urine remonte. L'observation n'a pu être suivie, le malade s'est retiré dans sa famille.

J'ai recherché si dans l'épididymite aiguë on trouvait

quelque chose d'analogue ; malheureusement les malades atteints de ce genre de lésions que j'ai pu observer sont arrivés à l'hôpital à des époques assez éloignées du début. Cependant, même à cette époque, je pus constater chez l'un d'eux des variations assez notables dans la quantité des urines.

Obs. IV. — Pierson est atteint d'épididymite huit jours après une blennorrhagie. Il n'est entré à l'hôpital que quelques jours après le début, le 7 août. C'est le 9 août qu'on a commencé à mesurer la quantité de ses urines.

Le 9	août	1250
Le 10	»	1000
Le 11	»	900
Le 12	»	1100
Le 13	»	1250

Le début de l'orchite avait été signalé par des douleurs testiculaires et rénales très-vives, une fièvre intense ; les douleurs avaient un peu diminué, mais le 10, le 11, elles avaient reparu avec une certaine intensité ; or on voit qu'à ces jours mêmes la quantité des urines avait assez notablement diminué ; de 1250, le chiffre normal chez notre malade, la quantité des urines était descendue à 1000, 900, pour remonter à 1100, puis à 1250. L'influence réflexe se fait donc aussi sentir dans l'épididymite blennorrhagique. Il n'est pas douteux qu'il en soit ainsi dans toutes les affections douloureuses du testicule, les violents traumatismes.

En résumé, de toutes ces recherches je crois devoir tirer les conclusions suivantes :

1° *Le testicule peut être, dans certaines conditions anormales* (injection iodée dans la vaginale, inflammations aiguës, choniques, traumatismes et probablement aussi névralgie testiculaire proprement dite, affections douloureuses du testicule), *le point de départ d'actions réflexes qui agissent sur la sécrétion urinaire.*

2° Cette action réflexe, envisagée particulièrement dans le cas d'hydrocèle traitée par l'injection iodée, se traduit par une série d'oscillations en sens inverse dans la sécrétion; oligurie d'abord pendant quelques jours, puis polyurie et enfin retour à l'état normal.

TUMEURS PERLÉES DU TESTICULE

ÉPITHÉLIOMA TESTICULAIRE

Publié dans une brochure intitulée **Contribution à l'étude des tumeurs du testicule.** *Mémoire qui a obtenu le prix Godard de la Société anat.* **1re édition 1872, et 2e édition 1875,** *chez A. Delahaye, éditeur.*

Les deux observations qui suivent offrent une assez grande analogie pour que nous ayons cru devoir les réunir dans un même chapitre. La substance fondamentale est du sarcome dans toutes deux ; mais, dans chacune d'elles, l'épithélium testiculaire est plus ou moins différent ; ici des perles, là de l'épithélioma.

OBSERVATION I.

Il y a onze mois, un jeune homme d'une bonne constitution, âgé de vingt-huit ans, et dont les antécédents ne révèlent qu'un peu d'herpétisme, vit apparaître un gonflement assez notable du testicule gauche. Il se rappelle qu'il a reçu sur ce testicule un coup assez léger et qu'un peu plus tard, en jouant au billard, ce testicule fut l'objet d'un froissement assez notable.

La tumeur s'accrut progressivement, sans déterminer la moindre douleur; le malade consulta un chirurgien de Paris, qui lui ordonna le traitement spécifique (iodure de potassium à hautes doses); l'ablation fut conseillée sans que, cependant, le diagnostic fût bien précis; il y avait une arrière-pensée de sarcocèle.

M. Verneuil est appelé, il y a trois semaines environ, et se fondant sur la régularité absolue, sur l'indolence de la tumeur, sur sa résistance générale, sur l'intégrité du cordon, l'absence de tout phénomène cachectique, s'appuyant aussi sur les antécédents traumatiques, diagnostique une hématocèle, après avoir longtemps, il est vrai, pesé l'idée d'un sarcocèle.

L'opération est décidée, et le 3 janvier, après avoir prévenu le malade qu'on serait peut-être obligé d'enlever le testicule, et s'être ainsi prémuni à ses yeux d'un prétexte suffisant pour la castration au cas où il y aurait eu erreur de diagnostic, M. Verneuil fait, selon son habitude, une incision sur la partie latérale externe du scrotum, qui peut, au besoin, servir à la castration. Au premier coup de bistouri, on tombe dans le tissu testiculaire dense et également résistant, sans que la vaginale ait fourni la moindre quantité de liquide. Le diagnostic de tumeur étant ainsi établi, le testicule est enlevé.

Voici ce qu'à l'œil nu on pouvait observer sur la pièce fraîche. Tout d'abord, le cordon est complétement intact et la vaginale n'offre pas la moindre inflammation. Au niveau du cordon on trouve une assez grande quantité de graisse en pelotons volumineux. Toute la tumeur est formée par le testicule et la tête de l'épididyme. Elle a le volume du poing d'un adulte, est régulièrement ellipsoïde, d'une consistance généralement uniforme, en quelques points plus molle ; si on fait une coupe en ces points-là, on y reconnaît une grande partie du parenchyme testiculaire, aplati, comprimé contre l'albuginée. Si on fait une coupe suivant le grand diamètre de la tumeur, on trouve à la périphérie les canalicules sains mais ratatinés, puis, sur le tissu même de la tumeur qui fait hernie hors de son enveloppe propre, de nombreuses saillies, des kystes nombreux. Vers le corps d'Highmore et la tête de l'épididyme, on observe des kystes volumineux, irréguliers, à contenu transparent, séreux, formant pour la plupart des anses semblables aux circonvolutions intestinales; si on introduit dans leur intérieur un stylet de trousse, on est étonné de voir la longueur de ces kystes, de ces anses, être, en quelques points, sept ou huit fois plus considérable que leur largeur ; en un mot, ils forment des canaux transparents, tortueux, goudronnés, irrégulièrement renflés. Vers le centre de la tumeur, des kystes moins volumineux, de la grosseur d'un pois et au delà, renferment un contenu muqueux, très-gluant, très-épais ; la cavité de ces kystes est très-irrégulière; quelques-uns présentent à la coupe des formes diversement ramifiées. D'autres, de même nature, ont un contenu séreux. Enfin, vers la périphérie le volume de ces diverses espèces de kystes diminue encore, et n'égale bientôt plus que celui d'un grain de millet. C'est surtout à la périphérie, mais cependant aussi irrégulièrement disséminées dans le reste de la tumeur, qu'on aperçoit de petites saillies sphériques, brillantes, nacrées, ressemblant à des perles fines. Quelques-unes ont été sectionnées par l'instrument tranchant, et on peut voir à leur centre soit un point noirâtre ou jaunâtre, soit des couches concentriques régulières.

Le tissu fondamental de la tumeur est dense, brillant, presque nacré, vers le corps d'Highmore et l'épididyme; il présente à l'œil nu l'aspect du sarcome ; en quelques points, on remarque un développement vasculaire assez considérable, enfin, on aperçoit quelques ramifications cartilagineuses.

A l'examen microscopique, le parenchyme de la tumeur paraît formé d'une néoformation conjonctive considérable ; cette néoformation est notable autour des canalicules testiculaires et dans leur intervalle donne naissance à de fins réseaux de cellules étoilées comme dans le myxôme. Ces îlots myxomateux sont entourés de toutes parts par des faisceaux serrés de cellules fusiformes qui paraissent avoir pour point de départ la néoplasie péricanaliculaire.

Les ramifications cartilagineuses appartiennent à la variété de cartilage décrit sous le nom d'hyalin ; les circonvolutions que forment ces ramifications cartilagineuses rappellent assez bien les circonvolutions ou plutôt les nodosités successives des lymphatiques ; mais on ne pourrait, dans ce cas, les regarder d'une façon certaine comme formées par ces vaisseaux, bien que Billroth et Paget en aient vu des exemples bien avérés. On ne voit au centre de ces cordons cartilagineux aucun reste de cavité, et je n'ai pu, malgré le plus grand soin, découvrir d'altération de ce genre au début. Nulle part je n'ai trouvé, comme Rokitansky ou Rindfleisch en ont rapporté des exemples, des masses formées de fibres musculaires lisses.

Les canalicules testiculaires restés comprimés présentent un contour granuleux, à coloration brunâtre; on n'y trouve pas de spermatozoïdes ; les canaux épididymaires présentent en quelques points un contenu graisseux visible à l'œil nu. Dans la tumeur on trouve quelques canalicules, dont la membrane propre, très-épaissie, est formée d'une série de couches concentriques; dans l'intérieur du canalicule, on voit sur les coupes faites avec le plus grand soin et dans une direction parfaitement perpendiculaire à l'axe du canalicule, les fins épithéliums testiculaires faire une saillie notable. En quelques points, cette tumeur épithéliale rompue communique librement avec le contenu granuleux brunâtre qui bourre le canalicule. Autour de l'enveloppe propre du canalicule se trouve cette zone néoplasique formée de jeunes cellules dont nous avons parlé plus haut, jeunes cellules en nombre considérable, infiltrant la paroi propre elle-même.

Sur d'autres canalicules, l'épithélium a pris des dimensions plus considérables ; le contour du canalicule est fortement déformé ; le contenu est plus abondant encore ; il est donc évident ici que la néoplasie, dont j'ai parlé forme arrêt sur les canalicules, les étrangle en divers points, et les transforme en longs boyaux, kystes à contenu tantôt séreux, tantôt muqueux. Sur ces derniers, l'on trouve à la périphérie de la masse gluante, qu'on peut retirer de toute pièce, une couche jaunâtre qui, examinée au microscope, se montre formée d'épithéliums pavimenteux très-grossis, dont les dimensions sont dix et quinze fois plus considérables que celles de l'épithélium canaliculaire, et qui, fait important, forment des couches sphériques, concentriques sur la surface de la masse visqueuse ; mais ici ces couches sont sans consistance, et leur disposition se détruit facilement.

Les perles brillantes, nacrées, solides, sont plus propres à l'étude des couches sphériques ; elles sont très-régulièrement concentriques, parfois autour d'un point formé d'une bouillie noirâtre, où on trouve des épithéliums en grand nombre, avec une petite quantité de jeunes cellules, dont le carmin révèle le noyau, et qui sont mêlées à des cristaux et des lamelles de cholestérine de toute beauté. On peut, par le carmin, colorer les noyaux des couches les plus externes ; on trouve alors une mosaïque des plus régulières ; c'est de l'épithélium pavimenteux penta ou hexagonal le plus pur.

Ne voit-on pas maintenant que toutes ces altérations diverses : kystes séreux, kystes (1) à contenu muqueux enveloppés de cellules pavimenteuses, volumineuses, disposées en couches concentriques, tumeurs perlées,

(1) J'ai signalé (voir Soc. anat., 1872, page 218) un kyste lymphatique du testicule.

sont des altérations d'un même élément, du canalicule testiculaire, altérations dont nous avons eu la bonne fortune de pouvoir saisir les gradations.

En résumé, nous avons ici un bel exemple de *cysto-sarcome du testicule avec tumeurs perlées et nodules du cartilage.*

Réflexions. — Le sarcome kystique du testicule, *cystic disease* des Anglais, avec complication de tumeurs perlées, est assez rare. Comme la présence de perles épithéliales n'a été jusqu'ici signalée que par quelques auteurs, qu'on nous permette de résumer, à ce sujet, l'état de la science.

Les tumeurs perlées ont été décrites, pour la première fois, par M. Cruveilhier, en 1829 (1), qui les observa sur un testicule atteint de cancer alvéolaire. C'est lui qui les a désignées sous le nom de *tumeurs perlées,* terme qui exprime parfaitement leurs caractères physiques, leur brillant, leur aspect nacré.

En 1838, J. Müller (2), ayant eu l'occasion d'observer un fait du même genre sur la pie-mère, décrivit ces tumeurs sous le nom de *cholestéatome,* terme impropre, car on n'y trouve pas toujours de la cholestérine, et qui a été repoussé depuis par la majorité des auteurs. Virchow, Vogel, Schuh, Lebert, Rokitansky, s'en sont successivement occupés dans leurs ouvrages, tandis que

(1) Cruveilhier. Anatomie pathologique. Livre II et V.

(2) J. Muller. Ueber den f. Bau und die Formen der krankh. Geschwulste.

Verneuil, Esmark, R. Volkmann, Waldeyer, ajoutaient à leur histoire générale des faits importants.

Ces tumeurs s'observent à la base du cerveau, dans le thymus (Verneuil), dans le testicule, l'ovaire, entre l'utérus et le rectum. Autrefois on y comprenait des tumeurs diffuses avec perles qu'on a depuis rangées dans les épithéliomas.

Elles sont généralement enkystées, bien qu'elles puissent ne pas avoir d'enveloppe directe.

Dans le testicule, l'histoire des tumeurs perlées est des plus intéressantes. A la suite de l'observation précédente, j'en ai résumé les principaux traits (voir *Bulletin de la Soc. anat.*, 1870, p. 70). Un de nos amis, M. le Dr Viardot, a bien voulu, sur mes conseils, en faire le sujet de sa thèse : *Essai sur les tumeurs perlées du testicule*, 1872, par Viardot. Je prendrai la liberté d'y renvoyer le lecteur pour leur histoire anatomique, me réservant seulement l'étude de quelques points principaux.

Au point de vue clinique, en effet, il n'est pas sans intérêt de savoir que ces tumeurs perlées du testicule peuvent se rencontrer seules, ou avec du cancer, du sarcome, de l'enchondrome.

Dans trois cas, les tumeurs perlées du testicule étaient mélangées à du cancer.

Cruveilhier (*Anat. path.*, liv. v, pl. I, fig. 2) a décrit le premier cas de tumeur perlée de ce genre.

Dans Lebert (*Maladies cancéreuses*, p. 491), on peut voir une courte mention d'un cas analogue.

Baring (*Markschwamm des Hodens*, p.280, fig. 2) raconte un fait de même espèce.

Dans quatre autres cas, les tumeurs perlées se trouvaient mêlées à du cancer et à du cartilage.

Gobée de Leyden a observé un cas de ce genre (*Virchow's Archiv.*, III, p. 223).

Wardrop (*Observ. on fung. hæmatodes or cancer*, p. 137), puis Curling (*Med. chirurg. transact.*, 1853, vol. XXXVI, p. 451), puis enfin Rokitansky (*All. pathol. Anatomie*, § 196), citent des cas analogues.

Dans une troisième catégorie, on peut ranger deux faits, décrits par Virchow dans ses *Archives* sous le nom de *fibro-cystoïde* (*Virch. Archiv.*, Bd. VIII). Un cas décrit par Curling, page 418, dans son *Traité des maladies du testicule*, s'en rapproche beaucoup, de même qu'une observation de M. Trélat, alors aide d'anatomie, et empruntée à la clinique de Nélaton (*Archives générales de médecine*, 1854, t. I). On peut y ranger aussi la nôtre (voir Nepveu, *Société anat.*, 1870, p. 66). Dans une quatrième catégorie, tumeurs perlées seules sans altération du stroma testiculaire, se trouve le fait unique de Lotzbeck (*Deutsche Klinik*, 1857) qui a été observé sur un tuberculeux.

On pourrait rapprocher de ces faits de tumeurs perlées du testicule une belle observation de Robin (*Archives*, 1856, t. VIII); il s'agit d'un sarcocèle kystique avec tumeurs perlées de l'épididyme.

Ainsi donc, en résumé, les tumeurs perlées apparaissent le plus souvent avec diverses néoplasies du stroma testiculaire, soit avec le cancer, soit avec le sarcome kystique; rarement la tumeur perlée existe seule. Dans tous ces faits, jusqu'ici les seuls que nous ayons pu trouver, au total, treize observations, la tumeur perlée, en elle-même, n'acquérait pas grande valeur clinique, leur importance est à peu près nulle; le vrai rôle appartient donc au tissu morbide fondamental.

Au point de vue pathogénique, plusieurs faits importants semblent se rapprocher pour indiquer la vraie voie à l'interprétation de leur origine.

Dans presque toutes ces observations, outre les perles, il y avait des kystes à contenu divers, séreux, muqueux, avec débris épithéliaux et cholestérine (obs. de Cruveilhier, Wardrop, Virchow, Rokitansky, Trélat, Curling, Nepveu); total neuf fois sur treize. En outre, dans tous les cas, sauf un, celui de Lotzbeck, le stroma testiculaire était occupé par du cancer, soit par du sarcome, soit par du tissu fibreux.

Ces diverses coïncidences devaient faire admettre *à priori* l'hypothèse, depuis vérifiée par l'observation, que les perles ont pour origine l'épithélium des canalicules testiculaires. Cependant Cruveilhier, puis Trélat et même Virchow, un certain moment, soutinrent que les tumeurs perlées étaient dues à une formation de toutes pièces d'un tissu nouveau. On pourrait défendre l'opinion que les lymphatiques, dont l'épithélium est pavimenteux, pourraient aussi leur donner naissance, mais si on rassemble tous les faits positivement étudiés jusqu'ici (Lotzbeck, Nepveu), on pourra voir sans nier absolument ce mode de développement, que l'observation de M. Tillaux (thèse de M. Viardot) rend assez probable, que les plus grandes chances sont en faveur de l'origine canaliculaire des perles. Altérations diverses du stroma (cancer, sarcome, etc.), altérations consécutives des canalicules (kystes séreux, kystes à contenu muqueux enveloppé de cellules pavimenteuses, disposées en couches concentriques, kystes perlés) : voilà des lésions trop rapprochées pour ne pas avoir des liens étroits.

Arrêt mécanique du produit de sécrétion glandulaire, sa rétention dans les canalicules ; puis irritation consécutive par le contenu de canalicules altérés et par la néoplasie périphérique : telles seraient, ce nous semble, les conditions principales de leur formation. L'arrêt de la sécrétion glandulaire pourrait être produit par la néoplasie qui étrangle les canalicules, ou par l'épaississement du liquide sécrété : tel est le résultat de mes observations à ce sujet.

On concevra bien facilement qu'une cause quelconque qui viendrait à réaliser une des conditions précédentes pourrait être suivie d'effets semblables. M. Verneuil avait essayé sur son malade l'iodure de potassium et le mercure, mais sans succès ; cependant, bien qu'aucun renseignement n'ait pu faire croire à la syphilis, il y a quelques mois, le malade présentait une syphilide ulcéreuse du nez qui a été rapidement améliorée par l'iodure de potassium.

Aussi, M. Verneuil croit-il que la syphilis peut produire les tumeurs perlées. « On sait, en effet, dit Viardot, que les diverses affections syphilitiques du testicule ont pour effet d'atrophier et de comprimer les canalicules séminifères.

« On peut donc, comme l'admet l'éminent chirurgien, faire jouer, aux divers exsudats dus à la syphilis, le même rôle qu'aux autres néoplasies : sarcome, cancer, enchondrome.

« Cette idée nous paraît vraisemblable, et, si dans le fait actuel, elle trouve quelques objections, il n'en est pas moins vrai qu'à l'avenir, il faudra soigneusement rechercher si la théorie de M. Verneuil est d'accord avec les faits.

« Cependant nous ferons remarquer que le testicule offrait au microscope tous les caractères du sarcome ; il s'y trouvait, en outre des petites masses cartilagineuses, fait habituel dans le sarcome testiculaire et qui n'a jamais été rencontré dans l'orchite syphilique chronique, l'orchite indurative. » (Extrait de Viardot, p. 20, thèse.)

Dans toutes ces observations, les tumeurs perlées ne sont qu'un accident pour ainsi dire ; dans le fait de Lotzbeck, seul, les tumeurs perlées existent sans complications d'aucune sorte ; la tumeur atteignait, dans ce cas, le volume d'une cerise. Comment donc désigner tous ces faits ? Faudra-t-il, comme Müller, les désigner sous le nom de *cholestéatome?* le terme est impropre, nous l'avons déjà repoussé. Faut-il, comme Cornil et Ranvier, leur appliquer le terme d'*épithélioma perlé?* mais alors on aurait, comme le fait Cruveilhier, un cancer alvéolaire avec épithélioma perlé : exemple de dimorphisme dans les tumeurs que n'admettent pas tous les auteurs. Le terme d'*athérome perlé*, employé par Billroth (1), serait peut-être le meilleur pour rendre

(1) Billroth. Allgem. Chirurgie, p. 689.

l'idée d'origine et les connexions intimes de ces faits avec la pathogénie générale de l'athérome et la physionomie de l'affection (kystes séreux, muqueux avec cholestérine perlés) ; cependant le fait, jusqu'ici unique, de Lotzbeck sans kyste d'aucune sorte, serait aisément défini par le terme d'*adénome perlé du testicule.*

Quoi qu'il en soit de ces diverses dénominations qu'il est bon d'étudier en elles-mêmes pour avoir des termes commodes et clairs pour désigner tous les faits, revenant à notre point de départ, nous pouvons dire que les tumeurs perlées en général, de n'importe quelle région, peuvent se ranger en divers groupes.

Épithélioma perlé (Ranvier et Cornil), tumeur perlée de la base du cerveau.

Athérome perlé (Billroth) (1), athérome cutané avec perles, ou encore, d'après Billroth, tumeurs perlées du testicule.

Adénome perlé (fait de Lotzbeck), perles du thymus, etc. (2).

Si, au point de vue anatomique, les tumeurs perlées du testicule ne paraissent être qu'un accident, leur importance au point de vue clinique n'est guère plus grande. Il est impossible de les diagnostiquer sur le

---

(1) Allgem. Chirurgie, p. 689.

(2) Un seul de ces termes, épithélioma, athérome, adénome, ne peut servir à distinguer toutes les tumeurs perlées ; c'est pourquoi nous repoussons toute tendance exclusive.

vivant, et jamais on ne les a vues se généraliser. Deux ans après l'opération, l'opéré était encore en bonne santé.

Observation II.

Cette tumeur a été enlevée par M. Verneuil en 1870, peu de temps avant la guerre ; la note clinique qui avait été prise a été perdue malheureusement pendant le siège de Paris. Cette observation, purement anatomique par conséquent, se rapporte à un jeune homme d'environ vingt-cinq ans.

Bien que je n'aie pu avoir d'autres détails, il m'a semblé que cette étude offrait cependant un certain intérêt.

L'épididyme ne pouvait être distingué du testicule lui-même ; une grande coupe de l'organe laissait voir de petits corps cartilagineux, quelques kystes; la masse de la tumeur était dense, il n'y avait pas de foyers hémorrhagiques.

A l'inspection microscopique, les canalicules testiculaires offraient diverses lésions. Tout d'abord quelques-uns d'entre eux étaient atrophiés et renfermaient seulement leurs épithéliums en dégénérescence graisseuse ; mais la plupart contenaient un épithélium pavimenteux, très-large au centre du canalicule, et diminuant petit à petit de volume jusqu'à la périphérie ; la tunique fibreuse. très-épaissie, était aussi infiltrée de jeunes cellules épithéliales. Les kystes étaient remplis d'un contenu granuleux assez abondant, mais leurs contours étaient surtout formés par des épithéliums pavimenteux presque aussi larges que les épithéliums cutanés. Ces cellules s'amassaient, parfois, en forme de papille et faisaient une saillie considérable dans l'intérieur de la cavité : l'épithélium pavimenteux large et très-aplati diminuait petit à petit de volume dans les kystes vers leur périphérie et se confondait graduellement avec le tissu conjonctif ambiant, en passant peu à peu par tous les degrés entre les cellules embryonnaires et les cellules complétement développées. Quelques canalicules offrent des bourgeons épithéliaux qui se dirigent dans l'intérieur du tissu conjonctif et contiennent de l'épithélium pavimenteux.

Le tissu ambiant est formé par du tissu conjonctif à cellules fusiformes en très-grande quantité, dans quelques points dominent les cellules étoilées. Les vaisseaux ne sont pas visibles comme tels, sur leur trajet, on ne trouve plus que des cellules embryonnaires en grand nombre, dont les traînées en rappellent très-bien la disposition.

Le tissu conjonctif est prédominant et écarte tous les autres éléments à une distance considérable l'un de l'autre ; de place en place on trouve de petites masses hyalines, laiteuses, dures, formées par du vrai cartilage ; chacune de ces nodosités est entourée d'une couche épaisse de tissu conjonctif qui en forme comme la matrice ; il semble qu'on ait affaire là à un canalicule transformé en cartilage ; mais on peut voir commencer la lésion le long de ces traînées, on voit les noyaux embryonnaires s'écarter, prendre un aspect épithélioïde, une masse molle séparer les cellules entre elles ; ainsi m'a semblé se former le cartilage dans ce cas. Je n'ai vu nulle part de lumière au centre des nodules de cartilage qui pût révéler leur origine aux dépens des canalicules. Je n'en ai pas rencontré sur les parois des kystes ; tous m'ont paru dériver de ces traînées embryonnaires dont le trajet rappelle celui des capillaires.

En résumé, c'est un *sarcome fasciculé, ou tumeur fibro-plastique combinée, avec épithélioma pavimenteux canaliculaire, kystes, athérome* dans certains points et nodules de cartilage sans perles.

De ces deux observations, on peut déjà tirer un fait important au point de vue de l'élément glandulaire. Vu la longueur énorme des canalicules, les altérations de l'épithélium ne sont pas toujours les mêmes. En certains points, il devient pavimenteux ; en d'autres, il forme des perles, plus loin il est atrophié, plus loin encore les canalicules se transforment en kystes, avec matière athéromateuse et épithéliale, ou encore avec matière visqueuse ou muqueuse. Cette remarque nous conduit à cette conclusion : il semblerait que l'altération primitive n'est pas celle des canalicules, mais plutôt celle du tissu interstitiel qui a fait subir aux canalicules, dans leur énorme longueur, diverses altérations ; ici, compression ; là, isolement complet d'une portion qui a pu fonctionner encore un moment, mais dont l'épithélium a changé de nature. L'affection épithéliale est discontinue dans le testicule, surtout à cause de la longueur des canalicules et probablement aussi à cause de la compression et de l'isolement de quelques-unes de leurs portions.

Enfin, on remarquera que, dans ces deux observations, la force pathologique qui a fait dévier le tissu conjonctif de son type primitif a exercé aussi son influence sur le tissu glandulaire. Les deux tumeurs ne sont pas simples; non-seulement elles présentent des variations dans le même type; dans le sarcome, par exemple, à côté du tissu sarcomateux, on voit du cartilage (type de la substance conjonctive), mais encore elles présentent des types divers. A côté du sarcome, du stroma, il y a l'épithélioma des canalicules (type épithélial), car enfin, l'épithélium glandulaire est dévié de son type normal; chaque élément dans le testicule semble répondre à sa manière à l'irritation pathologique. Nous avons dimorphisme, quoi qu'on puisse dire. A côté du sarcome s'est développé le cartilage, et l'épithélium testiculaire s'est développé de telle façon, qu'il est presque égal à l'épithélium pavimenteux cutané. Ces deux types de tumeurs, type épithélial, type conjonctif, se mêlent l'un à l'autre; on a une tumeur composée.

La dénomination d'une tumeur doit correspondre exactement à ce qu'on y a observé. C'est pourquoi nous avons désigné la seconde tumeur sous le nom de sarcome fasciculé, avec épithélioma pavimenteux d'origine canaliculaire; kystes athéromateux et nodules du cartilage.

OBSERVATION III.

M. Leroy, employé de bureau, trente-cinqans, entré à la Maison de santé le 29 décembre 1872, pour une tumeur du testicule (service de M. Demarquay).

Son père est mort de cancer à soixante-dix ans.

Il n'a jamais eu de blennorrhagie, n'a jamais reçu de coups, de contusions sur bourses.

En 1859, il fut atteint d'un chancre induré. Un traitement complet fut suivi (mercure) ; quelques années plus tard, cependant, il accusait des papules et des pustules principalement au bras.

En 1872, au mois de mars, il se heurte les bourses en bêchant la terre de son jardin, le testicule spécialement frappé grossit très-rapidement, d'après le malade en quelques jours, en huit jours. Il n'y souffrait pas; cependant on lui fit appliquer quelques sangsues, et prendre de la salsepareille, etc. Le volume du testicule resta toujours au même point; à partir de septembre, il prit pendant quatre mois de l'iodure de potassium, et fit journellement sur ses bourses de légères embrocations mercurielles. Le volume de la tumeur ne change point. La tumeur est régulière, arrondie, fluctuante en haut et en avant, elle est solide et résistante en bas.

La tumeur est extirpée par M. Demarquay. Le malade guérit parfaitement bien. Je l'ai revu en janvier 1875, il se porte bien.

L'examen minutieux de la tumeur révèle, comme

dans les tumeurs précédentes, des plaques granulo-graisseuses, tantôt étendues, tantôt disséminées par points. Les canaux épididymaires sont sains, mais ils sont entourés d'une certaine quantité de cellules embryonnaires. A la périphérie de la tumeur, on trouve, sur une étendue assez considérable, des petites cellules étoilées, qui sont traversées par des travées fibreuses assez épaisses, quelques-unes d'entre elles sont le siège d'une prolifération assez active: aussi forment-elles ainsi de grosses travées cellulaires, entre lesquelles on n'aperçoit qu'un léger intervalle. Tout cet ensemble de cellules ainsi formé aboutit à des foyers étendus caséeux ou cellulaires. A côté de ces formations évidemment conjonctives, on observe des foyers épithéliaux très-nets et en grande quantité: *Épithélioma canaliculaire.*

CONCLUSION.

Les tumeurs perlées testiculaires naissent de l'épithélium testiculaire; les kystes qui les accompagnent ont pour origine les canalicules testiculaires. L'épithélioma, l'adénome, l'athérome testiculaires ont le même point de départ.

CARCINOME ET SARCOME (1)

DU TESTICULE

Publié dans une brochure intitulée **Contribution à l'étude des tumeurs du testicule. A. Delahaye, 1872, 1re édition ; 1875, 2e édition.**

La question d'origine des tumeurs est une des plus curieuses à agiter, mais qui comporte, il faut le dire, des *desiderata* de nature presque insoluble en ce moment. Si nous la soulevons ici, c'est bien moins avec le désir de faire un choix parmi toutes les hypothèses qui

(1) Le terme *sarcome*, étymologiquement parlant, n'est pas juste. Σαρξ, Σαρκος, chair — il devrait tomber en désuétude — qu'avons-nous pour le remplacer ? *tumeurs fibroplastiques, embryoplastiques,* ces termes ne sont pas conformes à la classification usitée des tumeurs, ils rereprésentent des théories qui ne sont pas prouvées, enfin ils forment deux termes pour désigner les tumeurs du tissu conjonctif — le mot *fibrome* (Verneuil) est bien meilleur, mais il désigne d'une façon exclusive les tumeurs formées par l'un des groupes des tissus conjonc-

règnent à ce sujet, que pour donner une idée au lecteur de la complexité et de la difficulté de tous ces problèmes, et légitimer en partie notre impuissance. Un autre but se rattache à cette question, c'est le désir de rendre plus saillantes les différences qui existent entre la sarcome médullaire et le carcinome encéphaloïde. Le lecteur enfin, trouvant ici résumé ce qu'il y a de plus important sur la matière, pourra choisir parmi toutes les théories celle qui lui plaira. Quant à nous, plus soucieux d'une observation rigoureuse que de ces hypothèses utiles, il est vrai, mais dont le nombre indique assez que le terrain sur lequel elles reposent est bien mouvant, nous n'y toucherons que le moins possible. Faisons donc un court historique des doctrines qui ont régné sur ce sujet et spécialement sur le carcinome.

Lebert, Robin, Broca, Follin, Verneuil (voir *Anatomie pathologique du cancer*, par Broca, 1850), ont rendu le service d'attirer l'attention des observateurs sur la forme spéciale et la polymorphie des éléments cancé-

---

tifs, le tissu fibreux ; celui de *connectivome* n'a pas vécu. Pour nous, laissant de côté les groupes naturels ostéome, enchondrome, adenome, hors de toute discussion, nous dirons qu'aux deux tissus épithélial et conjonctif correspondent deux tumeurs : 1° *Épithéliome* variable d'aspect et de manière d'être (fait capital) suivant le terrain origine, (cutané, muqueux, glandulaire) typique (épithéliome de tous auteurs) ou atypique (cancer ou carcinome des auteurs) ; 2° le *connestivome* ou le *fibrome*, termes que l'on peut faire suivre de toutes les épithètes que l'on voudra. (Voir plus loin pour la discussion générale, pages 484-388.

reux. Ces observations, si justes, n'ont pas été distinguées des théories de l'école même appliquées à leur mode de génération, développement (*de novo*) aux dépens de blastèmes spéciaux; c'est ce qui semble en avoir atténué la portée. En tout cas, l'idée de la *formation libre* a trouvé aussi quelques défenseurs en Allemagne, Arnold (1) par exemple.

Cohnheim généralisant immédiatement les résultats de la découverte de Stricker, passage des globules blancs à travers les parois vasculaires, arrivait à cette conception, que la principale origine de quelques-unes des tumeurs peut s'expliquer par le passage des éléments blancs du sang hors de vaisseaux. Besiadecki (2) en est aussi un des défenseurs les plus ardents.

On sait que Recklingshausen a décrit des cellules voyageuses (wanderndeZellen) dans le tissu conjonctif, cellules amiboïdes ; Pagenstecher (3), Classen (4), Arndt, ont à leur tour exprimé une opinion analogue, en soutenant que des cellules mobiles du tissu conjonctif, que des cellules voyageuses dériveraient quelques-unes des tumeurs.

Virchow, au contraire, s'appliqua à trouver, dans les déviations des éléments du territoire même où naissent les tumeurs carcinomateuses, la raison de leur propre

(1) Arnold. Virch. Archiv., VI, 44.

(2) Besiadecki. Arch. f. Dermatologie und Syphilis. 1870, II.

(3) Pagenstecher. Wien. Academie, 1808.

(4) Classen. V. Archiv, LI. Arndt, idem.

développement. Trouvant l'unité histogénétique du corps dans le tissu conjonctif, il considéra ce dernier tissu comme la matrice des épithéliums.

Rindfleisch définit, d'après lui, le carcinome : une tumeur dans laquelle les cellules renfermée par foyers dans un squelette conjonctif ont un caractère épithélial; autrement dit, le caractère épithélial des cellules renfermées dans les alvéoles est le trait dominant du carcinome. Le suc cancéreux a, pour Virchow, la propriété de pousser à la formation de cellules épithéliales le tissu conjonctif, en n'importe quel point de l'organisme. Le carcinome peut naître dans les os, les ganglions, par exemple. Rindfleisch, un de ses élèves, est un des plus zélés représentants de la théorie du développement des tumeurs au moyen des *éléments fixes* (et non mobiles) du tissu conjonctif.

Cornil et Ranvier (1) placent le carcinome à côté du myxôme, du fibrôme, du lipôme, comme membre d'une même famille de « tumeurs constituées par un tissu dont le type se retrouve dans le tissu conjonctif ».

« Dans le carcinome, le tissu subit une altération hypertrophique portant sur le volume de ses cellules. C'est le carcinome, qui serait mieux nommé alvéolaire. »

Une autre théorie fait en ce moment beaucoup de bruit en Allemagne; nous l'exposerons, parce que les autres sont déjà connues et que celle-ci prend plus ou moins indirectement racine dans les travaux de l'ancienne école française. On peut parcourir le traité des

(1) Cornil et Ranvier. Manuel, tome I, page 3.

tumeurs de M. Broca et on y trouve des faits nombreux qui témoignent hautement de cette assertion. En France on sépare l'épithélioma du carcinome ; le premier dérivant nettement de l'épithélium. En Allemagne, au contraire, une tendance opposée s'est manifestée ; on cherchait à les réunir : le caractère épithélial des cellules cancéreuses (fait admis, même par Virchow) rapprochait le carcinome de l'épithélioma. Mais, à la suite des travaux de Thiersch (1), Waldeyer (2) essaya de donner à ces tendances une base plus solide. Partant de ces données : 1° caractère épithélial des cellules du carcinome (Virchow) ; 2° l'épithélium ne peut naître que de l'épithélium (école française ; idée rééditée par Thiersch) ; il est arrivé à cette conclusion que le cancer naît aussi de l'épithélium. L'épithélioma et le carcinome ne forment plus qu'un seul groupe, divisé en trois classes ou plutôt en trois variétés : 1° *Cancer cutané* avec deux formes, l'une superficielle, l'autre profonde, avec adénomes malins des glandes sudoripares et sébacées ; l'épithélium se rattache à la forme pavimenteuse ; — 2° *Cancer des muqueuses*, avec structure glandulaire et cellules pavimenteuses ou cylindriques ; — 3° *Cancer glandulaire :* mamelle, foie, testicule. — Dans ces organes, le cancer dérive de l'épithélium glandulaire, et, par conséquent, l'élément cancéreux est en rapport

---

(1) Thiersch. Der epithelial Krebs, namentlich der Haut. 1865.

(2) Waldeyer. Die Entwickelung der Carcinome. Virch. Arch., Ad. XLI, 470.

plus ou moins étroit de forme, de volume, avec l'élément primitif.

Les diverses phases de production de la tumeur cancéreuse seraient l'hypertrophie des éléments épithéliaux formant surface ou des éléments glandulaires, l'adénome vrai, l'adénome malin, etc., puis le cancer, lorsque l'épithélium glandulaire envahirait le tissu conjonctif périphérique. Toutes ces idées étaient en germe dans l'école française; nulle mieux qu'elle n'avait soutenu que l'épithélioma dérive de l'épithélium, que l'adénome peut se transformer en cancer, que la cellule cancéreuse offre quelque chose de spécial qui ne permet pas de tirer son origine du tissu conjonctif. Robin a décrit le premier l'épithélioma du testicule (voir Soc. de Biologie), du foie (voir Dict. de Nysten), et a soutenu que tous les cancers cutanés sont des épithéliomas. La conclusion logique était facile à déduire, mais il était plus difficile de la vérifier anatomiquement. Birch-Hirschfeld, beaucoup plus tard (1), a essayé de démontrer que les carcinomes du rein, du foie, du testicule, dérivaient de l'élément glandulaire. Aussi, Waldeyer semble définir, avec quelque raison, le cancer, une *tumeur épithéliale atypique.*

Du reste, chez l'embryon, les vrais épithéliums dérivent toujours du feuillet interne ou externe. Des organes d'origine épithéliale, comme le cristallin, par exemple, semblent faire exception à cette loi; inclus, en effet, dans le feuillet embryonnaire moyen, ils ne

(1) Birch-Hirschfeld. Archiv. d. Jahrg., p. 537.

sont que des bourgeons du feuillet externe qui se sont petit à petit détachés de lui.

La production d'épithélium dans les plaies (1), aux dépens de l'épithélium sudoripare et sébacé (Schrön), de l'épithélium épidermique, est une autre raison, de même que la formation des kystes dermoïdes expliquée par l'inclusion sous-cutanée de portions épidermiques fœtales. Le doute semble devoir être plausible sur l'origine des cancers osseux ; dans presque tous les cas de vrai cancer des os, on peut, comme Cornil (2) a pu le voir (cancer de l'humérus dérivant d'une fistule de l'os, qui durait depuis trente ans), presque toujours faire dériver le cancer de l'épithélium épidermique ou des glandes cutanées.

Il y a bien des obscurités dans cette théorie ; d'où viennent, par exemple, les petites cellules, les corpuscules lymphoïdes qui entourent les cellules complétement développées? Quelle est l'origine de ces jeunes cellules de développement ? Si on admet que l'épithélium ne dérive que de l'épithélium, il faut encore renoncer aux « sucs infectieux » ; la dissémination des jeunes cellules, même leur migration active, que rendent possible leur élasticité, leur flexibilité, leur contractilité propre, expliqueraient leur entrée dans les voies circula-

(1) Heller, Hoffmann, Wodsworth, Eberth, Heiberg, ont vu que la formation d'épithélium nouveau dans les pertes de substance provient du bord de l'épithélium sain.

(2) Cornil. Journal de l'anatomie, 1866, p. 277.

toires et spécialement les lymphatiques (Lücke) (1).

Thiersch, Waldeyer, Köster, Naunyn, Knoll, Loestorfer, sont les soutiens, en Allemagne, de l'origine épithéliale du cancer; Kœster (2) s'est particulièrement distingué des observateurs précédents, en soutenant que le cancer se développe aux dépens de l'épithélium des lymphatiques, et que les aspects glandulaires que l'on trouve dans certaines des préparations du cancer sont dus à cette origine: si, pour ces derniers auteurs, l'épithélium ne peut dériver que de l'épithélium, pour Langhans (3), Klebs (4), Leontowitsch (5), il faut prendre dans cette question une position mixte; le cancer naît aux dépens de l'épithélium préformé, cependant les éléments fixes du tissu conjonctif prennent une place notable dans son développement.

En résumé, six théories différentes: 1° formation libre (blastèmes, Robin); 2° formation aux dépens des globules blancs du sang (Cohnheim); 3° aux dépens des cellules mobiles du tissu conjonctif (Pagenstecher); 4° des éléments fixes de ce tissu (Virchow, Rindfleisch); 5° de l'épithélium préformé (Thiersch, Waldeyer); enfin 6° théorie mixte de Langhans. Tel est, au point de

(1) Lücke. Traité des tumeurs, page 209.

(2) Kœster. Die Entwicklung der Carcinome und Sarcome. (Würzburg, 1869.)

(3) Langhans. Ueber Krebs und Cancroide der Lunge. V. Arch., XXXVIII.

(4) Klebs. Ueber Larynx geschwülste; idem.

(5) Leontowitsch. Central blatt, 1869.

ıe de l'origine du cancer, l'état assez embarrassant de question.

Heureusement que ces divisions ne se trouvent pas ı même degré dans l'étude anatomique du cancer. L'é-)le de Thiersch et Waldeyer insiste sur le carac-re spécial des cellules, tout comme celle de Lebert et ȝ Virchow : polymorphie et caractère épithéloïde;)ilà les deux traits principaux des cellules cancéreuses; , dans certain camp, on paraît priser beaucoup l'état véolaire du cancer, dans l'autre, ce fait anatomique ıraît moins important et on s'en rapporte davantage aux ȝux caractères propres de la cellule cancéreuse, Lebert, obin, Thiersch, Waldeyer, etc.

Nous insistons ici, à dessein, sur tous ces points, car ı trouve, dans des auteurs du plus grand mérite, des ssertions opposées sur la nature des tumeurs du testi-ıle. Virchow (1) dit, en effet, qu'il y a incontestable-ıent un sarcome du testicule, mais on peut à peine le istinguer du cancer, par l'examen microscopique; autant que j'en puis juger (ajoute-t-il), par ma propre xpérience et par la littérature, il est très-rare. » —Rind-eisch (2), au contraire, assure que le testicule est pour insi dire le siége de choix des sarcomes. « Le sarcome ıcéphaloïde, dit-il, ressemble beaucoup dans ses traits xtérieurs au cancer encéphaloïde. Cette ressemblance tteint surtout un haut degré, dans les cas très-ordinaires ù il y a combinaison avec le carcinome. »

---

(1) Virchow. Traité des tumeurs, II, 365, édit. française.
(2) Rindfleisch. Patholog. Anatomie, p. 459.

Ces assertions si opposées nous semblent justifier l'étude que nous venons de faire des diverses théories qui règnent encore sur le développement du cancer, et surtout la recherche des caractères propres à cette néoplasie.

Faisons donc quelque chose d'analogue pour le *sarcome médullaire* ou tumeurs embryoplastiques.

Les sarcomes médullaires proprement dits ou tumeurs embryoplastiques, qu'il ne faut pas confondre avec les sarcomes mous, qui peuvent être formés de cellules fusiformes ou étoilées, sont des sarcomes à cellules rondes, avec noyaux plus ou moins considérables, nucléole brillant, protoplasme peu abondant. Elles sont enfermées dans un réseau semblable au tissu adénoïde et ne sont pas, dans les formes pures, réunies dans les alvéoles. Le sarcome médullaire, rondo-cellulaire, ou encore la tumeur embryoplastique de l'école de Lebert, offre donc des cellules comprises dans un parenchyme continu ; ces cellules sont très-fragiles, et lorsqu'on voit dans une tumeur fraîche, de gros noyaux avec des corpuscules brillants sans enveloppe cellulaire, on peut, jusqu'à plus ample informé, présumer qu'on a affaire à un sarcome. Tant qu'on aperçoit dans les cellules la faculté de laisser exsuder la substance intercellulaire, ou la persistance de leurs rapports avec cette substance intercellulaire, on est sûr qu'il ne s'agit pas d'un cancer.

Le sarcome n'est quelquefois pas simple. Lobstein (1) a remarqué que plusieurs formes de tumeurs se com-

---

(1) Lobstein. Traité d'anatomie pathologique, 1809 I, 456.

binent entre elles ; Virchow (1) a observé lui-même que les fibromes, les myomes, les métanomes, peuvent entrer en transformation ou métaplasie cancéreuse.

On admet généralement l'invariabilité des types de tumeurs; cependant, on a été forcé de reconnaître l'existence de formes mixtes : du sarcome combiné à du cancer; on peut donc parler de sarcome carcinomateux, non que les éléments sarcomateux, déjà formés, puissent dégénérer en cancer ; ces deux espèces d'éléments se développent en même temps ; il se produit ainsi une tumeur composée (dégénération composée, d'un type mixte, une tumeur mixte, ou complexe).

Après cet ensemble d'opinions, de théories sur l'origine des tumeurs en général et spécialement du cancer ; après cet ensemble de caractères différentiels sur l'importance desquels presque toutes les écoles s'entendent, tout en leur donnant une place plus ou moins variable, nous pouvons aborder l'étude des observations qui suivent.

Observation I.

(La partie clinique est due à l'obligeance de M. Maunoury, externe des hôpitaux.)

Rousset, âgé de 61 ans, est entré, le 4 novembre 1871, salle Saint-Louis, n° 14, hôpital Lariboisière, service de

(1) Virchow. Ueber Combinations und Uebergangs-fæhigkeit der krankhaften. Geschwülste. Würzburger Verhandlungen, 1850, I, p. 134.

M. Verneuil. Cet homme est tourneur et a l'habitude de faire marcher la pédale de son tour avec le pied gauche. Il n'a jamais eu d'enfant bien qu'il se soit marié deux fois. Il y a une quinzaine d'années, il a eu une blennorrhagie suivie d'orchite du côté droit, le testicule gauche est resté intact. En 1863, il a souffert d'un calcul vésical qui est sorti spontanément au bout de six mois. Les voies urinaires reviennent alors à l'état normal, mais, au bout de quelques mois, le malade s'aperçoit que son testicule gauche a pris un volume un peu plus considérable. Il y a quatre à cinq ans, sans cause connue, le testicule gauche commence à gonfler assez rapidement et arrive en un an au volume qu'il a aujourd'hui. Par la fatigue, cette tumeur prenait un volume plus considérable et devenait le siège d'élancements et d'irradiations douloureuses qui partaient de la région inguinale; le repos faisait disparaître tous ces accidents et la tumeur diminuait parfois d'un tiers ; jamais elle n'a été le siège de douleurs spontanées.

En 1869, il va à l'hôpital Cochin, où on lui fait des onctions avec une pommade (?), qui restent sans résultat ; le malade refuse l'ablation. Mais depuis quatre mois les douleurs deviennent plus fréquentes, tout travail lui est impossible, le malade entre alors à Lariboisière.

On trouve dans la partie gauche du scrotum une tumeur ovoïde allongée, assez régulière, légèrement aplatie de dehors en dedans, offrant un diamètre vertical de 11 centimètres, et un diamètre transversal de 6 centimètres. La consistance est généralement ferme, mais elle n'est pas parfaitement uniforme ; un peu plus élastique à la partie inférieure, très-dure en haut et en arrière où on peut reconnaître l'épididyme ; enfin, en haut et en dehors, au-devant de l'épididyme, il y a une fluctuation manifeste, paraissant située dans une sorte de gouttière au fond de laquelle on sent des inégalités ; certains points de la tumeur sont un peu sensibles à la pression. La peau est mobile, sans altération aucune. Le cordon est intact et ne présente que quelques veines dilatées de peu d'importance. Aucune trace d'engorgement ganglionnaire au pli de l'aine et dans la fosse iliaque.

Le teint est jaune, cachectique, la figure un peu maigre, l'appétit bien conservé, depuis longtemps emphysème pulmonaire donnant lieu à des quintes de toux.

Il n'y a donc qu'un mode de traitement : l'ablation ; mais par précaution, on donne d'abord chaque jour 1 gramme d'iodure de potassium ; au bout de douze jours, la tumeur étant dans le même état, on cesse le traitement.

22 novembre. Castration chloroformisée. M. Verneuil fait une incision longitudinale sur la portion antéro-externe de la tumeur qui apparaît alors recouverte par la tunique albuginée ; la dissection est très-facile, le cordon est sain, on en lie successivement les divers éléments, l'artère spermatique a le volume et l'aspect du canal déférent. Pansement à la charpie alcoolisée. Température avant l'opération 37°,6, après 36°,6 ; la perte de sang est insignifiante.

Le malade ne souffre pas après l'opération, mais vers une heure de l'après-midi, il se fait une hémorrhagie de 150 grammes de sang environ. Temp. 37°,8. On lie une artère et deux veines, et on panse à la charpie imbibée de perchlorure de fer. Dans la soirée le malade souffre beaucoup, il n'a pas d'appétit. T. 38°,8.

Le lendemain, face rouge, langue très-sèche, soif vive, anorexie, subdelirium toute la nuit. La plaie n'est pas douloureuse, on substitue au pansement au perchlorure la charpie alcoolisée. Extrait thébaïque. T. 39°,6 matin; soir, 41°,4 ; le pouls à 120.

Le 24. Teint plus jaune que d'habitude, anorexie, bouche amère, vomissements bilieux, la plaie n'est pas douloureuse, si ce n'est dans les quintes de toux. — Pansement alcoolisé deux fois le jour, bouillon.

Le 25. Amélioration notable; langue humide, soif moins vive, il n'y a pas encore eu de selles après l'opération. Sommeil plus calme, léger empâtement de la région inguinale gauche. Onctions d'onguent napolitain et cataplasmes; œdème des téguments de la verge. T. matin 38°,9; le soir 39°,7.

Le 27. Langue blanche, anorexie, la plaie est de couleur grisâtre, sans bourgeons charnus, la suppuration offre une coloration jaune orange. Dans la région iliaque et le flanc gauche apparaît un large phlegmon.

Le 28. Face altérée; T. matin 39°,2, soir 39°,9. Incision parallèle et supérieure à l'arcade crurale, il ne sort pas de pus. Lavement au musc, camphre, sulfate de quinine et opium.

Les jours suivants l'état reste le même, on fait des

badigeonnages à la teinture d'iode sur la tuméfaction du flanc gauche. Traits altérés, subdelirium tous les soirs, fièvre vive, le malade tousse et crache beaucoup.

A partir du 3 décembre, le phlegmon diminue petit à petit, il se manifeste, le 7, une fluctuation évidente, circonscrite au niveau de l'hypochondre gauche. Une incision faite en ce point donne issue à un flot de pus verdâtre, d'odeur infecte, des filaments de tissu cellulaire blanchâtre viennent se placer sur les lèvres de l'incision. T. 39°,2 le matin; le soir 37°,9.

A partir de ce moment l'amélioration est rapide, et bientôt le malade sort de l'hôpital, vers la fin de janvier, parfaitement guéri.

Examen de la tumeur. — La tumeur a la forme ovoïde, à grosse extrémité inférieure; l'épididyme est encore reconnaissable; on trouve dans son voisinage un kyste rempli de sérosité citrine transparente. Sur une grande coupe la surface paraît diversement teintée; en quelques points, jaune rougeâtre, en d'autres une substance blanche molle, en d'autres encore vers la partie supérieure, un tissu blanchâtre et dense.

A l'examen microscopique, on aperçoit que quelques-uns des canalicules testiculaires sont encore reconnaissables; sur ceux-là l'épithélium est devenu un peu plus volumineux qu'à l'état normal; on y voit un gros noyau avec nucléole; le protoplasme est clair, hyalin, il n'y a pas de granulations dans les cellules. Les canaux épididymaires offrent aussi une hyperplasie très-notable de leurs cellules épithéliales; quelques-uns ont gardé leurs cils vibratiles, la plupart sont bourrés d'épithélium. Le tissu conjonctif, dans tous ces points, offre un aspect adénoïde très-manifeste, il est infiltré de jeunes cellules lymphoïdes, qui petit à petit augmentent de volume, prennent un gros noyau avec nucléole brillant ; ce tissu englobe les canalicules et les vaisseaux et ne laisse plus rien voir, dans les points où la lésion est plus avancée, de la texture primitive de l'organe. En ces points, on voit, tantôt dans le testicule, de fins réseaux délicats et minces, tantôt au niveau de l'épididyme, de grosses trabécules.

Dans ces mailles de délicatesse variée, les cellules présentent une membrane d'enveloppe mince, un protoplasme hyalin, transparent, en quantité variable, avec gros noyau et nucléole brillant.

Les vaisseaux eux-mêmes, qui généralement sont en très-grand nombre, sont aussi envahis ; leurs épithéliums sont très-volumineux ; cette lésion, plus visible sur les capillaires, donne à la colonne sanguine un contour déchiqueté, ou bien lui fait éprouver des interruptions dont l'image est très-belle sur des pièces durcies dans l'alcool ; il en résulte, en nombre de points, des foyers hémorrhagiques assez volumineux. Dans les plus gros vaisseaux, les éléments de la tunique moyenne augmentent de volume. L'épithélium lymphatique parfaitement reconnaissable à sa position dans l'espace intercanaliculaire, sur une coupe transversale, a subi une transformation analogue.

Là où les cellules ont détruit le tissu, on peut encore distinguer à l'aide du pinceau les fins réseaux alvéoaires qui les entourent ; mais ce qu'il y a de remar-

ble, c'est que dans certains amas de cellules épithé-
:s, devenues granuleuses, graisseuses, on observe
ins cristaux, qui paraissent, vus de côté, n'être com-
:s que d'aiguilles, mais qui, vus de face, sont des
es de cholestérine disposées en étoiles. Tout au
rtour de ces îlots en petit nombre, mais parfois
rmes en étendue, de cellules atrophiées, en dégéné-
ence graisseuse, plus ou moins teintées par le sang,
rouvent fréquemment de fortes travées conjonctives;
uelques points elles atteignent une épaisseur consi-
ible. Leurs éléments surtout, au niveau de l'albugi-
qui est très-épaissie, sont infiltrés de fins granules
sseux; l'aspect qu'elles offrent est tout spécial et
elle l'aspect qu'on observe autour des gommes du
icule: on y voit, en effet, les masses granuleuses
iâtres, tantôt arrondies, oblongues, tantôt très-allon-
s et qui semblent remplir des capillaires atrophiés,
les cellules musculaires lisses. Cet aspect ne s'ob-
e guère que dans les environs de l'albuginée; on ne
t guère douter cependant de la nature de la lésion;
ide de la tumeur en d'autres points est très-con-
inte et permet d'écarter l'hypothèse de tubercules ou
ésions syphilitiques gommeuses.

n fait assez remarquable dans cette tumeur, c'est
istence, dans le voisinage direct des canaux de l'é-
dyme, de plusieurs faisceaux musculaires striés;
d'eux, central, surpasse en volume une plume
e, et tout autour de lui se rangent quelques petits
ceaux secondaires. Ces fibres striées, dont la texture
très-reconnaissable, présentent une vascularisation

très-développée. Rokitansky (1) a signalé un myome striocellulaire du volume d'un œuf d'oie. Senftleben (2) a vu un fait du même genre; enfin, Billroth (3) a décrit un cas analogue, dans un cas de cystosarcome. Les myomes striés du testicule paraissent donc, jusqu'ici, assez rares; notre fait, le quatrième autant que j'ai pu m'en assurer, après d'assez longues recherches, offrirait ce trait caractéristique, c'est qu'il se trouvait mêlé aux canaux épididymaires; j'ai pu en faire des coupes longitudinales et transversales, et reconnaître un peu mieux leur nature; ces rapports de voisinage si étroit avec l'épididyme m'ont fait croire qu'il faudrait peut-être les dépouiller du mystère qui environne leur origine et les rapporter à des émanations plus ou moins directes du crémaster. En tout cas, j'ai rencontré ces fibres musculaires dans la tumeur même et tout à fait à côté des canaux de l'épididyme qui se voient sur la même coupe. Je n'ai pas rencontré de lésions des fibres lisses. Rindfleisch a vu sur une tumeur du testicule que lui avait confié Middeldorpf, un myome lævicellulaire.

Le canal déférent était parfaitement sain, les vaisseaux seuls offraient un volume inusité. Ainsi, lésions épithéliales étendues et difficiles à découvrir; puis lésions conjonctives dominantes, cellules rondes dans une trame lymphoïde, tels sont les éléments caractéristiques

---

(1) Rokitansky. Zeitschrift der Wien. Ærzte 1849.
(2) Senftleben. Virchow's Archiv, Bd. XV, p. 345.
(3) Billroth. Virchow's Archiv, Bd. VIII, 433.

de cette tumeur mixte qu'on peut appeler embryoplastique, ou *sarcome médullaire lymphoïde,* et dont le début, comme on voit, est dans les parois des canalicules eux-mêmes.

OBSERVATION II.

(La note clinique a été extraite de l'observation prise par M. Bourdon interne de service).

Nar., 35 ans environ, entre le 21 mars 1872, pour une tumeur du testicule gauche, dans le service de M. Verneuil. Il a eu un chancre induré, il y a douze ans des plaques muqueuses, etc. Voilà douze ans il a été atteint d'une blennorrhagie légère sans orchite ;- c'est en examinant son urèthre que le malade s'aperçut d'une petite grosseur du volume d'une noisette, au dehors du testicule gauche, tenant au testicule comme une bille. Cette petite tumeur était dure, indolente. Huit ou neuf mois après, cette tumeur n'était plus distincte, elle s'était confondue petit à petit avec le testicule, qui augmente considérablement de volume. Depuis deux ou trois mois il semble au ma lade que la tumeur se ramollit un peu; de temps en temps il survient de la rougeur dans le scrotum et quelques élancements; mais en général le malade ne souffre pas ; sa tumeur le gêne seulement par son poids, il porte un suspensoir.

Le malade au moment de l'examen avait une bonne

santé, n'avait pas maigri, ne présentait aucune tuméfaction glanglionnaire, aucun accident syphilitique, le cordon était sain.

La tumeur était grosse comme un œuf de dinde, régulière, sans bosselures, élastique et fluctuante comme une hydrocèle bien tendue; sans transparence. L'épididyme n'était pas distinct, mais à la partie postérieure de la tumeur est une espèce de masse un peu allongée et dure. La pression n'y détermine aucune douleur. Depuis quinze mois la sensation spéciale que détermine la pression sur le testicule sain n'existe plus, le scrotum est bien tendu, lisse, mobile, sillonné de grosses veines.

A la partie supérieure de la tumeur est une masse saillante, molle, très-fluctuante, modérément tendue, qui a débuté il y a cinq ou six mois seulement, et qui ressemble à un kyste annexé à la tumeur principale. Cette partie est nettement fluctuante. M. Verneuil enlève le testicule le 4 avril par le bistouri ; le malade sort guéri le 4 mai.

M. Cauchois, interne du service, a bien voulu me communiquer la note suivante :

Cès les premiers jours qui ont suivi sa sortie, perte d'appétit et des forces ; amaigrissement, fatigue facile à marche : engourdissement de la jambe gauche, qui a commencé en même temps à gonfler et devenue comme violacée.

Le 13 juillet, amaigrissement notable, la cuisse et la jambe gauches sont plus volumineuses que le membre droit ; la peau est violacée, le réseau veineux superficiel très-dilaté, surtout par places. On remarque également la dilatation des veines honteuses externes de la *moitié gauche* seulement du scrotum.

Au-dessus du pli inguinal gauche, la fosse iliaque est occupée par une tuméfaction ferme, résistante, non mobile, profonde, non douloureuse, soit spontanément, soit à la pression.

Examen microscopique. — M. Verneuil a bien voulu me remettre en entier la tumeur que je désirais injecter.

L'injection du canal déférent s'est arrêtée vers la queue de l'épididyme; l'injection des veines s'est perdue dans une vaste lacune sanguine; l'injection artérielle a donné seule quelques résultats, mais bien minces; quant aux lymphatiques, l'injection pouvait très-bien s'y faire: grâce à leur volume énorme, ils atteignent la grosseur d'une plume de corbeau et au delà; mais elle s'est trouvée arrêtée. L'injection faite au nitrate d'argent a ce pendant permis de distinguer très-bien leurs épithéliums.

La tumeur était d'une consistance très-molle et très-fortement imbibée de sérosité.

Les canalicules testiculaires étaient en grande partie disparus, mais quelques-uns de ceux qui restaient offraient un épithélium très-net avec le fin réseau intra-canaliculaire de Sertoli (1); d'autres étaient remplis de

(1) Sertoli. Voir à ce sujet la courte analyse des travaux de Sertoli et de Merkel, que j'ai fait paraître dans la Gaz, méd., 1872.

matière granuleuse calcaire, surtout vers l'épididyme où l'épithélium était atrophié par suite de la distension produite par leur contenu. Quelques-uns des canaux lymphatiques et sanguins de l'épididyme renfermaient une matière hyaline qui prenait très-bien le carmin.

Le tissu général de la tumeur est formé par des travées très-fines, des réseaux adénoïdes dans lesquels sont disséminées une foule de petites cellules rondes, lymphoïdes, qui petit à petit deviennent plus volumineuses. La plupart présentent alors un noyau volumineux et clair, un nucléole brillant et un protoplasme peu abondant. Ce protoplasme est toujours transparent, parfois hyalin ou colloïde.

Aussi la forme de la cellule varie un peu, d'aspect polygonal dans le premier cas ou arrondie dans le second.

Les espaces lymphatiques sont très-dilatés, remplis de liquide coagulé grenu, ou bien de cellules lymphoïdes. Au niveau de l'épididyme entre les canaux, on voit, dans les travées très-écartées du tissu conjonctif, quelques cellules très-délicates, arrondies, avec large noyau, sans rapport avec le tissu ambiant et paraissant avoir été amenées là par le courant lymphatique. Il ne semble pas douteux que les lymphatiques, indemnes en quelques points, ne soient atteints en d'autres par la lésion. Nous avons donc affaire à un *carcinome*.

Autopsie. — Voir Société anat., décembre 1871, p. 572.

Le malade a succombé avec les signes de la cachexie cancéreuse, il a eu des selles sanguinolentes.

A l'autopsie, on a trouvé :

1° Un premier noyau cancéreux, occupant l'iléon et le mésentère ;

2° Une masse volumineuse, à cavité centrale, englobant le mésentère et la première partie du jéjunum ; sa disposition explique bien la présence du sang observé dans les garde-robes.

Le rein gauche est sain. Le rein droit est au contraire criblé de noyaux gris blanchâtre. Les poumons offrent les mêmes altérations. Dans les parois du cœur droit se retrouvent des noyaux semblables, dans lesquels M. Muron a retrouvé une trame aréolaire et des leucocytes.

La veine cave inférieure est remplie par un cylindre d'une matière blanchâtre du volume d'une grosse canne de plus de 2 centimètres de diamètre.

Il n'existe aucune récidive locale.

M. Ranvier ajoute la remarque suivante : il serait à désirer que la nature de la tumeur enlevée fût bien précisée ; car dans ce fait on trouve quelques-uns des caractères appartenant à la généralisation du sarcome plutôt qu'à celle du carcinome.

Observation III.

(La partie clinique est extraite des notes de M. Bourdon, interne des hôpitaux.)

X....., âgé de 31 ans, entre à l'hôpital Lariboisière, le 8 avril dernier, service de M. Verneuil, salle Saint-Louis, n° 15.

Cet homme est bien portant, marié, a un enfant, jamais n'a eu d'affection vénérienne, ni de toux habituelle. (Rien à l'auscultation du poumon ; n'a jamais eu le moindre choc sur les parties.)

Il y a quatre mois, vers le commencement de janvier, il sentit une légère douleur dans le testicule droit, des élancements s'y manifestèrent même d'une façon assez suivie ; à ce moment, il s'aperçut de l'existence d'une petite tumeur vers la tête de l'épididyme ; elle était très-douloureuse, mobile, la peau était un peu rouge à son niveau. Il n'a pas donné de renseignements exacts sur l'état du testicule lui-même à ce moment, petit à petit, la tumeur grossit rapidement, le testicule offrit un volume plus considérable. Vers la fin de février, la tumeur testiculaire atteignait le volume actuel : grosse comme un œuf de dinde, régulière comme forme, sans bosselure, elle était légèrement excavée en dedans et convexe au dehors. La peau était souple, sans empâtement, mobile. La tumeur était dure; élastique, évidemment solide, en aucun endroit elle n'offrait de point fluctuant, une pression superficielle ne déterminait pas de douleur. Il n'y avait pas de liquide dans la vaginale ; le cordon paraissait sain, la tumeur était bien limitée en haut, elle n'avait aucune transparence. Les ganglions inguinaux et iliaques étaient sains.

Pendant un mois, il suivit un traitement mixte : 1 pilule de proto-iodure de mercure et 1 gramme d'iodure de potassium par jour ; la tumeur sembla diminuer au bout de la première semaine, puis reprit son volume primitif.

M. Verneuil lui enleva le testicule, et suivant sa méthode, lia l'un après l'autre les vaisseaux du cordon à mesure qu'ils se présentaient.

Le malade encore actuellement dans les salles se porte bien.

Examen microscopique. — Sur une coupe longitudinale de l'organe on voyait d'abord que la cavité de la vaginale avait disparu ; il y avait des adhérences complètes entre le feuillet pariétal et viscéral. L'épididyme n'était pas distinct, était englobé dans la masse de la tumeur sans qu'il fût possible de le retrouver. L'albuginée était très-solide, épaissie ; la tumeur offrait quelques points hémorrhagiques, d'autres très-ramollis mais d'une façon générale ; elle était assez consistante. Le testicule en entier était pris et on ne trouvait aucune démarcation entre le *rete testis*, le corps d'Highmore et les fins canalicules testiculaires.

L'examen microscopique fut fait sur des pièces macérées dans l'acide chromique faible.

Examinons tout d'abord le parenchyme glandulaire.

Une partie des canalicules testiculaires conserve ses parois propres, on les trouve facilement sur la périphérie de la tumeur, mais ils offrent des altérations très-notables de même que tout autour, le stroma est profondément altéré.

Sur ceux, en assez grand nombre, qui ont conservé leurs contours, on peut s'apercevoir que la forme n'est point partout régulière. En quelques points, ils sont d'une faible largeur, en d'autres, beaucoup plus larges ; ici, il faut se défier des apparences. Un canalicule sec–

tionné parallèlement à son axe plus ou moins profondément offre en des points divers, selon la rétraction des parois, un élargissement variable.

Le diamètre transversal offre aussi des dimensions assez grandes. Il est parfois égal à la normale, le plus souvent au-dessus, parfois au-dessous; ces derniers paraissent avoir subi la compression de la néoplasie ou l'étreinte de l'albuginée épaissie.

L'épithélium testiculaire est complétement altéré, nulle part on ne peut reconnaître le fin épithélium normal, les cellules épithéliales sont trois ou quatre fois plus volumineuses qu'à l'état sain, elles présentent une matière colloïde très-abondante, sans la moindre granulation, et un assez gros noyau; parfois on trouve deux et même trois noyaux dans une cellule, enveloppés tous les trois d'une légère zone de protoplasme granuleux. Ces cellules colloïdes sont surtout magnifiques le long de la paroi du canalicule; dans le calibre du vaisseau, on trouve aussi de la matière granuleuse jaune clair (xanthose de Lebert) parfois aussi tout le canalicule est comblé par les cellules épithéliales colloïdes ou leurs noyaux devenus libres.

Le fin réseau trabéculaire de Sertoli se voit parfaitement dans l'intérieur de ces canalicules, il sépare les grosses cellules qui le distendent, il reçoit dans ses mailles une partie de la matière colloïde qui se prend en gelée, aspect qui pourrait faire croire à l'existence de cellules épithéliales allongées selon le diamètre transversal des canalicules, si on ne voyait de noyaux en aucune de ces masses. En quelques points le réseau est épaissi et paraît ressentir, dans les points nodaux, une légère irritation néoplasique, les cellules nodales sont augmentées de volume, leurs noyaux sont plus volumineux.

J'ai pu, comme Birch Hirschfeld, isoler les canalicules avec de l'acide chlorhydrique au 15e, mais je n'ai pas eu dans ces recherches tout le succès qu'il paraît avoir eu. L'active participation de l'épithélium testiculaire est nettement établie par les altérations que je viens d'indiquer et en outre par ce fait que les corps des foyers cellulaires considérables étaient formés de cellules rangées en ordre les unes à côté des autres, et qu'au centre, on pouvait encore retrouver quelques cellules testiculaires, se rapprochant plus que toutes les autres de leur forme et de leur volume primitifs.

Sur les quelques canalicules qui, pour une cause quelconque, n'ont pu être atrophiés, on aperçoit encore, à côté de débris granuleux, une ou deux cellules épithéliales colloïdes.

Les parois propres sont assez épaisses, mais grossies par l'existence dans leur intérieur de cellules à contenu colloïde quelquefois assez nombreuses.

Les canaux à épithélium cylindrique, canaux de *rete testis* sans tunique propre, canaux des côtes vasculaires, canaux de l'épididyme, offrent des altérations importantes.

L'épithélium cylindrique, au lieu de former une seule rangée de cellules, en forme deux ou trois rangées, empilées en désordre l'une sur l'autre; mais les cellules pariétales affectent un caractère tout à fait polygonal, les cellules intermédiaires sont fusiformes, les cellules cavitaires sont encore cylindriques et conservent même, en grande partie, leurs cils vibratiles ; la paroi propre est épaissie et infiltrée de cellules épithéliales. La cavité des canaux renferme aussi des cellules polygonales hyalines très-petites et des granulations ; quand la lésion est plus avancée, l'épithélium cylindrique fait une saillie considérable vers l'intérieur, semblable aux phyllodes de certains kystes de la mamelle. Ainsi donc, dans tous les points où il a été possible de voir ces canaux testiculaires, l'épithélium a subi des modifications très-importantes, même sur les canalicules atrophiés, il est devenu colloïde, il a proliféré par places. En outre, remarquons que l'altération est commençante à la périphérie du testicule et dans l'épididyme. Nous y reviendrons plus tard.

Les tuniques artérielles étaient épaissies, mais sur la plupart, les fibres musculaires avaient singulièrement augmenté de volume ; de même que leur épithélium (dégénérescence hyaline). Les veines offraient la même altération, mais à un plus haut degré ; sur les capillaires, la lésion est encore plus curieuse.

Les globules rouges, remarquables encore par leur teinte foncée, formaient, non pas une ligne régulière de globules empilés, mais une ligne irrégulière en zig zag, séparée de la paroi par des espaces très-clairs et assez volumineux, par de grosses cellules arrondies ou déformées, hyalines, qui interrompaient le cours du sang.

L'espace qui sépare les canalicules les uns des autres d'avec les artères est très-étendu et équivaut parfois à

4 ou 5 fois leur diamètre. Il n'offre pas en tous ses points la même composition ; en quelques-uns, il est parsemé de cellules lymphoïdes disséminées dans des trabécules assez étendues. Ces cellules lymphoïdes infiltrent ce réseau et se trouvent en très-grand nombre autour des canalicules et des vaisseaux : en ces divers points, elles ne conservent pas toutes ce caractère, elles passent à une forme plus élevée, elles prennent une forme légèrement polygonale ou arrondie avec noyaux volumineux clairs, et un ou deux nucléoles très-brillants. En d'autres points, il y a des hémorrhagies manifestes, en d'autres encore, dans les endroits où la lésion commence, on voit une matière granuleuse qui prend bien le carmin ou le bleu d'aniline ou encore l'acide picrique, mais qui présente des espaces clairs, arrondis, comme taillés à l'emporte-pièce sur les bords ; le long de ces parties granuleuses et de leurs espaces, on voit des cellules épithéliales très-nettes qui parfois sont irrégulières mais souvent sont polygonales, par pression réciproque ; on voit parfois quelques-unes de ces dernières dans la partie granuleuse même. Les cellules lymphoïdes qui se trouvent dans la partie granuleuse sont normales ou présentent une nature vasculaire spéciale.

Ces espaces granuleux avoisinent les canalicules dont ils touchent immédiatement la paroi fibreuse en quelques endroits, mais non dans tous, avoisinent aussi les capillaires ; on n'y rencontre pas de globules sanguins. Ces espaces sont les espaces lymphatiques décrits par Tomsa et Ludwig ; ils sont gorgés de lymphe coagulée, leurs cellules épithéliales subissent un commencement d'altération et le contenu coagulé maintenant a charrié des cellules épithéliales à un moment. Tous ces espaces granuleux ne sont pas de même nature, quelques-uns paraissent formés par des hémorrhagies blanches, des lymphorrhagies, car on remarque dans leur intérieur de fines lignes qui les parcourent en divers points et un commencement d'organisation, dont le tissu conjonctif périphérique paraît être le point de départ.

Dans quelques points moins attaqués (épididyme) on peut étudier à loisir le commencement de ces altérations, le tissu fibreux y est encore bien conservé en faisceaux; on y distingue aussi des cellules fusiformes en petit nombre, des fibres musculaires lisses, très-longues, avec leur noyau très-long et très-oblong. Quelques-unes d'entre elles, en gros faisceaux, semblent placées perpendiculairement aux canaux épididymaires, circonstance importante au point de vue physiologique. Enfin dans les travées du tissu conjonctif, on voit en certains points quelques cellules de forme arrondie avec gros noyau. En d'autres, notamment dans le testicule où la lésion débute, l'aspect général offre une physionomie qui rappelle le cylindroma, décrit par Billroth, ce n'est pas aussi régulier, les lignes sont sinueuses, et malgré soi, on se rattache à cette idée que les lymphatiques jouent un grand rôle dans la lésion.

Ainsi donc les épithéliums testiculaires, vasculaires, artériels et veineux, lymphatiques, sont altérés; le tissu conjonctif dans lequel se trouvent ces divers éléments est infiltré de coagulum sanguin, lymphatique, de cellules lymphoïdes qui tendent à une forme plus élevée et qui sont disséminées dans le tissu conjonctif, tantôt en masse d'aspect trabéculaire, tantôt, au contraire, en foyers finement adénoïdes.

Si l'on fait des coupes en pleine tumeur, les canalicules disparaissent, les artères seules restent avec un peu de tissu fibreux à leur pourtour, et forment comme des îlots généralement intacts ; on se trouve alors en face de cellules divisées par de fines travées, restes du tissu conjonctif ou du réseau de Sertoli ; il est alors difficile d'affirmer que ces foyers cellulaires dérivent soit du tissu conjonctif intercanaliculaire, soit des canaux testiculaires eux-mêmes.

En un seul point, j'ai trouvé un îlot de cartilage très-mou, presque fluctuant, de la grosseur d'une lentille (voir fig. 17).

En résumé, c'est un carcinome :

Observation IV.

M. X..., trente et un ans, célibataire, officier de marine depuis 1869, entre à la Maison de santé (service du Dr Demarquay). D'assez bonne constitution, il n'a jamais eu de maladies graves. Il a eu trois blennorrhagies, la dernière à vingt-cinq ans. Il a été atteint en 1869 d'un chancre induré à la verge, de plaques muqueuses de l'anus, de la gorge, d'un psoriasis syphilitique palmaire et d'onyxis syphilitique. Il eut aussi quelques accès de fièvre syphilitique, quelques douleurs rhumatoïdes et une céphalalgie persistante qui a diminué depuis 15 mois.

Il est extrêmement nerveux; dans une campagne de 27 mois aux Antilles, il fut pris d'une nostalgie irrésistible et d'une anémie profonde.

Au côté gauche, il a depuis 10 ans un varicocèle très-prononcé, le testicule de ce côté est presque entièrement atrophié.

La tumeur testiculaire droite a paru il y a 3 ans et demi, en juin 1869. Sa croissance a été modérée, presque insensible; de temps en temps, il éprouvait quelques douleurs insignifiantes, surtout lorsque le pantalon était un peu étroit; ces douleurs ressemblaient assez à celles de son varicocèle.

Il a pris pendant un certain temps de l'iodure de potassium, la tumeur a un peu diminué. Mais à la suite d'une chasse fatigante, la tumeur a augmenté de nouveau. L'iodure de potassium la fit encore décroître.

Depuis lors cependant la tumeur n'a pas changé de volume. Elle est très-volumineuse, un peu moins grosse qu'un œuf d'autruche.

Actuellement les bourses renferment à gauche un varicocèle, puis une hydrocèle assez volumineuse qui remonte jusqu'à l'anneau inguinal. La tumeur proprement dite, masquée par l'hydrocèle, est composée de 2 lobes réunis entre eux en arrière et séparés en avant par une profonde gouttière remplie de liquide. Les bords de cette gouttière présentent une arête vive et dure. La tumeur est dure, peu élastique, sa consistance est presque ligneuse. Elle est lisse partout; nulle part on ne sent de restes de l'épididyme. Le cordon ne paraît pas engorgé. M. Demarquay enlève la tumeur en décembre 1872.

Des morceaux de la tumeur pris en divers points et en tranches minces ont été durcis dans l'alcool absolu.

On y observe de larges îlots de cellules rondes à nucléole brillant, placées dans un réseau trabéculaire extrêmement fin. L'aspect de ces articulations et des cellules qu'ils renferment rappelle tout à fait les glandes lymphatiques. En quelques points, les cellules sont en dégénérescence granulo-graisseuse, et les amas homogènes qu'elles forment ainsi sont circonscrits par des cellules en plus ou moins bon état. Dans ces masses, on observe parfois des cristaux de cholestérine qui sont groupés de façon parfois à présenter un aspect étoilé.

Voici comment naît le tissu morbide :

1° En certains points, soit autour des artérioles ou des canalicules, on voit des réseaux de cellules étoilées de toute beauté, avec substance amorphe interstitielle en grande abondance. Les cellules embryonnaires se montrent en plus ou moins grand nombre le long de quelques-unes de ces travées et de jeunes cellules se mêlent bientôt avec les cellules rondes dont nous avons parlé en commençant;

2° En d'autres points, par simple prolifération conjonctive des parois des canalicules. On voit ainsi se produire de jeunes cellules qui refoulent le contenu épithélial vers le centre du canalicule. En résumé, nous avons affaire ici à un *myxosarcome lymphoïde du testicule ou tumeur embryoplastique*. Waldeyer a aussi décrit un myxosarcome du testicule (Virch. Arch., Bd. 44). Le

Dr X... a bien voulu me donner, mars 1875, quelques renseignements à son sujet : « Il a épousé une dame veuve doublée de trois enfants ; on prétend que cette veuve n'est qu'une ancienne maîtresse. Depuis cette union il a eu deux enfants, une fille et un garçon, âgé de quatre ans. — Je le rencontre souvent, il promène toujours le teint cachectique que vous lui connaissez. — Son frère a succombé l'année dernière à une affection cancéreuse de l'estomac, a-t-il dit. »

Observation V.

Pinon, cinquante et un ans, entre le 11 novembre 1873 à l'hôpital de la Pitié, service de M. Verneuil.

Est marié et a deux enfants. Il n'a jamais eu de blennorrhagie ni de syphilis. Son père et sa mère vivent encore. Un de ses frères est mort d'humeurs froides à onze ans, l'autre à vingt-quatre ans d'épilepsie.

A diverses occasions, il a eu quelques froissements des bourses, mais ce n'est qu'il y a trois ans, peut-être un peu plus tôt, que la tumeur a commencé à paraître. Le testicule grossit petit à petit, il devenait plus lourd, cela le gênait. Au mois de février 1873, il consulta pour la deuxième fois le médecin, la tumeur avait alors 18 cent. de circonférence ; le médecin ponctionna la tumeur, et devant un résultat complétement négatif proposa la castration au malade. Notre homme se décida à venir à Paris. La tumeur s'accrut un peu par la fatigue du voyage ; M. Gosselin, dans sa consultation, engagea le médecin, M. le Dr Gilet, à faire la ponction avant la castration.

Le Dr Gilet pratiqua la ponction mais sans succès.

Le malade revint alors à Paris et entra à la Pitié, chez M. Verneuil.

La tumeur, située à gauche, a 27 cent. de tour. Elle est ovoïde, très-pesante, très-dense, la peau glisse partout sur les parties profondes. Elle offre un peu de liquide en avant; ce liquide, réuni dans la vaginale, est assez abondant; on ne peut sentir les parties solides sous-jacentes.

On ne distingue plus l'épididyme, la tumeur est dure partout, mais surtout en arrière.

Le cordon spermatique est libre au-dessus de la tumeur, mais il est légèrement induré dans le canal inguinal.

La tumeur est indolente. Elle se développe assez rapidement par poussées successives.

Le malade a maigri depuis un an, il s'inquiète et s'ennuie beaucoup. Depuis son entrée à l'hôpital, il a été pris de douleurs dans les reins qui ont cessé au bout de quelques jours.

M. Verneuil fait une ponction le 14 et enlève la tumeur le 17 septembre. Le malade sort guéri de l'hôpital.

La tumeur extirpée n'offre pas la moindre irrégularité dans sa masse. Elle est entièrement globuleuse. Le cordon et les vaisseaux disparaissent dans sa masse. Les artères sont trop petites pour être injectées. Les veines peuvent s'injecter assez facilement jusque dans l'épaisseur de la masse testiculaire. Les lymphatiques du cordon sont plus gros qu'une plume de corbeau ; une injection de gélatine au nitrate d'argent s'arrête au pourtour de la tumeur. Leur contenu était limpide et transparent. Sur l'un d'eux cependant on voyait de petites masses blanchâtres qui ne sont pas autre chose que des éléments cellulaires de la tumeur en voie d'atrophie et de dégénérescence.

M. Verneuil, dans sa Clinique, rapporte qu'il a extirpé en province une tumeur du testicule sur laquelle il a pu voir des grains cancéreux échelonnés dans l'intérieur des lymphatiques de distance en distance. M. Verneuil, sur ce seul fait, annonça une généralisation certaine. Elle se montra trois mois après.

La tumeur est durcie par petits morceaux dans l'acide chromique. C'est une sarcome lymphoïde ou tumeur embryoplastique. Quelques canalicules testiculaires sont atrophiés à la périphérie de la tumeur, l'épididyme est environné complétement par le tissu morbide et disparaît dans sa masse. Le Dr Gilet a eu l'obligeance de nous donner les renseignements suivants, sur l'état de l'opéré (1875 mars). Il va parfaitement bien, la cicatrice est toujours belle. Il a repris l'embonpoint qu'il avait perdu. L'état général s'est complétement amélioré.

Observation VI.

Frappa, vingt-neuf ans, employé de commerce, né à Paris, entre le 28 octobre 1873 à l'hôpital de la Pitié, service de M. Verneuil.

Son père est mort de coliques de plomb, sa mère est en bonne santé. Elle n'a eu qu'un seul enfant.

Frappa n'a jamais eu de blennorrhagie, il avait autour du gland des végétations en assez grand nombre, qui ont été enlevées; en même temps on lui pratiquait aussi l'opération du phimosis (1869).

Il est marié depuis Noël dernier (1872.) Sa femme est enceinte.

Il porte un peu au-dessous du testicule gauche une petite tumeur grosse comme une cerise : elle y attenait, disait-il, par un petit cordon. Elle a grossi petit à petit en deux ou trois mois ; l'hydrocèle n'est survenu que depuis deux mois et demi ; jamais il n'a reçu de coup en cette région, il n'a jamais été à cheval.

Le tumeur est indolente.

Le cordon est sain. Une grande portion de l'épididyme est saine ; le testicule en apparence sain semble aplati contre la tumeur dont la source exclusive paraît être l'épididyme.

M. Verneuil pratique la castration, le malade guérit parfaitement. Je l'ai revu, il y a deux à trois mois, il se portait bien, avait excellente mine, la cicatrice était belle et les fonctions génitales s'exécutaient parfaitement bien.

La tumeur avait à peu près la grosseur d'un œuf de poule. Les artères ont pu être injectées, mais en quelques points il y a eu des ruptures ; le cordon a été aussi injecté, mais l'injection a été arrêtée très-vite. Elle n'a pas pénétré dans la masse. L'injection des veines et des lymphatiques n'a pu réussir. D'une façon générale les tentatives d'injections ne sont pas heureuses et ne semblent pas pour l'étude des tumeurs du testicule donner des résultats bien satisfaisants.

A l'examen microscopique, on reconnaît tous les caractères d'un *sarcome lymphoïde* ou embryoplastique. En certains endroits les cellules sont en dégénérescence granulo-graisseuse, entourées par des cellules d'apparence très-vivace.

En terminant ce chapitre ajoutons que les extirpations de semblables tumeurs ont donné parfois d'excellents résultats. M. Verneuil cite dans ses Cliniques deux cas tirés de sa clientèle privée, et qu'il revoit de temps en temps en bon état ; la castration pour l'un d'eux date de huit ans environ. M. Verneuil avait constaté lui-même la nature de la tumeur.

CONCLUSION GÉNÉRALE.

Les encéphaloïdes testiculaires sont souvent des tumeurs mixtes : les divers épithéliums du parenchyme séminal : ép. vasculaire, ép. lymphatique, ép. testiculaire, sont frappés en même temps que le tissu conjonctif ; quelques-uns répondent au sarcome lymphoïde (sarcome embryoplastique, médullaire, tumeur embryoplastique), lymphadénome de quelques auteurs.

QUIRRHE DU TESTICULE

AU CONGRÈS DE L'ASSOCIATION POUR L'AVANCEMENT DES SCIENCES
PARIS 1878.

---

blié dans une brochure intitulée **Contribution à 'étude des tumeurs du testicule. 1re édit. 1872, 2e édit. 1875, A. Delahaye ;** *a paru evu et augmenté dans les Archives générales de mé- ecine* 1879.

REVU ET AUGMENTÉ.

'armi les formes de cancer, qui peuvent s'observer s les diverses glandes du corps humain, il en est une, quirrhe, qui diffère de toutes les autres par la prédo- iance de sa trame conjonctive, la puissante rétraction elle exerce sur les éléments cancéreux développés is ses réseaux, par son petit volume, par sa consis- ce ligneuse et par son évolution extrêmement lente. caractères typiques si bien exprimés dans le squirrhe sein se retrouvent-ils dans le squirrhe du testicule ? -t-il même un squirrhe dans cet organe ; et faut-il en croire Rindfleisch (*V.* traduction française), qui en nie l'existence. Un court historique peut déjà faire prévoir la réponse.

I. — Le squirrhe est une variété de cancer extrêmement rare dans le testicule. En vain l'on parcourt Ambroise Paré, J.-L. Petit, les Mémoires de l'Académie de chirurgie, et tant d'autres ouvrages, on n'en trouve aucun exemple bien avéré dans notre vieille littérature médicale.

A. Cooper (1) le premier nous fournit une observation qui répond exactement aux caractères que nous venons d'esquisser. Curling (1844) dans son Traité des maladies du testicule cite deux faits de même nature.

En France, on ne trouve avant 1830 aucune observation de squirrhe du testicule, et cependant Sanson (Thèse d'agrégation, (1830), Regnault (1838), Berchoud (1839), Gérauld de Langalerie (1841), Bugeon (1841) (Thèses de doctorat de Paris), donnent chacun dans leur travail inaugural un court chapitre sur ce sujet. Ces aperçus, qui semblent se copier l'un l'autre, ne reposent sur aucune observation personnelle. Dans la thèse de Sanson, il est fait allusion à quelques cas observés par Boyer, mais il n'est donné aucune espèce d'indication précise qui puisse permettre de retrouver les faits en question. Il s'agit probablement d'un souvenir des cliniques du grand chirurgien.

(1) Observat. on the structure and disease of the testis. by Sir A. Cooper, 1830, p. 150. Voir planche 10, fig. 1.

Malgré les travaux qui ont surgi sous l'impulsion développée en France par la traduction du livre de Curling, l'histoire du squirrhe du testicule est encore à faire. Bien mieux, un savant anatomo-pathologiste allemand, *Rindfleisch*, dans un livre qui a eu les honneurs d'une traduction française, nie complétement l'existence du squirrhe (*V.* p. 543) : « Les variétés carcinomateuses, dit-il dans son ouvrage, autres que le carcinome mou ne se voient pas primitivement dans le testicule. Un examen anatomique plus approfondi démontre que les tumeurs décrites comme squirrhes du testicule ne peuvent être considérées comme telles. » L'auteur allemand faisait à tort table rase de ce qui existait avant lui et n'avait probablement pas lu la remarquable observation d'A. Cooper (1830), celles de Curling (1844-1849) et le fait de Dolbeau (1853), dont la pièce avait été examinée, brièvement il est vrai, par le professeur Robin. Ni Cruveilhier, ni Fœrster, ni Virchow, ni Lebert, ni Broca, ne parlent de cette variété de squirrhe de la glande séminale.

J'ai publié, en 1872 (1), un fait très-positif de squirrhe observé dans le service de M. Verneuil, et dont l'observation clinique avait été prise par M. Maunoury, alors interne du service.

L'examen microscopique que j'ai pu en faire pouvait seul établir la réalité de l'existence du squirrhe. Le malade était mort un mois après l'opération sans les phénomènes caractéristiques d'une diathèse cancéreuse.

---

(1) Nepveu. Tumeurs du testicule, 1re édition. 1872.

Kocher, dans son Traité (1) (p. 348), 1876, fait une place pour le squirrhe du testicule, mais n'en cite pas d'exemple personnel.

Klebs (2) (1877, p. 1008) agit de même et nous donne un examen très-complet d'une pièce par lui trouvée dans le musée anatomique de Prague.

Tel est l'ensemble des courts travaux publiés sur la question. A ma première observation qui date de 1871, je crois donc utile d'ajouter deux nouveaux faits que j'ai eu la bonne fortune d'étudier à loisir dans le service de M. Verneuil.

L'ensemble de ce travail reposera donc sur neuf observations de valeur variable. Tel est actuellement le bilan de la science sur ce point bien circonscrit, mais qui touche aux plus délicats problèmes de l'anatomie pathologique et du diagnostic des affections de la glande séminale.

II. — Le squirrhe du testicule apparaît à un âge assez avancé. Dans les huit observations où l'on rapporte quelques circonstances qui peuvent faire apprécier le moment du début, on voit que l'époque d'apparition a été, en moyenne, 42 ans, tandis que l'époque où l'affection était confirmée et où les malades venaient se confier aux soins du chirurgien était en moyenne 46 ans. Ce petit détail est très-intéressant, car il laisse voir net-

(1) In Handbuch der spec. und Allgem. Chirurgie von Pitha und Billroth.

(2) In Handbuch der Pathologischen Anatomie.

tement que, dans la majorité des cas, il y a une période d'inattention du malade et d'hésitation diagnostique des premiers médecins.

Dans l'observation VII, par exemple, le malade entrait à l'hôpital, envoyé par son médecin comme atteint d'un cancer de la région sus-ombilicale. La lésion primitive avait été jusque-là absolument méconnue.

Dans quelques cas seulement on signale une cause qui aurait agi d'une façon plus ou moins manifeste sur l'apparition du cancer. Curling (obs. 4) dit que son malade a eu *le testicule fortement froissé* sept ans auparavant et qu'il avait alors augmenté de volume. Dans la plupart des cas, *il n'y a pas d'antécédents de syphilis ou de strume. Le développement spontané,* sans contusion et sans cause connue, est aussi particulièrement noté (obs. 6).

Le malade de Dolbeau prétend que sept ou huit ans auparavant, le testicule gauche était *plus petit* que le droit et aussi plus dur, il affirme qu'il n'en ressentait alors aucune douleur. Cette *atrophie* préalable de l'organe, dont la cause n'est pas mentionnée, offre un grand intérêt ; on sait d'une manière positive quelles relations étroites existent entre l'inflammation chronique des glandes et le cancer (sein, estomac, thèse de Ferdinand Nepveu, Paris, 1821, etc., etc...). La *syphilis* pourrai agir dans la même direction, il en serait peut-être de même aussi de la *blennorrhagie*. Dans l'observation IX, quatre à cinq ans avant l'apparition positive du squirrhe, le malade avait eu une blennorrhagie qui déjà n'avait pas été la seule.

Nous ne connaissons rien sur *l'action des troubles de la sécrétion spermatique,* excès, rétention, sur la production du cancer en général, et, à plus forte raison, du squirrhe.

En résumé, nous avons peu de données sur les causes spéciales du squirrhe du testicule. D'une façon générale elles doivent ressortir au chapitre de l'étiologie du cancer, chapitre encore malheureusement dans l'enfance, bien que des recherches intéressantes nous fassent prévoir dans sa pathogénie le rôle de certaines diathèses (Verneuil), du traumatisme, des inflammations et surtout des inflammations diffuses chroniques des parenchymes glandulaires.

III. — Le début de la lésion, en dehors des circonstances étiologiques que nous venons de signaler, s'est traduit par des phénomènes variables. C'est tantôt un *malaise* dans le testicule qui a attiré l'attention du malade, dans un cas malaise avec douleurs dans l'aine (obs. 1 et 7). D'autres fois, c'est une *dureté* spéciale de la glande remarquée par hasard (obs.). D'autres fois encore, c'est une *simple augmentation* (obs. 6), ou bien encore une *diminution notable de volume* (obs.5). Quelquefois, quelques-uns de ces signes réunis servent à éclairer le malade (obs. 7)et attirent son attention.

Chose importante, le début peut être absolument méconnu et le malade, même intelligent, ne peut retrouver *aucun signe* qui permette au médecin, malgré l'interrogatoire le plus minutieux, de fixer à peu près la date d'éclosion du mal (obs. 9).

Trois fois le malade a été traité par les premiers médecins qui l'avaient vu, pour un *cancer profond de l'abdomen*, tant les troubles testiculaires sont en général peu prononcés. Les *douleurs* que l'on croit être la règle dans le cancer, et spécialement dans le squirrhe, sont exceptionnelles ; elles sont gravatives rarement, très-faibles et très-passagères dans la plupart des cas ; aussi comprend-on que le malade n'ait eu son attention attirée de ce côté que par les *changements de consistance, de volume et de forme* de la glande séminale.

En résumé, début très-obscur, se laissant à peine reconnaître dans les souvenirs du malade par la perception de quelques douleurs vagues et passagères ou par les changements de consistance ou de volume de la glande.

IV. — Le testicule affecté conserve sa *forme* générale ovoïde, son *volume* est variable, tantôt celui d'une orange, tantôt celui du poing d'un adulte ; dans un cas il n'atteignait que le volume d'un œuf de pigeon.

Rarement les *dimensions de l'organe* ont été prises d'une façon précise.

Dolbeau (obs. 5) dit que le testicule de son malade présentait 42 millim. de long sur 51 de large. Moi-même, dans le fait rapporté par Maunoury, j'ai trouvé que le testicule atteignait 9 cent. de long sur 6 de large ; en somme, le volume du testicule squirrheux est généralement peu considérable.

Ce fait contraste avec le développement colossal de la plupart des cancers mous du testicule, d'autant plus que dans certains cas de squirrhe (obs. 7) le volume était à peine supérieur à celui du testicule à l'état normal. Chose intéressante dans ce même fait, le testicule avait commencé à grossir d'une façon assez considérable, puis il revint peu à peu au volume primitif (œuf de pigeon). Ce changement de volume si remarquable est en rapport avec l'énorme développement du tissu conjonctif, dont la puissante rétractilité amène, comme dans la cirrhose, une réduction considérable dans les dimensions de l'organe.

Cette particularité intéressante a fait donner par quelques auteurs à cette variété de cancer le nom de cancer atrophique.

La *consistance* de l'organe est d'une dureté excessive. Astley Cooper (obs. I) dit que le testicule était *impénétrablement dur*. Dureté pierreuse (Curling), consistance fibro-cartilagineuse (Dolbeau), ligneuse (la plupart des auteurs), tels sont les différents termes employés pour caractériser la résistance de l'organe au toucher.

La *surface* du testicule n'est pas toujours régulière. Dans l'observation VII, j'ai insisté sur la présence de *petites nodosités*, de légères saillies à la surface de la glande; dans l'observation VI, j'avais déjà signalé des *inégalités superficielles*.

L'épididyme est en général fondu dans la tumeur testiculaire ; il disparaît dans la masse ; parfois (obs. 7) il forme une légère saillie perceptible à sa surface ; l'épididyme peut être aussi le point de départ d'une tumeur assez considérable qui coiffe le testicule.

Le *cordon* spermatique est assez souvent engorgé.

Curling (obs. 3) a vu le cordon très-volumineux, très-épais, s'étendant ainsi jusqu'au canal inguinal ; dans la deuxième observation qu'il publie, le même auteur fait remarquer (obs. 4) que le cordon spermatique formait une tumeur dure, grosse comme la moitié du testicule malade. Cette tumeur distendait l'anneau inguinal externe.

Le scrotum, dans une seule observation (obs.3), était adhérent à la partie antérieure de la tumeur, plissé à sa surface. Il avait même suppuré à la suite d'inflammation profonde de l'organe.

V. — Les troubles fonctionnels qui accompagnent cette lésion sont généralement très-faibles. C'est un léger *malaise* spontané dans le testicule (Astley Cooper, obs. I); c'est un petit *malaise* déterminé seulement par la *pression*; parfois ce sont de *petites douleurs* qui siégent dans l'organe, s'irradient dans l'aine du même côté ou du côté opposé (obs. 3). Les douleurs peuvent se présenter surtout la nuit. Chose bizarre, le testicule est quelquefois même insensible à la pression. Cette indolence à la pression et l'absence de douleur spontanée ont pu quelquefois égarer et le malade et le chirurgien ; c'est dans ces cas, en effet, que la présence d'une tumeur secondaire dans l'abdomen a été, à cause du silence de l'organe même, considérée comme la maladie principale (obs. 7 et 9).

VI. — Dans tous les cas, la *marche* et l'accroissement de la tumeur ont été extrêmement lents. Nous n'avons que six observations où l'on puisse estimer la durée totale de l'affection.

La durée la plus grande paraît avoir été de huit *ans* (Dolbeau) ; la moindre, de deux ans (Astley Cooper) ; la durée moyenne est de six ans. Cette dernière donnée repose sur l'époque d'apparition du début, dont la trace est très-fugitive généralement, et il est possible que cette moyenne doive être encore augmentée.

Le squirrhe, dans sa marche, présente certains faits intéressants.

Curling cite un cas (obs. 3) d'*abcès* scrotal dont l'ouverture amena un grand soulagement. Le testicule (obs. 6) avait augmenté de volume, puis petit à petit avait diminué. Ce fait extrêmement intéressant démontre l'action puissante du tissu conjonctif très-dominant dans le squirrhe.

VII. — Dans la plupart des cas on remarque un *état général satisfaisant*, dans quelques-uns même la santé était florissante. Cette notion forme un contraste très-frappant avec les troubles déterminés par la métastase et la diffusion du cancer dans les organes viscéraux.

On signale dans quelques faits de *l'œdème des membres inférieurs* de *l'engorgement ganglionnaire dans l'aine* du même côté, rarement du côté opposé (Curling, obs. 3), de l'engorgement des *ganglions lombaires* et *prévertébraux* (obs. 7 et 9).

La tumeur que forment les ganglions prévertébraux est en général *très-douloureuse*. Elle peut déterminer des troubles *par compression* sur les vaisseaux (œdème des membres), sur l'*estomac* et l'*intestin*, sur les *uretères* (obs. 9), avec oligurie notable.

La tumeur *prévertébrale* étudiée en elle-même forme une *saillie* dans la région sus-ombilicale, parfois *visible*, parfois seulement *perceptible* au toucher ; dans plusieurs cas cette tumeur a été prise pour la maladie principale et, vu son voisinage de l'estomac, de l'intestin, de l'épiploon, a été considérée comme un cancer de ces divers organes (obs. 7 et 9).

Cette tumeur prévertébrale est parfois *mobile transversalement* (obs. 8), dure, ferme, dense ; l'époque de son apparition est variable, deux mois avant la mort (obs. 9). Dans ce cas, son apparition a été précédée quatre mois avant par du malaise dans le bas-ventre, ce qui a fait croire au malade à une affection intestinale. Souvent aussi les *ganglions iliaques* s'engorgent ; dans l'observation XI ils formaient une masse colossale intimement unie à la masse prévertébrale, ils comprimaient les vaisseaux ; l'intestin était réduit de calibre et ils formaient une saillie volumineuse dans la fosse iliaque gauche.

VIII. — La mort est la terminaison naturelle du squirrhe dans un délai plus ou moins étendu (ob. 3, 7, 9). Elle a lieu sans grandes souffrances, Curling (obs. 3). Elle est produite par un *épuisement général* qui survient rapidement au milieu d'une santé quelquefois florissante.

C'est surtout par les phénomènes de *compression viscérale* que le malade est enlevé. Cette fin est assez rapide. Comment en effet résister à des *compressions de l'estomac, de l'intestin, des uretères et des vaisseaux.* Toutes les forces vives sont attaquées à la fois, aussi la mort est-elle prompte.

Elle est précédée de *douleurs indéfinissables dans le bas-ventre et la région épigastrique.* Dans ce cas (ob. 7) le malade croyait à une lésion de la *vessie*, bien qu'il n'eût aucun trouble de la miction. Les digestions sont pénibles, les indigestions fréquentes, le membre inférieur du côté comprimé devient variqueux, puis œdémateux, l'œdème envahit le membre du côté opposé.

La sécrétion urinaire diminue par compression des uretères et le malade périt sans avoir eu le temps de maigrir.

Ces malades meurent sans être précisément cachectiques. Ce fait était frappant dans les observations VII et IX. Dans ce dernier cas le malade est mort avec un abaissement considérable de la température, avec une algidité très-marquée.

IX. — L'autopsie n'a pu être faite dans 7 cas, sur 5 desquels on a pu cependant étudier la pièce. Enfin, dans les 3 autres cas, on a fait à la fois et l'autopsie et l'examen anatomique du testicule.

L'examen microscopique n'a été fait que quatre fois; mais les renseignements que nous donne le microscope nous permettent d'établir d'une façon indiscutable la valeur des observations où à la fois la clinique et le simple examen anatomique de la glande ont fait porter le diagnostic de squirrhe.

Quoi qu'il en soit, nous appuyant sur ces données rétrospectives et sur les faits plus modernes, nous pouvons aborder avec une entière sécurité la description anatomique du squirrhe de la glande séminale.

Sur une coupe générale de la tumeur, on observe deux parties distinctes, l'une ovoïde qui a conservé la forme générale de la glande, c'est le testicule lui-même; l'autre, qui la surmonte, c'est l'épididyme et le canal spermatique envahis par le cancer.

Le *testicule* est ovoïde du volume d'un œuf de poule, quelquefois plus petit (œuf de pigeon). Son tissu est très-dense, très-dur, compacte, crie sous le scalpel ; blanchâtre, rosé en quelques points, il présente des stries jaunâtres, des dépôts phymatoïdes, rarement il est musculaire au centre comme l'a vu A. Cooper. Si l'on vient à laver la coupe dans un courant d'eau on voit nettement à sa surface un réseau de tractus blanchâtres qui s'irradient du *rete testis* et du corps d'Highmore en éventail jusqu'à l'albuginée. Dans un cas (obs. 9), le tissu pathologique était presque limité au corps d'Highmore et le reste du parenchyme testiculaire traversé par ces tractus conjonctifs était atrophié.

Avant la coupe de l'organe, l'albuginée était irrégulière. Après la section, le tissu testiculaire atrophié faisait saillie sur la coupe et l'albuginée avait repris ses formes arrondies.

L'*épididyme* n'est généralement plus reconnaissable comme corps distinct. La vaginale est soudée par des adhérences intimes dans une plus ou moins grande étendue. Parfois elle présente un peu de liquide (quelques grammes à peine). Dans deux cas (5 et 6), elle était infiltrée par les éléments cancéreux.

Dans les deux observations, celle de A. Cooper et la septième, on note l'infiltration du cordon spermatique et du canal déférent. Nulle part on ne parle d'extension jusqu'à la prostate ou aux vésicules séminales.

L'examen microscopique a été fait par Robin (1855) très-brièvement, par moi-même en 1871 et 1878, et par Klebs, 1878.

D'après Robin (obs. 5), la tumeur contenait un grand nombre de cellules cancéreuses remarquables par la grosseur de leurs noyaux ; *le tissu cellulaire et le tissu fibreux* sont en grande quantité. A la périphérie, il reste quelques tubes séminifères, les parties jaunes sont formées par des tissus mortifiés et l'on y rencontre quelques cellules cancéreuses.

Dans la fausse membrane, signalée sur la surface de la vaginale, on trouve encore les éléments du cancer.

La tumeur renfermait un suc laiteux peu abondant.

L'auteur considère la tumeur comme un CANCER *du testicule de forme squirrheuse.*

Moi-même je résumais ainsi les caractères de mon examen (obs. 6) : « Enormes trabécules conjonctives, dures et résistantes, étendues du corps d'Highmore à la vaginale, étouffant dans leurs réseaux de petits foyers dans les alvéoles desquels des mailles rarement fines et délicates, le plus souvent à larges trabécules, entourent des cellules épithéliales dont la polymorphie est nettement accusée. »

Klebs, résumant son examen microscopique, dit que

les *parties centrales* sont composées d'un tissu conjonctif presque homogène et brillant, traversé de fentes étroites et ramifiées qui contiennent de rares cellules et des détritus granuleux.

J'ai fait les mêmes remarques dans mon observation IX :

La trame du squirrhe du testicule est donc formée de très-épaisses trabécules conjonctives.

On comprend que sous l'influence de la puissante rétractilité de ce tissu les cellules cancéreuses et ce qui reste du tissu sain éprouvent, suivant les points, un sort variable.

Robin signale la disparition des *tubes séminifères* dont il ne reste plus que quelques traces, la présence de parties jaunes formées par les tissus mortifiés.

Il décrit aussi *les cellules cancéreuses*, et j'en avais aussi noté (obs. 6) les aspects divers, les unes formant un véritable semis, les autres à forme régulière, noyau large, mince enveloppe.

Quant aux canalicules, ils sont généralement atrophiés ; quelques-uns rendus visibles par une sorte de bouillie athéromateuse, contenant des cristaux de cholestérine à leur intérieur.

Klebs fait ressortir le contraste qui existe entre les cellules épithéliales de forme diagonale avec gros noyaux à la périphérie de la tumeur et les rares cellules ou débris granuleux du centre.

Dans ma dernière observation (9), le squirrhe était limité à la région du corps et du *rete testis*. Les cellules épithéliales avaient encore conservé en quelques points une certaine ampleur à côté cependant de foyers granulo-graisseux. A la périphérie les lésions se trouvaient par conséquent moins prononcées et l'on pouvait nettement reconnaître que ces éléments cancéreux dérivaient de l'épithélium testiculaire, fait que Robin d'abord, puis Birsch-Hirschfeld nous ont annoncé et que j'ai eu occasion de vérifier à plusieurs reprises.

Dans les deux seules autopsies qui aient été faites (Curling, 3, Nepveu, 9), on signale d'intéressants résultats.

1° Curling. La vessie était envahie et le cancer étendu dans l'abdomen.

2° Ma dernière observation explique certains symptômes remarquables : tumeur dans la fosse iliaque, tumeurs prévertébrales unies entre elles et comprimant le rein et l'uretère gauche, le côlon transverse descendant et le rectum, la veine cave inférieure, les vaisseaux iliaques et quelques branches du plexus lombaire.

Aucune généralisation du reste dans le foie, le poumon, le rein. Le cerveau n'a pas été examiné.

X. — Le pronostic du cancer mou du testicule, on le conçoit facilement, est extrêmement grave, mais celui du squirrhe en particulier sans l'être moins a cependant une marche plus lente ; d'où suit pour le pronostic une différence notable.

La durée d'un squirrhe pouvant être de 6, 7, 8 ans au maximum, le *diagnostic* du squirrhe du testicule offre de grandes difficultés.

Au début de l'affection le diagnostic ne peut être

porté que sur des signes tellement légers, et le malade, dans tous les faits que nous rapportons, a tellement de peine à en trouver quelques traces, que nous croyons inutile de faire une étude sur ce point. Il nous suffit d'insister d'une façon tout à fait particulière sur l'utilité qu'il y aurait à surveiller à l'âge moyen de la vie, vers la quarantaine, dans des conditions héréditaires suspectes, après une série de petites lésions testiculaires bien établies (traumatisme, inflammation, etc.), l'évolution d'une lésion plus ou moins douteuse.

C'est surtout à cette époque qu'il faudrait opérer, et peut-être pourrait-on, s'appuyant sur la production si lente et si insidieuse de ce squirrhe, faire un peu plus souvent une ponction exploratrice de la vaginale et même, après l'étude attentive de l'organe, la castration s'il y avait quelques doutes.

A la période d'état, le squirrhe peut se confondre avec le testicule syphilitique, avec le testicule tuberculeux ou avec d'autres formes du cancer.

A cette période, presque toujours l'épididyme est envahi et forme une seconde tumeur sur la tumeur régulière du testicule. Si l'on vient à ponctionner la vaginale sur un testicule ainsi altéré, il sera possible d'isoler nettement ces deux tumeurs, et c'est dans les caractères de l'une et de l'autre que se trouveront les éléments du diagnostic.

Dans le testicule, l'épididyme n'est pas pris dans toute son étendue. En tous cas, il conserve sa forme générale et ses sinuosités, on sent un cylindre plein sous le doigt.

Le testicule squirrheux a la plus grande ressemblance avec l'orchite syphilitique. Dans ce dernier cas, les commémoratifs, la bilatéralité, le succès du traitement spécifique permettront de juger la question ; si après quinze jours ou un mois la tumeur ne s'est pas modifiée, il y a lieu de songer au cancer.

Nous éliminons de cette étude diagnostique toute comparaison avec la *maladie kystique*, avec l'enchondrome testiculaire qui peuvent présenter le même volume, le même caractère de durée, mais qui en diffèrent par les résultats de la ponction pour la maladie kystique (jamais de kystes dans le squirrhe), par la sensation de bosselures particulières pour l'enchondrome.

Une petite hématocèle vaginale, de date ancienne, peut mettre aussi le clinicien dans un grand embarras.

A la période métastatique, l'envahissement du cordon, des ganglions inguinaux, iliaques, lombaires, prévertébraux, ne permettent pas beaucoup d'erreur. Cependant lorsque le squirrhe du testicule a marché lentement et lorsque la tumeur prévertébrale contraste avec elle par des accidents aigus, le malade accuse auprès du chirurgien des troubles abdominaux et celui-ci, trouvant alors une tumeur saillante dans la région épigastrique, diagnostique un cancer de l'estomac, de l'intestin et de l'épiploon (obs. 7 et 9).

Dans ces deux observations, les malades sont entrés à l'hôpital sous la rubrique de cancer de l'estomac. C'était le diagnostic de leur médecin que M. Verneuil ne put rectifier qu'après un examen très-attentif, tant les symptômes testiculaires étaient peu prononcés.

Cette difficulté est considérable surtout quand le testicule a son volume normal, comme dans l'observation IX, et ne diffère de son congénère, que par sa consistance ligneuse et les douleurs que l'on y provoque à une certaine pression. Aucune déformation ne trahit à la simple vue la lésion testiculaire; il faut la toucher pour arriver à reconnaître la vérité.

En résumé, le diagnostic offre d'énormes difficultés. Au début, il est presque impossible. A la période d'état il est extrêmement difficile et c'est surtout dans ces deux périodes qu'il faudrait opérer.

A la période métastatique, lorsque la glande séminale n'attire l'attention par aucun signe particulier et qu'on se trouve en face d'une tumeur abdominale dont la pernicieuse influence ne s'explique que trop, on porte diagnostic de cancer de l'estomac, négligeant ces lésions minimes qui sont pourtant la cause première de tous ces troubles.

XI. — La thérapeutique chirurgicale offre peu de prise sur une telle affection. Cependant la castration a été faite trois fois : c'est *a priori* le seul remède radical. Examinons-en les résultats.

A. Cooper (1809) enleva le testicule, la plaie guérit bien, mais le malade mourut un mois après d'œdème des membres inférieurs avec des phénomènes de généralisation. Il avait opéré son malade trop tard : le membre inférieur du côté lésé était œdémateux et le patient en se baissant éprouvait des douleurs lombaires très-vives.

La castration fut également pratiquée dans le fait rapporté par Dolbeau (1). Dolbeau n'en indique ni l'auteur ni le résultat. Il signale cependant ce fait intéressant que, à la section du cordon, il n'y eut que deux ligatures à faire et remarque que le malade perdit très-peu de sang.

La troisième opération fut faite par M. Verneuil en 1871. Le malade mourut un mois après des phénomènes de phlegmatia alba dolens du côté droit, tandis que la lésion siégeait à gauche, et succomba à la pyohémie.

En face de ces trois faits nous n'avons qu'à soulever ici la question de l'opportunité de l'intervention opératoire. En opérant dès le début de l'affection, si le squirrhe du testicule pouvait être alors diagnostiqué avec quelque certitude on pourrait alors éloigner, retarder l'issue funeste, mais plus tard tout espoir est perdu. Peut-être alors se poserait la question, s'il y avait compression intestinale, de créer un anus contre nature. M. Verneuil, dans un mémoire lu au Congrès de la Société pour l'avancement des sciences tenu à Paris (1878), s'appuyant sur d'innombrables exemples, a montré qu'agir ainsi c'était volontairement courir à un désastre. Le patient dont les viscères sont altérés par la généralisation cancéreuse n'est plus en état de supporter l'opération, ou bien encore le néoplasme sous le coup de fouet du traumatisme chirurgical prend un essor très-rapidement funeste. Entre une centaine de faits,

(1) Probablement Nélaton. Castration pratiquée à l'hôpital des Cliniques, 1853.

nous trouvons dans ce mémoire l'observation de Cooper qui, opérant (obs. 2) son malade en pleine période de généralisation, œdème des membres inférieurs, douleurs des lombes, l'a vu succomber un mois après, en pleine cachexie.

Obs. I. — *Observation on the structure and diseases of the testis*, by sir A. Cooper (1830). Voir planche X, 2e fig.

Cas tiré de la collection de Saint-Thomas Hospital bien avant le temps d'A. Cooper.

Le testicule est très-dur, en quelques points cartilagineux, en d'autres points osseux.

L'épididyme est dur, le cordon volumineux.

Aucun commémoratif.

Obs. II. — *Observation on the structure and diseases of the testis*, by sir A. Cooper (1830), p. 50. Voir planche X, 1re fig.

Thomas Cheston, quarante-quatre ans, qui réside à Tottenham, est admis à Guy's Hospital pour un testicule induré et volumineux.

Le testicule, quand il s'accrut pour la première fois, était impénétrablement *dur*. De l'eau l'*entourait*, la masse indurée était sentie à travers le fluide qui était d'environ 4 onces.

La maladie commença en juin 1818, et il dit qu'il

d'abord observé quelques douleurs dans l'aine. Un mois après, *dureté* et *malaise* dans le testicule.

Le mal s'accrut, mais ne fut jamais très-fort.

Le testicule et l'épididyme étaient tous deux envahis à son entrée à l'hôpital, mais le cordon spermatique n'était pas volumineux. Il avait de fortes douleurs dans les lombes, spécialement en se baissant.

La cuisse et la jambe devinrent œdémateuses.

En recherchant la *cause* de la maladie, il conclut lui-même qu'il était robuste et en bonne santé quand il commença à sentir les premières atteintes du mal.

Le testicule fut enlevé en 1809, et la plaie parfaitement guérie. Il sortit de l'hôpital tout aussitôt, mais la tuméfaction de la jambe et de la cuisse demeurèrent, et il mourut un mois après son retour à Tottenham.

Le testicule était dur, blanc, compact, caséeux et en quelques points très-vasculaire.

L'épididyme était aussi volumineux.

Obs. III. — Curling, p. 324, 3e édition.

Cette affection carcinomateuse est rare, dit Curling.

En juillet 1844, un homme corpulent, âgé de cinquante-huit ans, me consulta sur une affection de ce genre. Il dit qu'il avait perçu pour la première fois une dureté dans la glande environ cinq ans auparavant.

Il n'y fit point attention pendant deux ans, lorsque, à cette époque, la partie augmenta de volume, s'enflamma, puis un *abcès* se forma dans le scrotum. Quand il s'ouvrit, il se fit un grand soulagement.

L'abcès se ferma, mais la tuméfaction ne disparut que partiellement. Je trouvai le testicule gauche converti en un corps irrégulier du volume d'une orange, extrêmement dur. Le scrotum était plissé à sa surface et adhérent à sa partie antérieure. La pression ne causait qu'un petit malaise. Le cordon spermatique était très-volumineux et formait un corps épais, rond, s'étendant jusqu'au canal inguinal.

Le testicule droit était sain, mais il y avait un ganglion du volume d'un œuf de poule dans l'aine droite. Parfois, il éprouvait quelques douleurs, principalement dans le testicule gauche et l'aine droite, mais cela ne troublait pas son repos. Il n'avait jamais souffert dans les lombes. L'état de santé générale était tolérable ; l'appétit était bon ; il pouvait faire plusieurs milles à pied. La maladie s'accrut petit à petit, sans produire de grandes souffrances. Il mourut en décembre 1845.

A l'*autopsie*, on trouva un *cancer dur* qui s'était étendu dans l'abdomen et avait envahi la *vessie*. Les viscères abdominaux étaient sains. Il n'avait pas maigri ; l'abdomen était recouvert d'une couche épaisse de tissu.

Obs. IV. — Curling. *Loco citato*. Voir plus haut.

J. M..., âgé de cinquante-deux ans, charpentier entre dans mon service à London Hospital, en 1849, pour un squirrhe du testicule droit. Il raconta que son testicule avait été froissé fortement sept ans auparavant, ce qui l'avait fait augmenter de volume.

Il devint dur et augmenta de volume quatre ans après. L'organe avait trois fois son volume normal; il était d'une dureté pierreuse, spécialement à sa partie postérieure.

Dans le cordon spermatique se trouvait une tumeur grosse comme la moitié du testicule malade, qui distendait l'anneau inguinal.

Il n'y avait aucune tuméfaction dans la région lombaire et il n'y sentait aucun malaise. Il éprouvait de vives douleurs dans le testicule, spécialement la nuit. Il resta dans le service quelques mois pendant lesquels la maladie ne fit presque aucun progrès.

Obs. V. — Société anatomique, XXVIII, 172. — *Cancer du testicule gauche de forme squirrheuse*, par Dolbeau, interne des hôpitaux.

Thourins, cinquante-deux ans, maçon, entre aux Cliniques (1853).

Il y a sept ou huit ans, il remarqua que le testicule gauche était plus petit que le droit et aussi plus dur.

Il affirme qu'il ne ressentait alors aucune douleur. Enfin, il y a six mois, des douleurs apparurent dans le testicule gauche qui, dès ce moment, augmenta de volume. Depuis cette époque, chaque fois que le malade se fatiguait, il éprouvait des douleurs vives dans la région lombaire et dans le cordon. Depuis deux mois le volume n'a pas changé. Les douleurs sont rares.

État actuel.

Les téguments du scrotum sont sains, n'ont contracté

aucune adhérence avec les organes contenus, pas de changement de couleur à la peau. Le testicule droit est sain. A gauche, on trouve contenue dans les enveloppes une tumeur ovoïde assez régulière, due au développement du testicule. L'épididyme est transposé, il occupe la partie supérieure et antérieure du testicule.

La tumeur a la forme et à peu près le volume d'un gros œuf. Les dimensions exactes sont 42 millimètres de hauteur, et transversalement 51 millimètres en haut, inférieurement 53.

La consistance est la même dans tous les points. C'est celle du tissu fibro-cartilagineux.

Pas d'épanchement dans la vaginale ; les éléments du cordon sont normaux.

Les ganglions inguinaux et lombaires sont intacts comme la prostate.

Symptômes. — Il n'y a pas de douleurs spontanées dans la tumeur, le malade dit qu'il ne souffre pas plus la nuit que le jour. Au contraire, le repos fait disparaître quelques douleurs siégeant dans le cordon.

La tumeur n'est pas sensible à la pression. Il faut même comprimer très-fort pour obtenir la douleur propre à la pression du testicule ; la bosselure, formée par l'épididyme, est plus sensible que le reste de la tumeur.

La santé générale est bonne. Le malade est soumis dès son entréee à l'emploi de l'iodure de potassium à la dose de 1 à 4 grammes par jour. Aucun changement notable ne s'est manifesté dans la tumeur sous l'influence de ce traitement.

22 mars. La tumeur était augmentée de volume. La mensuration a été prise au moyen du compas d'épaisseur.

L'opération n'a présenté rien de particulier. Le cordon était sain ; deux ligatures.

Examen de la pièce. — Tumeur ovoïde du volume d'un gros œuf de poule. A la partie postérieure et supérieure, on voit une petite hydrocèle. La tunique vaginale renferme à peu près une cuillerée de sérosité transparente; des brides celluleuses assez nombreuses unissent le feuillet pariétal au feuillet viscéral. Le feuillet présente près du bord du testicule correspondant à l'épididyme une fausse membrane grisâtre renfermant une matière molle d'un jaune gris. A la partie antérieure de la tumeur, l'épididyme est augmenté de volume, bosselé, d'un jaune gris. Sa consistance est un peu moindre que le reste de la tumeur.

La tumeur, incisée en deux parties, présente les particularités suivantes :

La coupe a une couleur rosée d'autant plus prononcée qu'on s'éloigne du centre de la tumeur. En effet, la surface assez lisse devient mamelonnée à la périphérie. Au centre, on trouve un noyau blanchâtre, formé de fibres, qui a tous les caractères du tissu fibreux. De ce noyau partent des cloisons fibreuses qui séparent la tumeur en plusieurs parties inégales. Enfin on note, à 6 centimètres de la périphérie et dans toute la circonférence de la tumeur, de petits points jaunes dont le volume varie entre celui d'une tête d'épingle et celui d'une grosse lentille. Ces points, bien délimités par un cercle vasculaire, sont composés d'une matière molle pultacée assez semblable à la matière tuberculeuse.

M. Robin ayant examiné la pièce nous a donné les renseignements suivants : la tumeur contient un grand nombre de cellules cancéreuses remarquables par la grosseur de leurs noyaux. Il y a du tissu cellulaire et du tissu fibreux en grande quantité.

A la périphérie, il reste quelques traces de tubes séminifères, les parties jaunes sont formées par des tissus mortifiés. On y rencontre quelques cellules cancéreuses.

Dans la fausse membrane signalée sur la surface de la vaginale, on trouve encore les éléments du cancer.

La tumeur contenait un suc laiteux très-abondant.

Robin considère la tumeur comme un cancer du testicule de *forme squirrheuse*.

Obs. VI. — Voir G. Nepveu : *Contributions à l'étude des tumeurs du testicule*, 2e édit., p. 42, obs. X. (Partie clinique recueillie par Maunoury.)

Cornet (Isidore), menuisier, quarante ans, entre le 22 juin 1871, n° 22, salle Saint-Louis. Cet homme a toujours joui d'une bonne santé ; il a eu une fièvre typhoïde en 1856, en Afrique ; aucun antécédent syphilitique ni strumeux. Il y a six ans, le testicule gauche commença à grossir spontanément, sans contusion ni autre cause connue, et devint dur ; à cette époque, douleur nulle, sauf dans les mouvements. Peu à peu la tumeur augmenta notablement, la fatigue produisait des douleurs gravatives dans le scrotum ; cinq ou six fois, à la suite de travaux pénibles, le testicule prit un accroissement passager que le repos faisait disparaître. Il y a dix-huit mois, à la suite d'un de ces accès, un médecin fit la ponction et retira environ les trois quarts d'un verre de liquide roussâtre, transparent, mais la masse endurcie persista.

Depuis ce temps, le mal fit des progrès continus; il y a trois mois apparut une nouvelle tumeur située au-dessus du testicule ; la gêne des mouvements devint alors plus considérable; depuis cinq semaines, le malade éprouve de la difficulté à marcher malgré le suspensoir qu'il porte depuis cinq ans ; les douleurs sont très-vives ; l'appétit disparaît peu à peu, l'amaigrissement fait des progrès.

C'est dans cet état que nous trouvons le malade. On constate dans la moitié gauche du scrotum une tumeur grosse comme le poing, à surface inégale, de consistance ligneuse, sans adhérence ni changement de couleur à la peau, et s'étendant dans la partie la plus déclive du scrotum, au canal inguinal et à la racine de la verge.

A la palpation, on reconnaît qu'elle est formée de deux parties séparées par un léger étranglement : une supérieure qui correspond au cordon, une inférieure qui correspond au testicule. Elles paraissent jouir d'une certaine indépendance ; la partie ovoïde est grosse comme un œuf de poule, plus dure, plus inégale que la partie funiculaire.

Celle-ci, plus volumineuse, offre à peu près la forme

d'un tronc de cône dont le sommet s'applique sur le testicule et dont la base irrégulière, tournée en haut, se prolonge vers le canal inguinal et le corps caverneux.

La tumeur n'est douloureuse que lorsque le malade se fatigue; elle est indolente au repos; la fosse iliaque paraît saine; il n'y a pas d'engorgement ganglionnaire apparent; rien du côté des poumons ni des autres viscères.

Il ne peut s'agir ici ni d'orchite chronique, ni de testicule tuberculeux, ni de testicule vénérien. La consistance ligneuse et les inégalités superficielles de la tumeur, l'envahissement d'un seul testicule malgré l'ancienneté du mal, l'âge du malade, ne permettent l'hésitation qu'entre le sarcocèle dur et l'enchondrome.

Il n'y a rien à attendre de la médication interne; il n'y a de ressources que dans l'ablation de la tumeur pratiquée dès que le malade sera acclimaté.

Opération le 3 juillet, à 10 heures 1/2, à l'aide du chloroforme; état local satisfaisant; état général bon. Température à 9 heures du matin 37°,6. Incision longitudinale de 10 à 12 centim., pratiquée en avant, depuis le canal jusqu'au bas du scrotum. La tumeur inférieure se dissèque assez facilement, mais la supérieure adhère très-intimement au corps caverneux et à la surface ilio-pectinée; ici la dissection est lente et laborieuse; on ouvre et on lie plusieurs artérioles. Pour isoler complétement la production on incise la paroi antérieure du canal inguinal. Alors la tumeur ne tient plus que par le cordon, dont la section est faite au niveau de l'orifice supérieur du canal inguinal, à petits coups et avec le soin de lier successivement les vaisseaux ouverts, artères et veines.

Pansement à la charpie alcoolisée. A midi, température 36°,7. Le malade accuse des douleurs très-vives.

La tumeur paraît formée de deux parties à peu près d'égal volume ; elle présente à sa surface des veines remplies de sang noir. Sur une coupe longitudinale, elle offre un aspect blanc, fibreux, avec des stries jaunâtres et des dépôts de matière phymatoïde, la consistance ligneuse. Sur cette coupe, la séparation de la tumeur en deux lobes est à peine marquée. En somme, l'aspect est celui des squirrhes de la mamelle. Un tronçon du cordon, long de 2 centimètres et resté adhérent, paraît sain.

Voici l'examen que j'ai fait de cette tumeur, que M. Verneuil a eu l'obligeance de me communiquer.

Deux parties intimement liées, mais distinctes à l'extérieur, composent la tumeur : 1° le testicule proprement dit ; 2° l'épididyme et le canal déférent.

Le testicule, étroitement enveloppé par la vaginale qui fait corps avec lui, offre des dimensions supérieures à celles de l'état normal : 9 centimètres de diamètre longitudinal sur 6 centimètres de diamètre transversal. Sa forme est irrégulièrement ellipsoïde ; il est d'une dureté considérable, ligneux, et laisse voir à la coupe longitudinale un réseau de longs et larges tractus de tissu conjonctif, partant du corps d'Highmore et s'irradiant en éventail jusqu'au voisinage de la tunique vaginale, dont ils restent néanmoins séparés par un espace dont la largeur varie entre 3, 5 et 8 millimètres. Ce réseau, très-nettement circonscrit en arrière, se perd en avant dans ces espaces, espèce de zone fibroïde où se trouvent les plus petits canalicules testiculaires.

Examen microscopique. — Le tissu fondamental est formé par des trabécules très-épaisses de tissu, qui entourent des alvéoles ou îlots oblongs, ovalaires, remplis de cellules renfermées à leur tour dans des mailles d'aspect divers, tantôt fines, élégantes et ressemblant aux fins réseaux des ganglions lymphatiques; tantôt, et c'est le cas le plus fréquent, plus épaisses, plus larges que ce que l'on rencontre d'habitude dans le cancer.

Les cellules offrent les aspects les plus divers : les unes forment un semis, une véritable poussière ; les autres sont produites par prolifération conjonctive ; d'autres se présentent sous une forme presque régulière, arrondie, à noyau large, entourées d'une mince enveloppe cellulaire. Elles diffèrent de l'épithélium glandulaire par leur volume un peu plus considérable et l'éclat de leur auréole. Birsch-Hirschfeld a signalé la parenté de ces cellules avec l'épithélium testiculaire; dans un cas il a réussi, dit-il, à isoler un canalicule au moyen d'une faible solution d'acide chlorhydrique, et a conservé à la surface des nodosités qui indiquaient une participation du canalicule à la formation de la tumeur. D'après lui, dans le testicule comme dans le foie et le rein, l'épithélium serait le point de départ du cancer; pour nous, nous n'avons remarqué que la similitude de forme et de volume, et encore à un âge donné que nous désignerons sous le nom de deuxième stade. Du reste, sans nier ce qu'avance Birsch-Hirschfeld, nous pouvons dire qu'aucun des canalicules que nous avons observés ne montrait l'ombre d'une activité pathologique quelconque. Les cellules à troisième stade offrent toutes les déviations polymorphiques habituelles; presque toutes sont remplies de granulations graisseuses; beaucoup sont atrophiées, quelques-unes sont pigmentées en noir ou en jaune brun.

Les canalicules comprimées, atrophiées, ne présentent plus guère d'épithélium reconnaissable, excepté en quelques points. Nulle part ils ne peuvent s'isoler; ils sont séparés les uns des autres par des masses très-épaisses du tissu conjonctif; ils s'observent assez bien vers la périphérie, quelques-uns renferment une espèce de bouillie athéromateuse avec des cristaux de cholestérine.

La vaginale, intimement soudée au testicule, présente une épaisseur variable; en quelques points, vers le corps d'Highmore, elle atteint 3 à 4 millimètres; dans le reste de son étendue, elle n'a que 2 millimètres environ; elle est infiltrée de cancer dans les parties les plus rapprochées du testicule et notamment dans les portions qui avoisinent l'épididyme; dans le reste de son étendue, elle offre de très-petits foyers cancéreux; en quelques points, vers le corps d'Highmore, on observe de longues traînées de graisse brillante, renflées et noueuses, qui semblent être des lymphatiques.

Le corps d'Highmore forme un noyau dense, criant sous le scalpel; on remarque sur sa coupe de gros noyaux artériels et veineux et quelques-uns des vaisseaux testiculaires. Il est sillonné de stries jaunâtres, étroites et linéaires, graisseuses, foyers cancéreux en régression et réseaux divers d'absorption graisseuse, lymphatique et cellules plasmatiques.

L'épididyme n'est plus reconnaissable comme corps distinct; il forme un champignon dont le chapeau coiffe le testicule et dont le pédoncule se continue avec le canal déférent qui est infiltré jusqu'au canal inguinal.

Les mêmes caractères s'y trouvent : mêmes cellules, mêmes alvéoles plus larges séparées par des trabécules épaisses; la consistance de cette portion est ligneuse.

Dans toute la tumeur, on ne trouve que deux ou trois dilatations kystiques, remplies de bouillie athéromateuse; on n'y trouve ni fibres musculaires, ni globes épithéliaux. Deux ou trois petites calcifications vers le corps d'Highmore.

Les lymphatiques sont chargés de graisse; les capillaires paraissent généralement sains.

Obs. VII (personnelle).

Delacourt, de Balancourt (Seine-et-Oise), entre à la Pitié, salle Saint-Louis, n° 6, pour une *maladie de la vessie, à ce qu'il assure,* il est charretier de profession, d'apparence robuste, sobre, et vit dans l'aisance.

M. Verneuil ne trouve chez notre homme aucun signe de maladie de la vessie; mais, amené par l'interrogation du malade qui se plaint de troubles digestifs variables à examiner la région épigastrique, il constate à la partie la plus inférieure de cette région l'existence d'une tumeur volumineuse, dense, qui paraissait être à cheval sur la colonne vertébrale.

M. Verneuil examine alors les bourses ; il y trouve une tumeur très-peu volumineuse formée par le testicule gauche.

Voici ce que raconte notre homme sur ses antécédents.

Il aurait eu les oreillons à vingt ans, sans métastase apparente du côté des bourses, puis une fluxion de poitrine à vingt-cinq ans. Il est père de dix enfants, quatre sont morts en bas âge de maladies accidentelles. Il est veuf depuis une dizaine d'années, cependant n'a jamais eu d'accidents vénériens d'aucune sorte. Il n'est pas cavalier et ne se souvient pas d'avoir jamais reçu un coup quelconque sur les bourses.

Il y a quinze ans se montrait une petite tumeur de la grosseur d'une noisette en bas et en arrière du testicule gauche (épididymite). Vers la même époque, il ressentit quelques douleurs dans l'aine, puis tout disparut.

Six ans après, il était repris sans fièvre de vives douleurs dans le testicule et dans l'aine. Le testicule augmentait rapidement de volume, devenait très-dur, puis encore une fois revenait à son volume primitif sans qu'on ait jamais pu saisir sur les bourses la moindre trace de rougeur. Son médecin lui fit appliquer un emplâtre de Vigo et sembla envisager le tout comme une hydrocèle.

Depuis lors, notre homme ne sentit jamais rien au testicule et est tout étonné de voir le médecin insister autant sur l'examen de cet organe, point qu'il croyait tout à fait secondaire.

Depuis un mois environ il se sent pris de troubles spéciaux, qu'il ne sait comment définir et dont il croit pouvoir accuser la vessie. C'est en palpant l'abdomen que M. Verneuil, après avoir vainement examiné la vessie, découvrit dans la partie supérieure du ventre cette tumeur prévertébrale dont nous avons parlé plus haut et dont l'étroit lien avec l'état du testicule saisit l'esprit.

Actuellement, les bourses ne présentent aucune altération de la peau. Le testicule gauche a le volume d'un petit œuf de pigeon; plus lourd que l'autre, il est de consistance ligneuse. Sa surface est irrégulière ; en haut, on y sent des petites nodosités, de légères saillies. L'épididyme est fondu dans la masse, mais cependant il forme encore une légère saillie perceptible à sa place habituelle. La forme générale du testicule est conservée.

Le cordon est sain. L'organe lui-même est insensible à la pression. Depuis six ans il n'y sent plus rien. Cependant, de temps en temps, il éprouve quelques douleurs vers la région lombaire; elles sont assez vives au niveau de la tumeur prévertébrale, et ne le quittent plus.

Le malade ressent des douleurs irrégulièrement disséminées dans tout l'abdomen, région gauche jusqu'au niveau de la crête iliaque gauche. Quelques filets du plexus lombaire sont probablement pris dans la masse de la tumeur prévertébrale.

Cette tumeur est surtout perceptible à gauche, elle n'est pas fixe; elle est légèrement mobile dans le sens transversal, dure et ferme, douloureuse au toucher.

Quelle est la tumeur du testicule? Y a-t-il connexion entre elle et la tumeur de l'abdomen? Tels sont les problèmes que M. Verneuil agita dans sa clinique.

Ce n'est pas un testicule tuberculeux. Il n'y a là aucune espèce de signes qui s'en rapproche. Ce n'est pas davantage un testicule vénérien. La syphilis ne dure pas quinze ans dans un testicule sans prendre l'autre ; elle n'engage pas les ganglions.

Nous avons donc affaire à un sarcocèle. De quelle nature? Le sarcome et le cancer ordinaire sont des tumeurs volumineuses qui évoluent rapidement et qui n'ont ni ce petit volume, ni cette longue durée. L'enchondrome du testicule présente une marche très-lente, une dureté considérable, et se généralise parfois. Nous n'avons pas affaire ici à un enchondrome.

Le testicule n'offre pas en effet cette dureté élastique, cette consistance spéciale qu'offre l'enchondrome, ni ses nodosités volumineuses.

De plus, le testicule a commencé par grossir ; puis, peu après, a diminué petit à petit de volume. Le malheureux est sorti du service avec l'ordonnance suivante (dans un but entièrement psychique) : pommade à l'iodure de plomb sur le testicule et un peu d'extrait de ciguë et de belladone à l'intérieur.

Il est mort deux ou trois mois après dans son pays.

OBS. VIII. — Voir Klebs Handbuch der Pathologischen Anatomie, p. 1008.

La collection de Prague possède un cas très-instructif (n° 1002) de squirrhe du testicule.

La tumeur est ovale, longue de 9 centimètres, large de 7, dure comme du bois. Les téguments qui la recouvrent sont immobiles sur les parties profondes et en plusieurs points sont occupés par des ulcérations superficielles, dont les bords sont en partie tuméfiés, pris parfois de cicatrices lisses et assez étendues. La tunique vaginale est en grande partie soudée à la superficie du testicule; la tête de l'épididyme est la seule partie qu'on puisse nettement reconnaître dans la tumeur.

A la coupe, on voit une surface lisse, formée de fibres entre-croisées qui ne laissent plus reconnaître la structure normale. Vers sa face interne, l'albuginée ne présente plus de limites distinctes; dans le voisinage de l'épididyme, les tractus fibreux sont plus denses et plus épais. A la surface du testicule, qui est un peu moins dense, on ne trouve pas de cavités remplies de masses cellulaires molles. Au centre de la tumeur, on voit la coupe d'un certain nombre de vaisseaux très-dilatés.

L'examen microscopique démontre que les parties centrales sont composées d'un tissu conjonctif presque homogène et brillant, traversé de fentes étroites et ramifiées qui contiennent de rares cellules ou des détritus granuleux ou graisseux ; à la périphérie ces fentes sont plus larges, contiennent des réseaux de cellules épithéliales de forme polygonale avec un gros noyau vésiculeux et un protoplasme granuleux. Des formations semblables se trouvent dans la peau et le tissu cellulaire sous-cutané dans les points ulcérés (Klebs, p. 1008).

Obs. IX (personnelle).

Thépin (François), trente-sept ans, entré à la Pitié, envoyé par son médecin pour une tumeur de l'abdomen qui déterminait des accidents de compression intestinale passibles, à son dire, d'une intervention chirurgicale. M. Verneuil examine le malade et trouve encore cette fois un squirrhe du testicule gauche. Le malade mourut dans le service avec des phénomènes de compression intestinale, avec de l'enflure des jambes et oligurie très-notable.

A l'autopsie, on trouva un vaste engorgement des ganglions iliaques et prévertébraux comprimant l'uretère gauche, le côlon descendant et le rectum, les vaisseaux iliaques et les nerfs lombaires sans la moindre généralisation viscérale. L'examen microscopique montra tous les signes caractéristiques du squirrhe, c'est-à-dire trame fibreuse très-développée partant du corps d'Highmore et envoyant des prolongements rayonnés à travers une zone de parenchyme plus ou moins sain, jusqu'au niveau de l'albuginée. Dans les mailles épaisses et denses de ce réseau conjonctif, on trouvait les alvéoles remplies de cellules cancéreuses rappelant en quelques points par leur forme, leur disposition, leur connexion, l'épithélium canaliculaire.

TUBERCULES DU TESTICULE

Publié dans une brochure intitulée : **Contributions à l'étude des tumeurs du testicule, chez Delahaye, 1re édition 1872, 2e édition 1875.**

Les difficultés que soulève l'étude du tubercule du testicule sont assez considérables. Virchow ne regarde comme tubercule que la granulation grise ; Rindfleisch ne l'a jamais vue dans le testicule, et ce qu'il décrit paraît bien loin du cadre classique.

Cette question touche étroitement au problème de l'origine du tubercule d'une façon générale, et de ses diverses formes. Qu'on nous permette donc de nous y arrêter un instant.

La granulation grise a été signalée dans bien des points : le tissu conjonctif (Virchow) ; l'épithélium des séreuses (Colberg, Rindfleisch, sur la plèvre) ; l'endothélium lymphatique (Langhaus et Klebs) ; l'épithélium glandulaire, l'épithélium des follicules du corps thyroïde (Cornil et Ranvier (1)) ; la gaîne des petits vaisseaux : tels sont les divers points où l'on en a constaté l'existence.

La prolifération conjonctive (Virchow) ; les globules blancs du sang ou éléments lymphatiques (Cohnheim) ; l'épithélium (Colberg et Rindfleisch) : tels seraient les éléments qui, d'après diverses théories, donneraient naissance au tubercule. Dans ces dernières années, on a accueilli avec une faveur assez vive la théorie de l'origine du tubercule par une espèce de néoplasie lymphatique.

N'y a-t-il de tubercule que la vraie granulation grise? la nodosité fibreuse, avec centre caséeux, est-elle du tubercule? Cette forme de nodosité fibreuse, qui s'observe dans l'espèce bovine, se retrouve aussi chez l'homme; on y voit le fibrome caséeux du cerveau, comme nous verrons aussi le fibrome caséeux du testicule; ou encore dans de plus petites limites de vrais petits fibromes miliaires à centre caséeux. Billroth (2) fait remarquer que les tubercules varient essentiellement avec les organes sur lesquels ils naissent; ceux de l'épiploon ont une grande tendance à s'indurer et à s'entourer d'une capsule, tandis que ceux du poumon se ramollissent facilement; dans le rein, par exemple, ils sont localisés ou disséminés; Billroth admet que leur tissu peut être parfois semblable à du tissu de cicatrice. Rindfleisch (3) regarde le tubercule fibreux du testicule

(1) Manuel d'anatomie pathologique, p. 205.
(2) Billroth. Bd. I, II, abth., p. 346 (Pitha et Billroth).
(3) Rindfleisch. Path. Anat. Hoden (Tuberkel).

comme une espèce de fibroïde, comme un tissu semblable à du tissu de cicatrice et semble le rapprocher du fibrome caséeux du cerveau.

Fœrster, lui, remarque que, de l'avis des principaux vétérinaires, il faut ranger la nodosité fibreuse avec centre caséeux des ruminants (*Perlsucht* ou *Franzosen Krankheit* des ruminants) parmi les tubercules, bien que Gurlt et Virchow les en séparent nettement pour les rapprocher du sarcome.

Toutes ces questions de forme, encore en litige, sont bien vite résolues, si on admet qu'il n'y a de vrai tubercule que la granulation grise.

Les faits qui suivent semblent, au contraire, élargir un peu la question.

Nous élaguerons, pour raccourcir un peu notre travail, tout ce qui aurait trait à la distinction du tubercule testiculaire, d'avec l'orchite caséeuse ou les gommes syphilitiques du testicule.

Observation I.

Tubercule du testicule.
L'observation clinique est due à l'obligeance de M. Girard, intern des hôpitaux.

M. X..., âgé de vingt ans, entre dans le service de M. Demarquay, à la Maison de santé. Il est porteur d'une tumeur du testicule gauche, que différents chirurgiens ont diagnostiquée, les uns hydrosarcocèle, les autres tubercule.

Ce testicule présente un volume deux fois plus considérable que son congénère, il est dur, résistant, plus en certains endroits que sur d'autres. Pas de bosselure.

Il est allongé dans le sens vertical, la pression semble déterminer un peu de douleur à la partie inférieure de la tumeur, tous les autres points sont complétement insensibles.

L'épididyme paraît se confondre avec la tumeur, il est dur et indolent. Le cordon qui lui fait suite ne présente pas de bosselures, il est douloureux à la pression. Les ganglions de l'aine sont très-peu engorgés et indolores.

La prostate paraît saine. Les bourses, d'aspect normal, ne présentent aucune adhérence avec le testicule, sur lequel elles glissent avec facilité.

Constitution lymphatique, bronchites fréquentes, respiration rude dans les sommets.

Son père n'eut jamais qu'un testicule dans les bourses, il hérita de cette anomalie, et jusqu'à l'âge de quatorze ans, le testicule droit était seul descendu.

Dans le canal inguinal on sentait une tumeur allongée transversalement, douloureuse à la suite d'une longue marche, à la pression, tumeur plus volumineuse que le testicule droit ; c'était le testicule gauche qui descendit subitement dans les bourses sans déterminer d'autres accidents qu'une gêne assez grande dans la marche.

Dès cette époque, le testicule ne cessa d'augmenter progressivement, il ne fut jamais douloureux et n'empêcha pas le jeune homme de prendre part à la dernière guerre.

De seize à dix-sept ans, spermatorrhées et éjaculations involontaires assez fréquentes pour préoccuper le malade.

A dix-huit ans, il eut une première chaudepisse, à dix-neuf une seconde qui détermina une augmentation rapide du volume du testicule. Il suit alors plusieurs traitements qui ne modifient en rien son état, il entre à la Maison de santé, où M. Demarquay, après avoir vidé 40 à 50 gr. de liquide citrin qui se trouvait dans la tunique vaginale et fait un examen approfondi de la tumeur, lui en proposa l'ablation.

Une incision sur les tuniques du testicule permet de l'énucléer facilement et de l'enlever. Une ligature est posée sur l'artère différentielle; l'artère funiculaire ne peut être saisie vu son petit volume.

La plaie est pansée à plat avec glycérine, charpie et lavage à la teinture d'eucalyptus.

La cicatrisation se produit rapidement et sans encombre. Il n'y a rien à signaler, si ce n'est quelques crachements de sang, qui ne s'étaient point montrés jusqu'alors.

Examen microscopique. — Sur une grande coupe de l'organe, on trouve la tunique vaginale en partie épaissie, en partie remplie de liquide ; l'épididyme est volumineux vers la tête, jaunâtre sur la coupe. Le testicule présente à sa périphérie les cananicules séminifères, dont l'aspect est un peu charnu ; la consistance générale et la résistance aux tractions ont singulièrement augmenté. Cette partie en coiffe une autre, le *rete testis*, le corps d'Highmore qui est dense, jaune trouble et présente la couleur et l'aspect d'une infiltration purulente.

A l'examen microscopique, voici ce que j'ai trouvé : tout d'abord à la périphérie de l'organe sous l'albuginée, les canalicules testiculaires ont un volume d'abord égal à l'état normal, puis moitié moindre, et petit à petit en passant de la périphérie vers le centre, leur calibre décroît rapidement et offre à peine la largeur d'une de leurs cellules épithéliales, puis enfin ils disparaissent à peu près complétement dans la partie granulo-graisseuse, jaunâtre, qui forme le centre de l'organe. Leur membrane propre en revanche s'est épaissie considérablement et a pris un aspect vitré. Leur tunique fibreuse a éprouvé aussi une augmentation de volume considérable ; mais si dans quelques points elle offre seulement un volume un peu supérieur à la normale, petit à petit, en se rapprochant vers le centre, elle augmente singulièrement de volume, et à mesure que le calibre du canalicule décroît, le diamètre de la tunique fibreuse augmente.

Vers la partie centrale, il acquiert une largeur énorme, comparativement au diamètre du canalicule réduit au minimum.

L'épithélium testiculaire est en dégénérescence graisseuse, en atrophie progressive, de temps en temps on aperçoit quelques cellules épithéliales d'aspect hyalin, et dont les dimensions paraissent un peu plus grandes qu'à l'état normal, au milieu des débris cellulaires qui l'environnent. Pas de globules de pus nulle part dans l'intérieur des canalicules.

Le tissu conjonctif a subi des altérations très-grandes en certains points de la périphérie du testicule; il est formé d'un dépôt considérable de cellules embryonnaires qui se présentent en foule le long des vaisseaux et forment de longues traînées qui les recouvrent ; puis bientôt il offre autour des plus gros troncs artériels, des réseaux étoilés avec substance muciforme prise en gelée dans leurs mailles. Mais peu à peu le tissu devient fibroïde, les corps fusiformes se développent en grande abondance, en même temps que les gaînes des canaux testiculaires s'épaississent, puis, au voisinage de la partie centrale, on ne trouve plus qu'un tissu fibroïde très-caractérisé, dont le peu de cellules qui restent est chargé de fins granules graisseux.

Les vaisseaux sont, dans la partie périphérique, suivis d'une traînée énorme de jeunes cellules, puis les parois des plus gros d'entre eux sont le point de départ des réseaux de cellules étoilées; bien plus, les capillaires sont cachés par les jeunes cellules, et enfin les vaisseaux, à leur tour, sont étouffés par les parties périphériques et il n'en reste aucun dans la partie centrale.

La plupart des capillaires et les canalicules paraissent être le point de départ de l'hyperplasie conjonctive; quelques-uns des plus petits vaisseaux sont entourés de nodules formés de cellules embryonnaires, la partie centrale de ces nodules est nuageuse, et quelques cellules centrales plus volumineuses que d'autres.

J'ai observé aussi très-nettement un nodule pariétal

dans l'adventice d'une petite artère (1). Le calibre du vaisseau n'était pas, comme on le voit dans la plupart des cas, obturé par un coagulum. Ces nodules sont des granulations tuberculeuses; mais il faut avouer que ces granulations sont rares. On peut voir, en quelques points, une portion d'aspect gélatineux, bien qu'encore transparente ovalaire, généralement à bords nets ; ces îlots, d'aspect muqueux, sont traversés en tous sens de cellules fusiformes, plus nettes et plus nombreuses vers la périphérie qu'au centre. Il faut distinguer cette matière de la matière myxomateuse qui n'existe qu'entre des travées cellulaires nettement définies; celle-ci, au contraire, forme une masse qui se trouve à égale distance des canalicules, et qui englobe des cellules fusiformes et embryonnaires sans aucun ordre ou arrangement.

Le peu qui restait de l'épididyme montrait une hyperplasie notable du tissu conjonctif, et une dégénérescence graisseuse totale de l'épithélium.

Ainsi donc, canaux testiculaires, vaisseaux, etc., sont petit à petit graduellement étouffés par le tissu conjonctif et transformés en une masse jaunâtre, d'aspect purulent à l'œil nu et dans laquelle on ne peut reconnaître aucune des parties normales. Cette partie centrale n'était ramollie dans aucun point, et formait, au microscope, un véritable et fin nuage granulo-graisseux.

(1) La lumière du vaisseau n'est pas toujours obturée dans le tubercule par des coagulations sanguines, c'est le fait le plus général, il est vrai, mais il faut avouer qu'il y a des exceptions (voir planche III, fig. 22).

Ainsi hyperplasie cellulaire, métamorphose conjonctive (corps fusiformes, cellules étoilées) puis fibroïde, et enfin caséification commençante ici : telles sont les diverses zones que l'on trouve dans la lésion et qui expriment les transformations successives du stroma testiculaire.

Réflexions. — Ces diverses lésions sont donc identiques avec celles qu'ont décrites les auteurs ; on sait, en effet, qu'une zone proliférative (jeunes cellules embryonnaires, etc.), puis une zone fibroïde forment la transition de l'état sain à l'état granulo-graisseux ; il y a entre cette lésion du testicule et le tubercule du cerveau une ressemblance très-grande ; on y trouve dans les deux organes la même structure, et l'on pourrait y caractériser la lésion sous le nom de fibrôme atrophique.

Les tubercules miliaires sont rares dans le testicule (1), j'ai eu la bonne fortune d'en rencontrer quelques-uns ; Virchow dit qu'on ne peut désigner un testicule sous le nom de tuberculeux, si on n'y trouve pas la granulation miliaire. Rindfleisch (2) déclare qu'il n'y a nulle part de tubercules miliaires dans la forme habituelle; on doit se rappeler qu'effectivement sur le péritoine et dans d'autres organes (le cerveau) la tuber-

(1) Rindfleisch. Path. Anat., p. 557.

(2) La raison en est bien simple, dans le testicule comme dans le poumon ils se caséifient très-rapidement, et c'est rarement à cette période de début qu'on peut les examiner.

culose présente la même forme qu'ici. Sur le péritoine, on voit, en effet, des tubercules qui atteignent la grosseur d'une fève.

Rindfleisch, qui n'en a pas trouvé, fait remarquer que la tuberculose occupe dans le testicule la région où Ludwig et Tomsa ont surtout démontré l'existence d'un riche réseau lymphatique; il rappelle en outre que Langhaus et Klebs (1) ont cherché à démontrer que l'origine de cette néoplasie si énigmatique avait son point de départ dans une hyperplasie de l'endothélium lymphatique; aussi lui semble-t-il probable que dans le testicule, si la tuberculose, au lieu de se présenter sous forme de granulation, prend plutôt une forme diffuse (2), cela tient à ce que les phénomènes intimes se passent dans les lymphatiques et qu'ils ne se distinguent de la formation miliaire ordinaire que par leur aspect plus diffus.

Il est évident qu'on pourrait désigner ce fait sous le nom de fibrôme atrophique avec granulations tuberculeuses. Cette désignation aurait l'avantage de rapprocher cette observation des cas analogues qu'on rencontre dans le cerveau, et qui sont désignés généralement sous le nom de tubercules, bien qu'ils s'éloignent singuliè-

---

(1) Beitræge z. Geschichte der Tuberculose. Virchow's Archiv, Bd. VLIV.

(2) Cruveilhier est le premier auteur qui ait démontré l'existence des tubercules dans la paroi des vaisseaux lymphatiques. (Atlas d'anat. path., 2e livre. Traité d'anat. pathol., IV, p. 709.)

rement de la forme classique : la granulation tuberculeuse. Le cas suivant (observation 8) est complétement analogue ; on y trouve le type de la granulation tuberculeuse fibreuse ; mais au lieu de former, comme ici, un vaste îlot, elle s'y trouve en nombre considérable.

OBSERVATION II.

Tubercule du testicule et du rein gauche.
Partie clinique et autopsie dues à l'obligeance de M. Girard, interne des hôpitaux.

M. X..., âgé de vingt-sept ans, entre à la Maison de santé, service de M. Demarquay, le 21 mai 1872. De constitution débilitée, il se plaint d'un catarrhe de la vessie et de douleurs dans la région des reins. Les urines sont épaisses, muco-purulentes, et laissent un dépôt très-abondant au fond du vase. Sueurs nocturnes, inappétence, diarrhées, fièvre à recrudescence le soir.

Le pouls à 120, température 39°, 5. L'examen de la région rénale gauche, qui est le siége des douleurs les plus intenses, fait reconnaître une fluctuation profonde qui peut être perçue de la dernière côte, jusqu'au niveau de la crête iliaque.

M. Demarquay diagnostique un phlegmon périphérique et fait une incision de 4 centimètres de longueur qui donne issue à environ 1 litre de pus bien épais, bien lié ; des injections iodées et des lavages sont faits deux fois par jour dans la cavité de l'abcès.

La suppuration se tarit, mais la fièvre ne discontinue pas ; les tubercules qu'il présentait au sommet du poumon, et qui semblent reconnaître comme cause les fatigues de la campagne, gagnent en étendue. Plusieurs frissons répétés annoncent une fin prochaine qui arrive le 17 juin 1872.

Sur le côté gauche des bourses, existait une fistulette, qu'on sentait jusqu'au niveau de l'épididyme, elle donnait issue, de temps en temps, à une goutte de pus.

Il y a trois ans, X..... avait eu une orchite à la suite de laquelle il aperçut un jour, sur les bourses du côté gauche, un petit bouton fluctuant; il l'ouvrit lui-même, et fit sortir environ 28 grammes de pus. Ce petit bouton ne se referma jamais et donna lieu à la fistule.

Autopsie. — Les abcès périphériques, les reins et les testicules ont pu seuls être examinés.

Le rein gauche baigne dans la cavité purulente, et s'étend de la dernière côte jusque dans la fosse iliaque.

La capsule est considérablement épaissie, et adhérente au tissu cellulaire voisin. Une incision permet de reconnaître un grand nombre de cavernes très-volumineuses, ayant détruit presque en entier la substance rénale.

Çà et là, au milieu d'un tissu lardacé et noirâtre, on aperçoit des noyaux brillants analogues à la granulation tuberculeuse.

Le rein droit paraît en dégénérescence graisseuse et ne présente ni cavernes ni noyaux brillants.

L'épididyme du testicule gauche est représenté par une masse caséeuse, semi-liquide; l'intérieur du testicule offre un grand nombre de points blanchâtres. La vaginale est intimement adhérente à l'albuginée.

Sur le testicule droit rien d'apparent.

Examen du testicule et du rein. — Sur une grande coupe de l'organe macéré dans l'alcool, on remarque que l'épididyme est rempli de pus caséeux; une partie du corps d'Highmore est aussi caséeuse, mais cette portion est nettement limitée, et de ce point comme centre, partent des travées irrégulières; on aperçoit des masses glandulaires d'aspect extérieur normal, sous forme d'îlots blanchâtres, du volume d'un grain de millet ou plus petit encore. Sur l'albuginée, qui n'est pas très-épaisse, ils présentent à leur point d'attache un peu plus d'épaisseur.

Entre ces travées, entre ces rayons, on aperçoit de plus petits îlots blanchâtres plus ou moins disséminés; mais ce que chacune de ces masses offre de caractéristique, c'est que la périphérie de chacune d'elles est d'un aspect tendineux, nacré, tandis que le centre paraît différent.

L'examen microscopique rend compte de tous ces faits. En quelques points, la lésion semble débuter entre les lobules testiculaires, dans les minces travées qui les séparent, et, de là, s'étendre de tous côtés.

En allant de la portion glandulaire vers la partie fibreuse, on revoit toutes les altérations que nous avons décrites dans l'observation précédente : infiltration cellulaire, zone fibreuse. Mais on n'y voit pas encore d'infiltration caséeuse. En d'autres points, on voit de petites masses miliaires très-nombreuses, d'aspect presque tendineux, qu'on peut parfaitement reconnaître à l'œil nu par transparence sur une plaque de verre, au centre desquelles on aperçoit de petites cellules, qui, en quelques points, s'amassent en plus grand nombre, et même se ramollissent au centre et deviennent jaunâtres, caséeuses. On y retrouve encore les trois zones nettement tranchées de l'observation précédente : zone cellulaire (petites cellules embryonnaires brillantes), zone fibreuse, traversée par des capillaires atrophiés, zone cellulaire centrale, dont le centre est souvent caséeux ; à côté des états fibroïdes à centre caséeux, on en rencontre d'autres qui n'offrent qu'une très-faible infiltration cellulaire, ou bien même encore dont le centre est fibreux, mais un peu plus lâche et plus clair que la périphérie. Ce fait semble tenir à ce que les coupes ont été faites sur divers points de l'épaisseur des nodosités miliaires.

L'épithélium des canaux testiculaires est atrophié, le noyau des cellules est très-granuleux ; le protoplasma, au contraire, atrophié ; la plupart des cellules épithéliales testiculaires sont tantôt détachées des parois, tantôt réunies en un bouchon central ; leur tunique propre a trois ou quatre fois le diamètre normal. Les intervalles qui les séparent les uns des autres ont une largeur considérable ; dans quelques canalicules on trouve des globules de pus ; quelques-uns d'entre eux sont dilatés et remplis d'une matière granuleuse ou de globules de pus.

Dans les points où la lésion est peu avancée, on peut facilement se convaincre que les vaisseaux offrent des altérations assez notables ; les parois des petites artères sont parsemées de noyaux, leur épaisseur a augmenté ; les veines présentent le long de leurs parois, soit des traînées de globules lymphoïdes, soit des noyaux de tissu conjonctif en plus grand nombre. Les capillaires laissent voir des épaississements notables de leurs tuniques produits par des cellules lymphoïdes qui petit à petit deviennent fusiformes, ou bien encore conservent un certain temps un aspect granuleux presque pyriforme.

Nulle part je n'ai trouvé de granulation tuberculeuse ni conjonctive, ni lymphatique (1).

Le testicule droit ne présente aucune lésion notable.

Le rein gauche, durci dans l'acide chromique, présente un aspect bien différent ; les canalicules séminifères sont atrophiés et réduits à l'aspect d'une simple ligne, les corpuscules de Malpighi sont de même atrophiés. Dans quelques-uns des canalicules, on voit encore l'épithélium plus ou moins normal, mais très-petit, dans d'autres on ne trouve plus que les débris granulo-graisseux. Sur des coupes parallèles à la direction des canalicules, ceux-ci, très-écartés l'un de l'autre, offrent l'aspect de tubes linéaires plus ou moins espacés, dont on reconnaît encore la nature par leurs rapports avec les glomérules de Malpighi et par leur épithélium resté plus ou moins visible en certains points.

Sur une coupe transversale, cet écartement considérable des canalicules est très-visible. Le stroma, le tissu interstitiel du rein, est le siége de la néo-formation.

---

(1) Voir Klebs et Langhaus, cités plus haut, et Rindfleisch, qui a décrit, dans le poumon, les tubercules des parois des vaisseaux lymphatiques (Anat. pathol.).

Le stroma est formé de cellules embryonnaires, lymphoïde, et fusiforme ; en quelques points on voit ce stroma prendre un aspect fibroïde, fibreux même ; en d'autres ces cellules forment des amas en forme de granulations isolées. Les vaisseaux à leur tour disparaissent comme les tuniques des canalicules ; l'infiltration néo-cellulaire est diffuse, et extrêmement considérable ; en quelques points seulement, elle donne lieu à de petits amas cellulaires qui ont la forme, l'étendue et la composition des granulations tuberculeuses, ils sont assez nombreux, sur une même coupe on en trouve plusieurs, trois ou quatre et même davantage (1).

La capsule graisseuse du rein est farcie de tubercules.

La vessie et l'uretère n'ont pas été examinés.

Réflexions. — La coïncidence de l'affection rénale et testiculaire donnait une grande probabilité au diagnostic, mais la présence des granulations tuberculeuses dans le rein, et celle de granulations tuberculeuses fibreuses, avec centre caséeux, en nombre considérable dans le testicule, complètent la certitude. De ce fait intéressant, il résulte que ces deux formes spéciales : tuberculose diffuse et circonscrite (granulations), que ces deux espèces : granulations cellulaires et granulations tuberculeuses fibreuses, s'observent en même temps sur le

---

(1) Voir sur la tuberculose rénale :

Rayer. III, p. 618. — Lebert. Anat. pathol., p. 142. — Villemin. Etude sur la tuberculose, 1868. — Müller. Ueber Entwickelung des Tuberkels in der Niere, 157. — Beer. Die Bindesubstanz der menschlichen Niere, 1859.

même sujet; est-on en droit d'en tirer la conclusion qu'on a affaire dans le rein et dans le testicule au même principe, s'exprimant par des processus différents? Cette opinion semble avoir pour elle toutes les chances. Et si au point de vue anatomique on est forcé de séparer la granulation tuberculeuse proprement dite du fibrôme atrophique caséeux, il n'en est pas moins vrai que la nature les réunit sur le même sujet, et vraisemblablement sous la même diathèse. Parfois isolé, le fibrôme atrophique caséeux s'accompagne aussi d'autres tumeurs de même genre ou encore de granulations tuberculeuses proprement dites.

En résumé, dans l'observation 11 on voit un processus, qu'on peut désigner sous le nom de fibrôme atrophique, avec caséification centrale, coïncider avec des granulations tuberculeuses et une tuberculose disséminée de l'organe, comme on l'observe dans le rein.

Dans l'observation 12, on trouve dans le testicule une masse de petits fibrômes atrophiques avec caséification centrale coïncidant avec une tuberculose manifeste du rein.

Si, au point de vue anatomique pur, on doit séparer le fibrôme atrophique avec caséification centrale de la granulation grise, au point de vue clinique, il semble, au contraire, qu'on doive les réunir sous la même diathèse, et qu'il y a lieu d'en distinguer deux espèces: l'un, le tubercule fibreux grand ou petit; l'autre, la granulation miliaire, ou tubercule gris miliaire. Car, dans le premier cas ils coexistaient l'un et l'autre dans le même organe; et dans le second, une forme se trouvait dans le rein, tandis que l'autre s'observait seulement dans le testicule.

Ici, il ne peut être question de l'origine épithéliale des tubercules ; au contraire, on pourrait aisément trouver quelque moyen de soutenir la théorie de Cohnheim. Dans l'état actuel des choses, il est difficile de résoudre ces difficultés et de savoir si la prolifération conjonctive (Virchow) ou le passage des globules blancs du sang à travers les vaisseaux (Cohnheim) explique réellement tout.

En somme, nous appuyant sur les observations précédentes, à côté de la granulation grise, il faut placer le tubercule fibreux ; chacune de ces lésions peut exister isolée ou former, réunies en groupes, de grosses masses tuberculeuses. Enfin, il existe aussi une tuberculose disséminée comme dans le rein, dont l'observation 11 semblerait être le type. Malgré tous mes efforts je n'ai pu découvrir de tubercule canaliculaire comme M. Verneuil (Société anat. 1856), qui, seul jusqu'ici, a signalé des tubercules des canalicules testiculaires. Il est très-possible qu'on les y retrouve par la suite, car, comme nous le disions plus haut, au début de cet article, on tend de plus en plus à admettre le tubercule des épithéliums.

Telles étaient nos conclusions en 1872,(1) à propos de

(1) M. Reclus (1877, Thèse) confond à tort dans l'histoire de la tuberculose testiculaire deux périodes absolument distinctes : 1° la période de description à l'œil nu, Cruveilhier, etc.; 2° la période histologique qui ne commence qu'en 1872 (voir Kocher cité plus haut). — Ré-

la tuberculose testiculaire à la démonstration de laquelle j'apportai mes observations et des planches à l'appui que je fais encore reproduire telles quelles, aujourd'hui (voir notre première édition, p. 56 et pl. II). Depuis lors, Barnier a publié dans sa thèse (1873) toutes mes observations et quelques faits nouveaux que je lui ai fournis. Thaon, dans sa thèse (1873), signale brièvement une observation semblable. Le Dr Nicaise rapportait, en outre, dans la *Gazette médicale* 1873, p. 437, un fait de tuberculose testiculaire des plus intéressants qu'il avait observé en 1865, et qu'il n'a malheureusement publié qu'en 1873. Cette observation confirme l'existence de granulations tuberculeuses dans le testicule. Le Dr Hayem (voir *Revue des sciences médicales* 1874, p. 265, t. IV), à la suite de l'analyse de ce fait, ajoute une petite note dans laquelle il déclare qu'il a vu et examiné plusieurs pièces analogues, et qu'il lui paraît certain que les lésions, dites caséeuses, du testicule sont le plus souvent comme celles du poumon de nature tuberculeuse.

M. Vulpian m'a déclaré, récemment, avoir fait la même remarque. Friedlander (Ueber locale tuberculose; Saml., Klin. Vortræge 1873) a donné des conclusions analogues.

---

trospectivement, du haut de nos connaissances actuelles, nous pouvons et devons reconnaître la grande part de Cruveilhier et autres dans l'étude *macroscopique* de la tuberculose testiculaire, mais le point litigieux, à savoir si les lésions décrites par les auteurs avaient pour origine la véritable *granulation macroscopique* était encore un problème en 1872.

Quant à Virchow, il n'a observé la granulation dans le testicule que chez un enfant qui avait une éruption tuberculeuse miliaire généralisée.

Si l'on se rappelle les assertions entièrement opposées de Mougin, thèse 1873 (Epididymite caséeuse), et qui sont trop généralisées, on voit qu'il n'est pas inutile de rassembler ici tous les faits connus et d'appuyer mes recherches sur les observations qui se sont produites depuis en assez grande quantité.

Voici quelques autres observations personnelles qui confirment mes premières données.

Observation III.

Tubercule du testicule.
Partie clinique extraite de la thèse de M. Barnier, 1873, p. 17.

M. David, âgé de quarante-deux ans, de profession carrier, tuberculeux, entré le 30 mai 1872, salle Saint-Louis, n° 31.

Il tousse depuis longtemps, il s'enrhume régulièrement tous les hivers; nous ne connaissons pas les résultats de l'auscultation thoracique avant le 1er janvier. A cette époque, il y a des craquements dans les deux sommets et des râles cavernuleux à droite. Ce qui l'a engagé à entrer à l'hôpital, ce sont des tubercules du testicule droit, tubercules de l'épididyme. Il a eu cinq ou six fois des écoulements qui lui arrivaient sans rime ni raison, il a en outre commis de nombreux excès, mais depuis trois mois avant son entrée, il y avait anaphrodisie incomplète d'abord, complète ensuite; pertes séminales avec érections incomplètes et presque insensibles. Au moment de son entrée à l'hôpital, M. Duplay lui passa deux drains à travers le testicule malade. La suppuration a duré plusieurs mois. Au mois de janvier, les drains étaient enlevés, mais il restait encore trois fistules scrotales profondément déprimées, sans fongosités, et donnant issue à du pus séreux en petite quantité. Prostate volumineuse et bosselée. Au mois d'octobre, commencement de tumeur blanche du genou gauche. Immobilisation du membre malade et vésicatoires. Amélioration peu considérable d'abord; le mal fait des progrès ensuite. En décembre, œdème des membres inférieurs; urines albumineuses. Au mois de janvier, cet œdème existe encore, il a fait des progrès; le tronc et les membres supérieurs sont œdématiés. L'examen des urines ne peut être fait; depuis quelques jours elles s'écoulent par le rectum. Le toucher rectal ne peut être pratiqué avec succès à cause de l'épaisseur considérable du périnée déterminée par l'œdème. A cette époque surviennent des accès de suffocation avec battements cardiaques, les bruits du cœur sont sourds et éloignés, mais il n'y a pas de véritable bruit de souffle. Enfin, le malade succomba le 19 janvier au milieu d'un accès de suffocation.

AUTOPSIE. — *Poumons.* — Petites masses tuberculeuses dans le lobe supérieur gauche, à divers degrés de développement, mais pas de cavernes; deux petites cavernes dans le poumon droit; tubercules nombreux dans le lobe supérieur. Œdème des deux poumons.

Cœur. — Péricardite ; fausses membranes très-épaisses surtout sur le feuillet viscéral ; épanchement sanglant peu considérable ; muscle cardiaque graisseux.

Prostate. — Convertie en deux cavernes, l'une inférieure, faisant communiquer le col vésical avec le rectum par une vaste fistule ; une autre supérieure, ayant déterminé de la péritonite circonscrite dans le cul-de-sac recto-vésical.

Vessie. — Tubercules et ulcérations tuberculeuses au niveau du triangle de Lieutaud.

Reins. — Congestion considérable, pas de tubercules, masses ganglionnaires tuberculeuses près du canal *sous-pubien* des deux côtés.

Canal déférent droit et vésicule séminale droite obstrués par de la matière tuberculeuse.

Testicule gauche sain ainsi que le reste des voies génitales.

Testicule droit. — L'examen en a été fait par M. Nepveu, qui a bien voulu nous remettre la note suivante.

Le testicule malade n'offre pas un volume plus considérable qu'à l'état normal. Sur une coupe pratiquée suivant son grand diamètre, on reconnaît que toute la substance est envahie par une matière blanchâtre, dense, élastique, qui fait saillie notable sur une étroite ceinture de parenchyme, qui paraît sain. Les deux feuillets de la tunique vaginale sont unis par d'étroites adhérences ; l'épididyme, complétement détruit ou méconnaissable au niveau des fistules, est un peu plus volumineux que d'habitude et rempli jusqu'au cordon d'une matière caséeuse grisâtre.

Sur des coupes de l'organe durci partie dans l'alcool, partie dans la gomme et la glycérine, selon le procédé ordinaire, on reconnaît la disposition habituelle du tubercule du testicule. En effet, pratiquées à la limite de la lésion, elles laissent voir quatre degrés d'altération bien distincte. 1° Une zone de prolifération cellulaire commençante. Les lésions y sont à peine indiquées; voici, cependant, ce qu'on y peut facilement reconnaître. Les espaces intercanaliculaires sont déjà triplés ou quadruplés de volume. Les mailles du tissu conjonctif intercanaliculaire sont séparées et écartées par une substance gélatineuse amorphe qui, çà et là, renferme des cellules épithéliales très-belles, en très-petit nombre; les vaisseaux capillaires présentent une prolifération notable des éléments cellulaires de leur adventice, ils ont un volume plus considérable qu'à l'état normal; dans quelques points, de petites cellules rondes se montrent le long des parois vasculaires en assez grand nombre. Dans cette même zone, l'altération des canalicules testiculaires est déjà notable, leur paroi est, pour ainsi dire, nitrifiée et quadruplée de volume; autour d'elle se trouve une étroite collerette de jeunes cellules. En résumé, dans cette zone, l'altération est surtout indiquée autour des capillaires et sur leurs parois; à peine touche-t-elle aux canalicules dont l'épithélium s'atrophie, ce qui caractérise encore ce premier degré de la lésion, c'est l'infiltration dans les mailles du tissu conjonctif d'une matière amorphe terreuse, due peut-être à une stase de la lymphe que semble indiquer la présence des cellules épithéliales déjà mentionnées.

Dans la deuxième zone, la prolification cellulaire est très-considérable ; les cellules poussent des traînée énormes le long des capillaires, parfois remplis en chapelet, nulle part on ne trouve de granulations tuberculeuses proprement dites; les canalicules sont encore visibles, mais les espaces intercanaliculaires sont comblés de cellules isolées ou accumulées le long des vaisseaux.

Dans la troisième zone, la plus grande partie de ces cellules tend à prendre une organisation plus élevée : elles se transforment en cellules fusiformes ; dans leurs intervalles, on aperçoit leurs fins prolongements ou de fines fibrilles de tissu conjonctif. C'est la zone fibroïde.

Dans la quatrième zone enfin, dans la zone centrale, sous l'étreinte de ce tissu fibroïde, analogue par ses propriétés au tissu cicatriciel, les cellules fusiformes subissent une dégénérescence graisseuse; un nuage plus ou moins fortement ombré, d'aspect uniforme, remplace le tableau si animé des zones précédentes ; on ne retrouve plus dans la masse aucun élément figuré, ni vaisseaux, ni cellules, quelques amas de graisse sur le fond uniforme ; nulle part il n'y avait de formation purulente.

Ces lésions se rattachent, malgré l'absence de granulations, à la tuberculose proprement dite, et nous les considérons, avec les anciens auteurs, Lebert, etc., malgré l'opinion contraire de l'école macrographique allemande, comme appartenant en propre à cette affection.

Observation IV.

Tubercules du testicule.

Extrait du Bull. de la Société anat., 1873, p. 155, par Marcano.

Jeune enfant de onze ans, entré à la Maison de santé dans le mois de septembre 1871. Il avait eu des hématuries et de fortes douleurs dans les régions rénales.

A son entrée à la Maison de santé, on pratique le cathétérisme et on ne trouve rien, si ce n'est quelques graviers dans l'urèthre.

Quelque temps après, ses urines devinrent purulentes, il commença à maigrir et son état devint de plus en plus grave. — Fièvre le soir. Dès la fin de décembre, il fut pris de diarrhée qu'on ne put jamais arrêter. Enfin, on s'aperçut que le testicule droit était très-dur.

Cet état a continué ; le malade est devenu de plus en plus pâle, maigre, cachectique, et, le 12 février 1873, il meurt après quatre jours d'agonie.

Autopsie. — Faite vingt-huit heures après la mort.

Rein gauche. — Capsule intacte se séparant facilement.

Abcès circonscrits dans toute la surface, forte coloration noire grisâtre à la partie inférieure. — A la coupe, on trouve : en haut, le tissu presque disparu et remplacé par une infiltration purulente. — Plus bas, teinte ardoisée, localisée particulièrement à la substance médullaire, où elle contraste avec la coloration bleue grisâtre, due à l'infiltration. La membrane du bassinet est très-injectée, et dans certains endroits il y a des ulcérations à bords très-nets.

Rein droit. — Mêmes lésions, mais plus marquées que dans le gauche. Forte congestion en bas ; en haut, couleur café au lait. — L'infiltration purulente siége plus spécialement dans la substance médullaire et dans le bassinet. — Quelques graviers en poussière. Le microscope ne révèle pas de tubercules.

Uretères dilatés ; infarctus, pas de graviers.

Vessie. — Abcès périvésical circonscrit par le péritoine, et ne communiquant pas avec l'intérieur de la vessie. — Muqueuse ramollie, congestionnée. — Urèthre sain.

Testicules. — Dans le droit, poche de pus limitée par des cloisons. L'épididyme est dans le même état. — Dans le testicule gauche la lésion est moins avancée. — Il n'y a pas de granulations tuberculeuses, mais on peut étudier les différentes périodes de la caséification : on voit, ici, des cellules qui envahissent petit à petit la substance intracanaliculaire, et dont la prolifération écarte de plus en plus les canalicules ; dans d'autres préparations, on voit une nouvelle période, caractérisée par la transformation de ces cellules en fibres ; enfin tout cela se termine par la formation de noyaux caséeux.

Contrairement à mon excellent ami Marcano, j'ai trouvé dans la tumeur des granulations tuberculeuses autour des plus petites artérioles. Elles sont extrêmement nettes et précises et parfaitement visibles sur les préparations que j'ai conservées et que je viens de revoir encore.

CONCLUSION GÉNÉRALE.

Le tubercule du testicule existe sous les trois formes : granulation grise, le tubercule fibreux, la tuberculose disséminée. Les deux premières formes peuvent être isolées ou réunies en masse. (1872.)

FUNGUS BÉNIN DU TESTICULE

Publié dans les **Contributions à l'étude des tumeurs du testicule, 1re édition 1872, 2e édition 1875, Delahaye.**

Le fungus bénin du testicule, assez rare en France, plus commun en Italie, semble-t-il (voir Clemente Romano, Napoli, 1873, *Del fungo benigno*, etc.), se présente, au point de vue pathogénique, sous trois formes : le fungus inflammatoire (Hennequin, thèse de Paris, 1865), le fungus tuberculeux, le fungus syphilitique. Ces deux dernières paraissent être les plus fréquentes.

Au point de vue anatomique, le fungus bénin nous offre deux formes essentiellement différentes : l'une qui consiste dans la formation de végétations fongueuses, 1° sur l'albuginée, 2° sur l'épididyme. M. Verneuil (Clinique de la Pitié) a attiré l'attention sur la possibilité d'une semblable origine. Dans ces deux cas le testicule reste sain. Dans la deuxième forme il s'est fait une perte de substance à l'albuginée et par cette ouverture passent la substance testiculaire, les canalicules qui font partie du fungus, absolument comme dans les plaies du testicule même, et qui viennent faire saillie au dehors.

Ainsi donc à l'avenir nous aurons à signaler trois espèces de fungus, le fungus épididymaire (non encore décrit, mais soupçonné par M. Verneuil), le fungus de l'albuginée, le fungus testiculaire ou séminal. M. Verneuil rapproche le fungus de la vaginale des fongosités synoviales qui se produisent dans certaines articulations. Cette vue ingénieuse explique mieux que toute autre la formation et la structure des végétations fongueuses qui naissent sur l'albuginée, par exemple.

Fungus du testicule.
Partie clinique, thèse de Pozzo di Borgo, 1873, p. 24.

T. (Simon), garçon de trente-neuf ans, brun, maigre, constitution médiocre, d'apparence cachectique, né de parents tous bien portants, cultivateurs robustes. Sa santé, étant jeune, a été un peu délicate. Venu à Paris, il y a dix-neuf ans, il s'est toujours assez bien porté. Pas d'antécédents scrofuleux; jamais d'engorgements, ni d'ophthalmies. Rarement enrhumé. Appétit bon. Il est sujet, de temps à autre, à des névralgies faciales qu'on est tenté d'attribuer à la diathèse rhumatismale, d'après une déformation spéciale des doigts.

D'abord domestique, puis garçon de salle, il a contracté plusieurs blennorrhagies; la dernière en 1862 jamais il n'a eu d'orchite : le malade, qui est très-intelligent, ne nous laisse, à cet égard, manquer d'aucun détail.

Engagé en 1870, dans un régiment de marche, il fit la campagne de la Loire ; malgré des privations et des fatigues répétées, sa santé ne fut pas atteinte. Vers le milieu de décembre 1870, son attention fut éveillée par un gonflement du testicule droit accompagné de douleur ; quelques jours après la peau du scrotum rougit, s'ulcéra : un abcès s'ouvrit, laissant s'écouler du pus jaunâtre et mal lié.

Malgré cet abcès, et la fistule qui lui succéda, notre malade continue son service ; il est fait prisonnier à la bataille du Mans ; il parcourut trente-trois lieues à pied en cinq jours. Le testicule est redevenu gros ; le malade est épuisé à tel point qu'on se décide à ne pas l'emmener en captivité. Il prenait quelque repos à Paris, quand éclata l'insurrection du 18 mars 1871 ; il s'engagea dans le corps des volontaires de Cathelineau à Rambouillet : il ne prit qu'une faible part à la lutte, et rentra à Paris, où il retrouva avec son ancien emploi un état de santé générale satisfaisant.

Mais pendant ce temps, et dans la période qui suivit l'ouverture du premier abcès, le testicule n'avait pas cessé de souffrir : le scrotum fistuleux s'était bien fermé, mais d'autres abcès s'étaient successivement formés et ouverts après quelques jours de souffrance ; de sorte que le malade ne compte aujourd'hui pas moins de vingt orifices fistuleux, les uns fermés, d'autres laissant encore suinter de la sérosité purulente, et distribués aux faces antérieure et externe de la moitié droite du scrotum.

Jusqu'à il y a environ un an, le testicule gauche était resté étranger à ce processus morbide, mais depuis cette époque le malade y perçut, et on y constate encore aujourd'hui, disséminés à sa surface, quelques noyaux d'induration.

Au milieu de ces désordres locaux, la santé générale s'était conservée satisfaisante ; le malade très-insouciant se bornait à des soins de propreté et à l'usage du suspensoir ; il se livrait aux travaux habituels de sa profession. Seules les fonctions génitales avaient décliné. Le dernier coït remonte au mois de juillet 1871, et même déjà depuis quelque temps, le malade affirme que l'acte vénérien n'était pas suivi d'éjaculation.

Dans cet intervalle, le malade entra à l'hôpital pour un œdème aigu des membres inférieurs, suite probable de congélation incomplète éprouvée lors de la campagne.

Il y a deux mois (novembre 1873), le pont de peau qui séparait deux orifices fistuleux, au scrotum, à droite, s'amincit, céda, disparut, et alors fut constituée une ouverture assez large, à l'entrée de laquelle apparut une masse charnue.

La tumeur présente à l'examen actuel une consistance homogène, elle n'est ni molle ni dure, elle donne au doigt qui l'explore la sensation de rénitence ; elle est indolente ; son contour, sans être régulier, figure un ovoïde à grand axe antéro-postérieur mesurant 4 à 5 centimètres ; le diamètre transverse est de 3 centimètres.

La tumeur est finement lobulée, d'un rose pâle, à suintement presque insensible et séreux; elle ne laisse pas s'écouler de sang. Le scrotum, à son niveau, est largement perforé ; l'orifice cutané est comme rétracté ; on dirait que la tumeur subit une espèce d'étranglement, les bords de l'ouverture sont parfaitement distincts.

La prostate et les vésicules séminales sont absolument saines, nul trouble dans la défécation ou la miction, pas de trace d'écoulement uréthral. L'examen de la poitrine permet d'affirmer l'intégrité du parenchyme pulmonaire. Il existe une adénopathie inguinale double paraissant se lier au début de ses blennorrhagies. — État général satisfaisant.

Il y avait évidemment dans le cas de ce malade divers ordres de lésions : d'abord une lésion du scrotum caractérisée par la perforation de ses membranes ; puis, et surtout, une glande indurée avec des foyers de suppuration multiples, enfin une tumeur faisant hernie à travers la perforation scrotale et constituée évidemment par un des éléments du testicule.

Avait-on affaire à la glande entière, ou à une partie de cette glande, ou bien à une production hétéromorphe ayant pris naissance sur le parenchyme ? Discutant ces divers points de diagnostic, M. Verneuil commence par éloigner l'hypothèse d'un néoplasme implanté sur l'organe.

Le cancer en effet ne peut être, dit-il, admis dans le cas que nous avons sous les yeux, aucun de ses caractères ne se montre sur cette tumeur. Serait-ce un sarcome ou un myome du testicule ? Cela n'est peut-être pas impossible, mais les exemples qu'on en cite sont si rares; et ne pourrait-on pas y voir simplement des testicules syphilitiques?

N'est-il pas permis, ajoute M. Verneuil, de supposer que le point de départ de l'affection a été une vaginalite suppurée? un abcès se sera formé, puis ouvert à l'extérieur: le testicule s'est ainsi trouvé dénudé, des bourgeons charnus se sont formés, issus de la tunique vaginale.

Qu'on réfléchisse plutôt à ce qui se passe pour les fongosités des séreuses: dans les inflammations de ces membranes (et nous ne faisons allusion ici qu'aux petites séreuses, synoviales articulaires, tendineuses, etc.), il est un caractère commun, depuis longtemps observé, à savoir que la mise à nu de leur surface provoque la formation de bourgeons charnus sur leurs feuillets profonds ou viscéraux, principalement chez les sujets entachés de scrofulisme. Ce n'est donc là, comme on le voit, que l'accident d'une maladie et non une maladie proprement dite; ce sont des fongosités synoviales, etc.

Quelle sera la structure de cette tumeur? On y trouvera du tissu lamineux en petite quantité, de nombreux éléments fibro-plastiques à des degrés divers, des vaisseaux, une matière amorphe et de la sérosité: peut-être, ajoute encore M. Verneuil, y rencontrerons-nous des éléments glandulaires.

On est donc en présence d'une tumeur fongueuse formée par une portion du testicule qu'il n'est pas possible de délimiter exactement: peut-être est-ce l'épididyme?

Quelle a pu être l'origine de cette lésion du testicule?

La syphilis doit être mise de côté eu égard aux antécédents négatifs du malade.

Est-elle de nature tuberculeuse? On serait porté à le croire, si l'état général du malade n'était satisfaisant, et l'intégrité du parenchyme pulmonaire constatée. L'orchite chronique caséuse serait, chez notre malade, la cause la plus probable des accidents.

Après avoir discuté la valeur des divers traitements préconisés, pour une lésion de ce genre, M. Verneuil se décide pour le procédé de M. A. Séverin, avec une petite modification.

Le 30 janvier, il résèque avec l'écraseur la partie saillante de la tumeur, et cautérise au fer rouge la plaie faite ainsi que les divers trajets fistuleux.

8 février et jours suivants. Les eschares sont tombées; la plaie présente un bon aspect; la suppuration est franche. Mais l'état général ne paraît pas seconder l'état local : le malade est en proie à des névralgies ou plutôt à des douleurs de tête qui lui enlèvent le sommeil et l'appétit; il est un peu soulagé par des vésicatoires aux tempes, pansés avec le chlorhydrate de morphine et par quelques potions au chloral.

Fin février. Le malade va bien : pas de névralgies ; la plaie est dans un excellent état.

18 mars. Depuis quelques jours, le malade se plaint de douleurs de tête qui augmentent la nuit et deviennent intolérables. Ces douleurs n'ont pas de caractères bien précis; elles siègent, tantôt au front, d'autres fois à

l'occiput. Les membres supérieurs et inférieurs sont engourdis; pas de paralysie ni d'anesthésie; le malade présente un peu de délire; une nuit, il tombe de son lit et se fait une petite plaie à la tempe.

La marche de la plaie scrotale est un peu arrêtée par ces diverses complications; elle se cicatrise lentement.

Le 12. Bromure de potassium, vésication à la tempe.

Le 13. Diminution légère de la douleur; cependant le malade est encore agité. On lui fait prendre 60 centigrammes de sulfate de quinine.

Le 14 et jours suivants. Le malade a passé une bonne nuit; le délire et la douleur ont disparu; l'état général redevient excellent; cependant l'auscultation révèle des noyaux d'induration au sommet des deux poumons.

La plaie se cicatrise rapidement.

Le 24. Le malade part pour Vincennes dans un état très-satisfaisant.

Voici la *note histologique* que j'ai communiquée à M. Verneuil. Une coupe verticale pratiquée à la partie moyenne du fungus montre que la chaîne de l'écraseur a réséqué une partie de la tunique albuginée, qu'on reconnaît sans peine sous forme d'une ligne convexe; sur cette convexité s'est développée une masse charnue de nouvelle formation qui mesure 2 à 3 centimètres d'épaisseur.

Cette masse, homogène à la simple vue, est composée, au microscope, des éléments anatomiques qu'on rencontre dans les fongosités des séreuses, à savoir : des amas de cellules embryonnaires, des cellules fusiformes et étoilées, et des travées assez denses qui

tent de l'albuginée et sont formées de tissus fibreux.

Cette masse est sillonnée par des artérioles et des veinules assez nombreuses et bien reconnaissables, et par un réseau irrégulier de capillaires. Les éléments n'ont subi qu'en quelques points la dégénérescence graisseuse.

Un grand nombre de coupes pratiquées en tous sens sur cette tumeur ont toujours donné les mêmes résultats, sauf un point très-restreint, où il a été possible de constater la présence de quelques canalicules séminifères atrophiés, dont l'épithélium était à peine reconnaissable et qui étaient comme enfouis dans une épaisse gangue de tissu conjonctif nouveau; ces canalicules, situés près de l'albuginée, s'étaient sans doute échappés par une perforation de cette tunique.

L'examen microscopique ne fournit aucun indice certain sur la nature présumée de l'affection testiculaire et ne décide point s'il s'agit ici d'une inflammation simple ou caséeuse, ou d'une tuberculisation de la glande.

Notre homme revient au mois de juillet suivant. La tumeur avait reparu. M. Verneuil en pratique de nouveau l'ablation à l'écraseur et cautérise la glande avec le fer rouge.

J'ai examiné comme la première fois la tumeur, j'y ai trouvé les mêmes caractères (granulôme). Mais j'ai été surpris de la parenté étroite de certains départements de cette tumeur, avec le tubercule, j'avais remarqué dans certains points des amas de cellules embryonnaires qui présentaient une certaine tendance à la dégénérescence graisseuse et à la caséification. Cette affinité me frappa à un tel point que j'en fis la remarque à un de mes amis, et que je lui dis : mon opinion est que c'est du tubercule, je n'oserai pas l'affirmer, mais c'est pour moi presque sûr.

Le malade mourut l'année même. L'autopsie fut faite par M. Bouilli, on trouva un tubercule cérébral. (Voir *Société anat.*, 1874.)

GOMME DU TESTICULE

Publié dans une brochure intitulée : **Contributions à l'étude des tumeurs du testicule, 1875, 2e édition, chez Delahaye.**

Il est rare de pouvoir étudier les lésions syphilitiques du testicule; il faut des conditions spéciales, comme nous les offre l'observation suivante, pour qu'un syphilographe comme M. Verneuil ait pu s'y méprendre et

(1) Nous regrettons de n'avoir reçu que trop tard, au moment de l'impression de notre mémoire, le travail du professeur Kocher, de Berne, sur les « Maladies du testicule et du cordon », publié dans le *Handbuch der Allgem. u. spec. Chirurgie* de Pitha et Billroth. Nous aurions certainement fait de nombreux emprunts au savant professeur suisse. Mais le manque de temps nous a forcé à supprimer toute recherche bibliographique et de nous maintenir à notre premier programme : simple recueil d'observations avec courts commentaires. — Sur ce point il faut consulter un remarquable écrit de notre éminent syphilographe M. le Dr Fournier (1875).

extirper une tumeur qui était syphilitique. Une semblable erreur est difficile à éviter surtout lorsque les caractères généraux de la tumeur sont loin d'être ceux de la gomme testiculaire, et lorsqu'on a vainement essayé la pierre de touche par excellence de la syphilis, l'iodure de potassium. Du reste, l'erreur inverse, tout aussi rare, est encore possible; M. Ricord, dans une des observations précédentes (observ. III), a diagnostiqué une gomme, et l'examen minutieux de la tumeur, enlevée par M. Demarquay, a démontré qu'on avait affaire à une tumeur mixte.

OBSERVATION.

Lemaire, trente-sept ans, employé de commerce, s'est marié à vingt-cinq ans; sa femme a eu deux enfants, et une fausse couche.

Notre homme a eu une chaudepisse à vingt ans; en 1862, un chancre avec bubon suppuré à vingt-deux ans. — Il prétend n'avoir jamais eu la moindre tache sur la peau; en 1861, il fit une chute sur le périnée, chute suivie d'un ecchymose très-léger. En 1873, il fut pris d'une hémiplégie subite à gauche. Etourdissement subit, tremblement des membres, impossibilité de marcher; rétention d'urine; depuis lors il pisse au lit, ne sent passer ni les matières ni les urines. Il y a un an sa hanche s'est déboitée.

En 1871, il a noté, la première fois, peu après le siége de Paris, que le testicule droit était plus gros que le gauche; il n'y souffrait point, et n'y a jamais souffert. Les facultés génitales ont diminué depuis lors; depuis un an il n'a plus d'érection.

La tumeur testiculaire est lisse, arrondie, grosse comme un œuf de dinde; elle est insensible, dure et élastique. En un point très-limité, en avant, on sent une légère fluctuation.

Ce malade est examiné avec le plus grand soin par M. Verneuil, qui conclut à un sarcocèle, sans en spécifier la nature. La tumeur n'avait aucun des caractères du testicule syphilitique; de plus le malade avait pris sans succès de l'iodure de potassium pendant plusieurs mois, la tumeur augmentait peu à peu. L'opération terminée, M. Verneuil incise le testicule, et reconnaît immédiatement tous les caractères du testicule vénérien : tissu dense, élastique, presque cirrhotique et masses jaunâtres diffuses non réunies, en foyers distincts, non circonscrites.

L'examen microscopique de la tumeur qui est de consistance élastique, sans foyer de ramollissement, mais avec une teinte jaune particulière et caractéristique, n'apprend rien de plus.

Le tissu de la tumeur est formé en grande majorité de masses granulo-graisseuses dans lesquelles il est possible de reconnaître du tissu fibroïde, quelques éléments cellulaires atrophiés. Au centre de ce tissu, dans les points les plus ramollis, on observe quelques cristaux de cholestérine; mon excellent ami, M. Longuet, qui examinait la tumeur de son côté, m'a dit y avoir vu des cristaux d'acide stéarique; au pourtour de ces lésions, on voit des cellules embryonnaires en très-grande quantité, soit en longues traînées le long de vaisseaux, soit encore disséminées. En dehors de cette zone, on remarque des îlots de cellules étoilées entourées par du tissu conjonctif d'aspect variable. Je n'ai pu retrouver nulle part dans les diverses coupes que j'ai examinées le moindre canalicule, la lésion était trop avancée. L'opération ne lui a enlevé qu'un testicule réellement fictif.

L'épididyme, la partie inférieure du cordon ont disparu dans la masse de la tumeur qui est très-peu vasculaire.

Nous avons donc affaire ici à une orchite interstitielle d'origine syphilitique arrivée à sa deuxième période : caséification.

Le diagnostic se confirme enfin ; au bout de quelques semaines on voit apparaître sur le tibia gauche une exostose de nature syphilitique. A ce propos, M. Verneuil fait observer à sa clinique que les lésions traumatiques mettent en branle toute l'économie et rappellent les diathèses oubliées ; M. Verneuil a vu assez souvent, à la suite d'une opération, une diathèse syphilitique latente se révéler subitement par des exostoses, ou des lésions de même ordre. Un de ses élèves les plus distingués, le Dr Petit, a fait sa thèse sur ce sujet : « Des lésions traumatiques dans leurs rapports avec la syphilis, 1875. »

En résumé : 1° l'aspect caractéristique du testicule sur une coupe fraîche de l'organe ; 2° la présence d'accidents syphilitiques ultérieurs (périostose du tibia gauche) ; 3° l'existence d'une orchite interstitielle en voie de caséification : voilà des raisons multiples qui peuvent entraîner la conviction.

Cependant, il faut remarquer que le microscope ne donne à la clinique qu'un appui indirect. Il n'y a pas dans l'orchite interstitielle syphilitique arrivée à la caséification de tissu propre à la syphilis et qui en révèle immédiatement la nature.

Les états caséeux du testicule s'observent encore dans maintes circonstances : 1° dans le fibrôme pur; 2° dans le tubercule du testicule; 3° dans l'orchite interstitielle simple; 4° dans la plupart des tumeurs du testicule : sarcomes, cancers. Une fois que le microscope a démontré l'absence des lésions spéciales : granulations tuberculeuses, signes caractéristiques du cancer et du sarcome, on se trouve en face des lésions hyperplasiques simples dont la nature ne peut être éclairée que par la clinique et rarement par l'étude microscopique de l'ensemble de la lésion.

(Voir à ce sujet : 1° M. Fournier : Sarcocèle syphilitique; 2° Després, p. 147, t. I, nouv. série, Bulletin de la Soc. de chirurgie, 1815; Kocher, *Krankheiten des Hodens. Handbuch der Allg. u. spec. Chirurgie*, de Pitha et Billroth.)

VAGINALITE HÉMORRHAGIQUE

Publié dans : **Tumeurs du testicule, A. Delahaye 1875.**

Nous n'avons observé qu'un seul cas de ce genre.

Vaginalite hémorrhagique.
Observation clinique due à l'obligeance de M. Girard, interne des hôpitaux.

X..., âgé de cinquante-neuf ans, bonne constitution, pas d'hérédité ; causes : équitation depuis vingt ans, hydrocèle du côté droit, traitée par l'injection iodée ; guérison sans engorgement persistant. N'a rien ressenti pendant quinze ans, lorsqu'à la suite d'une douleur rhumatismale l'hydrocèle a reparu.

Nouvelle opération, sans injection ; deux ans plus tard nouvelle opération, encore une injection.

Il y a dix-huit mois, coup de fleuret sur le testicule, qui détermine une violente inflammation, à la suite de laquelle est resté un engorgement.

L'engorgement a augmenté et est devenu douloureux

depuis six mois : douleur continue, pas de véritables douleurs lancinantes, pas de douleur à la pression.

On sent une tumeur dure, surtout à la partie postérieure, et non pas supérieure, de consistance cartilagineuse : en bas et en avant, la sensation éprouvée était celle du testicule ; la pression de ce point donnait lieu à la sensibilité testiculaire.

Pas d'épanchement dans la tunique vaginale, cordon absolument sain, le scrotum à l'état normal.

M. Ricord diagnostique un enchondrome du corps d'Highmore et l'opère le 19 juin.

Deux jours après l'opération la tumeur était presque complète.

Voici ce qu'il était permis de constater à l'œil nu sur la tumeur qui fut présentée à la Société anatomique, dans la séance du 21 juin 1872.

La portion glandulaire du testicule est complétement saine, et se trouve ajoutée sur une coque épaisse, dense, fibroïde, qui forme comme une géode avec des irrégularités nombreuses à sa face interne, tandis que sa face externe est lisse à l'extérieur, et se met en contact avec le parenchyme testiculaire. L'épaisseur de la paroi de la géode est assez variable, elle atteint jusqu'à 2 centimètres en quelques points et n'est guère moindre de 1 centimètre. L'épididyme n'est visible à l'œil nu nulle part, il est pris, ainsi que le corps d'Highmore, dans la lésion.

M. Robin, qui avait eu l'obligeance d'examiner la pièce, sur la prière de M. Ricord, en donne la description suivante :

« Ce produit morbide est une forme d'altération rare du corps d'Highmore, de nature fibreuse, devenue phymatoïde et par suite d'aspect homogène dans la partie non aréolaire, fait ordinaire dans les produits analogues épididymo-testiculaires. Ce produit n'a rien de la nature des sarcocèles, ni cancéreux, ni tuberculeux, et ne récidive pas après l'ablation, seul moyen curatif connu. L'aspect des parties phymatoïdes est dû à la production de granules jaunâtres, presque tous de nature graisseuse. »

Lors de la présentation à la Société anatomique, un examen à l'œil nu porta M. Ranvier à penser que cette tumeur n'était autre qu'une vaginalite chronique limitée, avec épaississement considérable de la tunique vaginale. M. Chassaignac se rangeait à son avis.

Couches fibreuses en voie d'organisation, noyaux embryonnaires, dépôts de cellules lymphoïdes très-abondants; puis dépôt de granulations fines granulo-graisseuses, entourées de parties fibreuses, de cellules étoilées. Tel est l'ensemble de la lésion. Les canalicules testiculaires sont très-dilatés, leurs parois légèrement épaissies, les espaces intercanaliculaires triplés de volume. Dans les canalicules, on observe une masse assez considérable de globules purulents, dans leurs parois des cellules en grand nombre, d'aspect lymphoïde, et dans les espaces intercanaliculaires, des masses hémorrhagiques en plus ou moins grande quantité, ne formant généralement que de petites taches jaunâtres, puis des corpuscules lymphoïdes.

Les vaisseaux sont augmentés de volume; les parois

très-épaissies, mais infiltrées de cellules de même genre, qui parfois forment des amas irréguliers et tendent à s'organiser. Les canaux épididymaires ont disparu dans la lésion, une faible partie des canalicules testiculaires a aussi subi cette influence.

Toutes ces lésions sont irrégulières, nulle part on ne trouve de masses caséeuses, et s'il semble y avoir une similitude qui est parfois assez considérable, l'aspect général rappelle les inflammations chroniques de la unique vaginale.

Le processus est totalement différent de ceux que nous venons de décrire dans la tuberculose, et le tout paraît être dû à une vaginalite et à une épididymite, avec épanchement de sang, suite de la violente contusion reçue quelques mois avant l'opération.

MYOME TESTICULAIRE

Publié dans : **Tumeurs du testicule, A. Delahaye, 1875.**

L'existence de fibres musculaires striées ou lisses, soit isolées soit combinées avec des tumeurs du testicule, a été signalée par divers auteurs ; il y en a de deux sortes : le myôme lævicellulaire et le myome striocellulaire.

Le premier n'a été rencontré qu'une seule fois, par Rindfleisch (voir Anat. path.), sur une tumeur du testicule que lui avait confiée Middeldorpf. Elle provient vraisemblablement du crémaster interne, composé de fibres lisses et dont Rouget a décrit les faisceaux interlobulaires.

Le second n'a été vu que cinq fois jusqu'ici :

Schuh (1), Billroth (2), Rokitansky (3), Senftleben (4), Nepveu (5).

---

(1) Schmidt's Jahrbücher, Bd. 86, p. 310.
(2) Virchow's Archiv., Bd. 8, p. 433.
(3) Zeitschrift der Wien., 1849.
(4) Virchow's Arch., Bd. XV, p. 345.
(5) Voir page 497 de ce volnme.

Trois hypothèses sont en présence pour expliquer l'apparition des fibres musculaires striées ou lisses dans les tumeurs du testicule. Les fibres musculaires peuvent dériver : 1° de la tunique moyenne des artères ; 2° des faisceaux du crémaster interne qui arrivent jusqu'au *rete testis ;* 3° Rokitansky enfin leur reconnaît une origine tératoïde et prétend qu'elles sont les restes d'une disposition fœtale particulière et le produit d'une inclusion.

Dans le cas particulier que j'ai eu l'occasion d'examiner, la tumeur était composée de faisceaux de fibres striées gros comme une plume d'oie, et paraissait dériver du crémaster externe.

TUMEURS DU SCROTUM

Publié dans : **Tumeurs du testicule, A. Delahaye 1875.**

Nous venons d'avoir l'occasion d'observer dans le service de M. Verneuil deux tumeurs du scrotum des plus intéressantes ; nous croyons qu'on nous saura gré de les publier ici *in extenso*.

Dans son traité, Curling ne signale parmi les tumeurs du scrotum que les tumeurs adipeuses, les tumeurs fibreuses, les tumeurs enkystées et le cancer mélanique et épithélial.

Observation I.

Publiée dans le *Progrès médical*, décembre 1874 p. 756 (par M. Marcano).

Cottereau (Alexandre), sabotier, âgé de 35 ans, est entré à la Pitié (service de M. Verneuil), le 20 juin 1874, pour une tumeur des bourses, qui s'est développée dans les conditions suivantes : il fit une chute sur le périnée, et ses bourses devinrent le siége d'une forte contusion qui se traduisit par un gonflement très-étendu et une large ecchymose. Ces accidents disparurent complétement. Quelques mois après, la tumeur actuelle commença à se développer. A son début, elle était située à la face antérieure et inférieure des bourses, et bien distincte des deux testicules; son volume était celui d'une lentille, bientôt elle acquit la dimension d'un œuf de poule, et à ce moment, au dire du malade, on aurait pu croire qu'il avait trois testicules. La tumeur resta stationnaire pendant longtemps, mais, depuis deux mois, elle s'est mise à grossir subitement et sans cause connue, c'est alors que la peau, normale auparavant, s'est enflammée. Les deux derniers mois ont suffi pour faire atteindre à la tumeur le volume qu'elle a aujourd'hui.

En l'examinant de près, il est facile de constater qu'elle siége dans les bourses. En effet, les deux testicules ont été refoulés en haut et on les sent distinctement au niveau des régions inguinales.

Les bourses sont rouges, très-tuméfiées et sans œdème. On y trouve une fluctuation très-nette, excepté dans quelques endroits où il y a de la dureté et de la résistance.

La marche et les caractères de la tumeur firent poser à M. Verneuil le diagnostic : hématocèle pariétale des bourses; il se décida à en faire l'extirpation.

L'*opération* fut pratiquée le 27 juin de la manière suivante : incision à la face antérieure des bourses, qui livre passage à une certaine quantité de liquide sanguinolent, dans lequel nagent des flocons d'apparence fibrineuse et adhérents aux parois de la poche, dont on ne peut les détacher que par le raclage.

La tumeur est dure et arrondie. Son apparence extérieure rappelle celle du testicule; mais, comme la présence des deux testicules avait été constatée dans la partie supérieure, on repousse cette opinion et on fait une incision qui fait voir qu'on a affaire à une tumeur indépendante du testicule et occupant la partie supérieure solide de la cavité vaginale. Cette tumeur est complétement extirpée et la plaie réunie par cinq points de suture. Les jours suivants le malade va très-bien et aujourd'hui (15 juillet) la guérison est assurée.

Examen anatomique. — Le tissu d'apparence pseudo-membraneuse qui formait la paroi interne de la cavité vaginale présente une surface extrêmement irrégulière d'où partent de nombreux prolongements flottants de forme variés, les uns adhérant par une large base, les autres retenus seulement par un pédicule très-mince et facile à déchirer. Il est impossible en détachant ce tissu des parties profondes de retrouver au-dessous de lui une membrane unie, rappelant les apparences de la tunique vaginale.

Il présente une coloration grisâtre, légèrement translucide, interrompue par un grand nombre de taches rouges, irrégulièrement disséminées et paraissant dues à des hémorrhagies interstitielles; il se laisse assez facilement écraser sous le doigt, et mêlé au sang qui était contenu dans les bourses il ressemble tout à fait à de la fibrine coagulée. Le raclage de ce tissu ne fournit pas de suc laiteux. En passant une lame de scalpel sur sa coupe fraîche, on obtient une faible quantité de liquide rosé.

Si l'on examine ce liquide au microscope dans du picro-carminate, on y trouve de grandes cellules de formes très-irrégulières, aplaties, composées de 1 à 8 ou 10 noyaux volumineux, ronds ou ovoïdes, vivement colorés en rouge par le carmin et d'une masse de protoplasma qui se colore en jaune par l'acide picrique du picrocarminate (cellules gigantesques). On voit en outre nager dans la préparation beaucoup de noyaux privés de proto-plasma, des globules de sang et un grand nombre de granulations protéiques et graisseuses sur des coupes pratiquées après durcissement (acide picrique, gomme, alcool), on retrouve les mêmes cellules disposées, sans aucun ordre apparent, les unes à côté des autres. Nulle part on ne distingue de traces de stroma. De nombreux vaisseaux capillaires, à parois embryonnaires, sillonnent dans tous les sens le tissu, dans lequel on voit aussi une grande quantité de petites hémorrhagie interstielles.

La tumeur qui était située à la partie inférieure et antérieure des bourses a la forme et le volume d'un œuf de poule. Elle est assez nettement séparée des parties voisines pour qu'on puisse bien distinguer ses limites, cependant elle n'est pas énucléable ; à l'une de ses extrémités et presqu'en contact avec elle on trouve une petite tumeur du volume d'un haricot, présentant les mêmes caractères anatomiques que la tumeur principale. La peau qui les recouvre est épaisse, œdémateuse, elle n'est pas englobée dans la tumeur, mais elle lui est unie par un tissu cellulaire beaucoup plus dense que le tissu sous-cutané normal de la région. La face supérieure de la tumeur fait saillie dans la cavité vaginale ; elle est recouverte par le tissu tomenteux que nous avons décrit, et qui présente à ce niveau son plus grand développement, Incisée par le milieu, cette tumeur se présente avec une coloration grise uniforme, son tissu est assez résistant, élastique, fuyant devant le couteau, et difficile à couper en tranches minces. Le raclage ne fournit qu'une petite quantité de liquide rosé, semblable à de la solution de gomme.

Sur des coupes minces du tissu durci, on reconnaît les caractères du sarcome fasciculé.

On y voit des faisceaux formés de cellules fusiformes et tassés les uns contre les autres, dirigés en différents sens, et dans l'intervalle de ces faisceaux compris longitudinalement, on distingue les états qui représentent les faisceaux analogues coupés obliquement ou transversalement.

L'interprétation anatomique du tissu qui tapissait la paroi interne de la cavité vaginale, présente beaucoup plus de difficultés, car une dégénérescence sarcomateuse de la séreuse ou une inflammation pure et simple pourraient produire des apparences histologiques tout à fait semblables. Cependant, en tenant compte des caractères tirés de l'étude clinique de la maladie et de l'examen microscopique des parties, il paraît au moins très-probable que la tumeur a pris naissance en dehors de la vaginale et que celle-ci a été consécutivement le siége d'une vaginalite hémorrhagique.

L'examen anatomique que j'ai fait de cette tumeur diffère sous quelques points de vue assez importants de celui qu'en a fait M. Marcano, l'interne du service.

La tumeur et la collection liquide n'avaient aucun rapport avec la vaginale, les deux testicules étaient complétement sains et ont été rejetés avec leur vaginale chacun de leur côté. C'est d'après la clinique de M. Verneuil et ses propres notes que j'apporte une affirmation aussi contraire à celle de mon excellent ami M. Marcano.

Cette tumeur offre au point de vue clinique un double intérêt. D'abord elle reconnaît une origine traumatique qui pour certains enchondromes a été bien nettement établie par Nélaton, Larrey, Weber, etc., etc. Mais l'origine traumatique de certains sarcomes est encore discutée; cependant Larrey, 1859, *Union médicale*, p. 43, Walker (*Journ. de Græf*, V, 261), Senftleben (*Arch. f. kl, Chirurgie*, I, 118), Birkett (*Catalogue du musée de Guys, Hospital*, n° 1052), Stich (*Berlin klin. Woch.*), Broca (*Traité des tumeurs*, t. I, p. 143), ont rapporté quelques faits de ce genre (1).

Le malade de M. Verneuil entre en série avec les observations précédentes.

Ce pauvre homme offre encore un point intéressant : il est pris d'envies irrésistibles pour les petites filles. Il avoue très-bien cette passion monstrueuse, et demande contre elle les secours de la médecine.

M. Lasègue à qui j'en parlai exprima la pensée que

(1) Voir à ce sujet, *Origine traumatique des tumeurs Gazette médicale*. 1874, par Nepveu.

sa tumeur pouvait bien être le point de départ de ces impulsions irrésistibles par une espèce d'action réflexe.

Les éléments de la tumeur sont, comme le dit M. Marcano, des fibres fusiformes, des cellules rondes de la plus grosse variété et des noyaux libres ; si nous sommes parfaitement d'accord avec lui sur ce qu'il a vu, nous différons encore au point de vue de l'interprétation, ce ne serait pas pour nous un sarcome fasciculé, mais se rapprochant plutôt du sarcome médullaire. Au point de vue pronostique, la différence est grande. On connaît la gravité de ce dernier. Ajoutons que notre homme est dans un état de faiblesse qui semble faire croire à un commencement de généralisation. Sa fâcheuse manie n'est pas guérie, malgré l'ablation de la tumeur, Nous l'avons revu dix mois après l'opération.

Actuellement novembre 1879 cet homme présente une récidive locale manifeste avec généralisation de sa tumeur dans les ganglions ilio-lombaires.

Observation II.

Due à l'obligeance de mon excellent ami,
M. Duret, interne du service.

Le nommé Le Blanc (Pierre), âgé de cinquante-quatre ans, de Niort entre à l'hôpital de la Pitié, salle Saint-Louis, service de M. le professeur Verneuil, pour y être traité d'une énorme tumeur occupant les bourses.

Il n'y a pas d'antécédents dans la famille ; les parents sont morts, la mère d'attaques nerveuses, le père d'un asthme, au dire du malade. Les frères et les sœurs se portent bien. Il est marié et n'a pas eu d'enfants. Dans l'enfance, l'adolescence et l'âge mûr, il n'a pas eu de maladies graves.

Il y a sept ans, il a eu une affection de la vessie qui dure encore aujourd'hui. Cette affection était caractérisée par une douleur vive en urinant avant et après l'excrétion de l'urine. Cette douleur était cuisante et existait à la fois au méat et dans le bas-ventre. Il n'y avait pas d'écoulement par la verge et le malade retenait assez facilement ses urines : celles-ci étaient troubles, épaisses, et laissaient déposer une matière boueuse analogue à du pus, qui n'adhérait pas au vase. Cet état s'est prolongé trois mois et s'améliora sous l'influence des capsules de térébenthine.

A la fin de cette époque cette cystite devint hémorrhagique, car les urines devinrent sanglantes ; le médecin lui fit poser des sangsues au périnée, et trois ou quatre jours après les urines ne furent plus teintes en rouge par le sang. L'émission de l'urine se faisait librement et facilement, mais les besoins d'uriner étaient fréquents, et le malade urinait vingt fois par jour environ.

Les urines devinrent peu à peu moins troubles.

Six mois après (il y a six ans et demi par conséquent), il s'aperçut qu'il avait dans l'aine du côté gauche, à peu près vers la partie moyenne, une petite grosseur du volume d'une noisette, dure et roulant sous son doigt. Le malade ne sait pas si elle rentrait quand il était couché. Elle était à peu près indolente. Il fut trouver un bandagiste sans consulter de médecin. Celui-ci plaça un bandage. Le malade porta à peu près consciencieusement ce bandage pendant quatre ans environ. La petite tumeur grossissait cependant peu à peu, et il y a dix-huit mois, deux ans, elle avait atteint le volume d'un œuf de poule, et elle était, au dire du malade, descendue dans la bourse avec le testicule. Elle ne rentrait pas quand il se couchait; plusieurs fois il essaya de la faire rentrer avec une certaine ténacité, et alors cette tumeur, habituellement indolente, était sensible à la pression au moment où il faisait ces efforts de réduction. Il n'alla pas consulter de médecin, mais retourna chez son bandagiste à propos d'un nouvel accident survenu depuis quelques mois. Du côté opposé, à peu près au même niveau, était apparue une petite tumeur analogue à la première, de la grosseur d'une noix. Le bandagiste lui mit encore un bandage du côté droit, après avoir fait rentrer la petite tumeur du même côté, mais il fut moins heureux à gauche; il ne réussit nullement à faire rentrer la tumeur de gauche; le malade lui-même explique que cette dernière ne rentrait jamais, mais restait au-dessus du bandage quand celui-ci était appliqué de ce côté.

Revenons maintenant à la tumeur du côté gauche; elle avait le volume d'un œuf, elle était descendue dans les bourses, et au dire du malade était irréductible. Le malade a commencé alors à avoir des douleurs dans la tumeur, elle lui semblait très-lourde, et elles disparaissaient quand il était au lit depuis quelques heures. Tel était l'état de cette tumeur à la fin de novembre 1873.

Peu à peu, au mois de mai 1874, elle avait atteint le volume d'un poing. On ne saurait accuser un effort, unc secousse violente, un travail exagéré, de cet accroissement. Le malade n'avait ni coliques, ni fièvre, ni vomissements ; les selles étaient régulières et complètes. A la fin du mois de juin 1874, cette même tumeur avait le volume des deux poings ; dans le mois d'août, elle était grosse comme la tête d'un adulte, et depuis deux mois elle a atteint les énormes dimensions qu'on lui voit aujourd'hui.

Depuis sept mois le malade a gardé le lit continuellement. Quand la tumeur avait le volume des deux poings, un médecin consulté dit qu'il ne savait s'il s'agissait d'une hernie ou d'une hydrocèle. Le malade, fort intelligent, se sert lui-même de ces deux mots pour me caractériser sur son affection le diagnostic du médecin. L'honorable praticien ordonna des badigeonnages à la teinture d'iode. Au mois d'octobre dernier, un second médecin fut appelé ; il dit que c'était une poche d'eau, fit une ponction et il ne sortit ni eau, ni pus, ni sang. Et cependant trois ponctions successives furent faites. Depuis ce temps, les points où furent faites les piqûres sont le siège d'eschares et de plaies que nous signalerons plus loin.

Enfin il y a quinze jours un troisième praticien fut appelé à soigner notre malade. Il crut que c'était une tumeur, mais lui conseilla d'aller à Paris consulter les maîtres, et il l'adressa à M. Verneuil.

Cette tumeur énorme a la forme d'un gros ovoïde un peu resserré vers la partie moyenne. Elle commence à gauche au niveau de l'épine dorsale iliaque antérieure et supérieure des rotules. Elle mesure 37 centimètres suivant sa plus grande longueur verticale et 27 centimètres pour le diamètre transversal. Un mètre en ruban partant de l'épine iliaque gauche antérieure et supérieure, passant au-dessous de la tumeur pour s'arrêter au périnée, à la racine des bourses ou de la tumeur, mesure 80 centimètres et sa plus grande circonférence transversale est de 77 centimètres environ.

La face antérieure de la tumeur présente, avons-nous dit, deux bosselures volumineuses, séparées par une portion plus étroite. La première, du volume d'une tête d'enfant de dix ans, est située à gauche et en haut. Elle mesure à peu près 16 à 18 centimètres. Le sillon qui sépare les deux bosselures a à peu près 4 centimètres de haut et ne rétrécit la masse totale que de 5 à 6 centimètres. La tumeur inférieure est étendue surtout transversalement et mesure 20 à 30 centimètres de diamètre transversal sur 15 de hauteur. Son grand diamètre est dirigé obliquement de haut en bas et de droite à gauche. A l'extrémité supérieure droite de ce diamètre se voit une dépression, sorte d'ombilic formé par la peau du prépuce et au fond de laquelle on aperçoit le gland considérablement déprimé.

Sur la tumeur supérieure qui répond surtout au pubis se voient les poils de la région dispersés sur la peau distendue. Sur la tumeur inférieure on aperçoit des veines assez nombreuses, mais qui ne sont pas très-volumineuse et où la circulation semble se faire avec assez de facilité

Après avoir indiqué les dimensions considérables de la tumeur, il nous reste à décrire son aspect extérieur. Elle a un aspect bilobé.

Sa partie supérieure a le volume d'une tête de fœtus à terme; la partie inférieure est plus grosse qu'une tête d'adulte. Des veines nombreuses et très-volumineuses sillonnent la surface. Il semble qu'elle soit entourée d'une couche de liquide, car quand on la comprime superficiellement, on rencontre bientôt un plan résistant formé par un corps solide. D'un point à un autre, on sent la fluctuation se transmettre, mais seulement lorsqu'on n'en déprime pas profondément la surface.

La toux ne détermine pas une véritable impulsion, mais plutôt une secousse générale de la tumeur. Pas de transparence. La peau ne paraît nulle part adhérente, mais à la partie inférieure elle est œdématiée, très-épaissie, et elle a pris un aspect éléphantiasique ; elle est, en outre, le siège d'une ou de deux ulcérations superficielles au point où on a fait les ponctions. A la partie extérieure et postérieure, on sent battre une artère du volume de la radiale au moins. A la partie supérieure et interne, on voit une dépression profonde semblable. C'est par-là que le malade émet son urine.

Un peu au-dessus de l'ombilic existe une saillie molle et dépressible, c'est le gland. On sent enfin sous l'épaisseur de la peau de cette région les deux corps caverneux.

Le testicule du côté opposé est caché derrière la partie supérieure de la tumeur ; il paraît sain. En un mot, la verge et ses annexes paraissent appliqués à la surface de la partie interne de la tumeur, et il seront facilement isolables.

Opération. — Dans un premier temps, M. Verneuil taille deux lambeaux cutanés avec le galvano-cautère. L'un de ces lambeaux est externe et antérieur ; relevé en haut et en dehors, il le conduira directement au pédicule de la tumeur. L'autre est interne et postérieur et comprend la verge et ses annexes dans son épaisseur. C'est lui qui fournit la peau de la verge et du scrotum. Ces lambeaux sont largement taillés, car il faut tenir compte de la rétraction énorme que subira la peau énormément distendue par la tumeur. On sait que la peau de la tumeur est sillonnée de grosses veines ; celles-ci sont comprises entre deux pinces quand elles se trouvent sur le trajet des incisions, et le couteau galvanique, pour sectionner la peau au niveau des veines, passe entre les deux pinces. Aussitôt qu'une artère donne, on applique dessus une pince à pression continue, et cette dissection considérable peut s'accomplir sans que le malade perde plus de 300 grammes de sang.

M. Verneuil, dans un second temps, décollant la partie supérieure de la tumeur avec les doigts, reconnaît qu'un prolongement du volume de deux doigts environ s'engage dans le canal inguinal et remonte à 3 ou 4 centimètres. Cependant par des tractions légères on dégage un peu le canal : un pédicule mince est formé, et on peut appliquer un clou à chaîne qu'on serre vigoureusement. M. Verneuil coupa alors le prolongement et le sépara de la tumeur.

Le troisième temps consiste à disséquer d'abord la tumeur en haut et en arrière, de manière à la faire basculer en bas et en avant. Cette dissection s'est faite partie avec le bistouri partie avec le galvano-cautère, car la quantité considérable de liquide qui s'écoulait de la tumeur éteignait souvent l'instrument électrique. En dedans on a pris soin de dégager la verge et le testicule sain. Enfin la tumeur entière s'est trouvée détachée du lambeau ; elle a été enlevée avec toute la peau qui recouvrait sa partie inférieure, mais cette peau était fortement épaissie et éléphantiasique, et ulcérée en deux ou trois endroits.

En résumé, la malade avait perdu très-peu de sang.

Dans un quatrième temps, on enlève les unes après les autres les pinces à pression et on applique des ligatures avec le plus grand soin sur tous les vaisseaux.

Le clou lui-même est serré et les tissus qu'il embrassait sont sectionnés. On avait pris soin de placer une forte ligature au-dessus du point de la section. Tous les vaisseaux du cordon ou de la tumeur sont étreints par cette ligature ; c'est encore avec elle qu'on attire et qu'on fixe en dehors de l'abdomen le bout supérieur du cordon.

Les deux lambeaux cutanés s'étaient fortement rétractés et en les repliant on n'avait pas en somme un scrotum trop gigantesque ; le travail de la cicatrisation, s'il ne survenait pas de complications, se chargeait d'ailleurs de le parfaire. Le gland dégagé put aussi se montrer hors de son fourreau.

M. Verneuil réunit les deux lambeaux par quelques points de suture entortillés et deux gros tubes de drainage sont passés en croix, l'un, de haut en bas, l'autre, d'arrière en avant.

De fréquentes injections phéniquées seront faites dans la journée à l'aide de ces tubes.

Le mois de l'opération, le malade est dans un état satisfaisant, il se plaint de souffrir uniquement de sa plaie. Aucune douleur ni dans le ventre, ni dans les reins. Le ventre n'est pas ballonné. T. an. à midi, 38°, 4. Le soir, 39°, 3.

Le 16 février. T. mat. 39°,5. Le malade a reposé quelque peu cette nuit, grâce à l'opium, mais ce matin la soif est vive, et la région inguinale, du côté opéré, est douloureuse.

A midi, plus de 40°.

Le soir, à 39°. La douleur de la région inguinale s'étend maintenant de la largeur de la main ; le ventre paraît légèrement gonflé, mais il n'est pas douloureux à la pression ; envies de vomir. On prescrit de larges onctions d'onguent napolitain belladoné, et un cataplasme froid et léger.

Le 17. Deux vomissements dans la nuit : ce ne sont plus des vomissements alimentaires seulement, mais des vomissements verts porracés. Le ventre est plus ballonné, la douleur occupe tout le flanc droit. M. Verneuil enlève deux ou trois des points de suture supérieurs : le bout du cordon suppure légèrement. On arrosera très-fréquemment la partie supérieure à l'aide du vaporisateur de Richardson. Un petit godet est formé par les téguments, et le cordon y plongera constamment dans de l'eau phéniquée. En même temps on placera sur l'abdomen un large vésicatoire remontant au-dessus de l'ombilic. — Calomel à doses fractionnées dans la journée. Il faut donner à cet homme toutes les chances de salut, et profiter de ce que le mal progresse avec une certaine lenteur pour le combattre vigoureusement, s'il en est temps encore. T. au matin, 39°,5; midi, 39°,8; soir, 39°,3.

Le 18. La nuit a été assez mauvaise; des vomissements porracés sont survenus à deux reprises différentes. Cependant le ballonnement du ventre ne paraît pas avoir beaucoup augmenté. On constate seulement une région douloureuse à la partie supérieure de l'abdomen, au niveau du foie.

T. matin, 38°,7; midi, 38°,8. Soir, 38°,9.

Le soir, le malade se plaint de hoquets fréquents.

Le 19. Les hoquets sont de plus en plus fréquents et très-douloureux. Sans doute la péritonite atteint le diaphragme. On essaye encore de soulager le malade: un grand vésicatoire sur l'hypochondre droit; potions calmantes narcotisées, etc.; mais les vomissements continuent dans la journée, et le malade meurt dans la nuit. T. 38°,9, 39°,1, 39°7.

Autopsie. — Toute la masse morbide a été enlevée: il n'y a pas de propagation de la dégénérescence dans l'abdomen.

L'inflammation et la suppuration du bout sectionné du cordon génital ont été l'origine d'un phlegmon sous-péritonéal, qui, suivant le trajet des vaisseaux, a envahi toute la fosse iliaque. On trouve derrière elle, au-dessous de l'arcade de Fallope, une véritable poche purulente par décollement du feuillet péritonéal.

Le phlegmon iliaque s'est propagé au mésentère de

l'*S* iliaque et du côlon ascendant, et en même temps au mésentère du petit intestin; on trouve, en effet, des petits foyers purulents disséminés entre les deux feuillets de ce repli séreux; il s'agit d'une péritonite spiroïde ascendante, qui a rampé dans le mésentère intestinal. Les circonvolutions intestinales elles-mêmes sont à peine congestionnées. Au niveau de la convergence des deux voies d'inflammations péritonéales, celle du mésentère du petit intestin, et celle du méso-côlon transverse, la péritonite s'est généralisée. Il y a une véritable inflammation exsudative du feuillet séreux, de l'abdomen, de la face inférieure du foie, et de la concavité diaphragmatique. Des pseudo-membranes légères ont déterminé des adhérences. La surface convexe du foie est intimement soudée au diaphragme. Pour enlever le gland, on est obligé de couper le diaphragme près de ses insertions périphériques. Une coupe verticale, portant à la fois sur le diaphragme et le foie, montre qu'une néomembrane, épaissie d'au moins 6 à 8 millim., réunit ces deux organes. Il s'agit là d'une périhépatite ancienne. Le foie lui-même est très-volumineux et paraît être le siége d'une sclérose diffuse. Le poumon présente seulement de la congestion et de la stase sanguine à leur face postérieure et à leur base.

Diverses portions de la tumeur sont durcies dans de l'alcool absolu. Dans certains points en arrière on trouve de la graisse pure en grosses masses ; mais la partie fondamentale de la tumeur est formée par des mailles très-lâches de tissu conjonctif; dans les travées que forment ces mailles on trouve en certains points des cellules embryonnaires en assez grand nombre, ou des cellules fusiformes qlus ou moins nombreuses, ou bien encore de grandes cellules plates du tissu conjonctif, etc. Le plus souvent ces travées sont plus minces et plus délicates, et traversées elles-mêmes par des travées filiformes très–délicates. La substance amorphe qu'on trouve dans leur intervalle est très-abondante et explique le faible degré de consistance de la tumeur et l'aspect luisant et humide de la tumeur sur une coupe fraîche. D'une manière générale elles donnent l'aspect du myxo-sarcome.

Dans la partie inférieure, les éléments du tissu sont plus serrés et plus denses. On y observe en outre quelques foyers sanguins en forme de géode, dont quelques-uns communiquent avec les trajets fistuleux ouverts à l'extérieur.

En résumé, nous avons affaire ici à une tumeur fibro-plastique, à un myxo-sarcome. Un trait particulier de cette tumeur est le développement considérable des lymphatiques, non-seulement dans la peau qui présente des aspérités volumineuses, comme l'écorce d'orange, mais dans toutes les parties profondes de la tumeur.

CYLINDRES HYALINS

ÉPIDIDYMAIRES ET TESTICULAIRES

OBSERVÉS DANS LE LIQUIDE SPERMATIQUE.

Publié dans les **Comptes rendus et Mémoires de la Société de Biologie, t. XXVI, 223, 1874.**

Le testicule et l'épididyme peuvent, comme le rein, fournir, dans certaines occasions, des cylindres qu'on peut appeler provisoirement hyalins, jusqu'à ce que la question chimique de leur nature soit entièrement élucidée.

A deux reprises j'ai eu l'occasion de les étudier, et dans deux cas bien différents.

La première fois, il s'agissait de cylindres épididymaires, dans un cas d'aspermie absolue. Voici le fait :

Obs. I. — M. de ..... âgé de trente-cinq ans, marié depuis plusieurs années, ayant eu à une certaine époque une orchite double, et fort étonné de ne pas avoir d'enfants, se décide, avant de faire examiner sa femme, à aller consulter un médecin.

Celui-ci, M. le docteur X..., me l'envoie avec prière d'examiner le liquide séminal. Ce liquide était complétement frais, l'éjaculation datait à peine d'une demi-heure. Il n'était ni laiteux, ni d'un blanc homogène, mais presque séreux et légèrement blanchâtre. Au fond du petit flacon se trouvait un dépôt plus consistant qui, à un examen plus attentif, se trouve composé de mucus plus ou moins épais, et de cylindres assez volumineux, en partie visibles à l'œil nu.

Le volume de ces cylindres variait, depuis 4 à 5 dixièmes de milimètres, jusque 6, 7, et même 8 dixièmes; ils étaient transparents, d'apparence muqueuse, se voyaient bien à l'œil nu; leur longueur était très-variable et atteignait, pour quelques-uns, le chiffre de 3 à 5 centimètres. Ils présentaient des circonvolutions assez nombreuses, qu'ils gardaient sous le microscope ou dans le verre de montre. Aucun élément figuré ne s'y trouvait accolé. Autour d'eux, cependant, on observait une certaine quantité de points brunâtres, des cellules fusiformes en assez grand nombre, puis enfin, des corps transparents arrondis, à couches concentriques, et qui semblent répondre aux sympexions de M. Robin, ou tout au moins être des cellules devenues hyalines ou colloïdes.

Le diamètre de ces cylindres muqueux répond à peu près au diamètre des dernières portions de l'épididyme et du canal déférent à l'état sain. Il est donc permis de placer leur origine dans le département spécial des voies spermatiques. Ce serait des cylindres épididymaires ou déférentiels. On pourrait peut-être regarder quelques-uns d'entre eux comme provenant spécialement des vésicules séminales. Songeons encore que les dimensions de ces conduits ont dû subir, par l'atrophie de la glande, un retrait assez notable.

Dans une deuxième observation, qui se rapporte à un malade atteint de spermatorrhée, ce ne serait plus à des cylindres muqueux provenant de la portion vectrice des canaux spermatiques, mais de la portion formatrice même, que nous aurions affaire, en un mot, à des cylindres canaliculaires ou testiculaires.

Obs. II. — Bousson, A., âgé de trente-quatre ans, ajusteur, est entré à la Pitié, service de M. Verneuil, salle Saint-Louis, le 9 novembre 1873. Dans sa jeunesse, ce malade a eu plusieurs blennorrhagies, la dernière, il y a sept ans, a duré un an; il en avait gardé une espèce de goutte militaire. Au bout de ce temps il éprouva quelques difficultés de la miction, et tous les signes d'un rétrécissement. On lui fit l'uréthrotomie interne et, depuis lors, il n'a plus rien ressenti jusqu'à ces dernières années. Il y a six mois environ il éprouva aussi quelques difficultés à uriner, perdit même un peu de sang, éprouva aussi quelques douleurs de rein à droite.

A son entrée à l'hôpital, il est très-affaibli, urine toutes les dix minutes à peu près. Ses urines laissent déposer une quantité considérable de mucosités. Les douleurs de rein continuent, il n'a pas de rétrécissement. M. Verneuil diagnostique une cystite, et, par l'emploi de bains de siége, de la térébenthine, des injections vésicales au chlorate de potasse, arrive à modifier son état.

On constate, en effet, au bout de quelques semaines, une amélioration considérable, la cystite, avait disparu; mais les mictions étaient toujours douloureuses, quelquefois sanguinolentes; les douleurs de rein persistaient toujours.

M. Verneuil, devant la ténacité de ces phénomènes, soupçonne quelque chose du côté des vésicules séminales ou de la prostate. En effet, au toucher, il trouve la prostate douloureuse en un endroit très-limité, et les vésicules gonflées, douloureuses dans toute leur étendue. M. Verneuil, pensant à l'existence d'une vésiculite ou inflammation des vésicules séminales, me prie d'examiner l'urine au microscope. J'y trouvai une quantité considérable de spermatozoïdes et du pus.

Dans le premier examen, les *spermatozoïdes* étaient extrêmement abondants, inertes, sans mouvements ; ils se trouvaient en partie libres dans le liquide, en partie pris dans une substance muqueuse, tous étaient bien développés. On remarquait quelques *globules sanguins*, une assez grande quantité de *leucocytes*, et enfin des *cylindres hématiques*. On remarquait, en outre, à l'œil nu, des cylindres assez larges et extrêmement longs, d'aspect muqueux, et présentant l'aspect du vermicelle cuit; à côté d'eux, d'autres beaucoup plus petits et un peu supérieurs en volume aux cylindres hyalins des canalicules urinifères.

Leur apparence muqueuse, leur largeur, leur longueur les différencient nettement des moules ou cylindres dérivant des tubes urinifères.

Une deuxième fois le dépôt urinaire a été examiné à uue date plus rapprochée de la miction; douze heures après, les spermatozoïdes présentaient encore quelques mouvements assez lents, à la vérité (1).

Dans ce sperme trois choses sont à remarquer :

1° L'état de complet développement des spermatozoïdes, fait ordinaire, mais qui offre cependant quelques exceptions ;

2° La présence de moules épididymaires et testiculaires;

3° La présence du sang en cylindres hématiques ou en globules.

Bence-Jones a le premier indiqué la présence des cylindres testiculaires dans les spermathorrhées et a même observé la présence de spermatozoïdes dans l'intérieur de ces cylindres. Aucun autre auteur ne semble avoir répété ces observations. On ne trouve, en effet, dans Curling, aucune mention de ce genre.

Bence-Jones s'est borné à indiquer l'existence de cylindres testiculaires dans la spermatorrhée, mais comme on le voit dans les observations précédentes, d'autres espèces de cylindres proviennent des voies spermatiques; ce sont deux cylindres que leur volume peut permettre de considérer comme dérivant de l'épididyme, du canal déférent, des vésicules séminales probablement.

---

(1) La partie clinique de cette observation est due à l'obligeance de mon excellent ami M. Lemaître, interne du service.

La spermatorrhée n'est pas la seule affection dans laquelle on puisse trouver des cylindres. Dans certains cas d'aspermie absolue, on peut aussi observer des cylindres épididymaires (queue), déférentiels et de la vésicule.

La présence de l'albumine a été notée par Bence-Jones dans la spermatorrhée ; aussi conçoit-on le trouble que la présence des cylindres peut jeter dans l'esprit de l'observateur dans des cas semblables.

Mais il y a des signes différentiels très-nets entre les cylindres spermatiques et les cylindres rénaux.

Les cylindres spermatiques les plus minces ont toujours le double de la grosseur des cylindres rénaux.

La plus forte dimension en largeur des canalicules urinifères est de $0^{mm},066$; la plus faible dimension des canalicules testiculaires est de $0^{mm},13$ à $0^{mm},28$; l'épididyme a en moyenne de $0^{mm},35$ à $0^{mm},45$; le canal déférent de $1^{mm},6$ à 2 et même 3 millimètres.

Dans notre observation (n° 2), il y avait des globules sanguins et des cylindres hématiques, mais en très-petit nombre ; et il est à noter que les réactifs chimiques ordinaires ne parvenaient pas à décéler la moindre quantité d'albumine.

RUPTURE

DES

KYSTES DE L'OVAIRE

AVEC APPENDICE SUR LES RUPTURES DANS LES VISCÈRES AVOISINANTS, ETC.

(REVU ET AUGMENTÉ)

Publié pour la première fois dans les **Annales de gynécologie. juillet 1879.**

I. L'histoire clinique de la rupture des kystes de l'ovaire a été à peine ébauchée. Camus (1), puis Tilt (2) (statistique de 70 cas) ont essayé les premiers de tirer quelque chose de l'ensemble des faits qu'ils sont parvenus à réunir. Chéreau a publié une courte statistique sur le même sujet; quelques auteurs, à ce propos, renvoient à l'*Union médicale*, 1847. C'est une erreur. Elle a été publiée dans le *Journal des connaissances médico-*

---

(1) *Revue médicale*, t. III, p. 327, 1844.

(2) Tilt : *London medic gazette*, 1851. On the rise of ovarian cyst. — (Vol. XI. p. 960 et vol. XII, p. 185 etc.

chirurgicales, août 1845 et dans le *Bulletin général de thérapeutique*, 1845, XXIX, p. 150. Le Dr Puech, de Nîmes, le savant élève et ami de Courty, a mis généreusement à ma disposition une liste inédite de 35 cas. Je tiens à signaler aussi les thèses de M. Treille (1), de M. Grognot (2) et surtout le remarquable travail de M. F. Terrier (3) chirurgien des hôpitaux, professeur agrégé de la Faculté de Paris.

Tous les faits précédents réunis à ceux que j'ai pu trouver de côté et d'autre, forment un total de 198 cas; parmi les observations, les unes, il est vrai, ne sont réellement que de simple citations ; d'autres sont tout à fait incomplètes, peu d'entre elles répondent à toutes les questions qu'on peut agiter sur cet important sujet. Aussi, dès le début de ce travail, je dois dire que si j'ai publié cette courte esquisse, c'est dans l'espoir que d'autres, plus favorisés que moi, s'appuyant sur des données plus complètes ou plus précises, pourront mener à bien cette entreprise.

Ce sujet n'est pas, comme on pourrait le croire, une simple étude de curiosité; la rupture d'un kyste ovarique dans la cavité péritonéale soulève immédiatement les plus graves problèmes de l'intervention chirurgicale.

---

(1) Treille, sur les tumeurs de l'ovaire dans leurs rapports avec l'obstétrique, thèse Paris ; 1873.

(2) Terrier. F. Kyste de l'ovaire ouvert dans le gros intestin *in Revue mensuelle de méd. et de chir.* p. 830, 1877.

(3) Grognot. Rupture des kystes de l'ovaire dans le vagin etc. thèse de Paris, 1877.

C'est une question de chirurgie d'urgence, qui se présente rarement, il est vrai, mais pour laquelle il y a intérêt, le cas échéant, à connaître ce qui s'est passé, ce qui a été fait dans de semblables occasions.

Le nombre des observations de rupture de kystes de l'ovaire que j'ai pu rassembler de côté et d'autre est assez élevé.

Rupture dans la cavité péritonéale	132
Rupture dans l'intestin gros, grêle ou rectum.	35
Rupture dans la vessie.	8
Rupture dans l'utérus	1
Rupture dans le vagin.	8
Perforation de la paroi abdominale.	14
Total.	198

Notre étude a surtout en vue la rupture des kystes ovariques dans la cavité péritonéale. Nous en séparerons nettement les cas de rupture dans la vessie, l'utérus, le vagin, mais pour les passer seulement en revue dans un chapitre à part, distinction que n'avaient pas faite Tilt et d'autres auteurs, et qui est cependant importante dans une bonne statistique. Nous rejetterons complétement de la nôtre cinq faits de rupture de la trompe de Fallope, que Tilt maintenait à tort dans la sienne (1).

(1) Trompe de Fallope :

BARNES. — Rupture, 1861, II, p. 622, *Medical Times.*

SAGER. — Meissner, Maladies des femmes. Liquide mêlé avec substance caséeuse.

MORGAGNI. — Lettres 38. Kyste stéomateux.

Les *causes* de la rupture des kystes ovariques sont extrêmement variées. Elles peuvent cependant se rapporter à deux grands groupes :

1° Rupture par traumatisme;

2° Rupture par altération des parois.

I. Rupture par traumatisme.

A. l'action d'un vomitif (Pollard, Percival), les secousses que produit la toux (Hamilton), l'action de se baisser pour dénouer ses bottines (Trousseau), des efforts violents (Olésius), un accès de rire (Morgagni).

Voilà une série de violences qui sont d'ordre physiologique et qui dépendent du jeu normal des muscles. A cet ordre de causes se rattachent les *ruptures de kystes ovariques pendant la grossesse et l'accouchement.*

a. Pendant la grossesse. — Lorsque la tumeur ovarique est située dans la cavité du bassin, elle entrave le développement de l'utérus, le déplace, et devient plus tard un cas de dystocie. D'autres fois, elle se rompt ; la raison s'en comprend facilement : ces deux tumeurs se gênent dans l'étroite filière du bassin et, chose remarquable, c'est toujours à cette période, lorsque l'utérus est confiné comme le kyste dans le petit bassin, que la

---

Russell. — *Prov. med. und surg.*, 1848. Rupture d'un kyste de Fallope.

Crisp. — T. XIX, p. 189. Rupture d'un kyste de la trompe de Fallope.

rupture a lieu. Dans deux cas, la rupture, arrivée dans les premières semaines de la gestation (Sangalli et Schmidt), a amené la mort. Les faits de Begbie, Gibson sont plus heureux. Spencer Wells, dans un cas semblable, se crut obligé de faire l'ovariotomie pour une rupture au quatrième mois de la grossesse. La femme guérit et accoucha à terme. Spencer cite trois autres cas où la rupture amena la mort subite. Quant au fait de Casati, la rupture a eu lieu par la paroi abdominale, il faut encore ajouter les observations de Clay, de Hirsch Carson, de Tuffnell. — En somme sur douze observations sept guérisons, cinq morts.

b. Pendant le travail. — Ce même phénomène (rupture) s'est présenté dans neuf observations au moment même du travail (Headland, Peddie dans les faits de Scanzoni Park, anonyme du *Medical Review*), il y a eu cinq guérisons. La mort a été très rapide dans ceux de Goldson, Melion, Mighels, Wollaston.

B. Le chirurgien (consulter sur le même sujet la thèse de Teinturier, 1872) peut être la cause involontaire d'un semblable accident. La simple exploration chirurgicale des organes génitaux internes a suffi pour la provoquer (Seymour, Rickards) ; il y avait alors dans les parois du kyste des altérations capables d'expliquer ces funestes résultats. De même, l'introduction dans le col utérin d'un bâtonnet chargé d'ergotine a produit (Chrobak) le même accident, A la suite d'une ponction, le liquide ovarique (Paetsch) peut s'écouler dans l'abdomen. Pendant la ponction même, un mouvement brusque fait par la malade (Dupuytren), ou bien encore l'indiscipline d'une malheureuse femme enceinte qui arrache un tube à demeure et retourne chez elle à pied (Barth), sont tout aussi funestes.

Rappelons ici la tentative hardie de Récamier qui proposa et exécuta, avec le plus grand succès, la section sous-cutanée d'un kyste de l'ovaire.

C. Un coup de tête, un coup de pied (Hupier), un coup de poing (Oppolzer), une chute de voiture, dans les escaliers, du haut d'une échelle, une chute sur le sol, soit en marchant, soit en courant avec une impulsion plus ou moins vive, voilà, il faut le dire, une série de causes dont quelques-unes sont parmi toutes les plus fréquentes (chute).

II. Altérations des parois kystiques.

Il serait difficile d'apprécier exactement la valeur réelle de quelques-unes des causes traumatiques précédentes, si on ne supposait pas une altération préalable des parois kystiques, enflammées ou ramollies par un néoplasme quelconque. Elles se rompent alors sous le moindre effort ; ainsi s'expliquent ces ruptures à la suite d'une simple exploration, d'un accès de fou rire, etc. ; nous sommes ainsi amené à la classe des ruptures spontanées.

a. Un ramollissement inflammatoire de la paroi explique la production de cet accident dans les faits suivants : Barth, Barthscher, Crips, Demeaux, Dance, Danville, Faye, Goyrand, Mayne, Maunoir, Mauriac,

Niemeyer, Spiegelberg, Sidey, Simpson, Thibault, Verneuil. Dans ces divers cas, on a pu reconnaître par l'autopsie la nature de la perforation ; dans d'autres la lésion n'a pu être étudiée anatomiquement et n'était caractérisée que par l'ensemble symptomatique.

Au ramollissement inflammatoire à proprement parler, il faut rapporter l'ouverture de certains kystes dermoïdes. (Herapath, Levin, Meyer, Sangalli.)

b. Après l'accouchement. — Nous avons pu trouver 7 observations de rupture de kystes ovariques après l'accouchement. Sur ces 7 cas, 6 morts (Faye vingt-quatre heures après; Maunoir, douze jours après l'accouchement; Thibaut, sept jours; Dettwiller, le onzième jour; Sidey, vingt-deux jours. — *Journal des connaissances médico-chirurgicales*, 1874). Une guérison (Lauwers).

La coïncidence de la fièvre traumatique chez l'accouchée, quelquefois d'une véritable septicémie puerpérale, avec un kyste de l'ovaire qui a été déjà plus ou moins lésé par les violences du travail de l'accouchement, expliquent comment l'inflammation et la suppuration du kyste peuvent se produire dans ces circonstances. Parfois même la rupture de l'ovaire n'est qu'une complication ultime; ainsi dans l'observation de Thibault, l'accouchement a lieu le 4 avril; le 5, la péritonite commence; le 11, la malade meurt. Le kyste ovarique suppuré offrait deux orifices. Il y avait du pus dans les lymphatiques jusqu'au canal de Pecquet. La septicémie puerpérale est nettement ici la cause dominante de la mort.

Lumpe rapporte l'histoire d'une nouvelle accouchée dont le kyste s'ouvrit dans le gros intestin.

c. Une autre série de faits se range à côté de ceux-ci. Ce sont ceux qui reconnaissent pour cause une altération néoplasique des parois kystiques (cancer, etc.).

Dans quelques cas la suppuration s'est associée à la néoplasie pour amener ce funeste résultat (Mauriac).

III. Symptomatologie

Dans quelques cas rares (Boyer, Tilt, etc.) la rupture des kystes de l'ovaire dans la cavité péritonale n'est *précédée ni suivie d'aucun symptôme appréciable*, excepté les signes physiques (déformation du ventre, etc.).

Dans d'autres, la perforation a été *précédée par des phénomènes inflammatoires* plus ou moins intenses (Dance, Briquet, etc.). Dans ces cas, des douleurs localisées plus ou moins vives ont précédé la rupture même et, au moment où celle-ci s'est produite, des douleurs poignantes ont éclaté dans le bas-ventre. Les douleurs qui précèdent la rupture ont duré 4 à 5 jours (Crisp), une trentaine de jours (Rickards).

La *rupture* est ici *annoncée* par des *douleurs* d'une intensité extrême ; dans d'autres occasions, par une *sensation bizarre ;* il semblait que les intestins tournaient dans le ventre (Bright). Une *sensation de rupture* avertit quelques malades ; en se baissant une malade de Trousseau sentit parfaitement bien se rompre son kyste. Avec cette sensation de rupture, une malade de Morgagni décrivait une *pesanteur* dans le bas-ventre; elle disait qu'un véritable poids tombait sur le côté sur lequel elle se couchait.

Au moment de la rupture se produisent aussi quelques *accidents particuliers ;* tantôt une simple faiblesse (Gautier), tantôt une défaillance notable (Weiglein), tantôt enfin une véritable syncope (Farrar, Milner-Barry). Dans d'autres cas, la maladie présente des phénomènes inverses, des convulsions (Weiglein), ou des accès hystériques soudains (Spencer Wells).

La rupture effectuée, l'aspect de l'abdomen est tout à fait changé.

Les commémoratifs apprennent qu'une *tumeur* siégeant dans l'abdomen *a disparu.* A la place d'une saillie plus ou moins dure constatée depuis longtemps par la malade, on trouve maintenant que la *paroi abdominale* est *molle et dépressible,* que le ventre est uniformément tuméfié; il n'y a plus de saillie médiane, il n'y a plus de corps résistant au palper. On peut percevoir à la percussion un *son clair là où il y avait de la matité.* On peut en outre produire une véritable *ondulation du liquide renfermé maintenant dans la cavité péritonale.*

Ces derniers signes physiques sont quelquefois difficiles à constater. Des douleurs poignantes, dont le siége est souvent peu déterminé, quelquefois à la région sus-pubienne (Trauwein), suivent le plus souvent la rupture. Une péritonite sur-aiguë ou subaiguë éclate généralement, et bientôt des nausées, des vomissements, une fièvre violente, précédée de frissons intenses. Dans les cas graves, il survient une cyanose rapide, du météorisme et de la tympanite et la malade meurt rapidement.

Dans d'autres cas plus rares, les accidents de rupture se localisent pour se généraliser plus tard ; aussi la durée de la péritonite est-elle beaucoup plus longue.

A côté de ces phénomènes classiques de la péritonite aiguë ou chronique, on observe aussi quelques phénomènes singuliers : une miction très-copieuse (Bacher, Deville, Morgagni), une salivation très-profuse (Laënnec).

La mort est la conséquence de cet accident dans la moitié des cas environ. J'ai rassemblé une statistique de 132 cas de rupture dans l'abdomen. Sur ce total il y a 64 morts.

Dans 25 observations où j'ai pu trouver une désignation de la durée des accidents, j'ai trouvé 6 *cas de mort subite* (Hamilton, Bright, obs. 16 ; Sidey, 3 cas de Spenser Wells pendant la grossesse).

Dans onze faits, *la mort a été rapide*).

Au bout de 12 heures (Mauriac).
— de 17 (Crisp).
— de 24 (Menzel, Courty, Goyrane).
— de 55 (Faye).
— de 3 jours (Rickards, Demaux, Baudelocque).
— de 4 jours (Trautwein, Weiglein).

Dans le reste de ces 25 faits, la durée de la péritonite n'a pas dépassé douze jours.

6 jours (Magne).
7 — (Verneuil, Thibault).

8 — (Chrobak).
9 — (Oppolzer).
12 — (Maunoir. Dettwiller.)
20 — (Mighels).

Comme complication bizarre et exceptionnelle dans l'histoire de ces kystes, il faut citer le pincement des anses intestinales dans l'orifice du kyste (Danville).

MORTS.

Bright. — *Guy's hosp. Rep.* III. Obs. 6. vingt-quatre ans. Kyste, anasarque et ascite. Péritonite, rupture et mort. Liquide brun-rougeâtre et grumeux d'un kyste multiloculaire.

Boivin. — *Maladies des femmes.* Liquide rouge brun.

Bright. — *Guy's hospital, Rep.*, III. Obs. 16, quarante-deux ans. Kyste depuis plusieurs années. Mort subite. Paroi mince, liquide gélatineux. Sensation bizarre ; ses boyaux tournoient.

Id. — *Guy's hospital, nep.*, p. 199. Obs. 18. Trente-sept ans. Deux ruptures dans péritoine, inflammation du kyste et des parties voisines. Mort.

Braun. — *Œst. Zeit. f. Prakt, Heilk.*, 1861, n° 40. Mort rapide.

Barth. — *Union médicale*, 1856, n. 125, trente-sept ans. Kyste depuis deux ans. Ponction : tube de caoutchouc à demeure. La malade enlève le tube et retourne à pied chez elle. Fausse couche d'un fœtus de cinq mois et mort deux jours après. Kyste ouvert à la partie supérieure.

Bartscher. — *Monats. f. Geb. K.*, 1855, trente ans. Kyste en huit mois. En quelques heures mort. Opération césarienne. Sérum floconneux, paroi avec dépôt de fibrine, cholestérine.

Barnes et Nicholson. — *Lancet*, 1861, quarante-deux ans. Coup de tête, rupture, mort quatorze jours après. Kyste multiloculaire. Douleurs continues et vomissements perpétuels.

Baudelocque. *L'art des accouch*ts. 3e Édit., p. 375. Paris. 1796. Kyste dermoïde, refoulement. Version, forceps sur la tête, enfant mort — mort de la mère trois jours après.

Courty. — *Traité*, 2e édition, p. 1083, note. Cysto-sarcôme multiloculaire. Ponction. Mort en vingt-quatre heures à la suite d'épanchement.

Crisp. — *London med. Gaz.*, II, Obs. 2. Liquide chocolat. Quarante-neuf ans, jamais d'enfants. Douleurs depuis quatre à cinq jours. Liquide analogue à du pus ; mort au bout de dix-sept heures.

Id. — *London Exam.*, 1850, avril ; *Schmidt Jahrbücher*, t. LXIX, p. 189. Frissons et fièvre depuis deux jours. Péritonite subaiguë, puis mort en quelque heures. Kyste rempli de sang, puis un autre vide.

Chrobak. — *Wien. Med. Press*, X, 14, 1869. Quarante-cinq ans. Métrorrhagies ; introduction dans le col d'un bâtonnet avec ergotine. Deux jours après, douleurs, péritonite, mort huit jours après. Kyste gros comme une noix, mince.

Delpech. — *Chirurgie clinique.* Ruptures répétées.

Dance. — *Arch. de médec*, t. XXI, 1829. Dix-neuf ans. Jeune fille. Inflammation, rupture, liquide épais, bourbeux.

Danville. — *London med. Gazette*, 1842. Kyste avec une foule de corpuscules granuleux, pincement des anses intestinales dans l'orifice du kyste.

Disse. — *Geburtskunde*, 1857, p. 375, I. Première rupture dans la péritoine, 1857 ; deuxième rupture en 1859. Mort. Kyste depuis quinze ans, liquide opalin.

Dettwiller. *Rust's Krit.* Repertorium. Jetter loccit. p. 33. Mort par suite de la rupture d'un kyste dermoïde onze jours après la délivrance.

Demeaux. — *Soc. anat.*, 1842, t. XVII, p. 158. quarante ans. Polype utérin, toucher vaginal deux fois. Détachement spontané du polype. Péritonite ; mort en trois jours. Kyste purulent.

Dupuytren. — *Gaz. med.*, 1837, p. 25, note. Ponction d'un kyste ovarique, mouvement brusque de la malade. Impossible de réintroduire la canule. Écoulement du liquide dans l'abdomen ; mort de péritonite.

Faye. — *Norsk. Majosk,* XIII. t. 7 p. 665, 1859. Vingt-neuf ans. Accouchement avec forceps. Vingt-quatre heures après, douleurs dans le bas ventre ; mort cinquante-six heures après l'accouchement. Kyste suppuré.

Fuller. — *Gaz. hebd.*, 1859, p. 493. Trente-cinq ans. Kyste développé en un mois, 4 ponctions, mort au bout de six mois. Rupture, intestins baignaient dans un liquide brunâtre avec masses encéphaloïdes.

Goldson. — Boer. nat. med. obstetr; lib. VII, p. 27. Rupture du kyste pendant le travail — enfant passe ainsi que placenta dans cavité abdominale — extraction de l'enfant — mort de la mère.

Gooch. medic and physic comment. Édinb, t. II, 369. Rupture, mort avant l'accouchement — autopsie. Kyste dermoïde gros comme un melon.

Goyrand. — *Vidal de Cassis,* IV, 580. Mort en vingt-quatre heures. Kyste suppuré.

Herapath. — *Edinburgh Med. Journ.* 1849. Substance stéomateuse avec cheveux ; mort onze semaines après.

Hardy de Hull. — *Lancet,* 1845. Cheveux et substance coagulée. Rupture pendant accouchement. enfant vivant.

Hamilton. — Voyez ses œuvres. Toux et mort immédiate.

Levin. *Geburtsk,* 1853, II, 154 *Hygiea,* vol. XIII, 1874. Kyste de l'ovaire. Quarante-neuf ans ; rupture, péritonite légère. Guérison. — 1851. Mort après une dernière ponction. Kyste dermoïde.

Menzel. — *Gaz. méd.*, 1873, p. 487 (*il Morgagni*). Première ponction, issue du liquide gélatineux dans l'abdomen. Au bout d'un mois. Deuxième ponction. Mort le lendemain. Autopsie. Péritonite chronique.

Carlo Mazzonni. — *Communiqué à Tilt.* Liquide séreux, mort quatre mois après avec péritonite chronique et abcès ouvert dans le côlon.

Mauriac. — 1853. Cinquante-huit ans. Kyste cancéreux avec pus floconneux, péritonite : mor douze heures après.

Maunoir. — *Mém. de chir. étrang.*, 1. Genève. Accouchement sept jours après, érisipèle de l'abdomen ; mort douze jours après l'accouchement. Autopsie. Kyste purulent ouvert dans les parois de l'abdomen. Cette femme avait été ponctionnée sept fois par Maunoir.

Melion. — *Œsterr. mec. Wochenschrift*, 1844, n° 38. Cystosarcome, forceps provoque une rupture, mort de péritonite, enfant mort.

Mighels. *Americ. journ. of médic. science*, 1829, t. V. p. 28. Au 2e accouchement version podalique, rupture du kyste pendant le travail — pendant la 4e grossesse rupture du kyste — accouchement spontané d'un mort-né, — péritonite — mort au vingtième jour.

Meyer. — *Deutsche Klinik*, 1860. Air dans le kyste,

diarrhée, marasme; mort. Poils, cheveux et pus.

Mayne. — *Dublin hosp. Gazette*, 1857, p. 53. Cinquante-quatre ans, pas d'enfants. Kyste depuis vingt ans, rupture. Péritonite; mort le sixième jour. Kyste de l'ovaire gros comme le poing avec enveloppe calcifiée, se rompit en un point où l'enveloppe calcifiée était faible dans le péritoine. La matière athéromateuse, amassée depuis vingt ans dans le kyste, amena une péritonite. Fluide jaune vert, consistance caséeuse comme la matière scrofuleuse, aiguilles de calcification, pas de dents ni de cheveux.

Niemeyer. — *Traité de pathologie*, 2e édition. Mort à la quatrième ponction. Liquide épais, véritable bouillie, riche en cholestérine.

Oppolzer. — *Wien. Med. Presse*, 1869. — Kyste à parois minces, volume d'une noix, perforation de la grosseur d'un grain d'orge. Péritonite généralisée; mort au bout de neuf jours.

Pollard. — *Lancet*, 1848. Hémorrhagie très-faible à la suite de vomitifs.

Rickards. — *Lancet*, II, 26, 203, 1867. Cinquante-quatre ans. Kyste cancéreux médullaire; exploration légère le 7 novembre. Douleurs, puis le 19 vives douleurs et mort. Sang, flocons jaunes, masses fongoïdes.

Seymour. — *On diseases of ovaries*. 2 cas, dont un déterminé par l'exploration chirurgicale.

arlo Secchi. — Rupture de kyste multiloculaire.

Id. — *In Omodei Annali univ. di medicina*, LXIII. Kyste avec gelée.

Sanson. — *Phys. trans.*, 150. Kyste hydatique.

Simpson. — *Carmaeh's Journ.*, VI. Ulcérations profondes des parois du kyste à la face interne.

Spiegelberg. — *Arch. für Gynækologie*, 1870. 1. Quarante-deux ans, veuve, six enfants. Kyste depuis trois ans, 3 ponctions, la dernière 2,400 c.cubes retirés de la rupture; pas d'albumine, cellules colloïdes, cholestérine. Ovariotomie, mort. Kystome papillaire avec rupture. 2° Trente-neuf ans, un enfant, 2 ponctions sans résultat, mort. Liquide glaireux, 30 perforations au kystome glandulaire, Péritonite chronique. 3° Vingt-sept ans, tumeur date d'un an et demi. Péritonite locale qui tend à se généraliser. Mort. Liquide purulent et caillots sanguins.

Schmidt. — *Monatsch f. Geburtsk*, 1860. Kyste dans les premiers mois de la gestation. Mort.

Sidey. — *Monthly Journal*, 1854, may 462. Trente-six ans, cinq enfants. Accouchement le 29 décembre. Le 10 janvier surviennent des douleurs, de la faiblesse, une hémorrhagie, puis une péritonite. Vomissements, tympanite, dyspnée. Mort le 21, 2 ouvertures sur le kyste multiloculaire.

Id. — Trente-six ans. Kyste depuis 1840. Augmentation rapide, ponctions. A la deuxième, frissons, douleurs, vomissements, tension de l'abdomen, rupture de l'ouverture de la ponction, écoulement de pus en dehors. Pendant trois mois, mêmes symptômes se présentant par intervalles, puis mort subite. Rupture dans le péritoine.

Sangalli. — *Annal. univ. di medic.* Luglio, 1859. Kyste dermoïde dans les premiers mois de la gestation. Mort.

Tavignot. — Journal *l'Expérience*, obs. de Tavignot, service de Blandin. Deux morts.

Trautwein. *W. Wochsch*, 36, 1847. Jeune fille. Fièvre au bout de six jours. Douleurs pubiennes, vomissements, péritonite. Mort en quatre jours. Kyste hydatique de l'ovaire.

Thibaut. — *Soc. anat.*, 1842, t. XVII, p. 158. Vingt-quatre ans. Accouchement le 4 avril. Nausées, vomissements, péritonite. Mort le 11. Liquide séropurulent dans l'abdomen. Kyste ovarique, 2 ouvertures. Pus dans les lymphatiques jusqu'au canal de Pecquet.

G. Thomas. — *Diseases of women*, 1872, p. 666, 2 cas de rupture. Mort par péritonite.

Verneuil. — *Soc anat.*, 1869. Coïncidence d'un polype avec un kyste de l'ovaire. Péritonite ; mort en sept jours.

Id. — *Soc anat.*, 1875, présenté par M. Martinet, interne des hôpitaux. Kyste purulent, 3 ponctions, injection iodée. Rupture trois semaines après avec douleurs atroces, cyanose, etc.

Wepfer. — *Morgagni Epist.*, 38. Contenu non mentionné.

Weiglein. — *Journ. des conn. méd.-chir.*, 1834-35, II, 92. Trente-deux ans, deux enfants. Kyste de l'ovaire. Saisie brusquement de douleurs poignantes dans le bas-ventre. Défaillances, convulsions. Plus de tumeur. Ventre uniformément gonflé. Péritonite déclarée. Mort quatre jours après. Liquide trouble; kyste multiloculaire.

Wollaston. (*Lancet* juin 1850). Rupture du Kyste, forceps — enfant mort — mère meurt de métrite.

Wells Spencer. — *Medic. Times*, 1870. 3 cas de ruptures de kystes avec grossesse. Mort subite.

Id. *Medic Times*, 1861, mars, II, p. 246. Cinquante-trois ans. Kyste et ascite, ponction de l'ascite; on retire 8 pintes. La seconde nuit, accès hystériques soudains. L'abdomen est aussi volumineux qu'avant ; légère péritonite. Mort cinq jours après la ponction, sérum trouble, péritonite étendue, peu de sang; petit bassin rempli de matière gélatineuse

Id — *Ephémérides des curieux de la nature*, déc. 11, an. I, obs. 183. Vingt-six ans. Rupture de l'ovaire, sérosité.

Id. — *Soc. anat.*, 1854, p. 152. Kyste multiloculaire renfermant une matière glaireuse, rompu à sa partie postérieure dans le péritoine.

Une *guérison* plus ou moins nette s'observe dans la moitié des autres cas de notre statistique (68 cas).

La guérison fut incomplète dans 23 faits, et suivie ou non de péritonite, mais toujours de réapparitions du kyste.

Les kystes ainsi reparus se rompirent même une deuxième fois (Moriceau, Delpech, Bluff, Wolley, Lane Trousseau, Lasègue, voir notre deuxième tableau) et une troisième fois (Camus).

2 malades moururent de péritonite à la seconde rupture (Lasègue, Bluff).

La guérison a été définitive et complète dans plus de 45 cas.

La guérison n'a été enregistrée comme telle qu'après une longue observation. Elle n'a été complète qu'après plusieurs ruptures répétées (Sidey, Locock, Hey, Bonfils). Elle a été prouvée par l'autopsie pratiquée pour des maladies intercurrentes dans quelques cas (Locock, Blundell, Spalding, Sidey, etc.). Dans d'autres, on a pu sentir à travers la paroi abdominale, au bout de quelques années, le moignon ratatiné du kyste (Milner Barry, Farrar).

La plupart des malades ne sont arrivées à la guérison qu'à travers des accidents plus ou moins graves, de la péritonite. C'est la majorité des cas. Ce fait est très-important à noter au point de vue de certaines tentatives thérapeutiques que nous aurons à juger plus loin.

GUÉRISONS.

Addison. — *Gaz. méd.*, 1837, 25. quarante-quatre ans, 1 seul enfant. Kyste depuis cinq ans. Chute sur le sol. Péritonite, durée quinze jours. Guérison complète.

Bacher. — *Revue médic.*, 1844, art. de Camus. Chute violente. Rupture. Urines copieuses; fièvre légère.

Beaumont de Gravesend. — Cas donné au Dr Bright, *Guy's hosp.*, *Rep.*, vol. III.

Bennet. — Non publiée.

Blundell. — *Lect. on Midwifery*, 1832. Guérison prouvée par autopsie. Chute de voiture.

Milner-Barry. — *Méd. Times*, 1861, july 11, p. 31. Trente-deux ans, mariée, cinq enfants. Chute sur le sol. Syncope, malade quelques jours; vue trois ans après parfaitement guérie. Légère intumescence de l'ovaire droit.

Bonfils. — *Rapport de Bérard à l'Acad.*, 1851. Guérie définitivement après plusieurs ruptures.

Brown. — Non publié. Quelques péritonites; cure radicale prouvée par l'autopsie dix ans après l'attaque.

Clay. — *Médic. Times* 1859 juillet. Rupture spontanée du Kyste pendant la grossesse. Guérison.

Dobigny. — *Mém. de la Soc. de méd. prat.* Cas de guérison après miction considérable.

Deville. — Camus. *Conn. chir.*, 1844. Kyste depuis seize ans, 2 ponctions. Chute sur l'escalier. Rupture; urines copieuses; 45 ponctions.

Frorieps. — *Notabilia Weimann*, 1836. Chute dans les escaliers; péritonite.

Farrar. — *Brit. med. Journal*, 23 octobre 1858, ou *Gaz. hebd.*, 1859, (?) 63. Trente-six ans. Depuis dix ans kyste de l'ovaire. Chute sur l'abdomen. Syncope, frissons répétés, fièvre, douleurs. Amaigrissement, œdème des extrémités. Guérison un mois après. Dureté au niveau du pédicule treize mois après.

Gautier. — *Union médicale*, 566. Vingt-neuf ans. Chute, rupture, syncope. Pas de douleur. Guérison.

Gibson. — *Monthly Journal*, 1874. Rupture pendant la grossesse. Guérison.

Hey. — *Clay's Obstetric Journ.* Ruptures répétées.

Hirsch Carson. — (*Provinc. Journ. III*, 1846). Rupture dans deux grossesses sans accident.

Hupier. — V. Boinet. Coup de pied. Guérison.

Kissam. — *New. Engl. Journal*, 1816. Ponction six semaines après la rupture, perdit une grande quantité de sérum sanguinolent.

Lane. — Non publié.

Laennec. — *Revue méd.*, IV, 1828. Salivation profuse.

Lauwers. — *Gaz. hebd.*, 1857, p. 38. Accouchement. Kyste concomitant de l'ovaire pris pour un second enfant. Ascite, rupture et guérison après vomissements. Douleurs très-étendues et cyanose.

Lebert. — *Phys. pathol.*, II, 71. Péritonite.

Lembert. — *Gaz. méd.*, 1858, p. 819. Kyste depuis vingt ans. Chute d'une échelle. Accidents graves. Huit jours après, guérison complète.

Locock. — *London méd. Gaz.*, 1847. Ruptures répétées. Liquide verdâtre comme de la purée de lentille tiré par ponction. Autopsie.

Lowndes. — *Mém. de la Soc. de médecine de Londres,* III. Riding in an open chair, she was thrown out by accident. Guérison.

Marchand. — *Union,* 1856, 131. Accouchement heureux. Deux mois après, chute et rupture d'un kyste. Ponction par Boinet ; retire cinq à six litres de liquide rougeâtre. Guérison.

Maroni Car. (de Florence.) — Non publié.

Olesius. — *De hydrope ovarium.* Effort.

Oppolzer. — (*Clinique*). Kyste guéri par coup de poing.

Paetsch. — *Berlin,* 1835. Effusion à la suite de paracentèse.

Park. — (*Med. chir. transact,* tome II, obs. I. Kyste séreux, craniotomie, rupture du kyste pendant l'accouchement, guérison.

Peddie. — *Medic. Times,* 1840. Rupture durant le travail.

Percival. — *Médical Essays,* I. Rupture causée par l'émétique.

V. Blatzer. — *Spitals Zeitung.* Tumeur arrondie,

fluctuante, probablement développée dans l'ovaire gauche, gênant les fonctions de la vessie et du rectum. Accidents de rupture. Péritonite légère. Guérison.

Puech. — *Communication de M. Pueeh.* En 1866, femme de trente-deux ans, mère de huit enfants. Avait un kyste de l'ovaire droit du volume de la tête d'un adulte. Chute, disparition de la tumeur après une péritonite très-grave. Guérison complète.

Récamier. — Non publié.

Reiguier. Id.

Spalding. — *New Engl. Journal,* 1816. — Mort quelques années après de cancer utérin.

Steinthal. — *Monatschrift Geb.*, 1859. Rupture. Ponction par Herzberg, Liquide clair.

Sidey. — *Monthly Journ.*, 1874. Kyste depuis 1848. Ruptures répétées. Guérison. Mort d'affection différente.

Tilt. — Non publié. Chute dans des escaliers, pas de péritonite.

Trousseau. — *Gaz. méd.*, 1856, 671. Dame en 1857. Se baisse pour nouer le cordon de sa bottine, sentit quelque chose se rompre; péritonite. Guérison.

Tuffnell. — *Journ de Dublin.* t. XIII. p. 460. Violente péritonite à la suite d'une rupture pendant une grossesse qui arriva à bonne fin.

Id. — *Medic. Review,* 1823, p. 190. Rupture au troisième et au quatrième accouchement, tous deux naturels. — Extirpation du kyste dix mois après le cinquième accouchement.

White. — *Buffalo med. Journ.*, 1845. Rupture par chute.

Sp. Wells. — *Med. Times*, 1870. Rupture avec grossesse au quatrième mois. Péritonite, ovariotomie. Guérison. Accouchement normal.

AMÉLIORATIONS.

Addison. — *Guy's hosp. Rep.*, III. Péritonite. Guérison pour cinq ans. Kyste malin.

Boyer. — III, 432. Pas de péritonite. Kyste guéri pour trois ans et demi.

Bright. — *Guy's hosp. Rep.*, III, obs. 20. Réapparition. Mort deux ans après d'épuisement.

Begbie. — *Lancet*, 1844. Rupture durant la grossesse.

Bluff. — Journal l'*Expérience*, I, Cazeaux, thèse d'ag., 1844. Cinquante-deux ans. Dix-huit de mariage, un enfant. Première rupture; deuxième, mort.

Camus. — *Rev. méd.*, 1834. Quarante-cinq ans. Trois ruptures. Chaque fois des accidents graves. Finit par guérir.

A. Cooper. — *Surgical Works*. Reproduit après sept années.

Delpech. — *Chirurgie clinique*. Ruptures répétées.

Duncan. — Non publié.

Eager. — *Lancet*, 1849. Ruptures durant la grosesse.

Gaitskill. — *Blandell's lectures on midwifery*. Chute.

Lane. — Non publié.

Lasègue. — *Gaz. méd.*, 1856, p. 671. Cinquante-quatre ans, quatre ponctions, rupture; deux ans après réapparition du kyste. Nouvelle rupture, mort quelques jours après.

Morgagni. — Lettres 38, 39. Rupture par violent accès de rire. Miction très-forte. Le kyste était rempli la nuit suivante.

Moir. — Non publié.

Moriceau. — *Traité d'accouchements*, II. 3 ruptures. Guérison. Obs. 249.

Récamier. — Cas donné par l'auteur. Liquide écoulé par section sous-cutanée.

Nathan Smith. — *London medical Phys. Journal*, 1822.

Simpson. — Cinquante-six ans, quarante-quatre ponctions pratiquées. Chute, rupture du kyste. Péritonite consécutive, reproduction du kyste.

Trousseau. — *Gaz. méd.*, 1856; idem, 671. Anglaise de vingt-six ans. Trois ponctions en six mois. En se baissant, rupture. Péritonite; amélioration, réapparition du kyste. Deuxième rupture, péritonite, amélioration.

Wolley. — Voir Tilt.

IV. ANATOMIE PATHOLOGIQUE.

De nombreuses considérations se rapportent à ce chapitre, mais ici, comme sur d'autres points, nous ne pourrons répondre qu'avec la plus grande réserve, faute de données suffisantes.

La variété anatomique de ces kystes n'a pas été l'objet de beaucoup d'attention. Sur le nombre total des cas d'autopsie, on ne la trouve mentionnée qu'un petit nombre de fois. Six kystes multiloculaires, quatre simples, quatre cancéreux, deux hydatiques, cinq dermoïdes. Un kystome papillaire, kystome glandulaire (Spiegelberg).

En somme, toutes les variétés de kystes peuvent être l'objet de ruptures traumatiques, mais peut-être y en a-t-il certaines qui soient plus exposées aux ruptures spontanées. La perforation ou rupture est le plus souvent unique, parfois multiple (Spiegelberg, 30 perforations avec péritonite chronique, Bright, 2, Sidey, deux ouvertures).

Ces kystes sont tantôt rompus dans leur poche postérieure (Soc. anat. 1854), à la partie supérieure (Barth). Le point de rupture n'est pas toujours nettement désigné.

Les lésions du péritoine, trouvées à l'autopsie, sont celles de la péritonite aiguë dans la grande majorité des cas, chroniques dans quelques-uns (Herapath, E. Marroni, etc.).

Toutes ces données anatomiques sont bien pauvres et ne sortent guère du domaine des généralités.

V.

Au point de vue de la physiologie pathologique et de la *pathogénie des accidents* qui suivent la rupture des kystes ovariques, quelques points d'une grande importance attirent l'attention.

Les liquides épanchés dans le péritoine sont très-variables. Ont-ils tous la même action? Tous les auteurs qui ont écrit sur le sujet se sont fait la même question. Camus, Crisp, Tilt parlent des qualités irritantes « acridity » du contenu des kystes ovariques. West, Scanzoni, Simpson font remarquer que les différences dans la qualité du liquide doivent expliquer les différences d'action. En tout cas, dit West, cette hypothèse, probable certainement, n'est pas prouvée et est bien insuffisante pour devenir la base d'un traitement (Diseases of women). Mais aucun auteur n'a essayé de faire ressortir le fait par l'étude de la statistisque des cas où la nature du liquide a été mentionnée. Dans quarante-neuf cas seulement, la nature du liquide a été désignée. Sur ce nombre total il y a eu quatre guérisons, et toutes pour des épanchements de sérosité dans la cavite péritonéale.

Pus. — Dans 19 observations, le contenu du kyste était du pus, soit liquide, pus complètement pur, pus séreux, soit caséeux stéatomateux, disent les autres.

1° *Pus mêlé au sérum* (les chiffres qui suivent le nom

d'auteur indiquent la date de la mort après la rupture). Danville, Barth (mort en deux jours), Faye (en 56 heures), Verneuil (7 jours), Simpson, Goyrand (24 heures), Rickards (2 jours), Crisp (17 heures), Demeaux (3 jours), Maunoir, Thibaut, Mauriac (12 heures), Weiglein (4 jours), Sidey (mort subite), Spiegelberg, *Journal des conn. médico-chirurg.* 1847.

2° *Pus caséeux*. Dance, Niemeyer. — La mort a lieu très-rapidement comme l'on voit; une fois le pus parvenu dans le péritoine, elle suit de près la perforation, et en moyenne en vingt-quatre heures tout est terminé. Dans quelques cas, la scène est un peu plus longue; cela tient à ce que des phénomènes de péritonite localisée ont précédé l'extension du pus et de la péritonite.

Sérosité. — Il est intéressant de mettre en regard des faits de rupture des kystes purulents, ceux des kystes séreux.

Dans sept faits seulement, on trouve une indication se rapportant à cette catégorie.

Locock (guérison), liquide verdâtre, comme une purée de lentilles

Cavaliere Maroni (amélioration momentanée).

Steinthal (guérison); Marchand (guérison).

Éphémérides des curieux de la nature, mort; Spiegelberg, mort; Kissam, guérison.

Le fluide dans les observations de Locock, Marchand, Kissam, était mélangé d'un peu de sang : dans les trois cas il y eut guérison.

Sur les faits d'épanchement de sang, il y a eu quatre morts (Pollard, Crisp, Boivin, Bright). Le sang dans quelques-uns de ces cas avait subi quelques altérations : il était de couleur chocolat (Crisp), rouge brun (Boivin), brun rougeâtre (Bright).

Cancer. — Il y a tout lieu de supposer que le liquide de ces kysto-carcinomes ovariques est bien différent du liquide des séro-kystes. Dans certains cas, du reste, le liquide qui en dérive est un mélange de sang et de masses fongoïdes.

Sur ces 4 cas, 4 morts (Rickards, Fuller, Courty, Mauriac).

Kystes à liquide gélatineux. — Le liquide de ces kystes est très-funeste ; c'est du reste une vieille remarque qu'ont faite depuis longtemps les ovariotomistes, 7 cas, 7 morts (Carlo Secchi, Bright, Soc. anatomique ; Niemeyer, Menze, Spencer Wels, 1861, Spiegelberg).

Dans toutes ces observations, la mort a été prompte ; dans une (Bright), mort subite.

Kystes hydatiques. Le liquide des kystes hydatiques est extrêmement nuisible. 2 cas, 2 morts (Sanson, Trautwein).

Kystes dermoïdes. — Le contenu de ces kystes est tout particulier : c'est un mélange de corps étrangers (cheveux, dents, mêlés avec du pus).

Sur 6 observations, 6 morts (Herapath, Hardy de Hull, Sangalli, Schmidt, Meyer, Levin).

En résumé, la rupture des kystes renfermant des liquides purulents, du sang un peu vieilli, des liquides gélatineux, des corps étrangers (kystes dermoïdes), a été chaque fois suivie d'accidents funestes. Les kystes séreux seuls ont une innocuité relative.

J'ai tenté autrefois (1870) quelques expériences sur la liquide ovarique. Des injections sous-cutanées d'un liquide séreux sans globules de pus, sans cholestérine, m'ont permis de démontrer (voir *Gaz. hebdomadaire*, 1870, Cliniques de M. Verneuil) que l'injection de ce liquide pouvait produire une élévation notable de la température et des accidents inflammatoires locaux. A l'étude physiologique du liquide il faudrait joindre l'étude chimique et microscopique, s'assurer par le microscope si le liquide ne contient pas d'éléments purulents ou en dégénérescence graisseuse.

VI.

Le *pronostic* des phénomènes qui suivent la rupture des kystes ovariques est grave : sur 132 cas, 64 morts, 68 guérisons. Ce n'est qu'après des accidents de péritonite, quelquefois très-graves, que la guérison a eu lieu; et, sur ces 68 cas, il n'y a eu que 43 cas de guérison tout à fait complète. On doit comprendre maintenant que le pronostic dépend beaucoup de la nature du liquide, et dans un cas semblable des renseignements par des ponctions antérieures ou une ponction de l'abdomen après l'accident seront extrêmement utiles. Une des suites les plus importantes dela rupture des kystes ovariques est la production d'une ascite (Morgagni, Bassius, Gutermann, Schacker).

VII.

Le *traitement* de cette complication si grave des kystes de l'ovaire est loin d'être nettement défini. Nous ne trouvons ici que quelques idées que nous allons simplement passer en revue. Blundel, Good, Rigby, P. Crampton et Bright, recommandaient la *ponction immédiate* de l'abdomen. Boinet en 1856 (voir obs. de Marchand), Steinthal en 1859, la firent les premiers. Dans les deux cas la guérison fut complète. Le liquide ainsi tiré était de la sérosité rougeâtre dans le premier fait, de la sérosité simple dans le second. Telle serait la conduite qu'il faudrait suivre, pensons-nous, dans la majorité des cas.

L'*ovariotomie* a été faite, autant que nous sachions, deux fois pour cet accident (Spencer Wells et Spiegelberg, 1870). La malade de Spencer était alors enceinte au quatrième mois ; elle guérit de l'opération et accoucha à terme d'un enfant bien portant. La malade de Spiegelberg mourut rapidement : le liquide ovarique versé dans l'abdomen contenait beaucoup de paralbumine, des cellules colloïdes en grande quantité, et de la cholestérine. La tumeur était un kystome papillaire. L'ovariotomie, après que la ponction aura démontré la nature malfaisante du liquide épanché dans l'abdomen, ne doit pas être rejetée. Si elle reste pour le chirurgien, dans de semblables circonstances, une opération très-chanceuse, il faut se souvenir que c'est pour le malade une dernière espérance.

L'*expectation* est certainement permise si une ponction préalable (ponction capillaire) démontre que le liquide n'est pas très-malfaisant.

Quelques auteurs ont proposé, pour la guérison des kystes de l'ovaire, la rupture traumatique de ces kystes, ou mieux une opération réglée, l'incision sous-cutanée.

Récamier, le premier, proposa et exécuta cette dernière opération : elle eut un plein succès. A. Guérin, après Bonfils, de Nancy, reprit la même proposition (*Gazette médicale*, 1868).

L'étude que nous venons de faire ne nous permet pas d'accepter cette opération sans avoir posé la condition formelle de la connaissance exacte de la nature du liquide.

Une ponction préalable, en effet, peut apprendre que le liquide est purulent ou gélatineux, ou rempli de cellules en dégénérescence graisseuse. L'examen préliminaire des caractères physiques, chimiques et microscopiques des liquides ovariques est donc absolument nécessaire.

Rappelons-nous encore que les liquides séreux ne sont pas toujours innocents. Ils sont moins phlogistiques et toxiques que d'autres; mais leur épanchement a parfois amené la mort (voir plus haut *Éphém. des curieux de la nature*, et Spiegelberg). Du reste, la plupart des guérisons ont été précédées de péritonites plus ou moins graves. Enfin, il ne faudrait pas croire que le kyste ne récidive pas (voir tableau).

Quant à l'incision sous-cutanée, elle est complétement abandonnée; on en comprend facilement maintenant les dangers.

VIII APPENDICE.

A la suite de cet article nous croyons devoir placer une liste de tous les cas que nous avons pu trouver de rupture des kystes de l'ovaire dans l'intestin, la vessie, l'utérus, le vagin et de leur ouverture à la paroi abdominale. Ces faits ne rentrent pas à proprement parler dans notre cadre. Nous avons cru utile de les rassembler ici par catégorie en les rangeant en ordre alphabétique pour ne pas perdre ces matériaux que le hasard nous avait fournis et faciliter ainsi le travail de ceux que ce sujet pourrait tenter.

RUPTURE DANS L'INTESTIN.

Dans la première édition de ce travail, nous n'avions rassemblé que dix cas de ce genre de lésion. M. F. Terrier (1) qui s'occupait spécialement de ce sujet en a rassemblé 25 de plus ; nous les incorporons dans notre liste bien qu'ils ne soient pas tous, comme le fait remarquer l'auteur, d'une valeur égale.

Brown. V. **Tilt.** Non publié. Passage du pus dans l'intestin. Guérison.

Bright. *Guy's hospital Rep.*, III. 1re série, Parmentier, 158 ; *Gaz. méd.*, 1868. Obs. XIII. Perforation fistuleuse ; gros intestin devint cause de mort.

(1) *Loco citato*, page 836-837.

Bristowe. *Transact. of the patholog-Society of London*, vol. XIV, p. 201, 1863.

Blasius. *Clinical Journal*, cité par E.-J. Tilt.

Bourdon. Des tumeurs fluctuantes du petit bassin, etc. *in Revue médicale*, 1841, t. III, p. 130.

Berthold. *Allgem. med. Zeitung*, n° 43, 1834. Cité par M. G. Bluff, de l'hydropisie de l'ovaire d'après les observations modernes, *in l'Expérience* t. I, n° 23, p. 353, 1838 (traduit de *Die Leistungen in Fortschritte der Medicin in Deutschland im Jahre* 1836, Leipzig 1837.)

Bourdet. Observ. de Kyste ou tumeur abdominale *in Union médicale*, p. 507, 1850.

Cruveilhier. *Gaz. méd.*, 1868, 158; *Soc. anat.*, 1833. 29. Kyste ovarique droit, communiquant avec intestin grêle par un trajet fistuleux d'un pouce. Kyste rempli de matières alimentaires.

Cockle. *Lancet*, 1861, II, 401. Cinquante ans. Deux ou trois attaques de vomissements opiniâtres. Ponction de l'ovaire; quelques jours après, rupture dans le rectum. Mort peu après.

Cooper. Cité par E.-J. Tilt.

Camus. *Bulletin de la Soc. anat.*, 8e année, p. 27. 1833.

Channing. *London med. Gazette*, 1851, vol. XLVII, p. 50.

Denman. *The medical and physical journal*, vol. II. p. 20. 1799.

Emery. *Académie de médecine*, in *Arch. gén. de médecine*, t. XV, p. 615. 1827.

Fraser. *Medico-chirurg. Review*, 1844; cité par J.-P. Treille, *in* Les tumeurs de l'ovaire, considérées dans leurs rapports avec l'obstétrique. *Th. de doctorat* de Paris, 1873, n° 14.

Gallez. *Philadelphian medical examinator*, n° d'août 1847.

Habersohn. *Lancet*, 1861, II, 401. Kyste qui communiquait avec le cœcum.

Hensinger. *Schmidts Jahrbucher*, 1836. Bd IX, s. 91.

Hamernjk. Cité par Scanzoni.

Jœfferson. Cité par Tilt.

Lee. *Medical. Society of London* in *The Lancet*, 1861, vol. II 401. Kyste suppuré ouvert dans le rectum.

Lumpe. *Canstatt*, 1858, H. 10. Kyste d'une nouvelle accouchée ouvert dans le gros intestin.

Murchison. *Mon. f. Geb.* K. T. 32, 398.

Monro. *Essais d'Edimburg*, t. VI, p. 773. Paris, 1840. Cité par L. Gallez.

Martin. *Ueber die Eierstocks wasser suchten*, Jena, 1852, p. 35, cité par Treille.

Nélaton. *Soc. anat.* 1855. Kyste suppuré ouvert dans le rectum.

Nanche. Cité par E.-J. Tilt.

Ollenroth. *Compendium de médecine*, t. IV, p. 246, 1845.

Pereyra. Observ. d'un K. congénital, *in Journal de*

la Soc. de médecine de Bordeaux, t. XIII, p. 232, 1841.

Sacré. *Journal de méd. de chirurg. et de pharmacologie*, t. XLIX, p. 429. Bruxelles, 1869.

Scanzoni. P. 287, t. II. 1° Plusieurs ruptures d'un kyste de l'ovaire avec écoulement par le rectum. 2° Ecoulement du liquide par le rectum pendant l'accouchement. 1853.

Seymour. *Illustr. of the princip. diseases of the ovaria*, 1830, cité par R. Peaslee et Fleetwood Churchill.

Tavignot. De l'hydropisie enkystée de l'ovaire, *in* l'*Expérience*, t. VI, n° 160, p. 33, 1840.

Virchow. *Monatschrift f. Geburtskunde in Frauen Krankheiten*. Bd. XIII, s. 167 Berlin 1859.

West. *Leçons sur les maladies des femmes* (Edition de Ch. Mauriac), p. 611. Paris, 1870.

RUPTURES DANS LA VESSIE.

Bennet. *Schmidt's Jahrf.*, 4, XV. 218. V. *Monthly Journal*. 1849.

Blich. 1871. 294. Polype fibreux dermoïde de la vessie dont l'origine est un kyste dermoïde de l'ovaire. Sortie de cheveux; mort quatre ans après.

Delpech. *In Lebert, loco citato*. Kyste dermoïde communique avec vessie pendant grossesse. Guérison.

Hamelin. *Bull. de la Soc. de l'Ec*, n° 4, p. 58. 1808. Kyste dermoïde, rupture pendant accouchement, enfant mort.

Holzbeck. Schmidt's Jarb. V, 120, 1858. Guérison.

Harding. *Lancet*, 1862, p. 401. Écoulement par la vessie. Guérison incomplète.

Larrey. *Gaz. méd.* 755., Kyste ouvert dans la vessie et de là à la paroi abdominale antèrieure.

Ulrich. *Geburtsk.* 1859, 166. Rupture dans la vessie.

RUPTURES DANS LE VAGIN.

Ashwell. *Lehrb. der Krankh. der weibl. G.* p. 157. Rupture pendant accouchement dans le vagin. Mort le deuxième jour.

Bourgeois. (d'Etampes). Kyste suppuré ouvert dans le vagin et le rectum. *In L. Gallez, Mémoires de l'Acad, de méd. de Belgique.*

Buys (de Bruxelles). *In L. Gallez.* Kyste communiquant avec vagin par trajet fistuleux.

Bartscher. Monat. f. Geburtsk. une guérison, une mort. *Gaz. hebdom.* 1862, p. 724. Rupture dans le vagin par la trompe probablement.

Gosselin. *Union médicale* 1869. Guérison après quarante-neuf ponctions successives.

Jachenky. *In Lebert:* Beobachtungen über Dermoïdkysten.

Schmidt's Jahrb. 1867, 173. Rupture dans l'utérus,

Salter. *Lancet*, 1861, II, 401. Rupture dans le vagin, Guérison complète.

PERFORATION DE LA PAROI ABDOMINALE.

XXX. *Soc. de méd. du Poitou*, B. 16, P. 148. Kyste de l'ovaire gauche. Péritonite successive. Perforation abdominale. Guérison.

Beaupoil. *Gaz. méd.* 1851, p. 149. Kyste ouvert à la cicatrice ombilicale.

Barnes. *Médical Times*, 1861, II p. 608. Tumeur abdominale avec deux fistules. Cheveux. Élargissement de la fistule. Ablation de cheveux. Guérison.

Bernutz. *Annales de gynécologie*, 1876. Kystes huileux.

Casati. *Raccoglitore medico*, 1861; *Gaz. méd.* Développement rapide à la suite d'une chute. Suppuration et ouverture spontanée. Au dehors, cicatrisation complète au bout d'une quinzaine. Accouchement heureux à terme six semaines plus tard

Heinrich. *Z. frat. Méd.*, V, 1846, p. 59. mariée à dix-sept ans, onze enfants. Kyste après la naissance du dernier. Ouverture sur la paroi abdominale. Fistule. Sortie de cheveux. Guérison.

Jarjavay. *Soc. anat.* 1852. Kyste dermoïde ouvert

à la partie inférieure de l'abdomen à 3 centimètres du pubis.

Leared. *Lancet,* 1861, II, 402. Kyste ouvert au dehors. Mort.

Magnus Huss. *Archiv, génér, de médecine,* 1857, p. 17. Mort.

Monro. *Essais d'Edimbourg.* t. VI. Guérison.

Nélaton et Péan. Ont observé un cas dans lequel la rupture s'étendait de l'ombilic à l'arcade crurale. V. *Thèse de Grognot,* p. 21. Paris 1877.

Siebold. *Z. frat. méd.* 1846, V, p. 59. trente-six ans. Fistule deux pouces au-dessus de l'ombilic. Cheveux, dents, peut-être grossesse ovarique.

West. *Loco citato,* p. 52. 1 guérison. 1 mort.

TUMEURS MÉLANIQUES

DU RECTUM ET DE L'ANUS

LU A LA SOCIÉTÉ DE CHIRURGIE (1880).

Les tumeurs mélaniques du rectum assez fréquentes dans l'espèce chevaline sont extrêmement rares chez l'homme. Les traités spéciaux n'en signalent qu'un très-petit nombre. Curling dans son livre rapporte le fait unique de Moore. Ashton en a vu présenter une pièce à la société pathologique de Londres. MM. Trélat et Delens dans leur article du dictionnaire encyclopédique mentionnent l'observation de Maier. Daniel Mollière rapporte l'observation de Gross, et une simple notice histologique de Virchow sur une tumeur de ce genre. Au total donc, cinq faits de tumeurs mélaniques du rectum de valeur variable, dont trois observations (Moore, Gross, Maier), et deux simples mentions (Virchow, Société pathologique de Londres); tel était jusqu'ici le bilan de la science sur ce point.

Des recherches minutieuses dans la littérature médicale m'ont fourni trois autres cas, ceux de Schilling (1831), de Kopp (1839), de Billroth (1875). Enfin, j'ai eu moi-même la bonne fortune d'observer deux faits du même genre. Le premier a été publié dans les bulletins de la Société anatomique (1875), par M. Meunier, externe des hôpitaux, qui m'avait montré un foie complétement truffé par des dépôts mélaniques. Soupçonnant un point de départ insolite à cette généralisation, je courus achever l'autopsie qui avait été incomplète. Le point initial de la lésion était le rectum. Nous parvînmes à reconstituer ensemble l'observation dont j'étudiai la pièce avec le plus grand soin. Le dernier fait est plus récent ; il s'agit d'un malade actuellement encore vivant, quoique en pleine généralisation, et que j'ai pu observer à loisir à la Pitié dans le service de M. Verneuil.

Si à cette observation j'ajoute les faits trouvés çà et là dans la littérature, j'arrive à un total de dix cas de valeur très-différente.

Deux d'entre eux ne sont qu'une simple mention, c'est celui de la Société pathologique de Londres et celui de Schilling.

Deux autres cas dus à Virchow et Gussenbauer ne donnent qu'une indication histologique de la nature de la tumeur.

Les seules observations complètes ont été fournies par Kopp, Maier, Gross, Meunier.

Nous reproduisons plus loin tous ces documents dont l'étude d'ensemble permet de fournir quelques vues générales sur la lésion qui nous occupe.

Les tumeurs mélaniques du rectum n'ont été jusqu'ici observées qu'à un âge assez avancé, à quarante-cinq, cinquante-trois, cinquante-quatre, cinquante-sept, cinquante-huit, soixante-quatre ans. Sur ces six observations, une seule avait une femme pour objet (Obs. IX).

Au point de vue étiologique, on ne signale aucune circonstance antérieure réellement importante. Le malade de Kopp avait eu, il est vrai, pendant douze ans environ, quelques petites hémorrhoïdes très-légèrement fluentes. Quinze mois avant l'apparition du mal, le nôtre avait commencé à perdre périodiquement du sang par l'anus.

Le début réel de l'affection nous échappe forcément quand la tumeur mélanique siège dans le rectum. Une pesanteur inusitée sur la région anale (Kopp), l'apparition de vagues douleurs dans l'abdomen, des alternatives de constipation et de diarrhée, des selles sanglantes, des troubles de la digestion (Meunier) : tels sont les premiers signes notés dans les observations de Kopp, de Meunier, faits dans lesquels le néoplasme siégeait dans le rectum.

Quand la tumeur est purement externe ou anale, le début est plus facile à préciser ; l'apparition de petites tumeurs noirâtres sur le bord de l'anus peut être un des premiers symptômes observés, mais on voit aussi survenir en même temps que la tumeur anale quelques-uns des troubles fonctionnels dont nous parlions plus haut : tympanite, rétention des matières, etc...

A la *période d'état,* tous ces troubles fonctionnels s'accusent davantage dans les tumeurs anales ou rectales. Le ventre se ballonne souvent (Kopp, Gross), parfois le malade est pris en même temps de douleurs sourdes dans l'abdomen (Obs. I). Le malade de Kopp allait quinze à vingt fois à la selle par jour sans aucun résultat. Celui de Gross avait de l'incontinence des matières fécales. Le nôtre avait des débâcles significatives. La nature des selles mérite toute notre attention; les selles étaient copieuses et normales (Maier), elles étaient le plus souvent hémorrhagiques ou accompagnées de véritables pertes de sang (Kopp, Gross, Meunier). Kopp signale des *selles très-noires et semblables à du cambouis*. C'est la seule fois que ce signe important a été observé ; si pour le cancer intestinal mélanique on peut craindre le mélange trop intime des particules mélaniques avec les matériaux de la digestion ou même l'action des sucs digestifs sur ces particules, il n'y a rien à redouter de semblable dans le rectum. L'examen des selles fait à ce point de vue, peut donner quelques signes importants. S'il s'agit de tumeurs externes ou anales, le plus simple examen met en présence de la tumeur mélanique même.

Le volume de ces tumeurs est variable. On la compare à de petits grains de raisin (Gross), à une noix (Maier). Dans mon cas, les tumeurs multiples et grosses comme des cerises, s'étaient fondues rapidement en une seule masse qui avait atteint au moment de l'extirpation le volume du poing d'un adulte et couvrait toute la région.

La coloration de ces tumeurs était noirâtre, fait capital pour le diagnostic.

Le toucher rectal montre parfois que les tumeurs externes se prolongent quelque peu dans le rectum (Maier, Moore) et permet d'apprécier les limites du mal.

Quand le néoplasme siége exclusivement dans le rectum il peut donner des renseignements utiles surtout si la tumeur est ulcérée : le doigt se recouvre alors de débris mélaniques caractéristiques. Kopp parvint avec le doigt sur une tumeur résistante comme du tissu fibreux, mais lâche, dit-il, comme un placenta: elle était située à 4 pouces 1/2 au-dessus de l'anus. Dans l'observation de Meunier, la tumeur siégeait à 5 ou 6 centimètres de l'anus.

La marche de ces tumeurs est fatale. Des dépôts mélaniques se font dans les ganglions de l'aine (mon observation), dans le foie (Maier, Meunier et mon observation); le visage prend une teinte subictérique, il survient de l'ascide et de l'œdème des membres inférieurs (Meunier; les pertes de sang continuelles augmentent la faiblesse du malade; le néoplasme envahit les viscères voisins, peut perforer l'urètre (Kopp;) la tumeur s'ulcère, sa surface suppure (Moore, Gross, mon observation) et la fièvre septique contribue encore à miner le malheureux patient (mon observation, etc...) Citons enfin pour achever le tableau les accidents continus de la rétention des matières intestinales et nous aurons une idée complète de l'ensemble des causes qui accélèrent la terminaison fatale.

On s'explique ainsi aisément que la durée totale du mal n'ait guère dépassé trois ans (Moore); elle n'a été que de deux ans (Maier), un an (Gross); le malade que j'ai observé est actuellement en pleine généralisation ganglionnaire et viscérale et en pleine récidive locale, le début de son mal ne semble pas remonter à plus de huit mois au maximum.

Le pronostic est très-sombre : la généralisation viscérale, les pertes incessantes de sang, l'empoisonnement septique par les surfaces ulcérées, les accidents de rétention des matières fécales, contribuent beaucoup au résultat funeste.

L'étude anatomique des tumeurs mélaniques primitives du rectum et de l'anus est très-incomplète.

Elles s'observent en divers points. Sur nos dix observations, le siège n'est précisé que sept fois.

Une fois la tumeur siégeait à l'S iliaque.

Deux fois dans le rectum (Kopp et Nepveu).

Quatre fois à l'anus (Maier, Gross, Moore, Nepveu).

Les tumeurs mélaniques sont plus fréquentes à l'extrémité inférieure du rectum qu'en tout autre point du tube digestif. On n'en connaît actuellement que deux cas sur l'intestin grêle (1).

La tumeur primitive était considérable (Kopp), elle entourait le rectum (Maier), faisait saillie dans sa cavité, la muqueuse à sa surface était en partie ulcérée, en partie intacte. Dans le fait que j'ai publié avec Meunier à la société anatomique, le rectum était occupé dans tout son pourtour par une masse noire, résistance, élastique d'un centimètre d'épaisseur. A sa surface, grosseur variable, ressemblant à des mûres, quelques-unes exulcérées ; le rectum était fortement rétréci et admettait à peine l'index ; au pourtour de l'anus, on voyait des saillies noirâtres.

---

(1) Voir Eiselt p. 54.

La tumeur rectale peut s'enflammer et suppurer (Kopp).

L'*extension d'une de ces tumeurs aux viscères voisins* a pu produire une fistule vésico-rectale. La *généralisation dans les ganglions* du mésocolon, les ganglions prévertébraux jusqu'au niveau du canal thoracique, a été observée.

Les principaux viscères étaient le siège de dépôts métastatiques. Kopp en a trouvé dans le cœur et la paroi interne de quelques artères ; Meier, dans le péritoine ; Schilling, sur l'iléon. Le foie pesait jusqu'à 5 kilos (Nepveu). Les poumons, la plèvre costale étaient parsemés de noyaux secondaires (Maier). Quelques os (vertèbres, côtes), le thorax (Maier) offraient une teinte noirâtre très-foncée.

L'examen microscopique de la tumeur n'a été fait que cinq fois. Maier décrit la tumeur comme un fibrosarcome mélanique. Virchow désigne la sienne sous le nom de mélano-sarcome carcinomateux sans donner d'autres détails. La tumeur de Gussenbauer était aussi un sarcome mélanique ; elle offrait ce point intéressant que les glandes de Lieberkühn étaient colorées par la substance mélanique. Les deux faits que j'ai eu occasion d'observer étaient aussi des sarcomes fuso-cellulaires mélaniques. Le résultat de tous ces examens histologiques est très-intéressant : la tumeur mélanique du rectum et de l'anus est en général un sarcome.

Le *diagnostic* du cancer mélanique du canal intestinal, dit Eiselt, ne s'annonce par aucun trouble particulier des fonctions ; dans les ejecta cependant doivent se trouver des particules provenant de la production maligne, le cancer pigmentaire dans ces points là s'ulcère toujours et forme des ulcères plats, mais le diagnostic de ces particules à l'aide du microscope est impossible. Le mélange des substances ingérées ou rendues au dehors est tellement intime que c'est seulement par hasard qu'on peut faire ce diagnostic. Il faut encore noter que le travail digestif peut altérer le produit pathologique.

Ces conditions multiples de destruction de la matière mélanique ne se retrouvent plus dans le rectum. On peut donc espérer que la matière mélanique expulsée en nature avec les fèces sera d'une grande utilité diagnostique.

L'*expulsion de matières noirâtres semblables à du cambouis* (voir Kopp) est un signe capital. Un autre signe est l'*apparition de tumeurs secondaires noirâtres dans les ganglions de l'aine* par exemple (voir mon observation). Le *signe pathognomonique est la présence à l'anus ou dans le rectum de la tumeur mélanique primitive;* si l'examen direct peut permettre de signaler la première, il faut l'examen au spéculum pour affirmer la seconde.

Tout à fait au début il ne serait pas impossible de prendre le néoplasme pour des hémorrhoïdes commençantes : la teinte sombre d'une veine gorgée de sang ressemble assez à la teinte noirâtre de la tumeur vue à travers la muqueuse.

L'ablation de ces tumeurs a été faite quatre fois

(Maier, Moore, Billroth, M. Verneuil); elle a été rapidement suivie de récidive. Dans le fait de Maier, la récidive se montra moins d'un mois après l'opération; elle ne parut qu'au bout d'un an dans celui de Moore. Le résultat thérapeutique de l'opération de Billroth est inconnu. M. Verneuil ne fit l'extirpation de la tumeur chez son malade qu'à simple titre palliatif et dans le but de dégager l'orifice anal profondément caché à la base du néoplasme. Faire cesser les accidents de rétention intestinale, délivrer le malade de cette vaste surface ulcérée sanieuse: tel était son but. L'opération fut faite à l'écraseur. Le malade soulagé put retourner chez lui, quelque temps après. C'est dans cet esprit qu'on doit en pareil cas imiter cette manière de faire. L'ablation des tumeurs mélaniques du rectum ne peut être que palliative.

OBS. I. — *Cancer mélanique de l'S iliaque.*

Schilling. Dissert. de melanosis. Frankf. a. M. 1831. Voir simple mention in obs. 5 de Eiselt, in Prag. Viertj. Bd. 70 et 76.

Nous n'avons pu à notre grand regret nous procurer la thèse de Schilling. Eiselt qui en a eu connaissance, dit que l'*S iliaque était occupé par un cancer mélanique* avec des tumeurs ganglionnaires du mésocolon de la grosseur d'un pois, d'un haricot, d'une noix, toutes noirâtres.

Il y avait aussi des dépôts mélaniques dans le cœur

et la paroi interne des artères, un liquide noirâtre dans l'estomac, des taches noires sur l'iléon, l'urine était noirâtre.

Obs. II. — *Cancer mélanique du rectum.*

Voir Denkwürdigkeiten in der ärztlichen Praxis, du Dr J. H. Kopp. T. IV. Frankfurt a. M. bei Kettenbeil, 1839. 8° de la page 305-313.

E. C., homme de cinquante-sept ans, vécut dix ans en parfaite santé avec un léger flux hémorrhoïdal. En 1835, cet écoulement cessa et en même temps le malade accusa une pesanteur persistante à l'orifice anal ; il allait de quinze à vingt fois par jour à la selle sans résultat, à cela se joignaient des épreintes et une douleur avec sensation de pesanteur qui se faisait aussi sentir en urinant. Cet homme maigrissait beaucoup ; il rendit une masse entièrement noire, un peu épaisse, pareille à du cambouis, puis de temps en temps des excréments grisâtres et clairs dans les nombreuses selles quotidiennes. Le malade perdait toutes ses forces. Météorisme fréquent. Douleurs dans la région splénique. Tumeurs hémorrhoïdales molles et douloureuses.

L'examen du rectum ne fit alors découvrir aucune maladie de l'organe. Les garde-robes étaient fréquentes, généralement huit fois en vingt-quatre heures, mais beaucoup moins que précédemment et plus épaisses. La fréquence des selles diminua. Au mois d'août amélioration apparente. Les selles semblèrent reprendre leur état normal, étaient constantes. On trouvait encore cependant du sang chaque jour dans les garde-robes qui offraient souvent une teinte brune. Les nodosités de l'anus disparurent peu à peu, quoiqu'elles devinssent souvent encore douloureuses à la garde-robe. Fréquence considérable des selles. Les excréments qui n'étaient plus tout à fait noirs devinrent purulents un matin.

Au toucher, dans le haut du rectum on trouva enfin une tumeur analogue à du tissu fibreux et lâche comme un placenta. Tout à coup il survint un changement de mauvais augure. Des excréments liquides sortirent de l'urèthre avec l'urine et il n'était pas rare de voir de l'urine sortir par l'anus : une communication s'était établie entre la vessie et le rectum. Les angoisses, douleurs, et autres souffrances du malade augmentèrent de fréquence d'une façon effrayante, et la mort arriva enfin le 25 septembre 1835 au matin.

Autopsie : la vessie dans son bas-fond avait une perforation en communication visible avec le rectum. *A une hauteur de quatre pouces et demi dans le rectum*, on trouva une tumeur d'une grosseur considérable, noirâtre et un tissu mou, fongueux (mélanose). Cette tumeur avait suppuré en partie et avait causé cette perforation. Les organes voisins étaient aussi en suppuration et de plusieurs fusées purulentes s'écoulait environ une choppe de pus jaune et de sanie d'un brun rougeâtre.

OBS. III. — *Cancer mélanique de l'anus.*

Par M. Moore de Middlesex hospital in Medical Times March 1857 ; cité dans Curling : observation the diseases of the rectum 1863, p. 164.

Un homme de soixante-quatre ans était atteint depuis deux ans d'une excroissance mélanique siégeant sur le côté droit de l'anus. Elle était ulcérée et saignait fréquemment. Elle occupait les 3/5 du sphincter externe et fut excisée en mai 1851. Le malade guérit parfaitement sans incontinence des matières fécales. Il resta guéri pendant un an lorsque la maladie reparut dans le rectum et produisit la cachexie et les symptômes ordinaires du cancer de l'intestin mais elle ne reparut pas sur le siège de l'opération.

OBS. IV. — *Sarcome mélanique de grande étendue et récidivant très-rapidement.*

Par le Dr R. Maier — in Berichte über die Verhandlungen der Naturforschenden Gesellchaft zù Freiburg 1858. Juillet, n°30 p. 516.

Un homme de cinquante-trois ans, tonnelier, entre à l'hôpital de Freiburg vers la fin de l'automne, pour une tumeur de la fin du gros intestin. Deux ans avant son entrée à l'hôpital il avait commencé à ressentir des douleurs dans le ventre, en même temps que son mal apparaissait à l'anus et dans le gros intestin ; depuis lors le mal s'était accru avec une certaine violence, avec des irrégularités variables de la défécation : tantôt de la constipation, tantôt de la diarrhée. Les douleurs augmentaient à chaque selle. L'examen local montra sur l'orifice anal une tumeur noirâtre de la grosseur d'une noix, qui se prolongeait dans l'intérieur des intestins, le doigt introduit dans le rectum pouvait circonscrire profondément une tumeur du même volume.

Au commencement de novembre, la tumeur fut entièrement et heureusement enlevée, tant en dedans qu'en dehors. La constipation des derniers temps fit place à des selles copieuses, et normales ; disparition de toute douleur ; remarquable amélioration. La plaie évoluait régulièrement. Cet état ne durait pas encore depuis deux semaines, lorsque tout à coup les anciennes douleurs du bas-ventre reparurent, mais cette fois non plus seulement dans la partie anale, mais encore dans le ventre, particulièrement dans la région hépatique, où le foie paraissait très-volumineux. Puis survinrent des douleurs thoraciques et quelques phénomènes pleuraux. Cet état dura de la sorte avec fièvre, douleurs vives, jusqu'au 22 décembre, jour où il mourut avec tous les signes de péritonite ; dans le plus extrême épuisement.

L'autopsie fut faite le 23 décembre 1857. Le cerveau, le cœur ne présentaient rien d'anormal. Les poumons, la plèvre même offraient de nombreux dépôts mélaniques. Les ganglions du médiastin étaient tuméfiés et teints en noir. Dans la paroi osseuse du thorax il y avait des dépôts mélaniques. Dans la troisième côte à droite se trouvait au point de passage de l'os en cartilage une tumeur noire de la grosseur d'une cerise. La cavité péritonéale était rempli d'un liquide trouble et épais dans lequel nageaient de nombreux flocons noirâtres. Les séreuses des organes du bas-ventre montraient les mêmes éléments noirâtres que la plèvre. Les intestins étaient très-dilatés. Les ganglions mésentériques étaient tuméfiés et noirâtres surtout au commencement du canal thoraique. Le foie extraordinairement volumineux présentait à sa surface de nombreuses saillies du volume d'un pois jusqu'à celui d'une noix et au-dessus colorées en noir ou en gris, quelques-unes semblaient ulcérées à leur surface. De ces ulcérations dérivaient les masses flottantes abdominales. A la coupe, le foie était rempli de dépôts noirâtres. Le péritoine avait aussi des points et des stries noirâtres. La rate, les reins, les voies urinaires n'offraient rien d'anormal.

Sur le rectum et dans sa cavité on trouvait des tumeurs de même nature jusqu'au niveau de l'S iliaque; le néoplasme entourait le rectum et faisait saillie dans sa cavité; prenant naissance dans le tissu sous-muqueux, il déprimait la muqueuse qui était en partie intacte, en partie ulcérée. Les masses noires de cette région, surtout celles qui étaient en dehors de l'intestin avaient le volume d'une noix.

L'auteur déclare après examen microscopique que la tumeur était un fibro-sarcome mélanique.

Obs. V. — *Virchow. — Pathologie des tumeurs.*

(T. II, p. 281, note. (Traduction française, 1867.)

J'ai moi-même examiné, dit Virchow, un cas de mélano-sarcome carcinomateux du rectum ayant une marche très-maligne.

Obs. VI. — *Cancer mélanique du rectum.*

(Voir : T. J. Ashton ; Prolapsus, fistula in ano, etc.... 3e édition, Londres, 1870 ; p. 162.)

Un spécimen d'un cancer mélanique du rectum fut porté devant la société pathologique (de Londres) et j'ai vu plusieurs fois dans les salles de dissection, des dépots mélaniques dans la fosse ischio-rectale.

Obs. VII. — *Cancer mélanique de l'anus et du rectum Gross.*

(A System of Surgery, t. II, 589. Philadelphie, 1872.)

Un homme de cinquante-huit ans portait à l'anus plusieurs tumeurs noires irrégulières, grosses comme de petits grains de raisin et dans le rectum une masse dure, mélange de squirrhe et de mélanose. La prostate était engorgée, la vessie était intolérante. Cet homme mourut après douze mois de maladie, dans un état d'émaciation extrême, il rendait fréquemment par l'anus une certaine quantité de sang, il avait une diarrhée continuelle, de la tympanite abdominale et de l'incontinence des matières fécales. A l'autopsie on trouva de nombreuses tumeurs de même nature dans les principaux viscères.

Obs. VIII.—*Sarcome mélanique primitif du rectum par A. Meunier.*

(Voir Bulletins de la Société anatomique de Paris, 1875, p. 792, examen microscopique par le Dr G. Nepveu.)

Athénaïs C., âgée de cinquante quatre ans, ménagère, entre à l'hopital de la Pitié dans la clinique du professeur Lasègue, le 8 octobre 1875. Elle était atteinte d'un cancer du rectum, disait le médecin qui l'avait recommandée.

Depuis un an, elle digère mal, a des alternatives de diarrhées et de constipation. Il y a quatre mois, quelques selles hémorrhagiques. Depuis, ses forces déclinent. A son entrée à l'hopital, on constate facilement à cinq ou six centimètres de l'anus une tumeur assez dure, siégeant sur la paroi postérieure du rectum. On ne peut en atteindre le bord supérieur avec le doigt. L'état général s'aggrave : anorexie, forte diarrhée, coliques très-vives.

Quarante jours après son entrée, c'est-à-dire le 18 novembre, elle se plaint de douleurs à la région du foie ; teint subictérique, œdème aux membres inférieurs, foie considérablement augmenté de volume. L'ascite et l'œdème augmentent, la peau de la jambe s'ulcère. La constipation est toujours opiniâtre. La malade s'affaiblit progressivement et meurt le 15 décembre. Le Dr

Nepveu, chef du laboratoire d'anatomie histologique, a bien voulu nous communiquer sur ce fait la note suivante :

« Le rectum dans l'étendue de dix centimètres à partir « de l'anus et dans tout son pourtour est occupé par « une masse noire, résistante et élastique, d'un centi« mètre et demi d'épaisseur. Cette masse présente à sa « surface des saillies verruqueuses de volume variable, « de même consistance, dont quelques-unes sont à « peine exulcérées et qui ressemblent à des mûres. La « muqueuse passe intacte à peu près sur toutes ces iné« galités.

« Le calibre total du rectum est fortement rétréci, « mais laisserait encore passer un boudin fécal de petit « volume.

« L'anus est rétréci et en écartant les plis sur le « cadavre on peut y voir quelques saillies verruqueuses « lisses et noirâtes.

« Le rectum est étroitement adhérent au vagin et à « la partie inférieure de l'utérus, mais peut s'en décoller « encore assez facilement.

« Les ganglions prévertébraux, les ganglions médias« tinaux sont mélaniques. Le canal thoracique offre « une teinte café au lait très-nette.

« Le foie pèse cinq kilos et présente sur des coupes « des masses noires faisant saillie sur le fond du paren« chyme et dont le volume est très-variable.

« Les reins, les poumons étaient sains. Les ver« tèbres, les côtes, sont d'une teinte noire très-fon« cée. Enfin dans les espaces intercostaux on voit

« quelques masses noires plus ou moins volumineuses.

« Le cerveau n'a pu être examiné. Les autres organes « et la peau étaient entièrement sains. Dans quelques « veines intercostales en relation avec certains dépots « métastatiques j'ai pu voir très-nettement quelques « petites particules de matière mélanique. J'ai fait « l'examen microscopique de la tumeur. C'est un sar- « come fuso-cellulaire. »

Obs. IX. — *Sarcome mélanique du rectum.*

(C. Gussenbauer: Ueber die Pigment-bildung in melanotischen Sarcomen und einfachen Melanomen der Haut. Virchow's Archiv. f. pathol. Anat und Phys. t. 63, 1875.)

C. Gussenbauer cite dans ce mémoire un cas d'extirpation d'un sarcome mélanique du rectum extirpé par le prof. Billroth. Dans une soigneuse étude anatomique qu'il a faite de cette tumeur, il remarque que là où les vaisseaux qui se distribuent à la muqueuse présentent les altérations qu'il a décrites (voir page 160 de ce volume), non-seulement les cellules de la tumeur, mais encore les cellules des glandes de Lieberkuhn sont colorées par la substance mélanique...

Obs. X (personnelle).

Rey Dominique, quarante-cinq ans, employé de magasin, entre à l'hôpital de la Pitié, salle Saint Louis pour un néoplasme de la région anale.

Il y a deux ans environ, il a commencé à perdre périodiquement du sang par l'anus, cinq à six mois après se montraient successivement au pourtour de l'anus une première tumeur, puis une seconde et enfin une troisième. Toutes trois d'abord isolées et de la grosseur d'une cerise à peine se sont peu à peu réunies par leurs bords. Ces tumeurs n'étaient pas douloureuses alors ; elles saignaient un peu mais seulement dans des efforts prolongés de défécation. Le malade était très-échauffé dit-il, et n'allait à la selle qu'à force de lavements ou de purgatifs.

Son médecin habituel, le Dr L.., de temps en temps lui cautérisait une de ces productions avec le nitrate d'argent; c'est vers cette époque que parut un petit engorgement ganglionnaire dans le pli de l'aine à droite. Le traitement durait depuis longtemps déjà lorsqu'enfin, ennuyé de ne voir aucun changement dans l'état de son malade, le Dr L... l'envoya consulter M. Verneuil.

M. Verneuil vit pour la première fois le malade il y a sept mois environ. Un examen minutieux aidé du toucher rectal ne put faire reconnaître là que des hémorrhoïdes légèrement excoriées et enflammées. L'adénite inguinale s'expliquait parfaitement bien par les légères exulcérations de la surface des hémorrhoïdes. On lui recommanda donc des lavages fréquents à l'eau phéniquée.

Au mois de mai dernier, le malade eut une nouvelle hémorrhagie, puis en juillet et en août le volume de ces tumeurs s'accroît rapidement, elles suppurent même à leur surface et jettent une sanie infecte. Il se décide alors à venir revoir M. Verneuil qui le 15 décembre, c'est-à-dire cinq mois après son premier examen, reconnaît que la tumeur a complétement changé d'aspect et présente tous les caractères d'une production mélanique. Depuis lors elle a grossi encore de moitié.

Actuellement elle forme un vaste champignon gros comme la moitié d'une tête d'enfant. Elle est ulcérée à la surface et entièrement noire. Elle recouvre toute la région anale qu'elle dépasse sur les côtés et fait saillie entre les fesses à tel point que le malade ne peut s'asseoir. L'anus au premier abord a complétement disparu. Ce n'est que par une recherche très-minutieuse et aidé par les indications du malade qu'on le découvre en haut et en arrière dans le sillon profond qui sépare la tumeur de la peau saine. Il faut courber fortement le doigt pour entrer facilement dans l'anus. La défécation est très-pénible et ne peut s'effectuer qu'avec des purgatifs répétés : le malade alors a des débacles. Il souffre du ventre, a des coliques assez vives ; le ventre est volumineux, dur et tendu. Le malade perd peu de sang à la surface de sa tumeur dont les ulcérations répandent une odeur infecte. Dans l'aine gauche, il porte une tuméfaction ganglionnaire noire, non ulcérée.

L'état général n'est pas très-satisfaisant, le malade a maigri, il mange encore un peu. Les téguments sont très-pâles et de couleur jaunâtre. Le foie est notablement augmenté de volume.

L'examen du sang tiré du doigt par une piqûre d'épingle a été fait. La teinte sépia des globules rouges est assez marquée, les globules blancs sont en partie remplis de granulations noirâtres que l'on trouve du reste à l'état de liberté dans le sang. Le malade est donc en pleine généralisation.

M. Verneuil se résout néanmoins à pratiquer l'ablation du vaste champignon à la région anale. Cette opération est purement palliative et dans sa pensée n'a d'autre but que de permettre plus facilement le passage des selles et de supprimer un foyer d'infection. L'ablation de la tumeur externe est faite avec l'écraseur.

L'opéré depuis lors s'est quelque peu amélioré, mais l'affection marche toujours. La tumeur ganglionnaire de l'aîne droite a pris le volume d'un gros œuf, sa coloration noirâtre se distingue à travers les téguments. Un léger engorgement ganglionnaire de même nature se présente dans l'aîne gauche.

Enfin au toucher rectal, j'ai pu reconnaître que si le mal ne s'étendait pas à plus de 3 centimètres de l'anus, l'orifice anal était très-rétréci par l'épaississement considérable de l'extrémité sphinctérienne du rectum.

DES LÉSIONS VASCULAIRES

DANS

LES FRACTURES DE JAMBE

Mémoire publié pour la première fois dans les **Bulletins et Mémoires de la Société de chirurgie, p. 365, 1875.**

REVU ET AUGMENTÉ 1879.

Plusieurs faits recueillis dans le service de M. Verneuil m'ont offert l'occasion d'étudier les lésions vasculaires dans les fractures de jambe ; ce sont eux qui m'ont suggéré l'idée de faire quelques recherches sur ce sujet.

Je ne veux m'occuper ici que des lésions artérielles dont la lésion a été reconnue et spécifiée bien nettement.

Historique. — J. L. Petit (1) semble être le premier

---

(1) J. L. Petit, *Traité des maladies des os*, t. II, p. 42, 1873.

chirurgien qui se soit occupé de ce sujet. — Après lui on trouve quelques observations détachées, mais c'est à Dupuytren (1) sans contredit que l'on doit la première étude d'ensemble du sujet. Lintilhac (2) dans une thèse inspirée par M. Verneuil (3) étudie spécialement les anévrysmes dans les fractures. Gurlt (4) ne dit que quelques mots sur le sujet qu'il étudie d'une façon générale, dans toutes les fractures.

En 1875 paraissait dans les *Bulletins de la Société de chirurgie* mon Mémoire (5) qui contenait alors quarante-quatre observations. En 1876, Hermann Schmidt (6) publiait un important Mémoire dans lequel il étudiait à un point de vue général les fractures par coup de feu compliquées de lésions artérielles. Cet auteur rapporte un certain nombre de faits qui se sont passés pendant la guerre de 1870.

---

(1) Dupuytren, Mémoire présenté à l'Institut, 24 avril 1825. — *Leçons orales de clinique chirurgicale*, t. III p. 507, 1839.

(2) Lintilhac. Anévrysmes dans les fractures. Thèse, 1859.

(3) Verneuil. Thèse de Lintilhac.—Rapport sur l'observation d'Oré : *Union médicale* 1859. — Observation : *Gazette des Hôpitaux*, 1859.

(4) Gurlt. *Traité des Fractures*, 1860.

(5) Nepveu. *Bulletins de la Soc. de chirurgie*, p. 365, 1875.

(6) Hermann Schmidt, in deutsche militairärztliche Zeitschrift, 1876. Sur le traitement des fractures par coup de feu compliquées de lésions artérielles,

J'ai cru bien faire d'utiliser les matériaux nouveaux que j'ai pu récolter soit çà et là, soit dans le travail de Schmidt.

PREMIÈRE PARTIE

CHAPITRE PREMIER

DES LÉSIONS DES VAISSEAUX EN GÉNÉRAL DANS LES FRACTURES DE JAMBE.

Les lésions des vaisseaux dans les fractures de jambe ne peuvent être la source d'études sérieuses et pratiques que lorsqu'elles ne s'accompagnent que de dégats moyens des os ou des parties molles. Il faut donc rejeter de notre cadre tout ce qui a trait aux lésions vasculaires, dans les écrasements, et ces énormes fracas produits par les armes de guerre. Même dans ces limites elles sembleraient au premier abord devoir être assez fréquentes, mais le peu d'attention qu'on a prêté à ce genre de complications, l'absence d'autopsie dans la plupart des cas, expliquent l'impossibilité d'arriver à des notions, même approximatives, sur le degré de leur fréquence.

Je n'ai pu recueillir dans la littérature médicale que

quatre-vingt-dix observations de ce genre. La plupart sont très-concises et ne donnent de détails que sur les accidents qui ont suivi la lésion artérielle ; quant à celle ci, à peine mentionnée le plus souvent, elle n'est l'objet de quelque étude que dans un très-petit nombre de faits. Rien n'est plus rare en effet que de trouver des observations dans lesquelles la lésion artérielle soit spécifiée. Le plus souvent les auteurs notent une hémorrhagie artérielle ou veineuse et s'en tiennent là, mais même lorsqu'ils ont été obligés par un motif ou un autre de faire l'amputation du membre, ils ne poussent pas la curiosité jusqu'à s'assurer de la lésion de tel ou tel vaisseau. Voici un exemple de ce que j'avance.

Dans sa remarquable thèse, le Dr Poinsot « de la conservation dans le traitement des fractures compliquées, Paris 1872 » a réuni quatre-vingts cas de fracture de jambe. Ces fractures compliquées sont toutes graves puisqu'on agite pour elle la question d'amputation ou de conservation. Eh bien ! sur ce nombre on ne trouve que deux fois signalée une lésion probable de la tibiale antérieure et un seul cas d'anévrysme traumatique, celui de M. Azam.

Les artères le plus fréquemment lésées sont les tibiales: la tibiale antérieure l'a été trente-quatre fois ; la postérieure, vingt-trois ; la péronière, cinq ; l'artère nourricière ou ses branches deux fois (Oré, Gooch) ; les deux tibiales en même temps, deux fois ; le tronc tibio-péronier (Gueury), la tibiale postérieure et la péronière, deux fois ; artère et veine poplitées, une fois ; artère poplitée, deux fois ; artère articulaire externe, une fois; articulaire du pied, une fois; rameau articulaire au-dessus de la poplitée, une fois.

Quant aux veines, il est problable qu'elles sont très-communément lésées; à part la note de M. Azam (Académie de médecine 1864), les auteurs ne nous ont rien transmis à ce sujet. Cependant, le développement considérable des veines, la présence des varices aux membres inférieurs doivent rendre ces lésions très-fréquentes. C'est ce que montreront sans doute, à l'avenir, les dissections minutieuses et les injections.

Les troncs artériels peuvent être lésés en tous les points de leurs parcours; le chevauchement des fragments explique la perforation d'une artère à une distance plus ou moins étendue de la fracture; en outre les artères peuvent se rompre à une assez grande distance du point où a lieu l'application de la violence (voir plus loin : Mécanisme).

Diverses *conditions anatomiques* doivent singulièrement favoriser l'action de la violence sur les artères, notamment leur direction parallèle aux os et les rapports étroits qu'elles affectent avec eux. La tibiale antérieure, par exemple, est, dans sa partie inférieure, en rapport direct avec le tibia.

Les *causes déterminantes* de la fracture se distinguent toutes par leur grande intensité. Sur nos quatre-vingt-dix observations, soixante-trois fois des *fractures directes* accompagnaient les lésions artérielles (quarante et un cas de fracture par coup de feu, douze d'écrasement par roue de voiture, huit d'écrasements par corps pesants, grosse pierre (Hervey, Macfarlane), tronc d'arbre (Klose, etc.); deux fractures par coup de pied de cheval); sept fois la fracture était *indirecte :* chute d'une plus ou moins grande hauteur, 40 pieds, dans une observation.

L'*intensité de la violence* se révèle encore par d'autres détails : le plus souvent la fracture est compliquée de plaie; — les fragments sont multiples, très-obliques, la fracture est esquilleuse, comminutive et enfin le déplacement, soit primitif, soit consécutif, est considérable, — 9 à 12 centimètres de chevauchement dans un cas.

Si, d'une part, la violence est importante, d'autre part, la *résistance des artères* peut être moindre qu'à l'état normal. Les artères de la jambe sont, en effet, fréquemment athéromateuses ou calcaires. Mais cette transformation de leurs tuniques n'entraîne pas seulement une perte de résistance au choc direct pour l'artère blessée, mais encore une diminution d'élasticité des artères voisines qui doivent la suppléer (nous en verrons plus loin l'importance).

Le *mécanisme* de la lésion artérielle n'est pas toujours le même; le plus souvent *la lésion est directe :* section, déchirure, piqûre par les os ou plaie par armes à feu; mais parfois il y a une rupture des vaisseaux loin du point d'application de la force : *la lésion est indirecte.* Dans le fait que j'ai eu l'occasion d'observer (voir observation III), le péroné, fracturé à 10 centimètres de sa tête, avait poussé en avant le nerf tibial, qui avait résisté, et l'artère tibiale antérieure, qui s'était rompue au niveau de son passage dans la partie supérieure du ligament interosseux; ce ligament lui avait servi de poulie de réflexion, le bout supérieur s'était rétracté dans le creux poplité, l'inférieur dans la jambe.

En général, il y a peu de renseignements dans les auteurs sur la *nature* de la lésion artérielle. L'artère présente parfois une déchirure complète ou incomplète et latérale (Hargrave), une espèce de fissure longitudinale (Earle), ou bien encore une rupture des deux membranes internes, l'externe seule n'étant pas divisée (Farabeuf). Dans un cas le bout de l'artère ramollie offrait trois ou quatre ouvertures, effet secondaire et qui n'appartient pas en propre à la lésion; dans un autre, une esquille avait pénétré dans la gaîne de l'artère tibiale antérieure (Wutzer et O. Weber).

Obs. I. — M. Farabeuf (1) présente les pièces d'une fracture résultant d'un écrasement de la jambe; c'était une fracture en V : Mort sept jours après l'accident.

Rupture incomplète de la tibiale postérieure, qui est fournie par la péronière; la *tibiale postérieure* appuie sur la pointe du fragment en V. Les deux tuniques internes sont rompues, l'externe seule n'est pas divisée.

Obs. II. — *Fracture compliquée. — Tetanos. — Amputation. — Mort.*

(Wutzer et Otto Weber, *Chir. Erfahr, und Untersuchungen*, 1859, p. 100.)

Homme de quarante et un ans, fracture oblique de la jambe, compliquée de plaie contuse des téguments et

(1) *Société anatomique*, 1866, p. 6.

de déchirure des muscles; une lourde voiture lui avait passé sur la jambe. Spasmes, trismus, opistothonos et gangrène de la plaie. Amputation de la jambe le treizième jour; mort le jour suivant. A l'autopsie, on trouva une esquille qui avait pénétré dans la gaîne de la *tibiale antérieure* et dans le nerf péronier; névrite étendue; fracture esquilleuse du tibia.

Le signe propre à la rupture artérielle prise en elle-même, c'est l'absence de pouls dans le bout périphérique de l'artère ou sa continuation, la pédieuse, par exemple, pour la tibiale antérieure. Ce signe si simple, si important, qui ne peut être observé que pour les tibiales et qu'on ne peut constater dans les lésions de la péronière, est à peine mentionné dans quatre ou cinq observations au plus. Pour qu'on puisse fonder sur cette absence quelque argument certain, il faut que la fracture soit complétement réduite, que l'on soit sûr de n'avoir pas affaire à une anomalie artérielle; la pédieuse, en effet, manque parfois ou est très-faible, mais généralement, cette sorte d'anomalie est double.

La valeur réelle de l'absence du pouls dans les fractures de jambe n'est pas encore complétement établie. On pouvait voir, il y a une ou deux semaines environ, dans le service de M. Verneuil, une fracture simple de jambe qui se trouvait parfaitement réduite; vingt-quatre heures après l'accident, on ne trouvait pas de pouls à la pédieuse; six jours après, lorsqu'on leva le premier appareil, les battements étaient devenus très-nets.

L'abaissement de la température locale, l'obtusion de

la sensibilité doivent être notés avec la plus grande attention, surtout dans le territoire vasculaire desservi par l'artère lésée. La rupture artérielle, sans autre signe que l'absence du pouls, doit se montrer parfois; on n'en trouve cependant pas d'exemple dans les auteurs; le plus souvent, en effet, la lésion vasculaire se traduit par des accidents d'une gravité variable, ce sont : les hémorrhagies, l'infiltration, les collections sanguines, les anévrysmes et les gangrènes.

Le *diagnostic* de la lésion artérielle se tire á la fois de l'ensemble de ces signes : l'absence de pouls dans le bout périphérique de l'artère lésée, avec ou sans l'un des accidents que nous venons de signaler. L'existence d'anomalies artérielles pourrait singulièrement contribuer à l'obscurcir, si, en règle générale, on ne savait que ces anomalies existent des deux côtés.

Le *pronostic* est difficile à établir jusqu'à ce que la question de fréquence soit tranchée. Ce qui attire, en effet, l'attention, ce sont les accidents qui accompagnent la lésion vasculaire; aussi doit-elle passer inaperçue dans certains cas lorsqu'elle est isolée. Quoi qu'il en soit, le pronostic est très-variable et se rapporte à des conditions complexes : tantôt il n'y a qu'*une* seule artère lésée, tantôt il y en a *deux;* ce dernier cas ne s'est présenté qu'une seule fois (Kern): le blessé, dont la fracture était compliquée, périt le septième jour d'une suppuration générale du foyer et du canal médullaire. Dans un cas semblable, on aurait quelque raison de redouter la gangrène. Enfin, un autre élément qui doit entrer dans le pronostic, c'est l'*athéromasie* plus ou moins étendue des artères. L'examen du pouls radical, l'âge, les habitudes alcooliques du blessé peuvent mettre le blessé à même de se rendre compte de cet état. Son importance est grande, car l'élasticité artérielle est détruite par la dégénérescence graisseuse des tuniques et par là même ce qui reste de la circulation de la jambe ne pourra suppléer à ce qui a été déjà annulé. La présence d'une hémorrhagie primitive, la possibilité d'hémorrhagies secondaires et de tous les accidents que nous venons de signaler, devra singulièrement influencer le pronostic. La rupture simple d'une artère, même sans aucune des complications qui la suivent ordinairement, hémorrhagies, anévrysmes faux, etc., peut acquérir une réelle importance dans les fractures compliquées de jambe. Cette lésion doit peser certainement dans la balance, lorsque le chirurgien cherche à déterminer les indications de son intervention. En voici un exemple bien précis :

Obs. III. — *Fracture compliquée. — Rupture de la tibiale antérieure. — Amputation de cuisse. — Mort.*

(Personnelle).

Sauton, charretier, cinquante-neuf ans, entré salle Saint-Louis, n° 54 (Hôp. de la Pitié), le 16 octobre. Il était pris de vin lorsqu'une des roues de la voiture qu'il conduisait lui passa sur la jambe. M. Verneuil constate une fracture compliquée des deux os de la jambe ; la plaie avait environ 8 centimètres, les bords étaient décollés, violacés, très-contus. La fracture présentait un grand éclat. A cette hauteur, on devait craindre une fissure articulaire; de plus, absence de battements au niveau de la pédieuse : il y avait certainement une rupture de la *tibiale antérieure*. Lorsque la fracture est sous-cutanée avec une semblable rupture, il y a peu de danger, mais dans les fractures compliquées de plaie, si la gangrène survenait, la plaie serait en communication avec un foyer gangreneux, la mort serait presque inévitable. En pareille occurrence, on ne pouvait songer à la conservation. M. Verneuil, cependant, retarda l'amputation de quelques heures. « Il faut, disait-il à sa clinique, dans de semblables occasions, se rapprocher autant que possible de la température normale ; si la température est basse au moment de l'examen, on doit attendre qu'elle se soit un peu relevée. » Le blessé, en effet, était presque sidéré, et la température était tombée à 36°. Le soir, la température du blessé remontait à 36°, 8, le pouls à 120. M. Verneuil amputait alors la cuisse à la partie inferieure.

L'âge du blessé, ses habitudes d'alcoolisme, enfin, le pronostic particulier de l'amputation de la cuisse au 1/3 inférieur, tout indiquait de sérieuses réserves à faire au sujet des chances possibles de succès. Ce fâcheux pronostic ne se confirma que trop. La température s'éleva les jours suivants, le pouls aussi ; l'amputé, pris de subdélire, demandait à chaque instant du vin ; il succomba le 20 au matin, après avoir atteint, la veille de sa mort, le chiffre de 40° cent.

A l'autopsie, foie mou, un peu gras ; les capsules des

reins adhéraient fortement au parenchyme rénal, l'épithélium canaliculaire était granulo-graisseux, le cœur gras se déchirait très-facilement. Congestion œdémateuse des poumons; l'estomac, l'intestin, très-rouges, rate énorme. Dans la veine fémorale gauche, se trouvait un long caillot qui s'étendait de la veine cave jusqu'à la veine rénale; un autre caillot, qui partait de la veine fémorale droite, venait le rejoindre au niveau de la veine cave inférieure; il y avait un œdème léger de la jambe, à droite, mais très-marqué et presque purulent dans le moignon à gauche.

Sur le membre amputé, on trouva une fracture du tibia dans le 1/4 supérieur, avec 2 ou 3 gros fragments, dont l'un tenait encore au périoste; aucune fissure articulaire; le péroné était fracturé à 6 centimètres au-dessous de sa tête, et la tibiale antérieure présentait deux tronçons : l'un, rétracté dans le creux poplité, renfermait un caillot recouvert à son extrémité un peu élargie par les débris de la tunique externe. Le bout inférieur, rétracté à son tour, était à 6 centimètres environ au-dessous de l'anneau du ligament interosseux. Le nerf est seulement distendu, la rupture paraît avoir été produite par le péroné et par le mécanisme d'une tension excessive; l'artère a cédé, non pas au point touché par le péroné, mais sur l'anneau du ligament interosseux, qui forme là comme une arête saillante. Toutes les artères de la jambe étaient plus ou moins athéromateuses.

En regard de cette observation, on peut en placer une autre dans laquelle la lésion artérielle n'occupe pas cette place importante; le foyer de la fracture était parsemé d'une multitude de petits fragments osseux, appartenant en grande partie au péroné; le tibia lui-même, fracturé au même niveau, était comme éclaté. La lésion du squelette occupait ici une place prédominante.

Obs. IV. — *Fracture compliquée. — Amputation.*

(Hervey, *Bulletin de la Société anatomique*, t. XVI, p. 101, 1871.)

Garde national blessé dans la journée du 27 mai 1871, amené à l'hôpital Saint-Louis; amputation immédiate au tiers supérieur.

L'orifice unique de la plaie, située au côté externe du tiers inférieur du péroné, donnait accès dans un foyer sanguin parsemé d'une multitude de petits fragments osseux. Aux fragments principaux attiennent encore par des lambeaux de périoste décollé des portions volumineuses du péroné; le tibia, fracturé à peu près au même endroit, est comme éclaté, et des fragments disjoints, mais encore retenus et reliés entre eux par le périoste, forment avec les muscles de la région postérieure une véritable loge dans laquelle repose un biscaïen.

L'*artère tibiale antérieure* seule était lésée : un caillot obturait l'orifice du bout supérieur.

En résumé, si, à côté de la fracture compliquée ou non, la rupture simple ou la seule déchirure de l'artère, sans autres lésions, occupe une telle place, il n'est pas étonnant que les accidents qui la suivent parfois (hémorrhagies, gangrènes, anévrysme) commandent non-seulement l'attention, mais encore l'intervention rapide et énergique du chirurgien.

CHAPITRE II

ACCIDENTS QUI SUIVENT LES LÉSIONS VASCULAIRES DANS LES FRACTURES DE JAMBE.

Les accidents qui accompagnent les lésions vasculaires dans les fractures de jambe peuvent se diviser en deux grandes classes : accidents immédiats, accidents consécutifs. Les hémorrhagies primitives (collections sanguines, infiltrations sanguines, hémorrhagies externes proprement dites) et quelques anévrysmes faux immédiats appartiennent à la première classe ; les hémorrhagies secondaires, la gangrène, les anévrysmes faux consécutifs appartiennent à la seconde.

Voici, du reste, un tableau qui indique leur fréquence relative (tableau bien incomplet, car on ne trouve dans les auteurs aucun détail sur les lésions d'artères sans symptômes), et qui peut être regardé plutôt comme une table analytique des matières que comme une statistique réelle (1).

Accidents primitifs, 24 cas.	Hémorrhagies externes . . .	18
	Collections sanguines	2
	Infiltration sanguine	1
	Anévrysmes diffus immédiats.	3

(1) Les quatre premières observations citées dans le 1er chapitre ne peuvent entrer dans ce cadre clinique ; les lésions artériolles n'ont été suivies d'aucun symptôme particulier et ont été simplement l'objet d'une étude anatomique.

Accidents secondaires, 50 cas.	Anévrysmes faux consécutifs	3
	Hémorrhagies secondaires	44
	Grangrène	3

En somme, les accidents secondaires paraissent surpasser en fréquence les accidents primitifs; ils offrent, en outre, par leur gravité même, un plus grand intérêt; aussi, est-ce sur eux que nous porterons surtout notre attention. En regard de cette gravité, un seul fait peut rendre compte de l'étendue de leur champ d'action : Pelletan a vu une hémorrhagie secondaire de la tibiale antérieure au 75e jour.

DEUXIÈME PARTIE

CHAPITRE Ier.

COLLECTIONS SANGUINES.

Les collections sanguines acquièrent dans les fractures une importance particuliére, lorsqu'elles dérivent de la lésion de vaisseaux importants. Elles peuvent se présenter sous deux aspects différents : tantôt elles communiquent avec l'air extérieur par un tout petit trajet, tantôt elles sont sous-cutanées. De semblables foyers ne peuvent être ouverts sans danger. D'abord, en les incisant, on peut provoquer une hémorrhagie artérielle importante (Pelletan, J. Bell), sans espoir de pouvoir lier directement le vaisseau, qui échappe à l'observation dans la profondeur du foyer. Dans les deux observations que nous citons, ce danger a été tel qu'on a dû faire immédiatement l'amputation. Ce n'est pas tout ; en ouvrant un foyer sanguin qui communique avec le foyer d'une fracture, on s'expose à tous les dangers d'une suppuration diffuse et surtout on transforme une fracture simple en fracture compliquée.

Le fait de Pelletan doit être l'objet d'une étude particulière. Son blessé était atteint d'une fracture des deux jambes. Le 12e jour, Pelletan ouvrit un abcès sur la jambe droite, à la partie inférieure, qui ne paraissait pas communiquer avec le foyer de la fracture ; à gauche, le foyer de la fracture fut pris à son tour de suppuration ; il en sortit une petite quantité de pus, une grande quantité de caillots et de sang artériel. L'amputation de cuisse fut faite immédiatement.

Que faire en pareille occurrence, lorsque le foyer de la fracture vient à suppurer ? Faut-il ouvrir ? faut-il attendre Attendre peut être dangereux, ouvrir lorsque la suppuration est manifeste semble prudent, et si un pareil accident, l'hémorrhagie du tronc lésé, survenait, ne faudrait-il pas, avant d'amputer, chercher à lier sur place les deux bouts du vaisseau, ou arrêter l'écoulement sanguin par le tamponnnement ou la compression de la fémorale, ou bien recourir à la ligature à distance ?

En résumé, règle générale, les collections sanguines

doivent être abandonnées à la résorption spontanée ; on doit éviter sur elles toute incision, les protéger contre la pression des appareils, qui amènerait la mortification des téguments et cela pour deux raisons capitales : la possibilité d'une hémorrhagie par le tronc artériel lésé, la suppuration inévitable du foyer de la fracture. Ce n'est que lorsque le foyer vient à suppurer, soit sous l'influence d'un état général (abcès phlegmoneux de l'autre membre, Pelletan), soit à cause du contact avec l'air extérieur, que l'on peut être autorisé à ouvrir une collection sanguine ; mais alors il faut s'attendre à une hémorrhagie importante et se préparer à la ligature locale (les deux bouts du vaisseau divisé), ou la ligature à distance (fémorale) ; l'amputation ne semble pas autorisée par les faits qu'on va lire.

Obs V. — *Fracture de jambe. — Suppuration du foyer de la fracture. — Hémorrhagie. — Amputation de cuisse. — Guérison.*

(Pelletan, *Clinique chirurgicale* de Dupuytren.)

Picard : charretier ; la roue de sa voiture passe sur les deux jambes, près des malléoles. Fracture de la jambe avec tuméfaction instantanée, sans plaie. Les deux jambes sont recouvertes de compresses résolutives ; le gonflement, surtout à gauche, empêche d'appliquer un appareil. Le 12e jour, abcès ouvert à la face dorsale du pied et à la partie inférieure de la jambe ; le gonflement augmente encore ; le 16e jour, fluctuation, sans altération de la coloration de la peau. Le foyer de la fracture, à gauche, est pris de suppuration, et le 23e jour après l'accident, on l'incise ; il en sort une petite quantité de pus, une grande quantité de caillots et du sang artériel. La compression de la fémorale arrête l'écoulement sanguin. Amputation de cuisse immédiatement après. L'autopsie montre une vaste poche entre les muscles jumeaux et soléaires remplie de caillots ; l'artère tibiale postérieure et la péronière ossifiées. Une injection ne peut faire voir l'endroit d'où le sang avait pu s'échapper ; c'était probablement par les dernières *ramifications artérielles déchirées*. Guérison.

Obs VI. — *Fracture compliquée de jambe. — Ponction d'une collection sanguine. — Hémorrhagie. — Amputation.*

(J Bell, IV, p. 411 : *Principles of Surgery.*)

Fracture compliquée ; le tibia et le péroné fracturés près de la tête de ces os, nombreuses esquilles. Jambe très-tuméfiée ; quelques jours après, on s'aperçut que la tumeur était liquide. On ponctionna avec une lancette, il n'en sortit rien que du sang grumeux ; la sonde pénétra dans une cavité remplie de coagulums. On ouvre la tumeur largement, on en retire une grande masse de caillots. Tout aussitôt, une *artère profonde* se met à donner ; le chirurgien ampute la jambe immédiatement.

CHAPITRE II

INFILTRATION SANGUINE.

L'importance de l'infiltration sanguine dans les tissus, l'ensemble de ses caractères qui en forme un type clinique à part, apparaissent nettement dans quelques circonstances, l'hématocèle du scrotum par exemple. Dans les fractures de jambes, le même accident a été quelquefois observé sans attirer l'attention d'une façon suffisante. Cependant cette lésion qui glisse inaperçue dès l'abord, devant le fait en apparence capital de la fracture, peut en quelques heures passer rapidement au premier rang, menacer même la vie d'un membre, qu'un examen plus sérieux eût pu mettre à l'abri de tout danger.

On comprend facilement que la déchirure d'une grosse artère, comme la fémorale, puisse amener un semblable accident. Quand il s'agit de la tibiale antérieure, le fait paraît moins évident; l'observation de J.-L. Petit est suffisamment nette, cependant, pour ne laisser place à aucun doute. En tous cas, le vaisseau est déchiré, mais on ne sait pas encore dans quelle étendue, s'il y a une rupture simple, ou une piqûre plus ou moins considérable. Il est probable que des conditions spéciales permettent la béance continuelle du vaisseau, soit, par exemple, une section incomplète, soit encore la lésion d'un vaisseau athéromateux incapable de se rétracter, dont les membranes sont dépourvues de contractilité ou d'élasticité (*Obs*. Pelletan, Picard).

Quoiqu'il en soit de ces conditions intimes, qui attendent l'étude de faits ultérieurs pour pouvoir s'asseoir sur d'autres bases que celles d'hypothèses, plus ou moins d'accord avec ce que l'on connait sur les lésions artérielles, l'infiltration sanguine se présente au bout d'un temps encore indéterminé, probablement assez court, vingt-quatre heures peut-être, avec un cortége de symptômes qui ne permet guère l'hésitation. Une « ecchymose » survient par toute la jambe, par tout le pied, « la partie devient froide et brune : on la croyait gangrenée », a dit J.-L. Petit.

On ajoutera sans doute plus tard quelques données sur des points secondaires : 1° marche plus ou moins rapide de l'infiltration ; 2° crépitation sanguine, disposition plus ou moins prompte du sang dans les tissus ; mais nous n'en devons pas moins reconnaître que ce tableau laconique que nous a laissé J.-L. Petit offre un caractère de précision qui tranche toute incertitude. Cette observation est unique jusqu'ici. Cependant Pelletan rapporte l'histoire d'un homme âgé de 30 ans, Dagonet, dont la fracture était presque consolidée, mais dont l'état général n'était pas très-bon, et qui fut pris, le 75e jour, d'une hémorrhagie avec tuméfaction énorme de la jambe. Cette hémorrhagie interstitielle secondaire, qui coïncidait avec une hémorrhagie externe du même ordre, résista à la compression de la fémorale ; on fut obligé de faire l'amputation, et 17 jours après, le malade succombait (*Voir* observation XIV).

Voici deux faits bien différents : dans l'un l'infiltration sanguine est primitive et joue le principal rôle ; dans l'autre (Pelletan), les hémorrhagies interstitielles et externes n'ont d'autre signification que celle que leur donne l'état général ; c'est une hémorrhagie secondaire, infiltration sanguine secondaire. Le diagnostic et le pronostic sont contenus dans les quelques mots de l'observation de J.-L. Petit.

Quant au traitement, faudrait-il, comme l'illustre chirurgien, recourir à la méthode ancienne, et faire la ligature des deux bouts, en transformant une fracture simple en fracture compliquée ? Faudrait-il faire la ligature de la fémorale? Faisons remarquer qu'ici il s'agit d'une menace de gangrène, de perte à peu près certaine du membre, et que la ligature de la fémorale n'est pas toujours sans suites fâcheuses. Sur deux cent quatre cas de ligature rassemblés par Cocteau dans sa thèse, il y a eu trente-neuf cas de gangrène. Comment alors, avec cette éventualité, si douteuse quelle soit, risquer ainsi la vie d'un membre, déjà sous le coup d'une pareille menace ?

Dans les cas d'infiltration peu prononcée, on peut comprimer légèrement le membre, après une réduction minutieuse, avec un bandage de Scultet dont on supprime les attelles, auquel on ajoute une première couche enveloppante d'ouate, comme le fait M. Verneuil, puis enfin placer le tout dans une gouttière ordinaire. On favorise ainsi la résorption plus ou moins rapide du sang épanché.

En résumé, la méthode de J.-L. Petit, dont on entrevoit le danger, ouverture du foyer de la fracture, ne pourrait être essayée que lorsque toute autre chance se serait évanouie, et que la marche du phénomène irait graduellement en croissant. Quant à l'infiltration sanguine secondaire, nous renverrons le lecteur au chapitre des hémorrhagies secondaires.

OBS. VII. — *Fracture compliquée de jambe. — Menace de gangrène.*

(J.-L. Petit. Traité des maladies des os, t. II, p. 42-1723.)

« Ordinairement l'hémorrhagie ne se trouve que dans les fractures avec plaie. J'ai cependant vu l'artère qui passe entre les deux os de la jambe, ouverte par le tranchant de la fracture du tibia, qui était cassé en flûte ; il survint une ecchymose par toute la jambe, par tout le pied, la partie devint froide et brune, on la croyait gangrénée ; j'ouvris la jambe depuis quatre travers de doigt au-dessus, jusqu'à quatre doigts au-dessous du lieu fracturé, j'incisai jusque et par de là les ligaments interosseux, j'arrêtai l'hémorrhagie sans déplacer les os, je pansai cette maladie comme une fracture compliquée qu'elle était, et je guéris mon malade. Pour arrêter le vaisseau ouvert, il faut absolument le découvrir ; pour le comprimer, le lier ; on y applique des styptiques qui sont les trois moyens d'arrêter les hémorrhagies extraordinaires. »

CHAPITRE III.

HÉMORRHAGIES PRIMITIVES.

Les observations d'hémorrhagies primitives dans lesquelles on a eu l'occasion de s'assurer plus ou moins directement de leur origine sont assez rares dans la littérature médicale ; nous n'avons pu en trouver que vingt-quatre faits seulement. Cette rareté est probablement due à la rétraction des bouts artériels divisés ;

Neuf fois, l'artère blessée était la tibiale antérieure, trois fois la postérieure ; une autre fois l'artère nourricière du tibia, une fois la postérieure et la péronière ; une fois l'interosseuse, une fois la tibiale postérieure et la péronière. Des lésions de ce genre, sur des vaisseaux de ce calibre, offrent généralement une certaine importance. En effet, sur le blessé de B. Cooper, l'hémorrhagie ne cessa que peu à peu par l'état de collapsus où il se trouvait plongé. B. Cooper seul a noté dans son observation l'absence de battements dans le tronçon inférieur de l'artère lésée. Gooch ne donne pas de détails sur les signes qui lui ont permis de reconnaître que le vaisseau atteint était une des ramifications de l'artère médullaire. La présence du pouls dans la pédieuse et la tibiale postérieure, lorsque rien dans la fracture ne fait supposer une lésion de la péronière, pourrait *a priori* attirer l'attention sur cette artère.

Le traitement dans ces faits divers, a varié comme les faits eux-mêmes. 1° *L'application d'eau froide* sur tout le membre est parvenue à arrêter l'hémorrhagie (Ch. Bell). — 2° *La ligature des extrémités du vaisseau* est nettement indiquée dans tous ces faits de fracture compliquée suivie d'hémorrhagies: Boyer, Nélaton, Follin, Billroth, Legouest, comme John Bell et Guthrie, la recommandent. La Société de chirurgie, en 1870, l'a adoptée en principe; elle n'est cependant pas toujours possible (Hergott, *Gaz. méd. de Strasbourg*, 15 mai 1871), ni même suivie d'un succès complet. Klose et Paul, imitant en cela la conduite de J.-L. Petit (1723), ont aussi lié, sur un jeune garçon de 16 ans, la tibiale antérieure, après dilatation de la blessure. Ils ont, en outre, appliqué de la glace sur le membre: il s'ensuivit un sphacèle du dos du pied, de l'étendue de la paume de la main. La gangrène pénétrait jusque dans les muscles et le tissu conjonctif interstitiel; après une suppuration très-longue et un état typhique très prononcé, le blessé guérit avec un léger valgus déterminé par la cicatrice. Évidemment mieux vaut un tel membre qu'une jambe de bois, sans parler des chances que l'amputation fait courir. Jumné et Bœckel ont obtenu chacun plein succès. — 3° Gooch, pour arrêter une hémorrhagie de l'artère médullaire, qu'on ne pouvait atteindre, fut obligé d'appliquer sur le tibia une petite couronne de trépan et d'arrêter l'hémorrhagie par le *tamponnement*. La compression immédiate réussit parfaitement entre les mains de Uytterrhœven et de Burggraeve. Il ne faut cependant pas se méprendre sur la valeur du tamponnement; ce procédé est douloureux, gêne la circulation en retour et augmente les chances d'accidents inflammatoires. — 4° La *compression médiate* a été tentée avec succès. — 5° L'*amputation immédiate* n'a été pratiquée que dans deux de nos observations ; elle était justifiée dans l'observation de B. Cooper par la présence d'une fracture comminutive et l'étendue de la plaie extérieure (quatre pouces de long), la saillie du tibia plus ou moins dénudée et enfin l'état de collapsus dans leqnel le blessé s'était trouvé à la suite de l'hémorrhagie. La dissection du membre fit voir, outre les déchirures considérables des principaux muscles, des extravasations sanguines très-étendues. Le malade guérit. Dans l'observation de Hervey, l'amputation fut faite immédiatement au-dessus de la fracture, à deux centimètres environ au dessus du lieu d'élection : lambeau externe, circulaire en arrière et en dedans, réunion par suture entortillée, gangrène des lambeaux, mort. La nature des complications (fracture comminutive, plaie et broiement très-étendus) ne peut permettre une autre conduite.

L'ensemble de ces faits ne nous indique pas nettement la voie à suivre; il nous semble cependant permis de conclure à quatre méthodes thérapeutiques principales. — 1° *Lier les deux bouts du vaisseau lésé*, méthode de J.-L. Petit. C'est la méthode de choix. — 2° Lorsqu'on ne pourra le trouver, essayer le *tamponnement* de la plaie *avec ou sans compression de la fémorale*. Méthode incertaine et dangereuse parfois. — 3° La *ligature* de la fémorale n'est pas toujours posssible (athéromasie, lésions vasculaires multiples). Elle ne peut être employée d'emblée et ne peut venir qu'en seconde ligne. — 4° Lorsque par la nature des complications (fracture comminutive, broiement des muscles et des parties molles, infiltration sanguine, perte de sang considérable), on croira ne pouvoir laisser le blessé exposé à une suppuration chanceuse, à des accidents gangréneux plus ou moins imminents, il faudra prendre résolument un parti et pratiquer *l'amputation immédiate.* L'hémorrhagie primitive ne sera que dans des cas très-rares la cause déterminante de l'amputation. L'amputation doit être faite immédiatement et dans la section supérieure du membre, à la cuisse. Les statistiques démontrent, en effet, tout le danger des amputations faites primitivement ou dans le foyer de la fracture, ou sur la section même du membre où se trouve la fracture. Celle de Th. Bryant (dans *le British médical journal*, 1861, page 238) démontre que sur trente-neuf blessés amputés primitivement sur le membre fracturé pour des fractures compliquées de jambe, dix-neuf périrent, soit 48, 7 0/0.

Six seulement succombèrent sur onze amputés dans l'articulation ou sur la cuisse.

Les amputations secondaires faites dans ces deux points différents ont toutes le même résultat 66, 66 0/0.

OBS. VIII. — *Fracture compliquée. — Hémorrhagie. — Phlegmon du membre. — Mort.*

(Ch. Bell, *Surgical observ.*, 1816, p. 311.)

X..., quarante-neuf ans, renversé par une voiture qui

passa sur les deux jambes. Le tibia droit fracturé; en avant, les téguments offraient une plaie très-nette, comme si elle avait été faite avec le bistouri; nombreuses esquilles; quelques-unes étaient très-pointues. A gauche, étroite plaie à la partie antérieure, avec hémorrhagie considérable. Cette plaie fut agrandie ; le sang paraît provenir d'une des *artères tibiales*. Les deux os étaient brisés. L'hémorrhagie arrêtée par des linges trempés dans l'eau froide. Les deux jambes maintenues par des attelles. La nuit suivante, spasmes de la jambe gauche, suppuration considérable; point de mortification : l'état général empire. La suppuration s'étend jusqu'à l'aine à droite ; mort. Sans autopsie.

Obs. IX. — *Fracture compliquée. — Hémorrhagie. — Amputation. — Guérison.*

(Bransby Cooper, voir Thompson, *Guy's hospital reports*, 192, t. I.1836.)

K..., soixante ans, renversé par voiture; fracture comminutive, avec plaie du tibia et du péroné. La plaie de quatre pouces de long ; le tibia fait saillie au dehors. Hémorrhagie, qui cesse peu à peu. La tibiale antérieure ne bat plus. Amputation immédiate, guérison. Le membre examiné présente des extravasations sanguines considérables. L'*artère tibiale postérieure* est déchirée, le nerf est indemne, le tibia divisé en cinq morceaux, le périoste décollé. La portion du tibia en relation avec l'astragale est fortement brisée : le péroné fracturé à la partie inférieure et moyenne.

Obs. X. — *Fracture compliquée. — Hémorrhagie. — Ligature de la tibiale antérieure. — Gangrène limitée. — Guérison.*

(Klose et Paul, *Günsburg's Zeitschr. f. klin. med.*, 1851, p. 442, et *Conservative Chirurgie*, Breslau, 1854, p. 147, obs. XIV.)

Jeune garçon, 16 ans, renversé par un tronc d'arbre qu'on abattait. Fracture comminutive du milieu du tibia droit, fracture oblique du péroné, plaie contuse de la face antérieure du tibia, à 3 pouces de l'articulation, forte hémorrhagie par la tibiale antérieure. L'hémorrhagie se renouvelle au moment où l'on enlève le bandage provisoire; ablation des esquilles; ligature de la *tibiale antérieure*, après dilatation de la blessure; glace sur le membre. Gangrène de l'étendue de la paume de la main jusque sur le dos du pied. Fièvre typhique, suppuration très-longue; la perte de substance se comble peu à peu, puis enfin une portion du tibia, longue de 3/4 de pouce, se nécrose, Guérison, avec deux pouces 1/2 de raccourcissement.

Obs. XI. — *Fracture compliquée — Hémorrhagie d'artères médullaires. — Compression locale. — Guérison.*

(Benj. Gooch, *Medic. and chir. Observations as an appendix to a former publication*, London, p. 83, ou *Richter's chirurg. Bibliothek*, Bd. 2, p. 123.)

Fracture de jambe compliquée ; forte hémorrhagie d'une *artère médullaire*. On fut obligé de trépaner le tibia pour l'atteindre. Les deux orifices qui fournissaient le sang avaient à peu près le volume d'une plume de corbeau; émorrhagie arrêtée par compression avec charpie.

Obs. XII. — *Fracture commin. — Amputation immédiate.*

(Hervey. *Bull. d. I. Soc. anatom. de P.*, 1870, t. XV, p. 402.)

D., 40 ans. Un énorme bloc de marbre s'abat sur lui et le frappe au niveau du jarret; le malade est projeté le ventre contre terre et la pierre, continuant sa course, vint écraser la jambe. Plaie très-étroite, située à quelques centimètres au-dessous de la tubérosité du tibia, notable écoulement de sang. Amputation immédiate par M. A. Guérin. Le fragment supérieur, horizontal dans sa partie externe, saillant en bas et en dedans; le fragment inférieur, très-oblique, est dirigé de haut en bas et de dehors en dedans. Entre eux se trouvent 4 fragments volumineux plus ou moins complétement séparés des premiers. Le péroné, fracturé à peu près au même niveau, offre un fragment séparé. L'*artère tibiale antérieure* déchirée. La postérieure saine, les muscles infiltrés de sang. Vaste épanchement sanguin au niveau de la fracture. Le soir, 108 puls. 37°,8.

Le 18, 104, 37°,8. — Soir, 128, 39°,6.

Le 19, lambeaux mortifiés; 120 puls. 38°,8. En soulevant la cuisse on y sent cheminer des gaz.

Soir. Délire toute la journée; 136 puls. 40°.

Le 20. Frisson. La teinte verdâtre des téguements a

gagné la cuisse jusqu'au milieu de sa hauteur. 120 puls. 29°,2. Mort. — Pas d'autopsie.

Obs. XIII. — *Fracture compliq.* — *Hémorrhagie.* — *Ligature de la tibiale antérieure.*

(De Jumné, d'Ostende, Crocq, *Traitement des fractures des membres*, p. 481.)

Fracture de jambe par écrasement. Hémorrhagie due à une rupture de la *tibiale antérieure*. De Jummé lia le vaisseau, et l'écoulement sanguin fut définitivement arrêté.

Obs. XIV. — *Fracture compliq. de jambe.* — *Hémorrhagie.* — *Gangrène.* — *Amputation.*

(Bœckel *Gaz. méd. de Strasbourg*, 15 mai 1871.)

Un soldat blessé à la jambe par éclat d'obus ; fracture du péroné, large plaie à la partie postérieure du membre. Hémorrhagie grave ; la ligature, dans la plaie, des *artères tibiale postérieure et péronière*. Au 3e jour, gangrène de tout le membre, avec crépitation emphysémateuse. Amputation de la cuisse ; hémorrhagie consécutive. La ligature de la fémorale a coupé l'artère, qui ne renferme aucune trace de caillots.

Obs. XV. — *Fract. commin. de jambe.*

(Vigaroux, *Mémoire sur le traitement des fractures comminutives*, obs. 84, p. 376).

Fracture comminutive du tibia et du péroné, avec déchirure de l'artère *tibiale antérieure*; guérison.

Obs. XVI. — *Fracture de jambe. — Hémorrhagie. — Compression.*

(Uytterrhœven Crocq, *Traitement des fractures des membres*, p. 461).

Fracture des os de la jambe, déchirure de la *tibiale antérieure*, suivie d'hémorrhagie considérable. Compression immédiate. Pansement par occlusion. L'arrêt de l'hémorrhagie est définitif.

Obs. XVII. — *Fract. compliq. — Compression.*

(Warren, *Boston medical journal*, t. LVI, p. 296, 1857.)

Fracture de jambe avec plaie de l'artère *tibiale antérieure*, qui a été ouverte par l'extrémité du fragment supérieur du tibia. La compression arrête l'hémorrhagie, qui ne se reproduit pas.

Obs. XVIII. — *Fract. compliq. — Hémorrhagie.*

(Chassaignac, *Traité de la suppuration*, 1859, t. I, p. 520.)

Fracture du péroné et du tibia de la jambe droite, avec ouverture de l'articulation tibio-tarsienne et déchirure de l'*artère tibiale postérieure*. Hémorrhagie considérable qui s'arrête après la réduction et sous l'influence d'un pansement par occlusion.

Obs. XIX. — *Fract. commin. — Hémorrhagie. — Compression.*

(Burggraeve, *Bull. Acad. de Belgique*, séance du 26 mai 1860.)

Fracture comminutive sus-malléolaire du tibia et du péroné; issue du fragment supérieur du tibia. Rupture de l'*artère tibiale postérieure*. Compression, application d'une coque ouatée. L'hémorrhagie ne se reproduit pas.

Obs. XX. — *Frac. commin. et complète de jambe, compliquée de plaie. — Guérison.*

(Pichorel Fourquet, *Th. de Montpellier*, 1865, n° 15.)

Fracture complète et comminutive de la jambe, compliquée de plaie et de lésion de la *tibiale antérieure.*

Effort inutiles pour faire la ligature de l'artère; le chirurgien est forcé de bourrer la plaie avec des tampons de charpie imbibés de perchlorure de fer. Guérison.

Obs. XXI. — *Fract. compliq. de jambe. — Rupture de l'artère interosseuse. — Guérison.*

(Long, Béranger-Féraud, *Traité de l'immobilisation directe,* p. 397.)

Fracture du tibia et du péroné au 1/4 infér.; large déchirure des téguments de la partie interne du membre; saillie des extrémités osseuses. Rupture de l'*artère interosseuse*, très-abondante hémorrhagie. Blessé resté sans secours pendant 4 heures.

L'hémorrhagie arrêtée définitivement par l'application du perchlorure de fer sur le vaisseau divisé.

Obs. XXII. — *Fracture de jambe par coup de feu. Déchirure totale de la tibiale antérieure. — Mort.*

(H. Fischer, devant Metz, p. 166. Observation 33.)

Fiedlizki Daniel, 7e régiment d'infanterie de la Prusse orientale, n° 144, 3. Comp. 30 août 1870. Fracture par coup de feu du péroné gauche (en outre, coup de feu dans les chairs du haut de la cuisse). Forte hémorrhagie primitive. Déchirure totale de l'artère tibiale antérieure. 5 septembre. Forte hémorrhagie. Tamponnement. 9 septembre. Gangrène jusqu'au milieu de la partie supérieure de la cuisse. Mort le 11 septembre 1870. Gangrène.

Obs. XXIII. — *Fracture de jambe par coup de feu. Lésion de la tibiale antérieure.*

(Heine. Langenbeck's Archiv VII 1866, p. 363.)

Ungen 1864. Fracture de jambe par coup de feu. Hémorrhagie primitive de la tibiale antérieure. Ligature dans la plaie. Terminaison inconnue.

Obs. XXIV. — *Fracture du péroné par coup de feu. Lésion de la tibiale postérieure. Résection du péroné. — Mort.*

(Circular. n° 3, p. 227. Cas 636.)

Waddie Hostler, Co. D. 38th Infantery, dix-neuf ans. 10 juillet 1868. Fracture par coup de feu du péroné gauche. Esquilles (atteint par un coup de feu en essayant de déserter.) Collapsus aussitôt après la blessure. A l'examen 4 heures plus tard on trouve l'artère tibiale postérieure endommagée en beaucoup de points par les esquilles (on ne dit pas qu'il y ait eu d'hémorrhagie). Résection immédiate du péronné dans la continuité 3 $^1/_2$ et ligature de l'artère tibiale postérieure en haut et en bas de la blessure (J. Le Carpentier, U. S. act. chirurgien assistant.) Le 11 juillet état satisfaisant, mais aucun appétit. 12 juillet mort subite. Péricardite. Dégénérescence graisseuse du cœur.

Obs. XXV. — *Fracture du péroné par arme à feu. Ligature de la tibiale postérieure et de l'artère péronière dans la plaie. Amputation de cuisse. — Mort.*

(Bockel. Gaz. de Strasbourg, 1871.)

Brauer dix-neuf ans, 3 novembre 1870. Fracture du péroné (éclat de grenade) en essayant de décharger une grenade. Hémorrhagie très-violente. Elargissement de la plaie. Ligature de la tibiale postérieure et de la péronière dans la plaie par Boeckel de Strasbourg. 5 novembre, gangrène de la jambe et du pied. 7 novembre, amputation de cuisse. 9 novembre hémorrhagie secondaire. Mort 9 novembre, hémorrhagie secondaire et épuisement.

CHAPITRE IV

HÉMORRHAGIES SECONDAIRES.

Nous avons pu réunir 44 observations d'hémorrhagies secondaires à la suite de lésions des troncs artériels dans les fractures de jambe. Cette importante complication des plaies n'a soulevé que dans ces derniers temps l'intérêt général. La remarquable thèse de M. Cauchois, un des élèves de M. Verneuil, a montré dans tout son jour cet intéressant problème. Nous ne pourrons pas évidemment, dans l'étude rétrospective d'observations la plupart anciennes, répondre à toutes les exigences de la critique ; cependant l'étude pathogénique et thérapeutique de ces hémorrhagies, au point de vue restreint qui nous occupe, n'est pas, croyons-nous, dépourvue de tout intérêt.

L'hémorrhagie secondaire a paru à des époques bien différentes : le 5e jour (Kern, Macleod) ; le 7e ou 8e jour (Collomb) ; le 8e (Macfarlane, Hargrave) ; le 11e (Earle) ; le 12e (Ch. Bell) ; le 16e (Dupuytren) ; le 20e (Baudens, Verneuil) ; le 75e (Pelletan).

La durée et la fréquence de ces hémorrhagies sont aussi très-variables ; dans l'observation de Macfarlane, il y eut 4 hémorrhagies successives jusqu'à la mort, du 8e au 11e jour. Baudens fit la ligature de la fémorale pour 4 hémorrhagies de même genre. On ne peut rien indiquer de précis à ce sujet, car presque toujours une thérapeutique plus ou moins énergique en a fort heureusement interrompu le cours. — La préexistence d'hémorrhagies primitives plus ou moins importantes est à noter au point de vue étiologique. Elles peuvent produire, soit un affaiblissement assez considérable du blessé, soit, concurremment avec l'hémorrhagie externe, une collection sanguine interstitielle, qui peut suppurer plus tard et devenir, par l'intermédiaire d'un état septique plus ou moins grave, l'origine d'une hémorrhagie secondaire.

L'ulcération ou la perforation secondaire d'une artère par une esquille a été reconnue par Collomb ; Kern accuse l'état d'agitation de son blessé, qui avait aussi une fracture esquilleuse. Baudens a noté l'existence d'une longue esquille implantée dans les parties molles, dans la direction de l'artère. Earle et Skey ont signalé une fissure longitudinale de la tibiale antérieure.

A côté de ces causes, mécaniques pour la plupart, on doit en reconnaître d'autres, perturbatrices par excellence du mouvement de réparation qui accompagne l'hémostase provisoire. L'hémorrhagie qui paraît le 75e jour (Pelletan) avait été précédée de fièvre avec redoublement, le pouls était faible, la langue sèche et rouge, les forces affaiblies. Macfarlane observa un cas analogue, « fièvre, tuméfaction du pied, douleurs vives, vésicules autour de la plaie, hémorrhagie, plaie gangréneuse, pouls à 130. Affaiblissement général, membre doublé de volume (par infiltration sanguine), perte de 6 onces de sang en quelque temps. État typhique et mort. » Voilà bien, ce semble, une hémorrhagie secondaire de cause septique. Le fait de Hargrave offre quelque analogie avec le précédent : il se fit, en même temps qu'une hémorrhagie primitive externe, une hémorrhagie interstitielle. Ces collections sanguines plus ou moins profondes, en contact avec l'air, sont vraisemblablement une cause déterminante dans la marche plus rapide des accidents.

La seule ligature du bout cardiaque et l'absence de la ligature sur le bout périphérique de la division artérielle pourraient être la cause d'une hémorrhagie secondaire récurrente, mais on ne trouve dans les observations suivantes aucun fait de cette nature.

Nous étudierons à l'article anévrysme ces hémorrhagies secondaires qui semblent présider au développement des tumeurs anévrysmatiques (Gimès, obs. LXXIII; Macleod, obs. LXXXIII). De même nous ne croyons pas devoir étudier ici les faits d'anévrysme dont la déchirure par les esquilles a été accompagnée d'hémorrhagies considérables (*Voir* ANÉVRYSME, White, Pelletan, Moore). Par quels symptômes précurseurs s'annonce l'hémorrhagie secondaire? Un des signes les plus importants, dans certains cas, lorsqu'on a affaire à une fracture esquilleuse, c'est la douleur : Collomb l'a parfaitement indiqué chez son blessé.

Le diagnostic de l'hémorrhagie secondaire est facile à porter. Là n'est pas le point important. Il faut reconnaître autant que possible la source de l'hémorrhagie, savoir quel est le vaisseau atteint; pour cela, le siège de la lésion, la direction de la violence et surtout l'absence de pouls à la périphérie de l'artère lésée montreront de quel vaisseau part le sang, donnée dont il est facile de saisir l'importance.

Il faut, autant qu'on peut, chercher à en connaître la cause pour la combattre ou la modifier, si c'est possible. Est-ce une hémorrhagie récurrente, est-ce une hémorrhagie par ulcération des tuniques (pus, esquilles), estce une hémorrhagie secondaire de cause septique? Un traitement rationnel n'est possible qu'à cette condition. Le pronostic, quoi qu'il en soit, est grave; la terminaison la plus fréquente, dans la plupart des cas, est la mort.

Lorsque l'hémorrhagie secondaire est de cause septique, tout n'est pas désespéré cependant, et dans des cas de ce genre, l'amputation a pu sauver le blessé. Lorsque l'hémorrhagie secondaire reconnaît pour origine l'ulcération des vaisseaux par des esquilles, le pronostic est relativement plus favorable.

Même dans les occasions fréquentes où l'on pouvait pratiquer l'autopsie ou disséquer le moignon, l'étude anatomique a été le plus souvent incomplète. Nous ne savons pas encore exactement quel était le genre d'altération du vaisseau : ici, une fissure (Earle), là les parois artérielles déchirées, béantes, ramollies; mais nulle part, on n'indique les modifications exactes qu'elles ont pu subir. Tout ce que nous savons d'essentiel à ce sujet a été indiqué au chapitre de l'étiologie des hémorrhagies secondaires. Il nous reste à faire connaître ici quels ont été les vaisseaux le plus fréquemment lésés.

L'artère tibiale antérieure a fourni quinze fois l'hémorrhagie secondaire, la postérieure quatorze fois ; ces deux artères se sont trouvées une fois blessées simultanément; la péronière (trois fois, etc).

Quel a été le résultat de l'intervention chirurgicale dans cette redoutable complication des fractures de jambe? La *ligature* sur place a été essayée. Nélaton a démontré qu'on pouvait lier une artère sans danger au milieu d'un foyer purulent; il n'est pas toujours possible de trouver le vaisseau lésé dans de semblables conditions; Bœckel a cependant obtenu un succès dans les mêmes circonstances.

Le *tamponnement*, combiné avec l'extraction des esquilles, a réussi entre les mains de Collomb. Sur le blessé de Pelletan, la *compression* de la fémorale, puis le tamponnement, ne parvinrent pas à arrêter l'hémorrhagie; l'amputation fut nécessaire.

L'*emploi du tourniquet* n'a pas réussi davantage entre les mains de Kern, de Ch. Bell et de Macfarlane, pas plus que la *compression* entre les mains de Dupuytren, de Socin.

La *ligature dans la continuité* (*méthode d'Anel*) a été faite neuf fois.

Hueter seul a lié l'iliaque externe et a réussi (obs. 47).

B. Anger (obs. 37), Verneuil (obs. 38), Bergminy (obs. 46) ont eu un insuccès en liant la fémorale tandis 48), que Baudens (obs. 36) Quemy (obs. 41), Koch (obs. Mosetis (obs. 51) avaient guéri leurs blessés.

En résumé sur 9 ligatures par cette méthode 5 succès, 3 morts, un résultat inconnu.

La ligature secondaire dans la plaie a été faite quatre fois (obs. 52, 53, 54 et 55) et n'a donné de succès qu'entre les mains de G. Fischer (obs. 54) et de Lücke (55.)

L'*amputation après la ligature secondaire* a donné quatre morts (obs. 55, 56, 57 et 58) ; l'amputation a été pratiquée douze fois pour des hémorrhagies secondaires graves et difficiles à maîtriser (Hüter, obs. 59 ; B. Beck, obs. 60 ; Pelletan, obs. 27 ; B. Bell, obs. 29 ; B. Beck, obs. 61 ; Catalogue, obs. 65 ; Corsere, obs. 66 ; Stoll, obs. 67 ; Catalogue, obs. 68 ; B. Beck, obs. 69 ; Dupuytren, obs. 31 ; Baudens, obs. 36,) résultats : dix morts, deux succès, deux résultats inconnus. Six autres amputations ont été faites mais, pour des accidents secondaires des plaies, gangrène etc., toutes ont été fatales. En résumé on a fait seize amputations sur des sujets atteints d'hémorrhagies secondaires. On a eu deux guérisons, deux résultats inconnus et douze morts. — Ce chiffre est suffisamment éloquent.

1° Les moyens prophylactiques sont de divers ordres : lorsqu'on est en face d'une fracture compliquée de jambe avec lésion artérielle, si la plaie est petite, l'hémorrhagie artérielle nulle et la fracture sans esquilles, on peut espérer, par l'*occlusion* collodionnée, mettre le foyer à l'abri du contact de l'air et éviter ainsi la suppuration.

Mais si la plaie est assez large, la prudence indique l'*extraction des esquilles*, la *résection des extrémités pointues des fragments*, la *ligature des deux bouts de l'artère lésée*, pour éviter toute hémorrhagie récurrente, et l'emploi assidu de tout l'*arsenal antiseptique* (injections, drainage, bandage ouaté de A. Guérin) : telles nous semblent être les ressources à mettre en œuvre.

2° Si, malgré tous ces soins, une hémorrhagie secondaire apparaît, lorsque les fragments auront été reséqués, les deux bouts artériels liés, les esquilles enlevées, la ligature de la fémorale est indiquée ; mais, d'après les quelques observations suivantes, elle paraît être dangereuse parfois (Faits de Verneuil, de B. Anger, par Marcano). Si l'état général domine la scène, peut-être faudrait-il alors enlever le foyer morbide, amputer.

Hémorrhagies secondaires.

Obs. XXVI. — *Fracture compliquée. — Hémorrhagies. — Compression dans la plaie. — Guérison.*

(Collomb, de Lyon, *Œuvres médico-chirurgie.*, Lyon, an VI ou 1798, p. 403.)

X..., quarante ans, chute de cheval, fracture la jambe, juste au-dessus de l'articulation du pied ; l'extrémité oblique du tibia sort d'un centimètre environ par la plaie. La réduction des fragments n'eut lieu que le 4e jour ; bandage à 18 chefs. Quelques jours après, hémorrhagie considérable, arrêtée par compression de l'artère poplitée, reparaissant aussitôt qu'on ôtait le tourniquet. L'hémorrhagie, dans le diagnostic, reconnaissait pour cause une *lésion vasculaire par les esquilles*. Pour éviter l'amputation, Collomb fit une longue incision sur le foyer de la fracture jusqu'au ligament interosseux, enleva plusieurs esquilles du péroné, remplit la plaie avec de la charpie. La suppuration s'établit aisément. Les douleurs, les hémorrhagies disparurent. Le cinquantième jour, nécrose de la partie du tibia qui avait paru au dehors au moment de l'accident. Guérison avec léger raccourcissement.

Obs. XXVII. — *Fracture de jambe compliquée. — Hémorrhagies le soixante-quinzieme jour. — Amputation. — Mort.*

(Pelletan, *Clinique de Dupuytren.*)

Dagomet..., trente ans, chute du haut d'un escalier, fracture des deux os de la jambe gauche, le tibia au milieu, le péroné près des malléoles, plaie produite par saillie du fragment supérieur du péroné. Tuméfaction de la jambe, forte hémorrhagie. Le jour suivant, la jambe est encore plus tuméfiée ; abcès à la partie interne, ouverture, santé générale peu satisfaisante, fièvre avec redoublements, pouls faible, langue sèche et rouge, forces affaiblies ; chaque fois qu'on change l'appareil, il s'écoule une certaine quantité de sang. L'état général s'améliore ; au 15e jour, hémorrhagie soudaine avec tuméfaction énorme de la jambe ; on comprime la fémorale, on met à nu le point d'où jaillissait le sang, on tamponne avec de la charpie. L'hémorrhagie reparut ; amputation, mort 17 jours après. L'artère tibiale antérieure percée de cinq à six ouvertures. Les fractures du tibia et du péroné étaient consolidées.

Obs. XXVIII. — *Fracture compliquée. — Hémorrhagies. — Mort.*

V. v. Kern. Beobacht und Bemerk, *Aus d. Geb. d. prakt. Chirurgie*, Wien., 1828) Obs. VI, p. 27.)

X... reçut un coup de pied de cheval sur la jambe, fracture du tibia et du péroné à six pouces au-dessus de la malléole interne, avec plaie contuse d'environ trois pouces de long sur 1/2 pouce de large ; simple bandage. Le jour suivant, la jambe grossit de moitié ; la plaie s'élargit ; peau autour de la blessure violacée, froide ; dans la profondeur, on sentait de la fluctuation. Le patient refusa l'amputation. On dilata la blessure, on enleva les caillots, on plaça le membre sur une gouttière et on l'entoura de cataplasmes. Grande agitation, les fragments se dérangeaient fréquemment ; le 5e jour, vive hémorrhagie, arrêtée par le tourniquet ; le 6e jour même scène, plusieurs fois répétée. La tuméfaction augmenta, les extrémités se refroidirent. Dans la nuit du 6 au 7e jour, de faibles hémorrhagies se répétèrent ; oppression, syncope, sueurs, pouls à peine sensible, vomissement, hoquets, mort le 7e jour. A l'autopsie, le pourtour de la plaie gangrené à plus de deux pouces de la blessure. Les artères tibiales antérieure et postérieure fortement rétractées, avec ouvertures béantes et bords déchirés. — Les os brisés en travers, leurs extrémités noirâtres ; du canal médullaire sortait un liquide jaune-verdâtre, d'une odeur extrêmement fétide.

Obs. XXIX. — *Fracture compliquée de jambe. — Hémorrhagie. — Amputatiom.*

(Ch. Bell, *Surgical observat.*, 1816, p. 313.)

X., trente-quatre ans, monte en voiture sur rais de la roue, glisse malheureusement ; fracture des deux os de la jambe, déchirure des téguments sur le tibia ; faible hémorrhagie. En introduisant le doigt dans la blessure, on sentait une large portion de l'os qui était détachée des deux fragments principaux ; on replaça le mieux possible cette portion ; on fit un bandage à 18 chefs. Le 12e jour, la plaie était légèrement sanguinolente ; les jours suivants, légères hémorrhagies, qui cessèrent enfin ; mais le membre était fortement tuméfié, œdémateux. L'hémorrhagie reparut en appliquant des attelles ; elle fut arrêtée par le tourniquet. Amputation au 21e jour.

Obs. XXX. — *Fracture compliquée. — Hémorrhagies. — Mort.*

(Macfarlane, Glasgow, *London med. and physic. journal*, vol. XXXI, 1833.)

Vieillard, jambe brisée par chute d'une pierre à bâtir Fracture double compliquée, à trois pouces au-dessus de l'articulation du pied. Plaie d'environ deux pouces de long à la face antérieure de la jambe; portion oblique de l'extrémité du tibia faisait saillie à travers les téguments. Péroné brisé aussi, de même un ou deux os des métatarsiens. Battements des artères tibiales antérieure et postérieure derrière les maléoles. Le membre pansé simplement placé sur le côté externe. Dès les premiers jours, fièvre, le dos du pied, douloureux, se couvre de vésicules. Le 8e jour, hémorrhagie de 10 onces; le tourniquet l'arrête. Plaie devint gangréneuse, le pouls tomba à 130, s'affaiblit; le membre doubla de volume : grandes incisions. Le blessé perdit encore 6 onces de sang; il devint typhique, et mourut au bout de 12 jours. A l'autopsie, l'hémorrhagie avait pour origine l'artère tibiale postérieure; les tissus profonds étaient gangrenés.

Obs. XXXI. — *Fracture par arme à feu. — Hémorrhagie. — Amputation. — Mort.*

(Puil François, Dupuytren, *Clinique chirurg.*, 2e édition, t. V, p. 402.)

Menuisier, frappé d'une balle à la jambe en 1830. Fracture des deux os de la jambe vers le tiers supérieur ; 2 ouvertures : l'une en avant et en dehors, l'autre en arrière et en dedans. Aucune hémorrhagie. On tente la conservation. Le membre placé dans un appareil de fracture ; saignée copieuse, réitérée le lendemain; suppuration de bonne nature. Le 16e jour, hémorrhagie violente. Compression de la fémorale et amputation immédiate; mort 8 jours après; 15 à 20 esquilles presque toutes détachées. La tibiale postérieure saine, la *tibiale antérieure* altérée par la putréfaction, ouverte à son passage dans le ligament interosseux.

OBS. XXXIII. — *Fracture compliquée. — Hémorrhagie. — Ligatures dans la plaie. — Amputation.*

(Earle and Skey, *London Gazette*, XV, 281, 1835.)

Manœuvre, 53 ans, fracture compliquée et comminutive du tibia et du péroné, suite de chute d'une échelle de la hauteur de 6 pieds; hémorrhagie considérable par la plaie. Earle enleva quelques esquilles dont la plus grosse, longue de 3 pouces et épaisse d'environ 1/3 de la largeur du tibia. Les jours suivants, un léger écoulement ; le 11e jour, hémorrhagie plus considérable ; compression de la fémorale. On élargit la plaie en haut et en bas, en pénétrant entre le soléaire et les muscles profonds ; ligature sur le bout central de la *tibiale antérieure* et aussi sur la veine saphène, qui laissait écouler une certaine quantité de sang. Malade très-épuisé. Amputation. La ligature était placée sur une fissure longitudinale de l'artère, dont la partie inférieure était recouverte par un exsudat et par le nerf.

OBS. XXXIV. — *Fracture composée, avec plaie de l'artère tibiale postérieure, l'extrémité inférieure du vaisseau saigna 4 mois durant : le membre fut amputé.*

(Allison, *on Amputations*, p. 283.)

Obs. XXXV. — *Fracture compliquée. — Hémorrhagies. — Amputation. — Guérison.*

(Hargrave, *Dublin medic. Press.*, vol. XIII, 1845, p, 385.)

X..., 60 ans, jambe écrasée par voiture; les deux os brisés au niveau de l'épiphyse inférieure du tibia; probablement articulation ouverte; faible déplacement et petite plaie derrière la malléole interne. Une infiltration sanguine considérable s'étend sur toute la jambe, faible hémorrhagie pendant plusieurs heures; les caillots enlevés, un jet de sang artériel s'ensuit ; l'artère tibiale postérieure mise à nu n'avait rien, on retira une grande quantité de sang coagulé, la tension du membre diminua. Un jet de sang artériel jaillit d'un vaisseau tout superficiel; ce vaisseau fut lié. Le tibia était fracturé. Le patient avait perdu beaucoup de sang, l'hémorrhagie durait toujours en dehors et en dedans, au sein des parties molles; le membre se tuméfiait; douleurs pulsatives au milieu de la jambe; le pied et la jambe froids ; le jour suivant, la tension augmente, amélioration. Forte hémorrhagie artérielle; à la pression sur le membre, il sort de la jambe des caillots sanguins et de l'air. Le 9e jour, amputation de cuisse; guérison. La ligature fut trouvée sur la saphène, qui avait été prise pour l'artère. Les artères tibiales antérieure et postérieure étaient saines. L'*artère péronière* était ouverte à sa face antérieure, et la branche qui traverse le ligament interosseux au-dessus des malléoles était complétement rompue.

OBS. XXXVI. — *Fracture compliquée de la jambe. — Hémorrhagie. — Ligature de la fémorale. — Amputation.*

(Baudens, *Gazette des Hôp.*, 1855, p. 127, obs. VIII.)

Soldat, qui reçoit un coup de pied de cheval au tiers supérieur de la jambe gauche, fracture des deux os. Plaie transversale de 3 travers de doigt; esquilles tibiales nombreuses sont enlevées. Le membre placé dans une gouttière, recouvert de charpie et de quelques morceaux de glace; état général bon jusqu'au 20e jour. A ce moment, une hémorrhagie artérielle en nappe; en allant à la recherche du vaisseau blessé, on découvrit une longue esquille implantée dans les parties *molles, du côté de l'artère tibiale postérieure*, 3 autres hémorrhagies se produisent presque coup sur coup. Baudens fait la ligature de la fémorale au tiers supérieur. Le péroné était consolidé, le tibia tardait un peu, lorsqu'un autre chirurgien, qui remplaçait Baudens, fit, une semaine après son départ, l'amputation de la jambe avec succès.

OBS. XXXVII. — *Fracture du péroné par coup de feu. — Hémorrhagies secondaires. — Amputation. — Mort.*

(Marcano, thèse de Cauchois, 1873 : *Pathogénie des hémorrhagies secondaires*, p. 91.)

X... reçoit une balle de chassepot à la partie supérieure et externe du mollet droit : fracture comminutive du péroné; esquilles dans le foyer de la fracture. Le fragment inférieur de l'os présente des dentelures et des irrégularités. Excellent état général. Pansement à l'alcool : potion cordiale. Le 10 avril, trois jours après la blessure, établissement de la suppuration. 19 avril, petit abcès au bord interne du mollet, voisin de l'orifice de sortie de la balle : on ouvre et on débride. Amélioration de l'état local, la plaie commence à se déterger. 27 avril, céphalalgie très-intense, frisson, 120 pulsations ; agitation; soif vive, nuit mauvaise (1gr 50 de sulfate de quinine). 28, nouveau frisson. 29, minuit, hémorrhagie très-intense par les deux orifices de la plaie: compression avec amadou ; à deux heures du matin, récidive de l'hémorrhagie. Perchlorure de fer. 2 mai, on ôte la compression. 4 mai, à la visite du matin, céphalalgie, inquiétude, frisson d'une demi-heure. On redoute le retour d'une hémorrhagie en raison de ces symptômes. En effet, celle-ci se montre avec abondance vers 4 heures du soir. Application de la pelote de J.-L. Petit sur la fémorale. Perchlorure de fer intus et extra. 5 mai, retour à l'état normal, grande faiblesse; 7 mai, mêmes symptômes prémonitoires que précédemment, hémorrhargie à 2 heures après-midi, puis à minuit; 8 mai, on cherche à lier l'artère dans la plaie, aussitôt un vigoureux jet de sang inonde le lit. M. B. Anger se voit obligé de faire la ligature de la fémorale au-dessus de l'anneau du 3e adducteur. L'hémorrhagie s'arrête; 12 mai, écoulement du sang aux deux angles de la plaie de la ligature, application du compresseur de J.-L. Petit au pli inguinal ; délire, anxiété, soubresauts tendineux ;

14 mai, petite hémorrhagie s'arrêtant d'elle-même, faiblesse excessive ; mort le lendemain.

Autopsie. — Fracture du péroné, cal en voie de formation, infiltration purulente de tout le mollet. La ligature de la fémorale tient encore faiblement. Au niveau de la ligature, on trouve une masse de tissu ramolli et gangrené, sorte de magma du milieu duquel émerge le fil de la ligature. Le bout supérieur est obstrué par un caillot adhérent ; le bout inférieur ne contient qu'un petit caillot qui ne comble pas tout le calibre de l'artère ; un espace existe entre le caillot et la paroi, espace par où le sang s'est fait jour. La veine fémorale accolée offre des parois épaissies, manifestement enflammées ; sa portion correspondante à la ligature de l'artère est comblée par un assez gros coagulum. Les *artères jumelles sont* entourées de pus, communiquent largement avec le foyer de la fracture, sont enflammées ; l'une d'elles présente une ouverture, sans doute la source des premières hémorrhagies.

Obs. XXXVIII. — *Fracture de la jambe droite compliquée. — Résection. — Hémorrhagies consécutives. — Ligature de la fémorale. — Hémorrhagie foudroyante.*

(M. Schweich, int. de M. Verneuil, thèse de Machenaud ; *Sur la ligature de l'artère fémorale,* p. 37.)

Fracture de la jambe droite compliquée de plaies. Inflammation phlegmoneuse, résection des fragments supérieurs du tibia et du péroné, drainage, hémorrhagies consécutives. Ligature de l'artère fémorale à l'anneau du 3e adducteur, suppuration de la plaie de la ligature, hémorrhagie foudroyante de la fémorale. La première hémorrhagie eut lieu au 20e jour, alors que la suppuration de la ligature était très-abondante. On dut lier la fémorale. La plaie de la ligature vint aussi à suppurer avec des fusées purulentes; l'hémorrhagie foudroyante eut lieu au 26e jour. L'artère fémorale présentait dans son intérieur un caillot mollasse, non adhérent partout. Près de l'extrémité inférieure du bout supérieur, on constate une ulcération latérale par où s'est faite l'hémorrhagie. Oblitération de nombreuses veines dans la jambe, d'où difficulté de la circulation en retour et augmentation de la tension vasculaire du membre.

Obs. XXXIX. — *Fracture du péroné par arme à feu. — Hémorrhagie. — Ligature de la fémorale.*

(Par M. Lucas Championnière. (Inédite.)

X..., blessé en 1870 à la jambe droite par éclat d'obus. Depuis sa blessure, il n'avait cessé de perdre du sang par une plaie de la partie moyenne de la jambe, en arrière du tibia. Gonflement considérable de tout le membre. Le sang qui s'écoulait était rutilant, le malade était épuisé. La compression de la fémorale arrête l'écoulement; il était impossible de songer à continuer la compression digitale, l'état du membre ne permettait pas l'application d'un tourniquet. Je pratiquai immédiatement la ligature de la fémorale à l'anneau du 3e adducteur; l'hémorrhagie ne reparut plus, et le 6 janvier 1871, le blessé était en très-bonne voie de guérison. La plaie de la ligature était fermée complétement. Le 13 décembre, deux jours après l'opération, le membre était beaucoup moins tuméfié, je reconnus la présence d'un corps étranger dans le mollet, et au moyen d'une autre ouverture je retirai un énorme fragment d'obus logé en arrière entre le péroné et le tibia, au niveau de l'union du tiers supérieur et du tiers moyen de la jambe. Le péroné était fracturé, on voyait à nu les extrémités osseuses. Étant donnée la situation de la lésion, il était impossible que la *péronière n'eût été coupée en deux.* On ne peut dire si la tibiale postérieure avait été atteinte : c'était probable et possible. L'état du membre avait empêché de tirer quelque renseignement de l'exploration de la pédieuse. L'anémie était portée à un haut degré, il semblait que le malade eût subi des pertes énormes et fût près de succomber.

OBS. XL. — *Fracture de jambe par éclat d'obus. — Hémorrhagie. — Guérison.*

(Bœckel, *Gaz. médicale de Strasbourg*, 15 mai 1871.)

Blessure de jambe par éclat d'obus. Amputation de la jambe gauche, conservation de la jambe droite dont le tibia avait été écrasé. Abcès profond. Hémorrhagie par la plaie. Ligature sur place de la *tibiale antérieure*. Guérison.

OBS. XLI. — *Fracture du col du péroné par coup de feu au mollet. — Hémorrhagie. — Ligature de la crurale. — Guérison.*

Gueury, *Mém. de méd. et de chirurg. militaire*, 3e série, t. V, p. 212.)

Irrigations froides. Douleurs fort vives; trajet de la blessure tuméfié et douloureux ; suppuration assez abondante. Au 16e jour de la blessure, hémorrhagie artérielle, probablement du *tronc tibio-péronier*. Injection hémostatique ; récidive de l'hémorrhagie. Ligature de l'artère crurale. Guérison en 92 jours.

OBS. XLII. — *Fracture comminutive des os de la jambe. — Déchirure de l'artère péronière. — Septicémie. — Mort.*

Socin, p. 52, obs. 15; p. 145, no 37. Klebs, p. 58, no 64.

Stützel, Nicol., 5 rhein. I. R. No 65. 6 août 1870. Coup de feu dans le gras de la jambe. Fracture commiutive du péroné. Reçu à l'hôpital de Carlsruhe, 14 août. Enlèvement d'esquilles minces. Légère hémorrhagie artérielle. Bandage compressif. 25 et 26 août, nouvelle hémorrhagie ; fièvre vive. 27 août, élargissement de la plaie par incisions longitudinales. *Compression* par compresses graduées dans la plaie (*d'après la méthode de Simon*). Plus d'hémorrhagie. Fort écoulement de pus fétide. Mort 1er septembre 1870. Septicémie. Autopsie : déchirure de l'*artère péronière.*

Obs. XLIII. — *Fracture de jambe par coup de feu. — Lésion de l'artère péronière. — Septicémie. — Mort.*

Socin, p. 32, n° 17 ; p. 111, n° 34.

Schoengens Joseph. 13 janvier 1871. Fracture par coup de feu de la jambe gauche. La balle est enfoncée dans la tubérosité du tibia. Perte de substance et fissures longitudinales du tibia et du péroné. Reçu à l'hôpital de Manheim le 20 janvier. Le 26 janvier hémorrhagie artérielle par l'orifice d'entrée. Compression digitale de l'artère fémorale. 30 janvier, hémorrhagie plus forte. Dilatation. *Tamponnement.* L'hémorrhagie récidive les jours suivants, et on l'arrête chaque fois par tamponnement. Fièvre vive. Gangrène de la jambe. Mort le 8 février 1871 ; septicémie. Autopsie : l'*artère péronière* près de la tubérosité est traversée en biais par le coup de feu et fortement broyée.

Obs. XLIV. — *Fracture par coup de feu du péroné. — Lésion de l'artère tibiale postérieure. — Mort.*

Catalogue. U. St. Mus., p. 457, n° 1737.

Lieutenant-colonel W. D. G. Cobb's legion. (Rebelle). 22 septembre 1863. Fracture du péroné par coup de feu. Reçu aux ambulances de Washington le 25 septembre. Gangrène jusqu'au genou. L'artère *tibiale postérieure* est déchirée par la balle. « A ligature upon the specimen appears to have been placed there after death. » Mort 2 octobre 1863.

OBS. XLV. — *Fracture du tibia par coup de feu. — Déchirure de l'artère et de la veine tibiales postérieures. — Mort.*

Catalogue U. St. Mus., p. 378, n° 1249.

G. F. S. Co A. 6th Maine. Trente ans. 3 mai 1863. Fracture étendue du tiers supérieur du tibia. Reçu aux ambulances de Washington le 8 mai 1863, pas en état d'être opéré. Gangrène. L'*artère et la veine tibiales postérieures* sont déchirées et comprimées par la balle déformée. Mort le 16 mai 1863 par épuisement.

OBS. XLVI. — *Fracture de jambe par coup de feu. — Lésion de l'artère articulaire supérieure externe à la sortie de l'artère poplitée. — Mort.*

Rabe (d'après une communication écrite de Bergmann), l. c., p. 190, n° 157.

A., grenadier badois, 1870. Fracture de jambe par coup de feu. Après trois mois et demi, extraction d'esquilles d'os et d'un fragment de balle. Érysipèle. Écoulement de pus fétide. Suppuration de l'articulation du genou avec abcès sous-musculaires. Incisions profondes. Hémorrhagie artérielle subite provenant d'une des incisions faites douze jours auparavant au côté interne de la cuisse. 9 février 1871, ligature de fémorale externe par le professeur Bergmann. L'hémorrhagie continue. Mort 10 février 1871, seize heures après l'opération, par épuisement. Autopsie : érosion et arrachement de l'*artère articulaire supérieure* externe près de la sortie de l'artère poplitée.

Obs. XLVII. — *Éclat de grenade dans le tibia. — Anévrysme de la tibiale postérieure. — Guérison.*

Rabe (d'après une communication écrite de Hüter). D. Zeitschrif f. Chir. V, 1875, p. 232, n° 204.

Officier prussien 1866. Éclat de grenade dans le tiers supérieur du tibia. Le pied est brisé. Après que l'opération du pied brisé eut été déjà faite d'après le système de Syme, on extrait l'éclat de grenade. Au bout de quatre mois, hémorrhagies provenant vraisemblablement d'un *anévrysme de la tibiale postérieure.* Ligature de l'artère iliaque externe par Hüter, au Lazaret de Berlin. La ligature tombe au bout de douze jours. Lente guérison après escharification des parois de la plaie de la jambe qui se gangrénaient. Pas d'hémorrhagies secondaires.

Obs. XLVIII. — *Fracture du tibia par coup de feu. — Ligature dans la plaie de la tibiale antérieure. — Guérison.*

W. Koch. Langenbeck's Arch. XIII, p. 516, cas. 58.

Lanze 7e régiment d'infanterie de la Prusse occidentale, nº 44, 21 novembre 1870. Fracture oblique du milieu du tibia par coup de feu. Immédiatement après la blessure, forte hémorrhagie, syncope, 10 et 11 décembre, hémorrhagie artérielle qui cesse sous le tourniquet et par le tamponnement, 14 décembre, nouvelle hémorrhagie. Compression digitale de la fémorale, 17 décembre, nouvelle hémorrhagie. La ligature ne réussit pas à cause de circonstances extérieures défavorables. Par suite, ligature de la fémorale par le Dr Koch. L'hémorrhagie persiste. Ligature de la tibiale antérieure atteinte dans la plaie. 27 décembre, le fil de la ligature de la fémorale tombe. 2 janvier, hémorrhagie parenchymateuse de la plaie de la ligature. Guérit au commencement de mars 1871. Fracture consolidée.

Obs. XLIX. — *Fracture du tibia par coup de feu. — Ligature des tibiales antérieure et postérieure. — Guérison.*

Fritsch. Verh. d. mil-ärztl. Gesells. in Orléans. D. mil. ärztl. zeitschr. II, 1873, p. 20.

Frey M. D***, 1er régiment d'infanterie hanséatique,

n° 75, 3 décembre 1870. Fracture par coup de feu dans le milieu du tibia. Trou rond avec fracture considérable. Vu à l'ambulance d'Orléans le 7 décembre. Sur le champ de bataille a eu une assez forte hémorrhagie qui s'est arrêtée d'elle-même. Parties molles infiltrées de sang. 10 décembre, hémorrhagie artérielle qui cesse avec la compresse digitale de l'artère poplitée. 12 décembre, nouvelle hémorrhagie assez forte. Tamponnement. Glace. 14 décembre, nouvelle hémorrhagie. Un essai de ligature dans la plaie échoue. Ligature de la tibiale postérieure en haut de la plaie ; dix minutes après, nouvelle hémorrhagie : ligature tibiale antérieure. L'hémorrhagie ne récidive pas.

Obs. L. — *Fracture du tibia par coup de feu, au milieu. — Lésion de l'artère tibiale antérieure. — Mort.*

Baudens. Clinique des plaies d'armes à feu. p. 500, obs. 9.

M. Fusilier au 13e de ligne, 31 mars 1836 (Alger). Fracture du tibia par coup de feu, au milieu. Beaucoup d'esquilles. Extraction primitive d'esquilles. Le douzième jour, forte enflure qui persiste après l'extraction de deux esquilles, puis vient une guérison progressive. Quatre semaines après, en essayant de se lever, hémorrhagie subite arrêtée par la compression, mais qui n'en forma pas moins un vaste anévrysme diffus. Le matin suivant, mort, en mai 1836. Autopsie : érosion de l'artère tibiale antérieure, érosion déterminée par la compression des inégalités de la fracture et du cal.

Obs. LI. — *Fracture comminutive du péroné — Lésion probable de la tibiale postérieure. — Guérison.*

V. Mosetig. Militair arzt. 1872. N° 3, p. 23.

Jean Lynch, 67e régiment français de ligne, 13 octobre. Fracture comminutive du péroné, 4 au-dessus des chevilles. Reçu le 14 octobre. Extraction d'esquilles détachées. Bonne situation. 23 octobre, hémorrhagie violente et subite de la plaie; compression; quand on cesse, un jet de sang artériel épais s'échappe de nouveau de la blessure probable de la *tibiale postérieure*; ligature de la fémorale externe par Mosetig. Le fil de la ligature se détache au bout de treize jours. La ligature ne fit subir aucun retard à la guérison de la fracture. Sort après 12 semaines.

Obs. LII. — *Fracture du péroné par coup de feu. — Ligature de la tibiale antérieure. — Mort.*

Catalogue M. St. Mus., p. 464. N° 2611.

E. H. B., Cie H. 1er Michigan cavalry. Trente-neuf ans. 3 juillet 1863. Fracture du péroné gauche par coup de feu. Résection d'un morceau de la diaphyse du péroné. Reçu à Philadelphie le 8 septembre. 18 octobre, hémorrhagie secondaire (3 pintes). Ligature de la tibiale antérieure au dessous de l'érosion. Mort le 18 octobre 1863.

Obs. LIII. — *Fracture du péroné par coup de feu. — ligature de la tibiale postérieure. Guérison avec ankylose de l'articulation du pied.*

G. Fischer. Dorf Floing, p.105, p. 112. *Op. Tab.* N° 27.

C. Seholz 2e régiment royal de la Prusse occidentale, n° 7. 19 septembre 1871.

Fracture du péroné par coup de feu, $2^1/_2$. au-dessus de l'extrémité supérieure. 43e jour, l'articulation du pied se remplit de pus. L'extrémité inférieure du péroné est extraite. Le 66e jour, hémorrhagie spontanée par la plaie d'incision d'un abcès ouvert au mollet. Élargissement de la plaie : ligature de la tibiale postérieure. «Les circonstances défavorables où se trouvait l'hôpital n'engagent pas à l'amputation qui semble indiquée par l'hémorrhagie ». Évacué le 145e jour. Guérison, avec ankylose de l'articulation du pied.

Obs. LIV —. *Fracture par coup de feu de l'articulation inférieure de la jambe. — Mort.*

Brigham. Observ. Chirurg., p. 78. Obs. 19.

D. B., vingt-neuf ans. 18 août 1870. Fracture par coup de feu de l'articulation inférieure de la jambe. Reçu le 1er septembre à l'ambulance internationale de Nancy. Forte enflure de l'articulation du pied. Commencement de septembre, hémorrhagie artérielle. Ligature d'une artère articulaire du pied dans la plaie. 9 septembre, amputation de jambe à cause d'une suppuration.

17 septembre. hémorrhagie secondaire de l'artère tibiale antérieure. Ligature dans la plaie du moignon.

20 septembre, frisson. Mort le 26 septembre par pyémie.

Obs. LV. — *Fracture du tibia par coup de feu. — Ligature de la tibiale postérieure dans la plaie. Amputation de jambe. — Guérison.*

Lüche. Langenbeck's Archiv VII 1866, p. 135, n° 116. *Heine, id,* p. 371. (sans mention de l'amputation).

Jens Peter Niggo Jensen, danois, 4e régiment d'infanterie, 29 juin 1864. Fracture du tibia par coup de feu avec esquilles dans l'articulation du pied. La fracture du péroné est simple. 5 juillet, fusée purulente puis légères hémorrhagies.

10 juillet, forte hémorrhagie. Ligature de la tibiale portérieure dans la plaie. Phlegmons consécutifs puis suppuration dans l'articulation du pied qui amène le 24 juillet l'amputation de la jambe. Guérison en grande partie *per primam.*

Obs. LVI. — *Fracture par coup de feu de l'extrémité supérieure du tibia et du péroné droits. — Ligature de la tibiale postérieure. — Mort.*

Catalogue U. St. Mus., p. 581, n° 3269; p. 396, *n*° 3250.

J. B. Cie K. 17e New-York. Quarante-quatre ans. 1864. Fracture par coup de feu de l'extrémité supérieure du tibia et du péroné droits. Reçu aux ambulances de Washington le 28 août. 9 septembre, gangrène. 12 septembre, résection de l'extrémité supérieure du péroné (4″) par W. St, chirurgien assistant. 18 septembre, hémorrhagie secondaire. Ligature de la tibiale postérieure par M. R. Moseley, chirurgien, U. St. Vols. Amputation de cuisse, tiers inférieur. Mort 21 septembre, 1864

Obs. LVII. — *Fracture du tibia par coup de feu. — Lésion d'un rameau articulaire juste au-dessous de la division de l'artère poplitée. — Amputation de cuisse. — Septicémie. — Mort.*

(*B. Beck* 1870-171, p. 315, *obs.* 6; p. 835, *obs* ; 26.)

Z. 1er régiment de la garde badoise, n° 109. 28 octobre 1870. Fracture du tibia par coup de feu 2e au-dessous du genou. Reçu au 5e lazaret de campagne à Dijon. Le 17e jour (14 novembre), hémorrhagie profuse partant d'un rameau articulaire juste au-dessous de la division de l'artère poplitée ; ligature de l'artère fémorale dans l'anneau du troisième adducteur. L'hémorrhagie continue, mais dès le jour suivant, gangrène 15 novembre, amputation de cuisse. Mort 17 novembre par septicémie.

Obs. LVIII. — *Fracture du péroné par coup de feu — Lésion de l'artère tibiale postérieure. — Septicémie. — Mort.*

Socin p. 52, n° 16 ; p. 145, n° 38. Cf. Klebs p. 57, n° 61.

Nothen Georg, 2e bataillon de chasseurs bavarois. 6 août 1870. Fracture par coup de feu du péroné droit, tiers supérieur. Le 16 août, hémorrhagie de même que 17, 19, 20. 20 août, ligature de l'artère fémorale externe par le professeur Hecker. 21 août, nouvelle hémorrhagie — forte enflure de la jambe. Écoulement de pus fétide. Amputation dans le tiers supérieur par Socin. Le tronc de l'artère fémorale ne donne pas de sang à l'amputation. L'ouverture est petite ; le vaisseau est vide ; aussi les vaisseaux du segment postérieur de la plaie donnent-ils d'autant plus de sang. Mort le 24 août 1870 par septicémie. Autopsie : dans l'artère tibiale postérieure une déchirure transversale presque circulaire, juste devant la sortie de l'artère interosseuse dans le haut de la fracture.

OBS. LIX. — *Fracture de la jambe par coup de feu. — Lésion de l'artère tibiale antérieure. — Pyémie. — Mort.*

Büttner et Gleisberg p. 27 p. 110.

Wegener, 3e régiment impérial de Magdebourg 2e compagnie 26 ans, 3 juillet 1866. Fracture par coup, de feu de jambe, tiers supérieur. Hémorrhagies artérielles copieuses très fréquemment répétées. Anémie 30 juillet, amputation de jambe dans le tiers supérieur. L'artère tibiale postérieure est transpercée par une esquille. Mort le 14 août 1866 par pyémie.

OBS. LX. — *Fracture de jambe par coup de feu. — Lésion de l'artère tibiale antérieure. — Pyémie. — Mort.*

B. Beck, 1870-71, p. 811, n° 4.

H. 2e régiment d'artillerie (française). 17 janvier 1871. Fracture de la jambe gauche par coup de feu (grenade). Refuse l'amputation primitive. 21 janvier, forte hémorrhagie artérielle de l'artère tibiale antérieure déchirée. Amputation de jambe. Trois jours après, pyémie. Mort 26 janvier 1871.

Obs. LXI. — *Fracture du tibia par coup de feu. — Lésion de l'artère tibiale antérieure. — Mort.*

B. Beck, 1870-71, p. 830, n° 10.

J. 86e régiment français de ligne. 17 janvier 1871. Fracture du tibia par coup de feu dans le tiers supérieur. Fracture comminutive étendue. Reçu le 19 janvier à l'ambulance. On voulait attendre le stade secondaire pour entreprendre l'amputation. 29 janvier, à cause d'une violente hémorrhagie de l'artère tibiale antérieure qu'on ne pouvait arrêter, amputation de cuisse au-dessus du genou. Mort le 2 février. Collapsus.

Obs. LXII. — *Coup de feu dans le genou. — Plaie en gouttière dans la tête du tibia. — Lésion de la tibiale antérieure. — Mort.*

Catalogue. U. St. Mus. p. 341. N° 638.

Caporal C. W. T., 60e Georgia (Rebelle) 13 décembre 1862. Coup de feu à travers le genou. Plaie en gouttière dans la tête du tibia. Reçu aux ambulances de Washington le 21 décembre. 23 et 26 décembre, amputation de jambe dans le tiers inférieur. L'artère tibiale antérieure est tranchée près de son origine. Mort le 28 décembre 1862.

OBS. LXIII. — *Coup de feu dans le genou. — Lésion de l'artère et de la veine poplitée. — Pyémie. — Mort.*

Ochwadt, Op. tab. Cas 72. Ef. p. 185 et 199.

H. Ch. R., 5e régiment d'infanterie danoise, 5e compagnie 29 Juin 1864. Coup de feu dans le genou. Un morceau du condyle externe du tibia a été enlevé. Plaie de mauvaise nature. 3 juillet, amputation de cuisse par le médecin en chef Ochwadt. L'artère et la veine poplitée toutes deux coupées par le projectile, contenaient dans les bouts inférieurs et supérieurs un bouchon adhérent. Mort le 5 juillet par pyémie.

OBS. LXIV. — *Fracture du tibia par coup de feu. — Lésion de l'artère tibiale postérieure. — Mort.*

(*Catalogue. U. St. Mus.*, p. 388, n° 2051.)

Sergent W. H. B. 14e Tennessee (Rebelle). 1er juillet 1863. Fracture du tibia gauche par coup de feu à l'extrémité supérieure. L'artère tibiale antérieure est ouverte 25 juillet, désarticulation du genou. Mort 10 août par épuisement.

OBS. LXV. — *Fracture du tibia par coup de feu. — Lésion de l'artère poplitée. — Pyémie. — Mort.*

(*Catalogue. U. St. Mus.*, p. 392, n° 2228.)

W. R. D. 8e cavalerie du Tennessee (Rebelle). Indien quarteron, 20 février 1864. Fracture du tibia gauche par coup de feu, tiers supérieur (3 ″). Reçu à Knoxville le jour de la blessure, après un voyage de 24 milles. 5 mars, violente hémorrhagie secondaire. En incisant pour lier l'artère tibiale, on trouve l'artère poplitée saignante et en conséquence l'amputation de cuisse est pratiquée par H. L. W. Burrill, chirurgien assistant U. St. Vols. Mort le 11 mars par pyémie.

OBS. LXVI. — *Coup de feu dans l'articulation supérieure de la jambe. — Lésion de la tibiale postérieure.*

(*Cortese, guido teorico-pratio del medico militare.*)

Soldat du 10e régiment d'infanterie sarde. Juin 1859. Coup de feu dans l'articulation supérieure de la jambe. Amputation de cuisse à cause des hémorrhagies. Mort 2 jours après l'amputation par faiblesse. Déchirure de l'artère tibiale postérieure. La balle ronde était entrée dans la partie inférieure du mollet, avait suivi la membrane interosseuse jusqu'en haut, avait transpercé verticalement la tête du tibia et était ressortie près de l'épine.

Obs. LXVII. — *Fracture du tibia par coup de feu. Lésion de l'artère poplitée. — Pyémie. — Mort.*

(*Stoll, d. mil. arztl. Zeitschr*, III, 1874, p. 218).

Hertle, wurtembergeois, 1er régiment d'infanterie, 30 novembre 1870. Fracture du tibia par coup de feu. beaucoup d'esquilles. La fracture du tibia est incomplète. Reçu dans la 4e ambulance de campagne wurtembergeoise de Noisiel. 12-15 décembre, légères hémorrhagies, nombreuses. 15 décembre, hémorrhagie artérielle importante. Amputation de cuisse au-dessus du genou. Mort le 31 décembre par pyémie. L'artère poplitée était perforée en arrière.

Obs. LXVIII. — *Fracture du tibia par coup de feu. — Lésion de l'artère tibiale antérieure. — Mort.*

(*Catalogue U. St. Mus.*, p. 385. n° 634.)

E. W., Cie F. 136e Pensylvanie, quarante-cinq ans, 13 décembre 1862. Fracture du tibia gauche par coup de feu. Tiers du milieu. Esquilles. Reçu aux ambulances de Washington le 28 décembre, amputation de jambe dans le tiers supérieur à cause d'une opiniâtre hémorrhagie secondaire. Une esquille est entrée dans l'artère tibiale antérieure. 1er janvier nouvelle hémorrhagie du moignon. Mort 1er janvier par hémorrhagie.

Obs. LXIX. — *Fracture du tibia par coup de feu. — Lésion de la tibiale postérieure.*

(*B. Beck*, 1866, p. 32).

1866. Fracture du tibia par coup de feu. Esquilles Le 23e jour violente hémorrhagie. Amputation (où ?). L'artère tibiale postérieure était transpercée par une esquille. L'issue n'est pas mentionnée.

Obs. LXX. — *Fracture de la tête du péroné par coup de feu. — Lésion de l'artère tibiale. — Pyémie. — Mort.*

Kleth. Wurttemb. arztl. Correspond. Blatt 1868, n° 16, cas 32.

Soldat wurtembergeois. 24 juin 1866. Fracture par coup de feu de la tête du péroné. Blessure du genou. Éclat de grenade.Reçu à Ludwigsburg le 14 août.Écoulement de pus fétide. 20 août hémorrhagie secondaire. Amputation de cuisse. L'hémorrhagie provenait de l'érosion des plus grosses branches musculaires de la tibiale. Mort le 2 septembre par pyémie.

Obs. LXXI. — *Fracture du péroné par coup de feu. — Lésion de la tibiale postérieure. — Mort*

Catalogue U. St. Mus. p. 458, n° 3653.

H. C., Cie J., 24e Michigan. 6 mai 1864. Fracture du péroné par coup de feu. 19 mai, résection de la diaphyse du péroné. 22 mai, amputation de cuisse dans le tiers inférieur à cause de la gangrène. L'artère tibiale postérieure est déchirée par la balle. Mort le 27 mai 1864,

CHAPITRE V

ANÉVRYSMES.

La formation des anévrysmes dans les fractures est un fait relativement rare, mais qui a excité au plus haut point l'intérêt des chirurgiens. On en distingue deux variétés. Le plus souvent la poche sanguine, bien que distincte du canal de l'artère et en communication avec la cavité du vaisseau, n'a pas de parois propres: c'est l'anévrysme diffus ou faux primitif. Dans quelques cas, très-rares, on a pu trouver un sac plus ou moins nettement isolé des parties voisines, un anévrysme circonscrit ou faux consécutif; quoi qu'il en soit, ces poches sanguines, avec ou sans parois plus ou moins définies, se séparent nettement des hémorrhagies interstielles, des infiltrations sanguines qui ont été considérées un un moment comme en faisant partie et que Cruveilhier, du reste, en distinguait depuis longtemps sous le nom d'hémorrhagie cellulaire. La persistance, dans la cavité anévrysmatique, du cours du sang, et partant la présence de signes cliniques analogues ou identiques dans les deux variétés d'anévrysmes, nous obligent à en séparer les hémorrhagies interstitielles dans lesquelles le sang s'épaissit et, perdant sa vie propre, se coagule. Sans nous étendre plus longuement au sujet de cette distinction, que non-seulement l'anatomie pathologique, mais encore l'étude clinique confirme amplement, entrons sans plus tarder en matière.

J'ai pu recueillir 16 cas d'anévrysme dans les fractures de jambe. Tous ces faits sont loin d'avoir une égale valeur; nous les rappportons tous cependant, avec quelques détails; en voici la liste à partir de J.-L. Petit, dont l'observation, en 1723, ouvre l'histoire des lésions vasculaires dans les fractures : White, 1764 ; Gimès, 1784 ; Pelletan, 1806 ; Dupuytren, 1809 ; Delpech, 1815 ; Ed. Moore, 1829 ; Dupuytren, 1830 ; Henry et John Bell, sans indication de dates ; Oré, 1855 ; Verneuil, 1859. — Si, dans ce court abrégé historique, le mémoire de Dupuytren doit occuper une place saillante, que lui ont valu dans l'esprit des chirurgiens d'alors une étude complète des symptômes et l'application de sa méthode thérapeutique, la ligature à distance, il serait injuste de méconnaître les services qu'ont rendus les contemporains. L'application à cette lésion de la compression indirecte (Verneuil, 1855 et 1859), d'une part, et l'étude critique des indications des diverses méthodes thérapeutiques ont complété l'œuvre de Dupuytren.

A part l'artère nourricière du tibia (Oré), les gros troncs vasculaires de la jambe ont seuls été jusqu'ici le siège de cette lésion : la tibiale antérieure 8 fois (White, Gimès, Moore, Verneuil) ; la tibiale postérieure 2 fois (Dupuytren, Henry) ; la péronière une fois (Pelletan).

On n'a pu déterminer avec précision aux dépens de quelle artère les anévrysmes étaient formés dans les autres observations. Comment sont déchirées les tuniques artérielles? Ce fait serait très-intéressant à connaître; il pourrait expliquer la formation de l'anévrysme. Malheureusement nous n'avons à ce sujet aucun détail. Bien qu'on ait fait la dissection dans quelques cas de ces tumeurs anévrysmatiques, il est encore difficile d'arriver à quelques données bien précises sur leur constitution anatomique. — Moore, qui a été obligé d'amputer son blessé le 36e jour après l'accident, a trouvé sur la tibiale antérieure un sac anévrysmal de la grosseur d'une amande, qui était déchiré par le fragment inférieur du tibia. Il était mince, rougeâtre, très-friable; l'ouverture du vaisseau était ovale, lisse, arrondie sur ses bords et laissait passer une sonde. Sur le blessé de Pelletan, dans des circonstances analogues et vers le 30e jour, le sac qui était sur le trajet de la péronière, était limité en arrière par le soléaire, sur les côtés par les muscles profonds de la cuisse; il s'étendait en avant sur la membrane interosseuse, qui avait été déchirée par les fragments. Il était rempli de caillots, le calibre du vaisseau était libre au-dessus de sa déchirure; au-dessous, il avait entièrement disparu. Le sac avait été déchiré par les fragments pointus du péroné, le tibia était consolidé. Voilà ce qu'il y a de plus positif sur le sac, sa constitution, ses rapports, ses prolongements (obs. Pelletan). Le contenu est toujours du sang liquide. Nous ne possédons aucune recherche anatomique sur les transformations ultérieures de ces tumeurs anévrysmatiques. Les changements qu'un sac ainsi formé peut subir n'ont été signalés jusqu'ici que par les cliniciens; nous y reviendrons. La plupart de ces anévrysmes ne semblent acquérir que petit à petit un véritable sac, ce n'est que graduellement qu'ils s'élèvent à ce haut degré d'organisation qui les sépare des hémorrhagies interstitielles pulsatiles.

L'étude étiologique des anévrysmes dans les fractures est difficile, leurs causes plus ou moins directes sont, en effet, assez variées et complexes; dans le traumatisme originel ou même en dehors de lui, des circonstances multiples semblent jouer un certain rôle. Ecrasement par roue de voiture (Oré, Delphech); chute d'un lieu plus ou moins élevé (Pelletan, Dupuytren, Moore), telles sont les causes les plus ordinaires des fractures qui les accompagnent. Dans d'autres circonstances, c'est un cavalier emporté par son cheval, dont la jambe vient heurter le brancard d'une voiture pesamment chargée (Verneuil); c'est cet homme qui, essayant de relever une charrette trop chargée en arrière, fut renversé sous cet énorme fardeau; la jambe droite supporta presque tout le poids (Gimès). Là encore c'est le fait d'un chef d'escadron, Gombaut, recevant dans la jambe une balle d'un pistolet d'arçon qui y détermine un séton avec fracture du péroné, et ce n'est pas le seul cas en apparence bizarre de la formation d'un anévrisme dans une fracture compliquée de plaie. Le résultat de pareilles violences a été, dans la plupart des cas, la fracture des deux os de la jambe; ce n'est cependant pas une règle absolue. Sur le blessé de Gimès, le tibia était seul fracturé, comme sur le chef d'escadron Gombaut, le péroné seul aussi.

On retrouve ici toutes les variétés possibles de fractures obliques dans quelques faits (Dupuytren, Oré, Pelletan); elle est tantôt transversale (Gimès), tantôt comminutive (Delpech), ou bien encore esquilleuse (White).

L'action de la violence peut se produire par la production presque immédiate de la tumeur anévrysmale. Dans les observations de Dupuytren, Delpech, Verneuil, la tumeur anévrysmatique se produisit le premier jour après la fracture. Au point de vue pathogénique, comment comprendre la formation des anévrysmes immédiats? La condition fondamentale paraît être la béance permanente du vaisseau blessé. Pour l'expliquer, il faut supposer une plaie latérale du vaisseau, une lésion, en un mot, qui n'a pas permis la rétraction des tuniques. Peut-être les artères de la malade de Dupuytren, âgée de soixante-deux ans, étaient-elles athéromateuses. Les auteurs ne donnent malheureusement aucuns renseignements sur l'état des artères; leur dégénérescence si fréquente à la jambe doit singulièrement faciliter de pareilles lésions, par le défaut de contractilité et de rétraction des tuniques.

Dans une autre série assez importante, la tumeur anévrysmale ne parut, en général, que du 30e au 42e (White, six semaines; Pelletan, 25e jour; Oré, six semaines; J. Bell, six semaines; Gimès, 30e jour; Moore, 36e jour). Comment expliquer cette différence importante? La présence d'une esquille agissant lentement sur les parois artérielles en a été la cause (White). Ce fait pourrait rentrer dans la classe de ces anévrysmes que M. Broca décrit comme anévrysmes secondaires; parmi ceux-ci le savant professeur range : 1° les anévrysmes consécutifs à la ligature; 2° les anévrysmes consécutifs à un abcès périartériel (fait si intéressant de Mackmordo et de Statford).

Lorsqu'au contraire la plaie artérielle se cicatrise plus ou moins bien et qu'elle vient à se dilater sous l'influence de la tension sanguine, l'anévrysme faux consécutif est formé. L'apparition presque toujours à la même date, entre le 30e et le 40e jour, époque où généralement, dans les fractures simples, on lève l'appareil pour savoir où en est la consolidation, est à remarquer. Faut-il expliquer cette apparition par la *formation brusque* d'un anévrisme au moment où la compression du bandage est levée (fait de Pelletan, au moment où l'appareil fut enlevé, le membre grossit d'un sixième dans les quatre heures suivantes)? Lorsque encore le blessé marche prématurément, n'imposerait-il pas à la faible cicatrice du vaisseau une surchage, une tension trop considérable? J. Bell nous dit que quand son malade a marché, il observa une tumeur derrière le cou-de-pied.

Si la suppuration entrave la réparation des plaies, si la fièvre septique, à des degrés divers, entrave toute la nutrition on ne peut être étonné de voir survenir une destruction de l'hémostase et par hémorrhagie secondaire se produire un anévrysme. Les observations de Gimès, de Moore, de Macleod appuient ce point de vue.

Le blessé de Macleod était, en outre, atteint de scorbut.

L'*étude symptomatologique* n'est pas moins intéressante. Le début de la lésion varie suivant les cas. Lorsqu'un anévrysme s'établit immédiatement après une fracture, dans les 24 ou 48 premières heures, le membre blessé est extrêmement tuméfié. La jambe, dit Delpech, est énormément engorgée. La peau acquiert une couleur marbrée : ce sont les signes de l'infiltration sanguine qui accompagnent la formation de la tumeur anévrysmale (Delpech, Dupuytren, Verneuil). Lorsque la fracture est compliquée de plaie, on a observé avant l'apparition de la tumeur des hémorrhagies secondaires (Gimès, du 17e au 25e jour; Moore, du 36e jour; Macleod, au 5e), ou bien encore des douleurs continuelles (15e au 30e jour, Pelletan). Si l'anévrysme est consécutif et se présente sans complication de plaie, la lésion se traduit par des signes purement locaux.

Ces diverses espèces d'anévrysmes s'accompagnent, dans leur période prodromique, de symptômes un peu différents, en rapport avec leur origine ; mais à leur période d'état, rien ne les distingue plus les uns des autres. L'anévrysme se montre généralement sous la forme d'une *tumeur*, ce n'est pas cependant la règle : dans quelques cas, on observe une simple tuméfaction plus ou moins volumineuse, rénitente le plus souvent. Pelletan a éprouvé, en y recherchant la fluctuation, une espèce de *frémissement* qui augmentait et diminuait alternativement. La *fluctuation* est, en général, manifeste.

Les *mouvements* de *dilatation* et de *resserrement*, les *mouvements d'expansion*, sont plus ou moins perceptibles; parfois sensibles à la vue et au toucher, et isochrones aux battements du pouls (Dupuytren, Delpech, Verneuil). Henry notait aussi une particulière agitation du membre; Oré, sur son blessé, remarquait qu'il n'y avait ni expansion ni soulèvement. L'*auscultation* a été rarement appliquée à ces tumeurs vasculaires. Sur le blessé d'Oré, on entendait un bruit de souffle râpeux, unique, très-dur à la partie inférieure de la tumeur; à trois travers de doigt plus haut, on percevait très-nettement deux bruits de souffle distincts dans un espace circonscrit, correspondant à la solution de continuité du tibia, le premier plus fort que le second. M. Verneuil « a cru percevoir aussi un bruit de souffle »; Henry signale un bruit, en même temps que la particulière agitation du membre.

La *compression de la fémorale* supprime les battements, qui deviennent plus ou moins obcurs, selon que la compression est plus ou moins forte. Dans le fait d'Oré, la compression au-dessous et au-dessus de la tumeur n'en changeait pas le volume. Ce fait important pouvait indiquer que les vaisseaux qui alimentaient la tumeur étaient incompressibles; par là même, on devait être amené à songer à une collection sanguine formée par l'artère nourricière du tibia ou ses branches.

Seuls, Henry et M. Verneuil ont constaté l'absence du pouls dans le tronçon inférieur de l'artère blessée.

Quelle *marche* suivent les anévrysmes dans les fractures de jambe? La guérison spontanée, au point de vue général des anévrysmes, ne semble pas être rare. Cruveilhier s'exprime en ces termes à ce sujet (*Anat. path.*,

I, p. 8, 1849) : « J'ai senti des pulsations dans des membres fracturés et considérablement tuméfiés; cependant la résorption s'est effectuée et la guérison a eu lieu comme dans le cas de fractures simples. » M. Broca, si compétent en pareille matière, partage, dit M. Verneuil, l'opinion de Cruveilhier. M. Broca a même recueilli un certain nombre de faits analogues à l'observation de M. Verneuil (1859) ; et, sauf un cas où un anévrysme diffus s'est définitivement organisé, la guérison spontanée s'était toujours effectuée. Henry a vu, à son tour, chez son malade, les symptômes mentionnés précédemment disparaître petit à petit, mais le pouls ne reparut pas, White fut moins heureux : l'anévrysme qu'il observa s'ouvrit spontanément, il y avait une esquille. Pelletan, Moore virent chacun un fait analogue; les extrémités pointues du péroné, pour le premier, du tibia, pour le second, avaient déchiré la tumeur anévrysmale.

Le *diagnostic* ne présente pas de réelles difficultés. Cependant un surgeon de Gand appliqua un caustique sur une tumeur anévrysmale du cou-de-pied, puis y fit une incision. Une hémorrhagie formidable mit tellement bas son malade, qu'il mourut deux jours après. Une pareille ignorance ne serait plus excusable. Sera donc un anévrysme toute tumeur plus ou moins nette, fluctuante, animée de frémissements, de mouvements de dilatation et de resserrements plus ou moins sensibles à la vue ou au toucher, isochrone aux battements du pouls, et dans laquelle l'oreille percevra un léger bruit de souffle, unique le plus souvent, rarement double

(Oré). Tous ces signes ne sont cependant pas toujours réunis, et il est des circonstances où le diagnostic peut errer plus ou moins. Oré avait cru à un anévrysme artério-veineux ; Chaumet, professeur à Bordeaux, avait pensé, pour le même fait, à une transformation érectile du tissu osseux au niveau de la fracture. Le siège de la tumeur anévrysmale, l'absence du pouls dans la portion inférieure du vaisseau correspondant, pourront faire savoir si c'est la tibiale antérieure ou postérieure à laquelle on a affaire.

Le *pronostic* n'offre pas, à beaucoup près, la gravité qu'il présentait au commencement de ce siècle. Il semblait grave à cette époque, et il l'était tellement, avec les ressources thérapeutiques si limitées qu'on possédait alors, que presque toujours on arrivait à l'amputation. Depuis l'introduction de la compression dans le traitement de cette lésion, le pronostic est singulièrement amélioré. Il faut cependant se rappeler ici quelques faits malheureux : la déchirure du sac anévrysmal par des fragments aigus (White, Pelletan, Moore) ; une hémorrhagie foudroyante, ou tout au moins très-périlleuse, une infiltration sanguine dans les tissus peut encore être à craindre. Nous avons attiré l'attention du lecteur sur les inconvénients d'une décompression trop brusque, de mouvements musculaires inconsidérés, d'une tension trop considérable imposée à la cicatrice vasculaire par la marche trop prématurée.

Le *traitement* de cette complication si sérieuse des fractures de jambe prête à des considérations de la plus haute importance. Heureusement cette question a été traitée avec tous les développements qu'elle mérite pas M. le professeur Verneuil. Aussi, dans ce chapitre, ferons-nous de fréquents emprunts au Rapport qu'il présenta à la Société de chirurgie en 1855(1), sur l'observation d'Oré. On peut ranger avec M. Verneuil les méthodes curatives proposées pour le traitement des anévrysmes sous deux chefs : *méthodes sanglantes, méthodes non sanglantes.*

Méthodes sanglantes.

1° L'*amputation* a été faite trois fois sur onze cas ; l'opéré de Pelletan est mort de pyémie, celui de Moore a guéri ; quant à celui d'Oré, son sort ultérieur n'est pas indiqué. Si l'on cherche dans ces observations les indications auxquelles ont obéi les auteurs on trouve fort peu de renseignements. Pelletan a amputé son blessé vers le 30e jour ; la consolidation de la fracture était presque achevée lorsqu'on enleva définitivement le bandage; la tuméfaction fluctuante, que l'on avait constatée 15 jours auparavant, augmenta tout aussitôt, en haut et en bas, d'un sixième environ en quatre heures de temps. Rien dans ces phénomènes n'indique la nécessité absolue de sacrifier le membre. L'amputation est plus justifiable dans le fait qu'observa Moore : il fut obligé d'amputer pour une hémorrhagie secondaire. La compression aurait pu être appliquée avec succès au fait d'Oré.

1. Voir *Union médicale*, 1855, p.75.

Actuellement, la *compression* d'abord, la ligature de la fémorale à la rigueur, suffiraient pour éviter au blessé le sacrifice du membre, et les risques qu'une amputation peut entraîner. Pour M. Verneuil, l'amputation n'est commandée que par les complications primitives ou les désordres consécutifs, avec cette réserve que l'amputation par le procédé Larrey pourrait, dans la plupart des cas, remplacer l'amputation de cuisse. En somme, comme Dupuytren l'indiquait déjà, l'amputation est un moyen plus simple, plus expéditif de sortir d'embarras; mais il faut compter avec la privation du membre et les dangers de l'opération.

2° White, en 1764, fit l'*ouverture du sac avec tamponnement* (*voir* obs. XXIII) ; après une série d'accidents divers, son blessé finit par guérir.

3° La *double ligature au-dessus et au-dessous de la plaie artérielle.* Cette méthode fut appliquée en 1788 par Gimès, le premier, à la cure d'un anévrysme de la tibiale antérieure, bien longtemps avant que Pasquier (1812) l'eût employée. Son blessé guérit et commençait à marcher le 73e jour après la fracture. Gimès fit sa double ligature en des conditions qui la rendent assez acceptable. Tout d'abord la fracture était compliquée de plaie; l'anévrysme s'était formé dans la plaie même. En tout cas, il ne pourrait être question d'ouvrir le foyer d'une fracture simple.

4° *Ligature à distance.* Dupuytren (1809) inaugure cette méthode en faisant valoir à la fois contre l'amputation la grandeur du sacrifice et ses dangers. Dupuytren fit 2 fois cette opération; Delpech une fois, Dans les

3 cas, le succès fut complet. La supériorité de cette méthode semble évidente. Quelles difficultés, dit Dupuytren, lorsqu'on veut lier le vaisseau dans le foyer même de la fracture ; tout est déplacé, altéré ; l'incision locale, en outre, ajoute-t-il, expose le malade à toutes les suites qu'entraîne ordinairement l'ouverture du foyer d'un épanchement sanguin et d'une fracture compliquée. Netteté, précision, innocuité relative, tout semblait réuni dans cette nouvelle méthode, dont l'inauguration brillante avait vivement frappé l'esprit des contemporains.

Cependant, elle avait aussi ses dangers et ses inconvénients : Delpech, en effet, put craindre un instant la gangrène après la ligature de la fémorale. Le membre s'était refroidi, la sensibilité avait diminué, la jambe était engourdie ; le 2e jour, cependant, la sensibilité reparut, la température normale se rétablit. Un autre effet, assez curieux, c'est le retard qu'éprouve la consolidation de la fracture sur un des blessés de Dupuytren : la consolidation ne fut complète que le 4e mois. Delpech ne trouva le cal solide que vers le 61e jour.

La création d'une seconde plaie, même à distance de la fracture, rend le pronostic plus grave, comme le remarque M. Verneuil, et le succès plus douteux. Enfin, fait décisif, l'heureuse application de la compression que M. Verneuil a faite à la cure de ces anévrysmes nous amène à lui préférer cette nouvelle méthode, beaucoup plus simple, infiniment moins dangereuse.

Méthodes non sanglantes.

La *compression*, soit *digitale* et exercée par le médecin, ses assistants ou le malade lui-même (Verneuil), soit *mécanique* ou encore simplement faite avec un sac de plomb, offre une simplicité incomparable et une innocuité parfaite. En quatre à cinq semaines, le blessé de M. Verneuil fut complètement guéri.

L'*expectation* n'a pas encore été utilisée comme méthode thérapeutique, mais la guérison spontanée de certains anévrysmes de cette espèce (Cruveilhier, Broca, Henry) montre bien tout le parti qu'on pourrait en tirer dans quelques anévrysmes peu étendus.

En résumé, la méthode générale est et demeure la compression ; les autres méthodes : ligature locale des deux bouts du vaisseau si la fracture est compliquée, amputation, ne doivent être considérées que comme exceptionnellement indiquées.

Obs. LXXII. — *Fracture simple. — Anévrysme diffus. — Ouverture spontanée. — Tamponnement, etc. — Guérison.*

(Ch. White, *Cases in Surgery with remarks*, London, 1770, VIII, p. 141.)

X..., fracture de jambe. Six semaines après la blessure, tumeur entre le tibia et le péroné, à la partie antérieure de la jambe. Elle s'ouvrit enfin ; violente hémorrhagie. White allait amputer ; il reconnut un *anévrysme de l'artère tibiale antérieure,* fendit la tumeur, qui était remplie de caillots, trouva avec le doigt une esquille longue d'un pouce, fine comme une aiguille, l'enleva, et ne pouvant lier le vaisseau, vu sa situation profonde, tamponna la plaie avec un morceau d'éponge, maintenu en place par quelques tours de bande. Quelques jours après, seconde hémorrhagie à un autre endroit. White, avec un étroit scalpel, sectionna l'artère et tamponna tout l'espace interosseux. Les caillots sanguins entre les muscles causèrent quelque suppuration. Guérison.

Obs. LXXIII. — *Fracture compliquée : — Anévrysme. — Ligature de la tibiale. — Guérison.*

(Gimès, *Journal de méd. et de chir.*, 1788, t. LXXVI, p. 71.)

P..., quarante-cinq ans, en essayant de relever une charrette trop chargée en arrière, fut renversé sous cet énorme fardeau ; la jambe droite supporta presque tout le choc. 17 jours après la fracture, hémorrhagies qui se répétèrent assez fréquemment. Infiltration considérable de sang dans toute la jambe et le pied et quelques phlyctènes autour d'une plaie contuse, située au tiers inférieur et interne de la jambe. Le tibia dénudé ; incision dans toute l'étendue de la dénudation osseuse ; une fracture transversale du tibia avec léger déplacement suivant l'épaisseur ; le péroné n'était pas fracturé. Charpie dans la plaie ; compressions graduées maintenues par un bandage assez serré. Les hémorrhagies s'arrêtèrent. *Blessure probable de l'artère tibiale antérieure* par les fragments. L'événement confirma le diagnostic. Vers le 30e jour après la blessure, tumeur anévrysmatique dans la plaie, sur le trajet de cette artère. Aussi après avoir consulté quelques-uns de ses collègues, Gimès plaça un tourniquet sur l'artère fémorale et fit la ligature de la *tibiale antérieure* dans le tiers inférieur de la jambe, au-dessus et au-dessous de la blessure de l'artère. Suppuration ichoreuse, fétide; aspect gangréneux. Guérison très-rapide ; petit abcès. 73 jours après, le malade se lève.

Obs. LXXIV. — *Fracture de jambe. — Anévrysme. — Amputation. — Mort:*

(*Obs.* de Pelletan. — *Clinique de* Dupuytren.)

Caloy, cinquante-cinq ans; dans une chute, fracture au tiers moyen. Le fragment supérieur fait saillie en avant, il soulève la peau ; le péroné est fracturé au même point. Réduction maintenue par un bandage à 18 chefs. Les fragments ont une tendance manifeste au déplacement. Vers le 15e jour, douleurs dans le mollet ; quelques jours après, une tuméfaction avec résistance et coloration bleuâtre se manifeste à la partie moyenne de la jambe, frémissement qui augmente et diminue alternativement. Amputation. L'autopsie de la jambe permet de reconnaître que l'anévrisme provenait de l'*artère péronière*. Le malade mourut de pneumonie traumatique. Le sac limité, en arrière, par les soléaires, sur les côtés, par les muscles profonds de la cuisse, s'étendait en avant, à travers la membrane interosseuse déchirée par les fragments; il était couvert par le muscle tibial antérieur et l'extenseur propre du gros orteil et rempli de caillots; l'origine en était dans l'artère péronière au niveau de la fracturedu péroné dont les fragments pointus l'avaient déchirée d'une manière très-inégale. Le calibre du vaisseau était normal au-dessus de sa déchirure ; au-dessous il avait tout à fait disparu. La fracture du tibia était déjà consolidée.

Obs. LXXV. — *Fracture simple. — Anévrysme diffus. — Ligature de fémorale. — Guérison.*

(Dupuytren, t. IV, p. 614, 1834.)

Barbe Marie, soixante-deux ans ; faux pas et chute. Fracture des os de la jambe à l'union du tiers moyen avec le tiers inférieur de leur longueur ; oblique, avec déplacement des fragments en avant et en arrière, et déformation du membre ; tuméfaction et tension très-forte des parties molles. Le jour suivant, on aperçoit dans le mollet de très-forts et très-larges mouvements de dilatation et de resserrement, sensibles à la vue, au toucher, et isochrones à ceux du pouls ; la compression sur la fémorale les faisait disparaître ; ils reparaissaient tout aussitôt, si on la cessait. Ligature de la fémorale à la partie moyenne de la cuisse. La température et la sensibilité du membre ne furent pas un seul instant altérées ; les collatérales du genou se dilatent à partir du 5e jour ; le 6e jour, le membre diminue de volume d'environ un tiers. Le gonflement disparaît ; la ligature tombe le 15e jour. La consolidation fut longue, le cal était encore peu consistant à la fin du second mois ; il ne parut tout à fait solide qu'à la fin du 4e mois. L'anévrysme siégeait probablement sur la tibiale *postérieure* et avait été produit par le fragment inférieur du tibia dirigé en arrière.

Obs. LXXVI. — *Coup de feu. — Division d'une des artères de la jambe. — Ligature de la fémorale. — Guérison.*

(Dupuytren, *Clinique chirugicale*, t. II, p. 529.)

De Gombault... reçoit un coup de pistolet d'arçon qui traverse la partie supérieure de la jambe droite, d'avant en arrière, entre le tibia et le péroné, qu'elle entame légèrement ; hémorrhagie des plus violentes ; appareil compressif appliqué aux deux plaies ; arrêt du sang. La jambe se tuméfie, douleurs vives, suivies d'un engourdissement ; un anévrysme, reconnaissable à des mouvements de resserrement et de dilatation isochrones aux battements du pouls. Le tourniquet de Petit, appliqué sur la fémorale, supprime les battements ; enfin la tumeur se développa. 1re hémorrhagie le 13e jour. Elle se renouvela. La ligature locale était impraticable ;

l'amputation de cuisse n'était pas sans danger ; la ligature de la fémorale fut faite, et au bout de 6 semaines, toutes les plaies étaient cicatrisées.

Obs. LXXVII. — *Fracture. — Déchirure d'une artère par une esquille. — Anévrysme diffus. — Ligature de la fémorale. — Guérison.*

(Delpech, *Chirurgie clinique*, Montpellier, 1823, t. I.)

Un postillon, trente ans, en état d'ivresse, est surpris pendant le sommeil par une charrette ; écrasement de la jambe gauche. Jambe énormément engorgée, couleur marbrée, fracture comminutive. La tuméfaction de la jambe est accompagnée de battements très-distincts, particulièrement vers le mollet, mais sensibles dans toute la circonférence du membre et conformes au rhythme du pouls. Les battements cessaient ou devenaient plus obscurs selon que la compression sur l'artère fémorale était plus ou moins forte. Le membre fut placé dans un appareil à fractures compliquées. Le lendemain, souffrances vives par la distension générale de la jambe et par le sentiment de battements obscurs et profonds : un peu de fièvre. La jambe, plus volumineuse, ecchymosée dans toute sa longueur ; les pulsations de la partie moyenne aussi évidentes que la veille. La sensibilité obscurcie. Ligature de la fémorale au pli de l'aine. Le membre, environné de flanelles, fut d'abord engourdi ; sensation de froid dans le membre. Le 2e jour, la jambe était plus consistante au lieu où avaient existé les pulsations : la température et la sensibilité avaient reparu. Le 4e jour, quelques phlyctènes se présentèrent au point fracturé, qui avait été fortement contus; la plaie de cuisse fut réunie le 6e jour. Le 25e jour, la résorption du sang était déjà très-dessinée. Enfin, au 92e jour le malade marchait.

Obs. LXXVIII. — *Fracture compliquée. — Anévrysme. — Amputation. — Guérison.*

(Ed. Moore, *The Lancet*, 1819-30, vol. II, p. 841.)

B..., dix-huit ans, tombe d'une hauteur de quarante pieds; diverses plaies de la tempe, du coude, etc.; la lésion capitale était une fracture compliquée de la jambe gauche, deux pouces au-dessus de l'articulation tibio-tarsienne. Le tibia faisait une saillie de deux pouces à travers le pantalon, complétement dénudé de périoste; le pied formait un angle aigu avec la jambe. Tentatives de réduction sans succès. Résection de l'extrémité du fragment, d'environ 3|4 de pouce. Gouttière et plus tard l'appareil de Hagedorne. Quatre semaines après, un abcès fut ouvert au côté externe de la jambe. Le trente-sixième jour, hémorrhagie artérielle, qui se renouvela à plusieurs reprises. Amputation.

A l'autopsie du membre, un commencement d'ossification sur les os; la partie dépouillée du périoste en train de s'exfolier. En injectant de l'eau dans les vaisseaux, on vit le liquide s'écouler par l'*artère tibiale antérieure.* Sur ce vaisseau, un sac anévrismal, de la grosseur d'une amande, qui était déchiré par le fragment inférieur du tibia. Le sac, mince, rougeâtre, très-friable. L'ouverture du vaisseau dans le sac, ovale, lisse, arrondie sur les bords, laissait passer une sonde. Guérison au bout de quarante-deux jours.

Obs. LXXIX. — *Fracture.* — *Anévrysme.* — *Ouverture directe.* — *Mort.*

(J. Bell, IV, 403, *Principles of surgery.*)

X..., jambe cassée, bandage usuel. La cure s'accomplit dans le temps habituel. Mais quand le jeune homme commença à marcher, tumeur *derrière le cou de pied.* Le médecin appelé, ignorant la nature de la maladie, y applique un caustique ; quand il ouvrit l'eschare, le sang fit irruption avec une telle impétuosité qu'il fut arrêté avec grande difficulté. Syncope immédiate et mort deux jours après.

Obs. LXXX. — *Anévrysme traumatique.* — *Guérison.*

(Henry, Voir *Holme's surgery,* t. III, p. 44)

Blessure de l'artère *tibiale postérieure* sur un jeune garçon qui avait une fracture simple de la jambe ; le diagnostic reposait sur l'absence de pouls dans l'artère et la présence de bruits avec une particulière agitation du membre. Guérison au bout de deux mois environ ;

les symptômes mentionnés disparurent graduellement, le pouls ne reparut pas dans ladite artère.

Obs. LXXXI. — *Fracture compliquée.* — *Anévrysme.*

(Oré, *Union médicale,* 1855, p. 75. — *Bulletin de la société de chirurgie,* 1858, 1859, t. IX.)

X..., renversé par une charrette, fracture complète, mais simple, des deux os. Un appareil appliqué est levé après six semaines. Le malade s'aperçoit, six semaines après, qu'une tumeur volumineuse s'est formée à la partie externe du membre. Tuméfaction considérable de la jambe gauche, empâtement prononcé autour des malléoles. Mouvements entièrement abolis. Consolidation de la fracture incomplète. Tumeur commençant à deux ou trois travers de doigt au-dessus de la malléole externe, contournant la face postérieure de la jambe, se terminant à la partie supérieure de sa face interne, fluctuante, sans expansion, ni soulèvement; elle ne change pas de volume par la compression exercée soit au-dessus, soit au-dessous d'elle. A la partie inférieure et externe, bruit de souffle râpeux, unique, très-dur, et à trois travers de doigt plus haut, dans un espace circonscrit, correspondant à la solution de continuité du tibia, deux bruits de souffle distincts, le premier plus fort que le second (Plan incliné et appareil de Scultet).

Au bout de quinze jours, la partie supérieure et interne de la tumeur devient le siége de douleurs aiguës, augmentées encore par la pression et s'accompagnant de chaleur à la peau et de fréquence de pouls. Ponction suivie d'un écoulement sanguin considérable : le sang présente une couleur tenant le milieu entre celle du sang artériel et du sang veineux. On comprime la fémorale. Contre-ouverture à la partie supérieure du foyer.

Le 28 juin, nouvelle hémorrhagie, arrêtée par la compression de la fémorale ; bruits de souffle persistants. En changeant le malade de place, on s'aperçoit que, par suite du déplacement des fragments, le double bruit est notamment affaibli, que le second a presque disparu. Amputation de cuisse.

Dissection du membre : fracture très-oblique du tibia à la réunion du tiers moyen avec le tiers inférieur. Entre les fragments passe un vaisseau important ; les deux fragments du péroné sont réunis par du tissu fibreux dense. La tibiale antérieure est deux fois comprimée en passant dans la fissure formée par le tibia ; la péronière est coudée à angle droit et comprimée par le fragment intérieur ; l'artère nourricière du tibia s'ouvre à l'extrémité du fragment par de nombreuses branches. La tibiale postérieure est saine ; l'hémorrhagie provenait de l'artère nourricière du tibia.

Obs. LXXXII. — *Fracture simple. — Anévrysme. — Compression. — Guérison.*

(Verneuil, *Gazette des hôpitaux*, 1859, p. 167.)

X..., tonnelier, trente-deux ans. Il montait un cheval fougueux, qui vint se jeter sur une voiture pesante. La jambe gauche du cavalier heurta contre le bout du brancard. Douleur très-vive ; vingt heures après l'accident, la jambe est tuméfiée, luisante, tendue ; le gonflement dur, résistant, dépasse le genou, double presque le volume du pied : par places, coloration bleuâtre. Le tibia est fracturé au tiers inférieur avec tendance marquée au déplacement dans le sens antéro-postérieur. La fracture du péroné plus difficile à reconnaître. Le fragment inférieur du tibia se termine en V renversé. Battements isochrones à ceux du pouls, accompagnés d'expansion très-appréciable au toucher et à l'œil, le tout siégeant à la région antéro-externe de la jambe, entre le tibia et le péroné, au niveau de la fracture et dans une étendue verticale de près de trois pouces. En ce point, pas de tumeur proprement dite. La compression de la fémorale fait cesser tous les phénomènes ; bruit de soufle léger. Réduction de la fracture, gouttière, diminution du gonflement, ecchymose dans presque toute l'étendue du membre. Même phénomène d'expansion et de battement ; état général excellent, tendance marquée au déplacement ; pas de douleurs vives. (Appareil de Scultet jusqu'au 21) ; à cette date, le gonflement a disparu, on retrouve les battements et l'expansion.

Le 26, on sent nettement le pouls dans l'artère tibiale postérieure et la pédieuse.

Le 4 février, les battements sont plus forts que jamais, le malade comprime sa fémorale.

Le 7 février, quelques élancements à la partie externe de la jambe, semblables à ceux que l'on a signalés quand le sang paraît se coaguler dans le sac anévrismal. Les battements faiblissent. Sac de plomb sur la fémorale. Les battements disparaissent peu à peu. La consolidation osseuse retardée reprend sa marche ; elle est complète au bout de soixante-quinze jours environ.

Obs. LXXXIII. — *Fracture de jambe.* — *Amputation.*

(Macleod, *Surgery of the Crimean war.* Thèse de Cauchois sur la pathologie des hémorrhagies traumatiques secondaires, p. 128, 1773.)

Un soldat, à peine convalescent d'une fièvre et d'un scorbut antérieurs, reçut le 18 juin un coup de feu qui traversa la jambe gauche de dehors en dedans et d'avant en arrière : fracture du péroné et de la crête du tibia. Tuméfaction du membre, qui céda bientôt à un traitement approprié.

Au cinquième jour, hémorrhagie secondaire d'intensité moyenne par les deux ouvertures (compression de l'artère poplitée, combinée avec les réfrigérants et la position élevée du membre).

Au huitième jour, suppuration intermusculaire abondante, nécessitant plusieurs incisions.

Au neuvième jour, on constate l'existence d'une tumeur pulsatile sur le côté de la jambe (anévrysme faux consécutif). Le même jour, hémorrhagie par les deux blessures.

Dans la nuit du onzième jour, troisième hémorrhagie secondaire, plus abondante que les deux premières.

(Application du tourniquet.) Symptômes généraux graves, faiblesse du pouls. Amputation.

Examen du membre : artère tibiale antérieure lésée à un pouce au-dessous de son origine ; elle était le siège de l'anévrysme, qui communiquait avec les deux orifices du séton.

Obs. LXXXIV. — *Fracture de jambe. — Anévrysme. — Guérison.*

(Billroth, *Pathol. chirurg. générale*, p. 157.)

Homme. Fracture de jambe sans lésion de la peau. Gonflement considérable, pulsations très-sensibles à la face *antérieure de la jambe*, avec bruissement très-évident. La jambe entourée de bandes et d'attelles, la tumeur allait graduellement en diminuant et présentait des pulsations de plus en plus faibles, entièrement dissipées quinze jours après la lésion. L'anévrysme avait été guéri par la compression exercée par l'appareil.

Obs. LXXXV. — *Fracture compliquée. — Anévrysme traumatique. — Conservation. — Guérison.*

(Azam, *Bulletin de la Société médico-chirurgicale de Bordeaux*, t. IV, p. 310.)

X..., facteur, quarante-deux ans, coup de pied : fracture des deux os de la jambe droite, du tibia au niveau des malléoles, du péroné à la réunion du tiers inférieur avec le tiers moyen ; petite plaie au niveau de la malléole externe (Appareil de Scultet).

Huit jours après, l'appareil s'étant relâché, le membre fut mis à découvert : deux tumeurs, l'une au-dessus de la malléole interne, l'autre au niveau du point où le péroné a été fracturé. Toutes deux, molles et fluctuantes ; la première ne contient manifestement que du sang épanché. La seconde présente des battements et un bruit de souffle manifeste ; sa dimension est celle d'une demi-orange. Anévrysme de la *tibiale antérieure.* (Nouvel appareil de Scultet).

Le blessé, très-intelligent, se charge du soin de faire la compression digitale incomplète et intermittente de la fémorale sur le pubis. Il commence le 2 août, et a soin de noter, par écrit, le temps employé à la compression pendant les vingt-quatre heures.

Voici le tableau qu'il nous a remis :

Le 2 août, la compression a duré douze heures.

Le 3, douze heures.

Le 4, dix heures.

Le 5, huit heures.

Le 6, 10 heures. Le tracé sphygmographique, comparé avec celui obtenu précédemment, est encourageant ; les battements ont diminué d'intensité, le volume de la tumeur semble aussi se réduire un peu.

Le 7, compression pendant 10 heures.

Le 8, pendant 10 heures.

Le 9, pendant 10 heures.

Les 10, 11, 12, 13, pendant 8 heures..

Le 14, douleur atroce dans le pied et dans la tumeur. L'appareil est immédiatement enlevé : on reconnaît alors que la tumeur a diminué et que les battements sont presque insensibles. Le bruit de souffle a disparu presque en entier ; amélioration considérable, guérison presque complète ; la compression maintenue cependant 3 à 4 heures par jour. Diminution considérable de la tumeur, du souffle et des battements ; un mois après, la guérison de l'anévrisme était définitive et complète.

La consolidation de la fracture nécessite quelques jours encore ; 2 mois après la guérison ne s'était pas démentie (1).

Obs. LXXXVI. — *Fracture de jambe. — Anévrysme de la tibiale antérieure.*

Traité des maladies des os, Paris 1751, Duverney. T. I, page 407.

Un particulier voulut arrêter les chevaux d'un carrosse. Il fut jeté à terre et la roue de devant lui passa sur la partie moyenne de la jambe dont les deux os furent fracturés. Comme la jambe devint gonflée et même se raccourcit, l'on n'aperçut ni épanchement de sang ni

[1] M. G. Laurent, dans une nouvelle thèse *des Anévrysmes compliquant les fractures* (1874), parue un an après la lecture de notre travail à la Société de chirurgie, donne 17 observations de ce genre. Je ferai remarquer que 3 d'entre elles m'ont semblé devoir être rangées dans d'autres chapitres : ce sont nos obs. V, VII, XXIII.

tumeur ; on reconnut seulement que la partie inférieure du tibia poussait la peau en dehors d'un pouce environ. Après avoir fait la réduction des os et avoir appliqué le bandage ordinaire, n'ayant pas regardé la fracture comme compliquée, le malade se plaignit d'un engourdissement de toute la jambe suivi de tressaillements, ce qui engagea à défaire le bandage. Tout le bandage étant ôté, il parut une tumeur de la grosseur d'une petite noix remplie d'un fluide. Pour lors on eut recours au bandage à dix-huit chefs et on se servit de vin chaud pour en procurer la dissolution. Ayant continué ce remède trois ou quatre jours sans succès, la tumeur n'étant ni augmentée ni diminuée, le sentiment fut de donner issue au fluide contenu ce qui fut exécuté ; le sang sortit très-vif, mais on s'aperçut par la quantité qui en sortait que l'artère tibiale antérieure était ouverte ce qui obligea de dilater la plaie espérant d'y faire la ligature, ce qui fut impossible. Pour arrêter le sang on remplit la plaie de charpie brute trempée dans l'eau-de-vie ce qui réussit ; le malade était pansé deux fois par jour.

La suppuration s'établit vers le cinquième ; on eut soin de ne point ôter toute la charpie pour que l'artère put se consolider mais les sucs osseux destinés à la formation du cal ne se trouvant point bornés, ils se portèrent juste dessus le tampon de charpie qui fermait l'embouchure, ce qui causa une inflammation considérable dans toute l'étendue de la plaie. L'on attribua cet accident au séjour de la charpie et la suppuration fut interceptée. De crainte de gangrène on ôta la charpie chargée d'une matière qui sans doute avait fermenté par son séjour. Ces accidents cessèrent, la suppuration se rétablit et à chaque pansement on trouvait les plumasseaux chargés de la matière du cal, ce qui cessa en peu de jours. On a lieu de penser que l'artère s'est trouvée comprimée tant par le péroné que par les sucs osseux qui se sont répandus dans toute la circonférence de la fracture pour former le cal puisque le sang fut arrêté. Le malade fut guéri à l'exception d'une légère infirmité qui lui resta à l'endroit de la fracture.

Obs. LXXXVII.—*Fracture de jambe.—Anévrysme de la tibiale antérieure.*

Lisfranc, *Clinique chirurgicale de la Piété* 1841. T. I, p. 331.

J'ai vu à l'Hôtel-Dieu un malade dont la jambe avait été fracturée ; la tibiale antérieure était ouverte ; sous les signes du sang artériel abondamment infiltré dans l'intérieur du membre existaient, des battements très-faciles à percevoir qui siégeaient sur le trajet de l'artère et sur le poini correspondant à la fracture. On incise sur ce point pour mettre le vaisseau à découvert et pour en pratiquer la ligature. Le bistouri pénètre dans une poche contenant du sang et un petit caillot; elle avait été formée peut-être par l'irruption de la colonne sanguine sortant de l'artère blessée en cet endroit, ou mieux encore par les fragments qui avaient déchiré les parties molles.

CHAPITRE VI

GANGRÈNE.

L'histoire de la gangrène dans les fractures ne forme pas seulement, au point de vue étiologique, un chapitre important et à part, pour ainsi dire, dans la pathogénie de la gangrène traumatique; à l'intérêt théorique qu'offre cet intéressant problème s'ajoute, en effet, un intérêt professionnel de la plus haute imporance. « La pratique chirurgicale et l'honneur de la profession (*Société anat.*, 1872, p. 301, Verneuil) exigent que des faits de cette nature soient recherchés et publiés avec soin. Ils serviront d'abord à dégager vis-à-vis de lui-même la responsabilité du praticien, entre les mains duquel pareil malheur pourrait tomber, ils trouveront encore leur utilité dans certaines questions litigieuses où l'on voit le malade ou ses proches demander à la justice, sous l'empire d'une douleur excusable assurément, des dommages pour une catastrophe qu'il n'a cependant pas été au pouvoir du chirurgien d'empêcher. » Il faut qu'en pareille circonstance le mode de traitement, l'application de l'appareil ne puissent être accusés des accidents qu'ont seules fait naître les complications spontanées inhérentes au traumatisme lui-même ou aux conditions physiologiques du blessé, à l'état de ses organes et de ses tissus.

La gangrène, dans les fractures de jambe, est assez

rare. Tavignot (*Gazette médicale de Paris*, 1841), Fullen (*Hamilton's fractures*, p. 461), Lisfranc (*Traité de médecine opératoire*, t. II) citent divers cas de gangrène de la jambe ; tous ces faits reconnaissent pour cause la compression du membre par des bandages trop serrés. Nous n'avons pu trouver dans les auteurs que cinq observations ayant trait directement à notre sujet. La moins grande rareté de la gangrène à la suite des lésions vasculaires de la cuisse s'explique facilement par les lésions plus ou moins variées d'un tronc unique: la fémorale ou la poplitée. Jourdan (thèse de Paris, 1873), sur 16 observations de déchirure de la fémorale dans les fractures, a 10 observations de gangrène. A la cuisse, les voies anastomotiques sont tellement riches que Gensoul, 1833, Langenbeck, 1860, ont pu lier l'artère et la veine fémorale sans gangrènes consécutives. Un certain nombre de blessures de l'artère, le fait si curieux de Syme, dans lequel la veine fémorale, perforée par un fragment pointu, fut prise d'une thrombose consécutive (1855, *Lancet*, I, 174), démontrent bien une certaine innocuité.

La ligature de la fémorale n'est cependant pas toujours sans danger : Cocteau cite 39 cas de gangrène sur un total de 240 ligatures.

Si donc la gangrène est un fait assez rare dans les lésions vasculaires qui accompagnent les fractures de cuisse, elle doit l'être encore plus pour les fractures de jambe, où des voies multiples, trois grands troncs artériels, entretiennent la vie du membre. Les 3 faits de ce genre que nous avons pu trouver, sont ceux de

Green, 1835, Bouygues, 1845, Verneuil, 1872. Tout d'abord un trait commun les unit : dans toutes c'est la compression des vaisseaux par les fragments qui a été la cause de la gangrène. Les vaisseaux comprimés étaient deux fois les troncs postérieurs de la jambe (Green et Bouygues); deux fois la tibiale antérieure (Verneuil).

Green et Bouygues prétendent que les troncs vasculaires étaient sains ; mais si on lit attentivement leurs observations, on verra facilement que le déplacement des fragments était très-considérable. Dans l'un de ces cas, la fracture était irréductible, les douleurs extrêmement vives et le raccourcissement de 9 à 12 centimètres.

Dans les deux autres observations, la tibiale antérieure, seul vaisseau en butte à l'action des fragments, était tantôt comprimée d'arrière en avant par une esquille (Verneuil), tantôt soulevée par le fragment supérieur sur lequel elle se réfléchissait. Le chevauchement était considérable dans les deux cas.

La compression, dans ces faits divers, décrite (Verneuil) ou non (Green, Bouygues) par les observateurs, est la cause évidente de la gangrène. Est-elle la seule?

La violence dans tous a été extrême; dans 3 de ces faits le passage d'une roue de voiture sur la jambe a déterminé la fracture. Elle a été comminutive dans un cas ; dans d'autres, elle était esquilleuse ; dans un seul cas, il y a eu complication de plaie. En réduisant la violence à son véritable rôle, on ne peut manquer d'en rapprocher les effets de la cause principale, la compression. Enfin les artères n'étaient pas saines dans tous les cas. Green et M. Verneuil ont signalé la présence de plaques athéromateuses sur les vaisseaux comprimés. M. Verneuil fait même remarquer que ces plaques faisaient saillie au niveau du point dévié dans le vaisseau. Le même chirurgien a signalé sommairement une thrombose de la tibiale antérieure. M. Verneuil, qui a apporté à cette étude le plus grand soin, a indiqué la présence de deux caillots au niveau d'une inflexion de vaisseau sous la pression d'une esquille osseuse : l'un d'un blanc jaunâtre, adhérent ; l'autre, situé au-dessus, rougeâtre et plus récent.

Ce ne sont pas les seules causes possibles de la gangrène : à la cuisse, la section de la fémorale par les fragments est parfois suivie de ce même accident (Cadge, Verneuil) ; nous n'avons pas de faits semblables pour la jambe ; cependant l'observation III, dans laquelle on a pu craindre la gangrène, est un exemple de rupture complète de la tibiale antérieure. Une infiltration sanguine étendue peut amener un semblable résultat ; le fait de J.-L. Petit est un exemple de ce genre. J'ai rapporté dans ma thèse l'histoire d'un homme qui fut atteint par une barre de fer au niveau du calcanéum ; il avait sur la partie interne du pied une petite plaie, par laquelle se fit une hémorrhagie assez sérieuse. L'interne de garde, ne pouvant lier le vaisseau profondément situé, plaça sur la plaie une petite plaque d'amadou. Le sang artériel pénétra dans la gaîne, et l'infiltration remonta jusqu'au niveau du genou. Craignant la gangrène, M. Verneuil amputa. (*Gangrène dans les fractures*, Thèse, Paris, 1870.)

Presque aussitôt après l'accident se dessine déjà un certain ensemble symptomatologique qui peut faire prévoir la gangrène: la peau se décolore, le membre se refroidit, la sensibilité s'émousse, la circulation s'engorge; parfois la peau devient livide, violacée; le blessé se plaint aussi de douleurs plus ou moins vives dans le pied, dans la jambe; il est quelquefois pris de fièvres 39 à 40° (Verneuil). Les battements artériels disparaissent dans la circonscription de l'artère blessée, puis vers le troisième ou le quatrième jour après l'accident, la gangrène se déclare, envahit tout d'abord le territoire de l'artère liée, et alors débute tantôt sur le dos du pied, tantôt par les orteils. Une tache brunâtre part de ces points divers et s'étend graduellement. Les jours suivants, la fièvre continue et un léger délire s'empare quelquefois du blessé. La mort survient alors plus ou moins rapidement.

Le diagnostic, dans de pareilles circonstances, est facile à poser lorsque la gangrène se déclare : l'abaissement de la température, la perte de la sensibilité, les douleurs vives, la lividité du membre, voilà des signes qui ne peuvent permettre l'hésitation. Il serait intéressant de chercher à pénétrer plus avant et d'en déterminer la cause. Quelques-unes des circonstances étiologiques qui entourent la production du phénomène pourraient être, en effet, corrigées par le chirurgien. La réduction des fragments, lorsqu'il y a un déplacement considérable, ne peut être négligée par le praticien. Il est difficile de s'assurer si une esquille ne comprime pas un vaisseau.

Le pronostic ne dépend pas seulement de cette grave complication, mais de la nature de l'accident, des circonstances adjuvantes dans le mécanisme de la gangrène. L'âge, la nature de la violence, l'athéromasie plus ou moins considérable, l'état constitutionnel, l'alcoolisme, voilà les circonstances importantes qui doivent peser beaucoup dans la balance.

Le traitement présente une série de considérations qui se rapportent à des conditions bien différentes.

1° Si l'on est en face d'une fracture où ne se montrent que les symptômes précurseurs de la gangrène, il faut, en toute hâte, en reconnaître la cause, réduire les fragments. Parfois même, après la réduction, les battements artériels ne reparaissent pas immédiatement et ne deviennent perceptibles que plus tard. Aussi ne faut-il pas désespérer d'un membre dont la circulation paraît, au premier abord, un peu opprimée. Faut-il faire l'amputation préventive, prophylactique? *A priori*, il est sage d'attendre quelque peu.

A la jambe, il y a plusieurs vaisseaux qui peuvent se suppléer l'un l'autre; le danger de la gangrène est peu à craindre. L'âge du sujet, l'état athéromateux de ses artères (examen du pouls radial, habitudes alcooliques), la nature de la lésion, fracture compliquée ou non, voilà une série de considérations qu'il est important de ne pas perdre de vue.

2° Mais si la gangrène paraît, si elle se présente sur une surface plus ou moins considérable, il n'y a plus d'hésitation possible, il faut prendre une résolution énergique et amputer au-dessus du foyer de la fracture le plus vite possible; le danger de la communication de la gangrène avec le foyer de la fracture force la main. Sur 3 amputations ainsi faites, il y a eu 2 morts et une guérison : une de ces amputations fut faite le quinzième jour, la mort suivit rapidement (Green); une autre fut faite le dix-neuvième jour, le patient guérit (Bouygues).

Obs. LXXXVIII.—*Fracture simple.*—*Compression des vaisseaux.* — *Gangrène.* — *Amputation.* — *Mort.*

(Green, *Lancet*, 1835-1836, vol. I, p. 615.)

Homme, quarante-sept ans, la jambe prise entre la roue d'une voiture et une marche d'escalier; fracture comminutive simple de la jambe, vers le milieu; point de battements artériels derrière les malléoles. Le membre placé sur le côté externe en demi-flexion; entouré de flanelles chaudes. Jour suivant, grande douleur dans le membre, peau se décolore, pied se refroidit, léger délire. Enfin, gangrène quinze jours après l'amputation de la cuisse; mort peu après. A l'autopsie, portion triangulaire du tibia qui était dirigée en arrière, en connexion étroite avec les vaisseaux *tibiaux postérieurs* sans les comprimer cependant. Les artères saines. Grande collection sanguine dans le creux poplité.

Obs. LXXXIX. — *Fracture simple. — Compression des vaisseaux ; gangrène ; amputation. — Guérison.*

(Bouygnes (d'Aurillac), *Bull. de l'Acad. royale de méd.*, t. XI, 1845-1846, p. 26.)

Femme, trente-sept ans, renversée par une voiture pesamment chargée ; celle-ci tombe sur la jambe gauche, étendue, portant à faux supérieurement, le fragment inférieur est poussé vers l'extrémité supérieure du creux du jarret. Membre arqué à concavité antérieure, le genou semblait retomber sur le tibia ; immédiatement au-dessous de la rotule, une dépression considérable. Une tumeur énorme soulevait le creux du jarret, distendait la peau de cette région et produisait une douleur des plus vivaces ; raccourcissement de 9 à 12 centimètres.

On ne put ramener le membre à sa longueur normale ; la gangrène s'en empara graduellement, et, le dix-neuvième jour, il fallut amputer la cuisse. Guérison. A l'autopsie du membre, on trouva les *vaisseaux intacts* (?), de même que l'intérieur de l'articulation ; le fragment inférieur du tibia faisait saillie dans le creux poplité, distendait les parties au milieu desquelles existait une infiltration considérable de sang et de pus.

OBS. XC.—*Fracture commin. de la jambe droite ; plaie pénétrante. — Gangrène. — Mort. — Compression de l'artère* tibiale antérieure *par une esquille.*

(Verneuil, *Bull. de la Soc. anat.*, t. XVII, p. 298, 1872.)

Femme, soixante-quatorze ans, fracture des deux os de la jambe droite aux deux tiers inférieurs, avec plaie pénétrante transversale de la région externe du membre. Pas d'hémorrhagie importante. On recouvre la plaie de baudruche fixée par le collodion ; jambe entourée d'une épaisse couche d'ouate disposée en bandelettes ; deux attelles latérales. État général satisfaisant. Le 1er jour, quelques douleurs dans le pied, température axillaire à 40°,8.

Le lendemain, douleurs du membre fracturé, fièvre, sphacèle commençant du membre au-dessous de la lésion : tache brunâtre à la face dorsale du pied. Bientôt la coloration s'étendit, en même temps que le refroidissement et tous les signes de l'absence de la circulation. Abattement, prostration, coma et mort, huit jours pleins après l'accident.

Autopsie. — Rien de remarquable dans les viscères, dégénérescence athéromateuse artérielle assez avancée. toutes les artères de la jambe et du pied sont athéromateuses. En d'autres points, lésion moins avancée, sous forme de taches opaques blanchâtres. Sur le trajet de l'artère tibiale postérieure, taches foncées noirâtres. Le calibre de cette artère est libre, ni sang ni caillot dans son intérieur. L'artère tibiale antérieure était le siége d'altérations analogues; fracture des deux os de la jambe; une esquille assez volumineuse s'était détachée du fragment inférieur du péroné et, dirigeant en avant son extrémité supérieure, de manière à se placer perpendiculairement à l'axe du membre, était venue soulever l'artère tibiale antérieure et exercer sur elle, d'arrière en avant, une certaine compression. Au niveau même de son contact avec l'esquille, les parois de l'artère étaient rugueuses et rendues inégales par la présence de petites plaques d'athérome saillantes vers l'intérieur du vaisseau. Au-dessous de ce point, c'est-à-dire vers le bout périphérique de l'artère, la lumière de celle-ci ne renfermait absolument rien, mais le bout cardiaque ou supérieur était obstrué par deux caillots interrompus entre eux et de dates différentes; le premier ou le plus proche de l'endroit où l'artère se réfléchissait sur l'esquille, adhérent, fibrineux et déjà un peu moins foncé en couleur que les caillots très-récents, mais pouvant, par exemple, remonter à plusieurs jours, quatre ou cinq au moins, long de 5 à 6 millimètres; au-dessous de ce caillot, la paroi du vaisseau se montrait visiblement ramollie; puis quelques millimètres plus haut, un second caillot, à peu près aussi volumineux que le précédent, mais d'un rouge brun assez foncé, beaucoup moins adhérent, moins ancien, en un mot, et postérieur à l'autre dans sa formation. — L'*artère tibiale antérieure* avait été oblitérée par une thrombose développée au niveau d'une inflexion du vaisseau sous la pression d'une esquille osseuse, condition déterminante à laquelle venait s'ajouter l'altération vitale de la paroi interne de l'artère.

. . . .

Accidents qui accompagnent les lésions veineuses dans les fractures de jambe.

Les lésions veineuses dans les fractures de jambe ont été presqu'entièrement oubliées par les auteurs. Cependant le riche développement des veines à la jambe, la présence fréquente de varices au membre inférieur, tout fait présumer que ces lésions sont loin d'être rares.

Les accidents qui les accompagnent pourraient être divisés en deux grands groupes : accidents primitifs, accidents secondaires. Malheureusement, cette division, intéressante à conserver quand leur étude sera commencée, ne peut nous servir à rien faute de matériaux positifs. Certainement on pourrait essayer d'étudier ici le rôle des veines dans les hémorrhagies primitives ou secondaires, et les diverses hémorrhagies externes ou interstitielles, mais nous serions obligés d'envisager le sujet à travers ce que nous savons des lésions analogues dans d'autres points.

M. Azam, le premier, a attiré l'attention sur une lésion assez fréquente des fractures de jambe, l'embolie, dans une note présentée à l'Académie de médecine (Voir *Bulletin* 1864, t. XXIX, page 816).

Obs. I.—Une femme meurt subitement, au quinzième jour d'une fracture simple de jambe.

Autopsie.—Dans l'artère pulmonaire, caillot enroulé, de petit calibre et de 50 centimètres de long, provenant du membre fracturé, où toutes les veines étaient pleines de caillots semblables.

Obs. II.—(Velpeau, *Comptes-rendus de l'Académie des sciences*, 1862, p. 772). —Une femme de quarante-six ans, atteinte, le 9 mars, d'une fracture comminutive de la jambe droite. Cette jambe avait atteint un volume tellement considérable que la circonférence du membre dépassait de 11 centimètres celle du membre sain ; il n'y avait ni plaie ni aucune autre complication. Bandage de Scultet et compresses résolutives ; résorption graduelle de l'infiltration. Aussi, trois semaines après l'accident, bandage dextriné. A une heure, le 31 mars, elle mourait subitement avec tous les signes d'une suffocation foudroyante.

Autopsie. — Le tibia présente un fragment moyen de 22 centimètres de longueur ; le péroné n'était fracturé que dans un seul endroit. Les veines de la jambe du côté sain n'ont absolument rien, les veines du côté droit renferment de petites concrétions sanguines, nettes et volumineuses.

On en trouvera quelques-unes dans les branches de l'artère pulmonaire.

Obs. III. — (Bouchard, *Société anatomique*, p. 202, 1863). — Homme atteint d'une fracture de l'extrémité inférieure du péroné gauche avec fracture cunéiforme de la partie postérieure inférieure du même côté et arrachement de la malléole interne : consolidation régulière; mort subite. Les veines du membre malade étaient thrombosées. On trouva le cœur en dégénérescence graisseuse et rempli à droite, comme l'artère pulmonaire, d'embolies graisseuses étendues.

Obs. IV et V. — M. Azam signale encore, mais sans en donner l'observation, deux cas de mort du même genre, à la période de convalescence des fractures de jambe.

Obs. VI (Personnelle). — J'ai eu l'occasion de voir à l'ambulance des Magasins-Réunis, pendant le siége de Paris, un malheureux qui avait une fracture simple de la jambe. La consolidation était achevée, il ne se levait pas, il avait un peu d'œdème autour du membre fracturé, lorsqu'il mourut subitement, en deux minutes, dans un formidable accès de suffocation. La pathogénie de cet accident est bien claire; cependant l'autopsie n'a pu être faite.

Ces faits divers, dont il serait impossible, vu leur petit nombre, de tirer quelques conclusions, nous apprennent pourtant que la phlébite et la thrombose peuvent se présenter dans des fractures sous-cutanées, et être l'origine, au moment de la consolidation, d'embolies rapidement mortelles.

DE L'ATROPHIE

DE

LA MASSE FIBRO-GRAISSEUSE

SOUS MÉTARSO-PHALANGILNNE

LU AU CONGRÈS DE L'ASSOCIATION FRANÇAISE POUR L'AVANCEMENT DES SCIENCES (*Montpellier* 1880)

L'équilibre des divers muscles du pied résulte d'une proportion exacte et régulière entre la longueur moyenne des antagonistes ; si cet équilibre musculaire est rompu soit par une altération de tissus, soit par une diminution de leur force de contraction originelle, il s'en suit immédiatement des changements importants dans le fonctionnement et les attitudes de l'organe.

L'importance de ces données résulte de l'étude attentive des pieds bots congénitaux ou accidentels.

Cette loi d'équilibre s'applique avec la même rigueur aux déviations des orteils, et une des conséquences à coup sûr des plus singulières de quelques-unes des déviations, est l'atrophie ou le déplacement de la masse fibro-graisseuse qui double la plante du pied au niveau des têtes des métatarsiens ; la voûte du pied repose sur le sol par deux piliers, le pilier postérieur et le talon ; l'antérieur est appelé parfois talon antérieur ou pilier antérieur ; c'est là qu'existe la masse fibro-graisseuse qui double la tête des métatarsiens ; les orteils, à leur tour, offrent au niveau de leur tête, un point d'appui surajouté, que M. Verneuil désigne sous le nom de pilier accessoire ou talon accessoire ; le gros orteil y occupe une place prééminente. On comprend maintenant facilement que la rétraction ou la contracture des extenseurs d'orteils n'a pas seulement pour effet l'atrophie de la masse fibro-graisseuse du pilier antérieur, mais aussi la suppression partielle ou totale du talon ou pilier accessoire.

Les observations qui suivent nous permettront d'acquérir la preuve de l'importance de ces altérations.

Première observation. — Au n° 11 de la salle Saint-Louis se trouve un jeune garçon charcutier de dix-neuf ans, Lange Tiburce, que M. Verneuil soigne depuis quelque temps. Il y a trois ans, il est entré à la Pitié pour une incapacité presque complète de la marche due à un valgus douloureux occasionné par de grandes fatigues. On l'endormit. Le pied fut porté dans une bonne position et placé dans un appareil plâtré.

Il est sorti de l'hôpital deux mois après avec une amélioration notable ; le résultat était bon. il marchait beaucoup mieux qu'auparavant.

M. Verneuil lui recommanda un appareil mécanique qu'il n'a quitté que depuis six mois environ. C'est une bottine lacée et dont la tige monte très-haut. Actuellement Tiburce présente une série de lésions du pied des plus intéressantes ; à gauche le gros orteil fortement dévié en dehors monte sur le second, sa phalangette est en extension forcée, à angle droit sur la phalange ; sa face inférieure est antérieure. Le deuxième et le troisième orteils forment une courbe assez prononcée, leur phalange est en extension forcée, la phalangine est dirigée horizontalement, la phalangette est demi-fléchie. — Sur la face dorsale, à l'union de la première et de la deuxième phalange, et aussi de la deuxième et de la troisième, existe sur chacun d'eux un petit durillon ; le quatrième orteil offre la même courbure, mais elle ne présente de durillon qu'au niveau de l'articulation de la première phalange et de la deuxième ; le cinquième orteil est en extension forcée complète et est implanté presqu'à angle droit sur l'extrémité du pied.

Les tendons des extenseurs sont saillants sous les téguments, les orteils ne présentent que des mouvements limités, surtout du côté de la flexion ; la direction du pied est à peu près normale ; le bord externe du pied est cependant légèrement relevé en dehors, la voûte plantaire n'existe plus, l'astragale est légèrement saillant sur le bord interne ; de plus, il existe sur la plante du pied une série de durillons, l'un au niveau de la tête du cinquième métatarsien, une série d'autres au niveau de la tête du deuxième, du troisième et du quatrième.

Les têtes de ces os ne sont plus sur un plan horizontal ; le poids du corps porte principalement sur les têtes du deuxième et du troisième; à la pression avec le pouce sur la tête du premier métatarsien, le pied ne répond pas; le long péronier latéral est presque complètement impuissant. La marche et la station debout ne font qu'accentuer la déviation du pied en dehors. Notons enfin que la jambe est notablement amaigrie, ses muscles en grande partie atrophiés.

Le pied droit n'a jamais été malade, cependant il offre aussi quelques altérations intéressantes. Le gros orteil est oblique et en forme de Z; le cinquième orteil est en extension forcée, presque perpendiculaire sur le dus du pied; un durillon se trouve au point d'union de la première et de la deuxième phalange. Les deuxième, troisième et quatrième ne présentent qu'une demi-extension. Sur la face dorsale de ces derniers orteils existent deux petits durillons.

A la face plantaire on trouve un durillon sur le bord externe de la tête du premier métatarsien, un durillon en face du quatrième et du troisième et en regard de la tête du cinquième. — L'impuissance du long péronier latéral ne paraît pas moindre à droite qu'à gauche; aucune de ces déviations n'est actuellement pour notre jeune garçon l'objet de son attention. Il ne rentre à l'hôpital que pour un autre obstacle à la marche, lésion qui n'a jamais été décrite jusqu'ici, à laquelle M. Verneuil a donné le nom d'atrophie du talon antérieur.

Il y a quelques années déjà, M. Verneuil a remarqué que certains malades qui boitaient, souffraient d'une manière très-vive dans la marche et rapportaient leurs douleurs à la partie antérieure du pied, au niveau de la ligne métatarso-phalangienne dans le point qu'on désigne généralement sous le nom de pilier antérieur de la voûte du pied. Deux renflements, en effet servent de support à la partie antérieure de la voûte, c'est l'articulation métatarso-phalangienne du gros orteil et l'extrémité antérieure du bord externe du pied. En ces points existent à l'état normal un épaisissement des couches cornées, et comme un épais matelas fibro-graisseux. La constitution anatomique du pilier antérieur se rapproche donc par ses traits généraux de celle du talon postérieur.

Chez notre malade, si on examine attentivement cette région, on constate un durillon très-épais qui répond aux têtes des deuxième et troisième métatarsiens ; l'épiderme est épaissi, le derme est aminci, le coussinet ou matelas fibro-graisseux qui s'y trouve d'ordinaire et qui est surtout prononcé aux extrémités de la ligne métatarso-phalangienne a disparu, s'est atrophié. On peut reconnaître facilement les têtes de chacun des métatarsiens ; la contraction des extenseurs des orteils, et du gros orteil en particulier est évidente ; les fléchisseurs ne sont pas paralysés, mais moins forts ; aussi le talon accessoire formé par le gros orteils est-il supprimé. Que faire contre cet ensemble de lésions ? La ténotomie de l'extenseur du gros orteil droit, doit amener le redressement complet de l'orteil ; elle fut faite par M. Verneuil avec un plein succès, à la demande du malade. M. Verneuil crut devoir faire aussi la section sous-cutanée des tendons-extenseurs du dernier orteil de chaque pied. L'électrisation du fléchisseur et du long péronier latéral produisit aussi d'excellents résultats et rétablit assez bien la voûte du pied; la marche n'était plus douloureuse.

Deuxième observation (personnelle). — Rimbold, garçon maçon, entre à l'hôpital pour déviation du gros orteil gauche. — Cet homme est très-rhumatismé; en 1855 il a eu une orthite blennorrhagique dans le genou; — en 1867, il a eu une attaque de rhumatisme articulaire dans toutes les grandes articulation; il y a deux ans, il servait comme garçon dans une fonderie, il y éprouva d'énormes fatigues, c'est à ce moment que se produisit une curieuse déviation du gros orteil : sa première phalange est horizontale comme à l'état normal, mais la seconde est verticalement dirigée sur la première de telle sorte que son extrémité regarde directement en haut; sa face supérieure devient postérieure, sa face inférieure devient antérieure; le tendon de l'extenseur forme une corde rigide que l'on sent sur la face dorsale de la première phalange, le fléchisseur du gros orteil ne lui fait plus éprouver le moindre mouvement; du reste, cette déviation ne peut se réduire; même avec de grands efforts, on ne peut réussir à faire reprendre à la deuxième phalange la direction horizontale; le petit orteil forme une courbe à concavité inférieure, la première phalange est relevée jusqu'à angle droit; les deux autres sont fléchies sur la première; le tendon extenseur forme une corde très-tendue sur la face dorsale de la première phalange; on y observe aussi un durillon; les deuxième, troisième et quatrième orteils ont leur attitude et leur direction normale. La marche est devenue très-difficile; le gros orteil ainsi relevé heurte le dessus de la chaussure au plus petit mouvement, ce qui lui cause d'atroces douleurs; sous la plante du pied, on observe un durillon sous la tête du cinquième métatarsien, un autre au dessous de la tête du premier et un dernier à l'union de la première et de la deuxième phalange, sur la face externe de l'orteil; le pied droit, chose à noter, n'offre aucune déviation. Du côté gauche, on observe aussi des troubles singuliers de l'innervation. Dans le pied surtout notre homme éprouve une sensation de froid, sensation qui est moins appréciable, mais qu'il accuse encore nettement dans tout le reste du membre inférieur et dans le membre supérieur du même côté. L'hiver il a les engelures plus souvent et plus fortement à gauche qu'à droite; l'ongle du gros orteil est très-épaissi, de plus d'un demi-centimètre.

Dans tout le membre, il a continuellement une vague sensation de fourmillement qu'il compare à la simple sensation d'un contact léger produit avec la pulpe des doigts; cette sensation s'étend jusque dans le scrotum.

La force musculaire de la main gauche est moins grande, très-inférieure à celle de la main droite et est certainement inférieure à celle qu'elle devrait avoir. Il y a donc du côté gauche, c'est-à-dire du côté du gros orteil dévié, des lésions très-légères, mais appréciables des centres nerveux.

M. Verneuil propose à Rimbold de lui redresser le gros orteil par une petite opération; Rimbold accepte avec une joie manifeste, tant la gène est considérable; M. Verneuil lui fait la section sous-cutanée de l'extenseur du gros orteil, la deuxième phalange ne se redresse cependant qu'après un certain effort; M. Verneuil fait appliquer une petite attelle à la plante du pied; cette attelle fortement maintenue par une bande de toile s'étend du talon à l'extrémité du gros orteil qu'on maintient dans la position horizontale à l'aide de quelques tours d'une étroite bande de diachylon. L'orteil reprend ainsi rapidement sa direction normale, et le malade enchanté marche sans éprouver la moindre gêne; la déviation du cinquième orteil est trop peu saillante pour qu'on y faisse la section du tendon extenseur.

Troisième observation. — M. Verneuil a observé un jeune garçon qui avait eu une fracture compliquée des deux jambes, à la suite d'une chute d'un cinquième étage; il lui fit, avec son élève et ami, le Dr Marchand, chirurgien des hôpitaux, la resection immédiate de l'articulation tibio-tarsienne, du côté droit; l'autre pied moins malade s'en tire avec une perte de substance sur le dos du pied, mais la cicatrice vicieuse qui suivit attira les orteils dans l'extension forcée; ceux-ci étaient presque perpendiculaires sur la face dorsale du pied. La marche en était devenue extrêmement douloureuse. Mr Verneuil remarqua que le bourrelet fibro-graisseux, qui se trouve à l'état physiologique en regard des têtes des métatarsiens, s'était déplacé par cette traction cicatricielle, s'était luxé en quelque sorte en avant; la peau qui répondait aux têtes des métatarsiens était amincie, on sentait ces derniers immédiatement sous elle. Le malade ne peut marcher qu'avec des béquilles et une chaussure spéciale.

Quatrième observation communiquée par M. le Dr Boultaud. — Atrophie du bourrelet cellulo-graisseux sous-métatarsien au point désigné sous le nom de talon antérieur, suite d'arthrite blennorrhagique.

X***, voyageur de commerce, trente-huit ans, entre dans le service de M. Verneuil, rhumatisant; une première attaque de rhumatisme articulaire aigu à l'âge de dix ans. Depuis, trois arthrites des genoux et des pieds pendant trois blennorrhagies; les deux premières fois, la guérison a été complète, mais la dernière a persisté à l'état chronique et aujourd'hui il marche exclusivement sur la plante des pieds; les orteils sont relevés à des degrés différents : la première phalange du gros orteil est relevée et forme un angle de 35 à 36° avec le premier métatarsien.

Aux trois orteils suivants la première phalange est subluxée à angle droit sur la tête du métatarsien correspondant de sorte que la face articulaire postérieure de la première phalange supporte le poids du corps, ainsi que la face inférieure de la tête des trois métatarsiens correspondants. La deuxième phalange est pliée aussi à angle droit sur la première et la direction de la troisième est un peu inclinée en bas.

La peau des orteils est lisse et mince. le coussin cellulo-graisseux qui a ordinairement un centimètre d'épaisseur a complètement disparu ; on sent la tête des métatarsiens et la face articulaire postérieure de la première phalange qui n'est séparée du doigt que par une peau très-mince.

Contracture et rétraction des extenseurs des orteils.

Impossibilité de fléchir les orteils qui ne peuvent pas arriver jusqu'à toucher le sol, quel que soit l'effort du malade.

Guérison impossible.

Massages ; bains sulfureux.

Soulier de Rein qui garantit la tête des métatarsiens de toute pression.

Cinquième observation, communiquée par M. le Dr Bouland. — M. le Dr Bouland a observé dans sa clientèle le fait suivant : Écrasement du pied gauche.— Extraction de deux métatarsiens. — Guérison difficile et longue ; — l'extrémité postérieure du cinquième métatarsien est saillante : atrophie du bourrelet cellulo-graisseux correspondant, de sorte que sa pression sur le sol est très-douloureuse pendant la marche.

De ces quelques observations résulte un certain nombre de remarques dignes, je crois, de quelque intérêt.

La rétraction ou la contracture des extenseurs des orteils peut avoir pour conséquence deux ordres de troubles. 1° l'atrophie du bourrelet fibro-graisseux métatarso-phalangien ; 2° l'annulation du pilier accessoire formé par les orteils.

Les causes de la rétraction ou de la contracture des extenseurs des orteils sont multiples. Dans notre observation n° 1, la rétraction a paru à la suite de longues fatigues et fut précédée par l'apparition d'un pied plat. — Chez Rimbold, cette lésion, chose bizarre, ne se montre que d'un seul côté, à gauche et s'accompagne de troubles de sensibilité, de sensations, de fourmillements, etc., qui peuvent permettre d'attribuer le tout à une lésion médullaire peu avancée.

Dans l'observation n° 3, une large perte de substance située à la face dorsale du pied a été suivie d'une rétraction cicatricielle des tendons extenseurs.

L'observation n° 4 nous offre une rétraction analogue à la suite de trois arthrites blennorrhagiques du genou et du pied survenues pendant trois blennorrhagies bien avancées chez un rhumatisant qui avait là sa première attaque de rhumatisme articulaire aigu à l'âge de dix ans.

Un traumatisme, l'écrasement du pied, a été dans l'observation 5, l'occasion de tout le mal. Il doit exister des malformations congénitales de ce genre. J'ai souvenir d'en avoir vu au moins un cas, mais à un moment où mon attention n'était pas spécialement attirée sur les suites de cette lésion.

Les effets de l'atrophie du bourrelet fibro-graisseux sous-métatarso-phalangien sont toujours les mêmes : Une vive douleur se fait sentir à la plante du pied sitôt qu'elle repose sur le sol ; cette douleur était telle que dans un cas le malade était obligé de se servir de béquilles (obs. 3). Ces douleurs extrêmement vives ont fait entrer Tiburce à l'hôpital (obs. 1) ; le Dr Bouland voir obs. 4), a été obligé d'employer une chaussure spéciale pour éviter de faire porter le poids du corps sur la tête des métatarsiens.

La peau qui double les têtes des métatarsiens s'amincit, les os semblent être placés presque immédiatement sous elle. M. Verneuil d'abord a constaté le fait (voir obs. 3) et l'a fait connaître à son élève et ami M. le Dr Bouland (voir obs. 4).

M. Verneuil pense que la traction des extenseurs des orteils peut aussi luxer, pour ainsi dire, déplacer dans certains cas le bourrelet fibro-graisseux sous-métatarso-phalangien ; ce déplacement produirait les mêmes effets que l'atrophie; l'observation 3 serait un exemple très-net de cette lésion.

La seconde conséquence de cette rétraction ou de cette contracture des extenseurs, c'est l'annulation du pilier accessoire formé par les orteils ; pour en comprendre le rôle, rappelons-nous que nous sommes tous dans la marche, plantigrades puis digitigrades ; ce pilier accessoire nous manque s'il se trouve relevé très-fortement et ne touche plus le sol ; les orteils qui le composent forment une véritable griffe, qui, au lieu d'être fléchie est fortement étendue sur le dos du pied. Le malade ne marche pas seulement comme s'il avait été amputé dans la ligne de ses articulations métatarso-phalangiennes, car, dans la marche, la pointe du pied ne lui sert plus, et il y a plus, un fait important sépare la désarticulation métatarso-phalangienne de la lésion qui nous occupe. Si le malade à qui on a enlevé les orteils marche mal, celui qui est atteint de rétraction des extenseurs et qui conserve ses orteils est plus malheureux comparativement : ses orteils relevés heurtent la chaussure au moindre mouvement ; des cors se forment au point d'union des phalanges entre elles, souvent même les orteils se relèvent à angle droit sur la tête des métatarsiens ; dans ces conditions la marche est impossible. Le cinquième orteil de chaque pied, chez Tiburce (obs. 1); chez Rimbold gênait beaucoup la marche; cette rétraction de l'extenseur du cinquième orteil paraissait se rapporter à la première enfance, peut-être était aussi le reliquat de quelque paralysie infantile méconnue.

La rétraction peut se trouver limitée au gros orteil, dans ce cas (obs. 2) la phalange unguéale du gros orteil était subluxée, pour ainsi dire, et placée à angle droit à l'extrémité de la phalange légèrement relevée ; l'ongle était écrasé, pour ainsi dire, de haut en bas, même concave sur sa face dorsale; sa longueur était par conséquent beaucoup moindre que celle de celui du côté opposé; les téguments étaient amincis, rouges et extrêmement douloureux.

Le traitement de l'atrophie du bourrelet fibro-graisseux sous-métatarso-phalangien est essentiellement un soulier spécial qui empêche le pied de porter sur la tête des métatarsiens.

Cela ne suffit pas, il faudrait refondre tout l'équilibre statique du muscle du pied ; l'électricité pourrait certainement améliorer la situation, et renforcer les fléchisseurs, si la lésion n'était pas ancienne, mais le plus souvent il est trop tard.

Dans la rétraction des orteils en haut, la ténotomie

joue un très-beau rôle, M. Verneuil l'a employée plusieurs fois avec un grand succès (obs. 1, obs. 2), les orteils sont ainsi replacés dans leur position primitive, et la marche peut s'effectuer sans douleur.

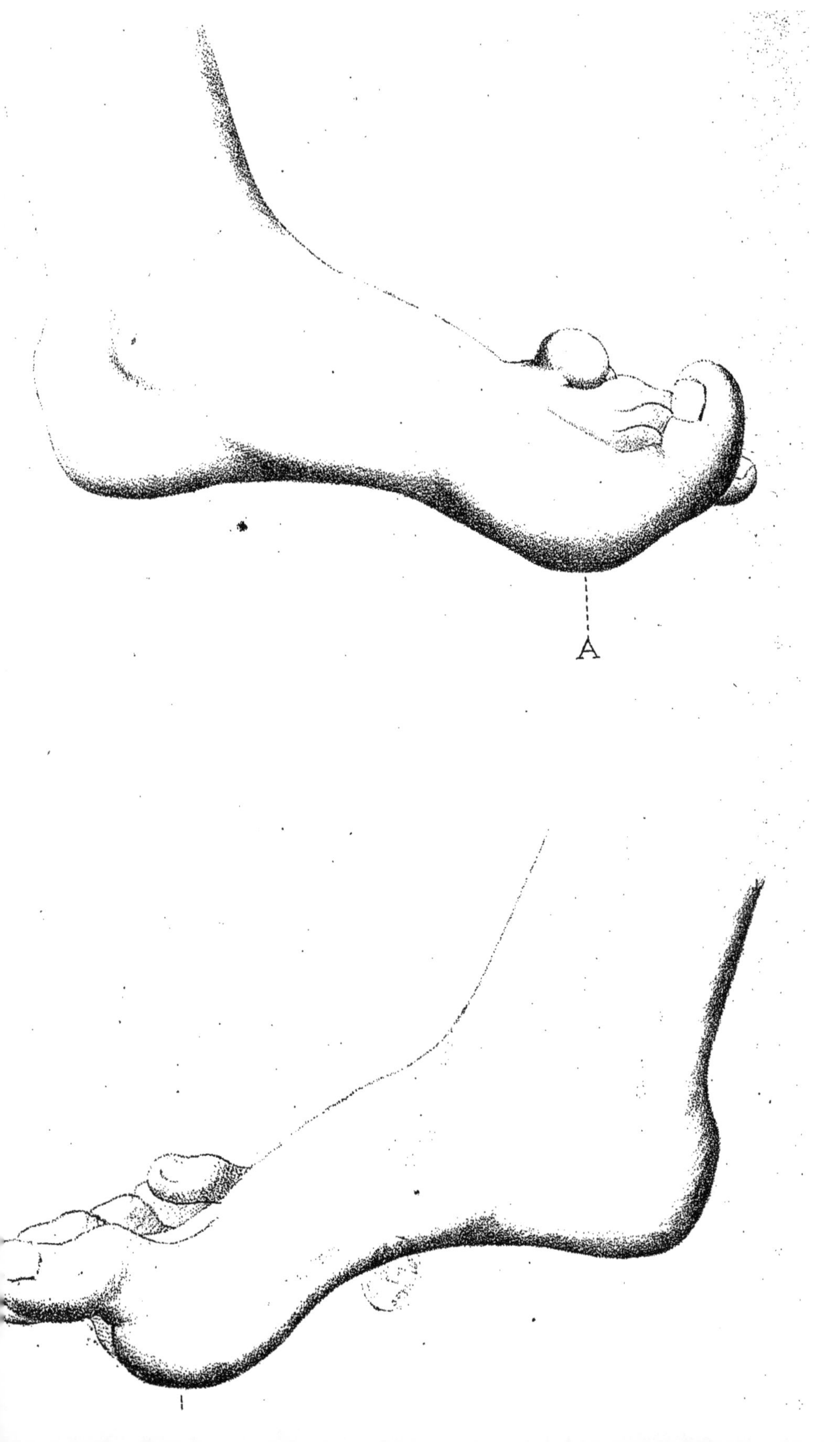
A

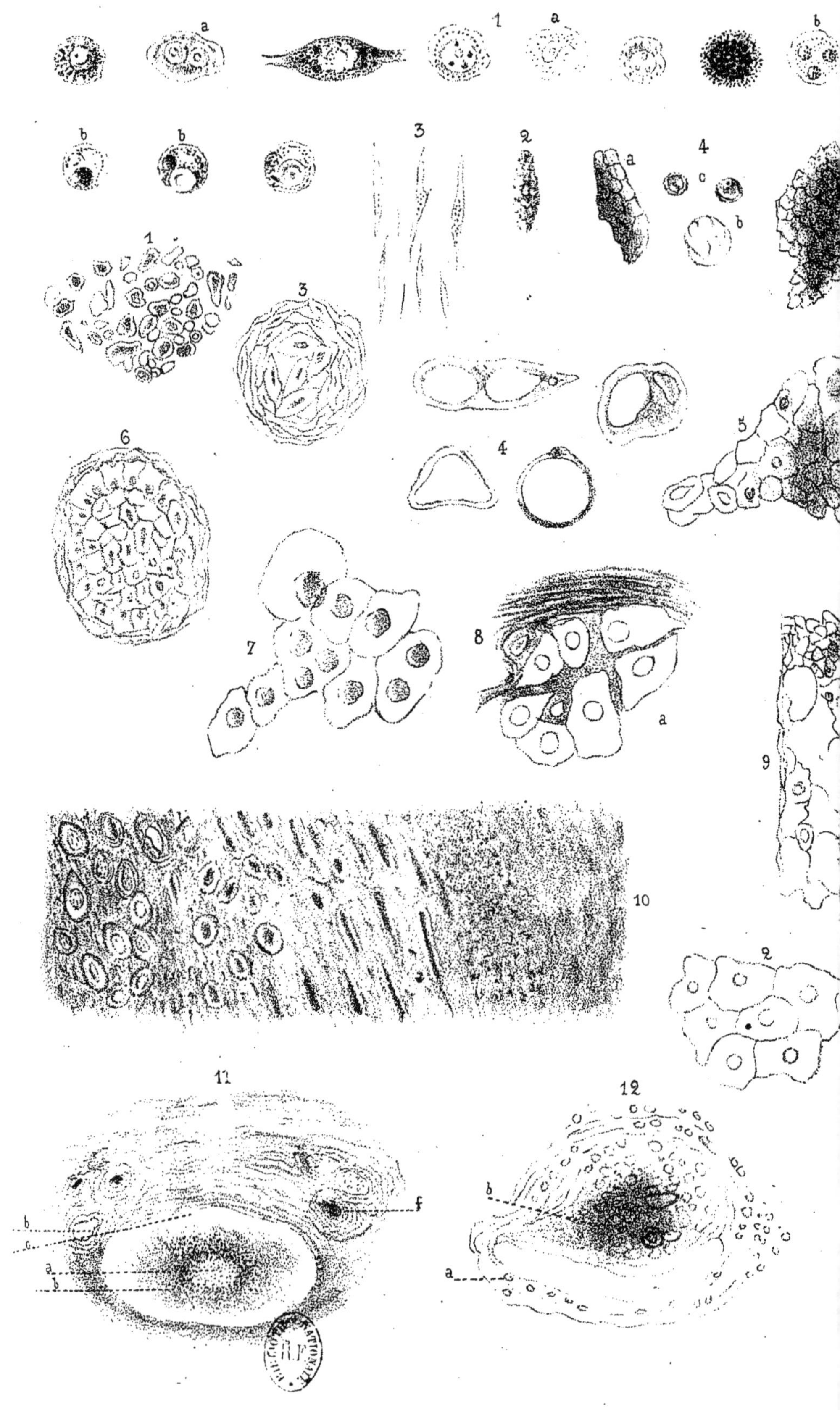
1
a
b
2
3
4
c
5
6
7
8
9
10
11
f
12

EXPLICATION DES FIGURES

Voir page 144. — Fig. 1. Cellules mélaniques fusiformes et rondes avec divers degrés de coloration : *a.* avec deux noyaux ; — *b.* avec globules sanguins à l'intérieur.

Fig. 2. Moule des canalicules chargé de pigment brun noirâtre.

Fig. 3. Cellules fusiformes de couleur jaune d'or qui se chargent de granules noirâtres.

Fig. 4. *a. a.* Altérations commençantes des globules rouges du sang (couleur hortensia, etc.); — *b.* masse de globules, une teinte sépia ; — *c.* globules isolés devenus tout à fait noirs, toutes ces masses ont été prises dans les vaisseaux thrombosés pour la plupart. Comparez avec la fig. 1, *b. b.*, où l'on voit des globules sanguins noirs à l'intérieur des cellules rondes.

Voir page 364. — Fig. 1. Lobule composé de perles.

Fig. 2. Cellules périphériques des perles.

Voir page 395. — Fig. 3. Canalicule testiculaire bourré d'épithélium pavimenteux.

Fig. 4. Cellules de cartilage.

Voir page 462. — Fig. 5. Vaisseau lymphatique dont l'épithélium a dégénéré.

Fig. 6. Canalicule.

Fig. 7. Epithélium canaliculaire.

Fig. 8. Epithélium avec cellules nodales (a) du réseau de Sertoli.

Fig. 9. Petite artère dont l'épithélium est hyalin.

Voir page 462. — Fig. 10. Tubercule du testicule.

a. Zone cellulaire.

d. Canalicules entourés de cellules et dont la paroi externe est très-épaisse et la membrane propre vitrifiée, *h* artère.

b. Zone fibroïde (e), canalicules atrophiés.

c. Zone granulo-graisseuse.

Planche II. — Pour l'explication consulter le texte, page 707.

Voir page 463. — Fig. 11. Granulation grise vasculaire (pariétale).

b. Granulation.

a. Artère.

Voir page 469 — Fig. 12. Tubercule fibreux.

a. Granulation avec partie caséeuse au centre.

b. Zone fibroïde.

c. Zone hyperplasique.

d. Petite artère.

f. Canalicule atrophié.

TABLE DES MATIÈRES.

1282. — ABBEVILLE. TYP. ET STÉR. GUSTAVE RETAUX.

www.ingramcontent.com/pod-product-compliance
Ingram Content Group UK Ltd.
Pitfield, Milton Keynes, MK11 3LW, UK
UKHW020147250726
13967UKWH00002B/919

9 782011 762610